全国高等医药院校药学类专业第六轮规划教材

# 中药鉴定学

## 第5版

（供药学类、中药学等专业用）

主　编　潘英妮

副主编　袁久志　裴香萍　王添敏　罗　容　王利丽

编　者　（以姓氏笔画为序）

马鸿雁（广东药科大学）　　　　　　王　青（厦门医学院）

王利丽（河南中医药大学）　　　　　王添敏（辽宁中医药大学）

吉姣姣（山西医科大学）　　　　　　曲中原（哈尔滨商业大学）

刘　芳（长治医学院）　　　　　　　李　骁（内蒙古医科大学）

杨书彬（黑龙江中医药大学）　　　　肖井雷（长春中医药大学）

汪　红（浙江中医药大学）　　　　　张红梅（上海中医药大学）

罗　容（首都医科大学）　　　　　　赵　婷（北京中医药大学）

袁久志（沈阳药科大学）　　　　　　钱　平（中国医科大学）

徐夏菁（沈阳药科大学）　　　　　　高　雯（中国药科大学）

郭　龙（河北中医药大学）　　　　　龚　玲（湖北中医药大学）

康　帅（中国食品药品检定研究院）　裴香萍（山西中医药大学）

潘英妮（沈阳药科大学）

中国健康传媒集团 · 北京

中国医药科技出版社

## 内 容 提 要

本教材为"全国高等医药院校药学类专业第六轮规划教材"之一。全书分为上、下两篇。上篇为总论，重点论述中药鉴定学的定义和任务，中药鉴定学的发展史，中药的产地、采收、加工与贮藏，中药的鉴定等内容。下篇为各论，包括植物类、动物类、矿物类中药，传承本草典籍"辨状论质"的传统智慧，依托现代技术手段实现经验判断的科学化诠释，借助数码成像技术采集的药材原色图片及显微图片，生动直观地呈现药材形态与组织结构特征，有效提升真实性鉴定的可视化与具象化水平。同时，聚焦与质量密切相关的化学成分开展理化鉴定，切实增强内容的实践应用价值。本教材为"书网融合"教材，纸质教材与"医药大学堂"服务平台深度对接，提供配套PPT、习题等数字化教材，可满足多元化教学与自主学习需求。

本教材主要供高等医药院校药学类、中药学等专业师生教学使用，亦可作为医药行业考试与培训的参考用书。

**图书在版编目（CIP）数据**

中药鉴定学／潘英妮主编. -- 5 版. -- 北京：中国医药科技出版社，2025.8. -- ISBN 978-7-5214-5443-7

Ⅰ. R282.5

中国国家版本馆 CIP 数据核字第 20256YX782 号

| | |
|---|---|
| 美术编辑 | 陈君杞 |
| 版式设计 | 友全图文 |
| 出版 | **中国健康传媒集团** \| 中国医药科技出版社 |
| 地址 | 北京市海淀区文慧园北路甲 22 号 |
| 邮编 | 100082 |
| 电话 | 发行：010 - 62227427　邮购：010 - 62236938 |
| 网址 | www.cmstp.com |
| 规格 | 889mm×1194mm $\frac{1}{16}$ |
| 印张 | 22 $\frac{3}{4}$ |
| 字数 | 666 千字 |
| 初版 | 2006 年 1 月第 1 版 |
| 版次 | 2025 年 8 月第 5 版 |
| 印次 | 2025 年 8 月第 1 次印刷 |
| 印刷 | 北京印刷集团有限责任公司 |
| 经销 | 全国各地新华书店 |
| 书号 | ISBN 978-7-5214-5443-7 |
| 定价 | **99.00 元** |

获取新书信息、投稿、为图书纠错，请扫码联系我们。

# 出版说明

"全国高等医药院校药学类规划教材"于20世纪90年代启动建设。教材坚持"紧密结合药学类专业培养目标以及行业对人才的需求，借鉴国内外药学教育、教学经验和成果"的编写思路，30余年来历经五轮修订编写，逐渐完善，形成一套行业特色鲜明、课程门类齐全、学科系统优化、内容衔接合理的高质量精品教材，深受广大师生的欢迎。其中多品种教材入选普通高等教育"十一五""十二五"国家级规划教材，为药学本科教育和药学人才培养作出了积极贡献。

为深入贯彻落实党的二十大精神和全国教育大会精神，进一步提升教材质量，紧跟学科发展，建设更好服务于院校教学的教材，在教育部、国家药品监督管理局的领导下，中国医药科技出版社组织中国药科大学、沈阳药科大学、北京大学药学院、复旦大学药学院、华中科技大学同济医学院、四川大学华西药学院等20余所院校和医疗单位的领导和权威专家共同规划，于2024年对第四轮和第五轮规划教材的品种进行整合修订，启动了"全国高等医药院校药学类专业第六轮规划教材"的修订编写工作。本套教材共72个品种，主要供全国高等院校药学类、中药学类专业教学使用。

本套教材定位清晰、特色鲜明，主要体现在以下方面。

**1.融入课程思政，坚持立德树人** 深度挖掘提炼专业知识体系中所蕴含的思想价值和精神内涵，把立德树人贯穿、落实到教材建设全过程的各方面、各环节。

**2.契合人才需求，体现行业要求** 契合新时代对创新型、应用型药学人才的需求，吸收行业发展的最新成果，及时体现2025年版《中国药典》等国家标准以及新版《国家执业药师职业资格考试考试大纲》等行业最新要求。

**3.充实完善内容，打造精品教材** 坚持"三基五性三特定"，进一步优化、精炼和充实教材内容，体现学科发展前沿，注重整套教材的系统科学性、学科的衔接性，强调理论与实际需求相结合，进一步提升教材质量。

**4.优化编写模式，便于学生学习** 设置"学习目标""知识拓展""重点小结""思考题"模块，以增强教材的可读性及学生学习的主动性，提升学习效率。

**5.配套增值服务，丰富学习体验** 本套教材为书网融合教材，即纸质教材有机融合数字教材，配套教学资源、题库系统、数字化教学服务等，使教学资源更加多样化、立体化，满足信息化教学需求，丰富学生学习体验。

　　"全国高等医药院校药学类专业第六轮规划教材"的修订出版得到了全国知名药学专家的精心指导，以及各有关院校领导和编者的大力支持，在此一并表示衷心感谢。希望本套教材的出版，能受到广大师生的欢迎，为促进我国药学类专业教育教学改革和人才培养作出积极贡献。希望广大师生在教学中积极使用本套教材，并提出宝贵意见，以便修订完善，共同打造精品教材。

中国医药科技出版社

2025 年 1 月

# 数字化教材编委会

**主　编**　潘英妮
**副主编**　袁久志　裴香萍　王添敏　罗　容　王利丽
**编　者**　（以姓氏笔画为序）

马鸿雁（广东药科大学）

王　青（厦门医学院）

王利丽（河南中医药大学）

王添敏（辽宁中医药大学）

吉姣姣（山西医科大学）

曲中原（哈尔滨商业大学）

刘　芳（长治医学院）

李　骁（内蒙古医科大学）

杨书彬（黑龙江中医药大学）

肖井雷（长春中医药大学）

汪　红（浙江中医药大学）

张红梅（上海中医药大学）

罗　容（首都医科大学）

赵　婷（北京中医药大学）

袁久志（沈阳药科大学）

钱　平（中国医科大学）

徐夏菁（沈阳药科大学）

高　雯（中国药科大学）

郭　龙（河北中医药大学）

龚　玲（湖北中医药大学）

康　帅（中国食品药品检定研究院）

裴香萍（山西中医药大学）

潘英妮（沈阳药科大学）

# 前　言

中药鉴定学是中药学、药学及其相关专业的核心课程，亦是中医药质量保障体系的基石。其通过真伪优劣的精准鉴别保障临床疗效，借助现代技术手段强化用药安全监管，并以创新研究方法推动资源可持续利用。

本教材立足国家战略需求，以构建科学化、标准化的中药鉴定体系为目标，助力中医药现代化与国际化进程。以"传承不泥古，创新不离宗"的学术理念，推动传统鉴别术语与现代质量标准体系的有机衔接。本书内容与《中华人民共和国药典》（2025 年版）全面对标，确保鉴定标准与质量控制要求的权威性与时效性。

本教材为《中药鉴定学》第 5 版，是在前几版基础上修订编写而成。全书分上、下两篇，其中上篇为总论，以中药与中药鉴定学的联系为起点，从中药学的历史发展入手，阐述药材鉴定的核心理论与实践方法，同时探讨药材品种质量变化规律及其质量调控策略，并融入药材资源可持续发展的前沿理念，构建起兼具传统传承与现代创新特色的中药鉴定学知识体系。下篇为各论，包括植物类、动物类、矿物类三大类中药，传承本草典籍"辨状论质"的传统智慧，依托现代技术手段实现经验判断的科学化诠释，借助数码成像技术采集的药材原色图片及显微图片，生动直观地呈现药材形态与组织结构特征，有效提升真实性鉴定的可视化与具象化水平。同时，聚焦与质量密切相关的化学成分开展理化鉴定，切实增强内容的实践应用价值。全书共收载中药 241 种，其中重点药 76 种，熟悉药 76 种，了解药 89 种。重点药主要介绍本草考证、名称、来源、植（动）物形态、采收加工、产地、性状鉴别、显微鉴别、化学成分、理化鉴别、质量评价、性味功效、知识拓展等；熟悉药主要介绍名称、来源、产地（含特色采收加工）、性状鉴别、显微鉴别、化学成分、质量评价、性味功效、知识拓展等；了解药主要介绍来源、性状鉴别、粉末显微特征、主成分、性味功效等。全书附图 350 余幅，化学结构式 90 余个。本教材为"书网融合"教材，将纸质教材与"医药大学堂"智慧云服务平台深度对接，提供 PPT、习题等数字化资源，可满足多元化教学与自主学习需求。

本教材编写分工如下：潘英妮负责总论部分的撰写和全书统稿，参加编委有王青、徐夏菁；罗容负责部分根及根茎类中药的编写和统稿，参加编委有郭龙、刘芳、李骁；王添敏负责部分根及根茎类中药及皮类中药的编写和统稿，参加编委有赵婷、马鸿雁、钱平；袁久志负责叶类、花类和果实种子类中药的编写和统稿及全书化合物结构式作图，参加编委有汪红、高雯、张红梅；裴香萍负责茎木类、全草类、藻菌地衣类、树脂类和其他类中药的编写和统稿，参加编委有吉娇娇、康帅、曲中原；王利丽负责动物类、矿物类中药的编写和统稿，参加编委有肖井雷、龚玲、杨书彬。张盼盼、路畅、王安琪参与本书图片统一编辑、校对及资料整理工作。

在教材编写中，各位编者付出了辛勤劳动，并得到各参编单位领导的大力支持。同时参阅了多位专家、学者及同行的著作及相关资料，在此一并表示衷心的感谢！尽管我们力求内容准确、表述严谨，但中药鉴定学领域博大精深，加之编者学识水平所限，疏漏之处在所难免，恳请广大师生及读者批评指正，以便再版时修订完善。

编　者
2025 年 4 月

# 目 录

# 第一章　中药鉴定学的定义和任务 <sup>e</sup>微课

PPT

**学习目标**

　　1. 通过本章学习，掌握中药鉴定学的定义和主要任务；熟悉中药品种混乱和复杂的主要原因，解决中药品种混乱的主要途径，中药质量标准的主要内容；了解中药拉丁名命名方法，中药真伪优劣的内涵，中药资源现状及寻找和扩大新药源的途径。

　　2. 初步具备考证和整理中药品种、研究和制定中药质量标准的能力。

　　3. 深刻理解认识中药品质鉴定对确保中医药临床用药安全、有效的重要性。

## 第一节　中药鉴定学的定义

　　中药鉴定学（authentication of Chinese medicines）是鉴定和研究中药的品种和质量，制定中药质量标准，寻找和扩大新药源的应用学科。中药（Chinese medicines）是指在中医药理论和临床经验指导下用于防治疾病和康复保健的药物，包括中药材（Chinese crude drugs）、中药饮片（processed Chinese medicinal pieces 或 Traditional Chinese Medicine decoction pieces）和中药制剂（Traditional Chinese Medicine preparations）。中药材系指仅经过简单产地加工的中药原料，包括植物药、动物药和矿物药三大类。中药饮片系指药材经过炮制后可直接用于中医临床或制剂生产使用的处方药品。中药制剂是指在中医药理论指导下，根据《中华人民共和国药典》《药品标准·中药成方制剂》等规定的处方，以中药饮片或提取物等为原料，加工制成具有一定规格和质量标准的药品，包括中成药、医院制剂。

　　中药鉴定学是在继承中医药学遗产和传统鉴别经验的基础上，运用现代自然科学的理论知识和技术方法，研究和探讨中药的来源、性状、显微特征、理化鉴别、质量标准以及寻找新药源等的理论和实践问题。中药鉴定学是一门对中药进行"保质寻新，整理提高"的学科，旨在确保中药品种正确、质量优良，达到安全、有效、稳定、可控的质量要求。

## 第二节　中药鉴定学的任务

### 一、考证和整理中药品种

　　我国劳动人民数千年来在与疾病作斗争过程中不断积累和丰富起来的药物学知识，汇集成众多本草著作，记载近 3000 种药物，总结了每种药物在不同历史阶段的品种、栽培、采收、加工、鉴别、炮制、贮藏和应用等多方面的经验，是现今中药学科继承和发展的基础。对这些宝贵的遗产和财富，应运用现代科学知识与技术加以考证和整理出有用的药学史料和品种，以丰富和促进现代中药学科的发展。

### （一）中药品种混乱和复杂的主要原因

　　中药品种直接关系到中药临床用药的安全与有效，是保证中药质量的前提。目前常用中药材 1200 余种，绝大多数在历代本草中已有记载。由于历史等诸多因素，中药品种混乱现象严重，其主要原因如下。

**1. 同物异名，同名异物**　我国幅员广阔，物种繁多，来源于同一资源品种的中药材在不同地区使用不同的中药名，或同一名称的中药材各地使用的资源品种不同，造成品种混乱。如益母草，在东北地区称坤草，在江苏某些地区称天芝麻或田芝麻，在浙江称三角胡麻，在青海称千层塔，在四川称血母草，在甘肃称全风赶，在广东称红花艾，在云南称透骨草等；而在各地被称为透骨草药材的基原植物有大戟科植物地构叶 *Speranskia tuberculata*（Bunge）Baill.，杜鹃花科植物滇白珠 *Gaultheria yunnanensis*（Franch.）Rehd.，豆科植物山野豌豆 *Vicia amoena* Fisch.，紫葳科植物角蒿 *Incarvillea sinensis* Lam. 等。

**2. 本草典籍，记述粗略**　如《本草经集注》曰："白头翁处处有之，近根处有白茸，状如白头老翁，故以为名。"由于这个原因，使得从古到今就有多种根部有白毛茸的植物混作白头翁，以致清代的吴其濬得出这样的结论，"凡草之有白毛者，以翁名之皆可"。这样就造成了白头翁药材来源达 20 种以上，分属于毛茛科、蔷薇科、石竹科、菊科等不同的植物。

**3. 一药多源，易于混杂**　《中华人民共和国药典》（简称《中国药典》）收载的常用中药有不少来源于 2 至数种不同的原植物或原动物。如大黄来源于同科属 3 种不同植物；葶苈子来源于同科不同属的 2 种植物；青黛来源于不同科属的 3 种植物。

**4. 历史沿革，品种变迁**　如《唐本草》首次记载了百合的特征，"一种叶大茎长，根粗花白者，宜入药"，可以断定百合 *Lilium brownii* F. E. Br. var. *viridulum* Baker 应是正品；但宋代的《本草衍义》却将一种具紫色珠芽的种类即卷丹 *L. lancifolium* Thunb. 作百合的正品；现在《中国药典》将两者均列为百合的来源。白附子始载于《名医别录》，历代本草记载均为毛茛科植物黄花乌头 *Aconitum coreanum*（Lévl.）Raip. 的块根，而近代全国绝大部分地区用天南星科植物独角莲 *Typhonium giganteum* Engl. 的块茎作白附子用，二者的来源、性状和成分等均不相同，而且两者疗效也不同，其变迁经纬，有待深入研究。

**（二）解决中药品种混乱的主要途径**

**1. 本草考证，理清渊源**　历代文献浩如烟海，药物品种繁多，品种的来源与变迁需要本草考证及研究。如枳壳最早以"枳"载入本草，"旧云江南为橘，江北为枳"，切面"皆以翻肚如盆口状、陈久者为胜"。考证认为，本草记载的"枳"虽为枸橘 *Poncirus trifoliata*（L）Raf.，但药用枳壳宋代以后品种发生了变迁，以酸橙 *Citrus aurantium* L. 及其栽培变种的未成熟果实为主流，其他品种仅作为地区习用品，沿用至今。不同历史时期中药品种的变迁，需要正确地继承古人药材生产和用药经验。考证阿胶的原料，在唐代以前主要是牛皮，宋代、明代是牛皮、驴皮并用，清代以后全部用驴皮。对于道地药材的品种考证，还要查考地方志以及当地的产销记录。

**2. 品种整理，澄清混乱**　通过本草考证与现今药材品种调查相结合，能纠正历史的错误，发掘出新品种。如《本草纲目》将天南星并于虎掌之下，通过考证与整理发现，虎掌又称虎掌南星，为天南星科半夏属掌叶半夏 *Pinellia pedatisecta* Schott 的块茎，而天南星为同科天南星属植物天南星 *Arisaema erubescens*（Wall.）Schott、异叶天南星 *A. heterophyllum* Bl.、东北天南星 *A. amurense* Maxim. 的块茎，纠正了历史的错误。

**3. 调查研究，规范名称**　通过中药资源调查和中药商品的调查，结合本草考证，明确中药的正品与主流品种，力求达到一药一名。如金钱草，将报春花科植物过路黄 *Lysimachia christinae* Hance 的干燥全草作金钱草正品，而唇形科植物活血丹 *Glechoma longituba*（Nakai）Kupr. 的干燥地上部分作连钱草，豆科植物广金钱草 *Desmodium styracifolium*（Osb.）Merr. 的干燥地上部分作广金钱草，避免了品种的混乱。

**4. 成分研究，结合药效**　在本草考证的基础上，将品种复杂的中药开展成分、药效结合研究，确定其主流品种。如防己商品有 10 余种，主要来源有防己科植物防己 *Stephania tetrandra* S. Moore、木防己

*Cocculus trilobus*（Thunb.）DC.、马兜铃科植物广防己 *Aristolochia fangchi* Y. C. Wu ex L. D. Chou et S. M. Hwang 等的干燥根，研究表明，防己 *Stephania tetrandra* S. Moore 的根中含有使肌肉松弛的成分，可以作为"汉肌松"的原料药，由此防己科植物防己为正品来源。

中药品种的考证和整理工作，任务十分艰巨，要澄清混乱品种，明确正品及其混淆品必须通过大量实地调查研究。在中医药学宝库中，有许多精华有待发掘、整理和提高，也有少数谬误和争议需要纠正与澄清，这是发展现代中药亟待解决的问题。

## 二、鉴定中药的真伪优劣

中药的真伪优劣，即中药的品种真伪和质量好坏。"真"即正品，凡是符合国家药品标准规定来源的均为正品；"伪"即伪品，凡是不符合国家药品标准规定来源的均为伪品。"优"是指符合国家药品标准规定的各项指标的药品；"劣"是指不符合国家药品标准规定的各项指标的药品。中药的品种不真、质量低劣，不仅有损中医药的信誉，更会导致生产、研究及临床疗效的失败，不仅误病害人，还会造成经济损失。

### （一）药材及饮片的鉴定

目前市场流通药材 3000 余种，常用药材 1200 余种，各地加工的饮片 2000 余种。由于多方面原因，药材和饮片的真伪问题严重，尤以饮片更为突出。除历史根源外，引起药材和饮片品种混乱的原因主要有：①鉴定知识缺失导致的误种、误采、误收、误售、误用。如大黄误种为无泻下作用的藏边大黄 *Rheum emodi* Wall.、河套大黄 *R. hotaoense* C. Y. Cheng et C. T. Kao；金钱草误采为风寒草（聚花过路黄）*Lysimachia congestiflora* Hemsl.；红参误用为商陆 *Phytolacca acinosa* Roxb. 的细根等。②有意掺伪作假，以假充真。如金钱白花蛇，有用银环蛇或其他成蛇纵剖成条，接上它种蛇头后盘成小盘；也有用其他带环纹的幼蛇或其他幼蛇在体背用白色油漆划出环纹等伪充正品。牛黄为牛的胆结石，近年来，有用其他动物的结石冒充或用淀粉加工，甚至有用果皮或种皮包以黄土等伪充。人参以往伪品较多，如商陆根、野豇豆根等；目前，有人从栽培的国产人参中选出类似西洋参外形者，加工成西洋参出售，这些伪品很难以肉眼鉴别出来。③正品短缺导致的类似品泛滥。如砂仁为姜科阳春砂 *Amomum villosum* Lour.、海南砂 *A. longiligulare* T. L. Wu、绿壳砂 *A. villosum* Lour. var. *xanthioides* T. L. Wu et Senjen 的干燥成熟果实，而海南省南部民间曾将海南假砂仁 *A. chinense* Chun ex T. L. Wu 的果实伪充砂仁收购，并销往外省。此种以假乱真、以次充好的情况还可见于蟾蜍输卵管充哈蟆油，藤杜仲、红杜仲、金丝杜仲充杜仲等。④名称、外形相近导致的品种混淆。如以川射干充射干、滇枣仁充酸枣仁、山麦冬充麦冬、小天南星充半夏等。⑤地区用药习惯不同导致的品种混乱。如《中国药典》规定，五加皮为五加科植物细柱五加 *Acanthopanax gracilistylus* W. W. Smith 的根皮，而北方大部分地区则以来源于萝藦科植物杠柳 *Periploca sepium* Bge. 的根皮香加皮作五加皮药用，其来源、成分、药理、功效、作用均与正品五加皮不同。由于中药来源的特殊性和复杂性，其真伪鉴定是一项艰巨的任务。

中药的质量优劣，同样不可忽视。中药的品种明确后，必须注意检查质量。影响中药质量的因素主要有：①栽培变异。中药栽培与药材质量关系密切，是中药质量的源头。同一品种在不同生长环境下所产药材质量有所不同。如野生防风和栽培防风，由于生长环境不同，导致种质遗传差异很大，使得两种药材性状特征有较大差异，化学成分及功效也不同。②产地因素。有的药材产地不同，其质量也不同。如白术产在道地产区浙江者，甜味重，气极清香，挥发油总量较高为 2%，而河北产白术挥发油总量仅有 0.6%，尽管两者核心成分苍术酮含量相近（均约 45%），且醇类、酯类物质比例趋同，但挥发油中烃类组成存在明显差异，浙江白术烃类成分更丰富且结构多样。道地药材就充分反映了产地与药材质量的关系。另外，产地不同中药中农药残留量和重金属含量不同，质量不同。③采收加工。有的药材采收季节、采收时间（植物生长的年限）不同，其所含的化学成分也有差异。如麻黄秋季采收，麻黄碱成分含量高；人参皂苷的含量高低与人参的生长年限有关。④贮藏运输。有的中药运输时受到有害物质的污染，有的中药贮藏不当引起虫蛀霉变，均能损害药材质量；贮存时间对质量也有影响，如荆芥的挥发油含量随贮藏时间的延长而减少，贮存一年者挥发油含量降低1/3，贮存三年者则降低1/2。细辛的酸性氨基酸为其镇咳成分之一，新鲜细辛的镇咳作用强，当贮存6个月后则无镇咳作用。⑤其他。人为掺入异物或混入非药用部分，如柴胡、龙胆混入大量的地上茎；西红花中掺入花丝、雄蕊、花冠；羚羊角中夹铁钉、铅粒等。有的中药如人参、八角茴香、天麻、独活等，经过化学成分提取、干燥后再用，其外观性状与原药材相似，但药材的内在质量却发生了变化。

对中药品种和质量存在的种种问题，必须有针对性地加以解决，药材各生产、使用、管理、经营、检验等部门要严格把关，杜绝伪劣中药材和饮片的使用和流通。

### （二）中药制剂鉴定

中药制剂是中药的重要组成部分，因其组成复杂、剂型多样、检测指标建立较难等特点给中药制剂的质量控制工作增加了困难。加之许多中药制剂处方中部分原料药缺乏适宜的检测方法，影响到产品质量和用药安全有效的评价，也限制了在世界范围内的推广使用。因此，制定和提高中药制剂质量标准，增强中药制剂质量的可控性，实现中药制剂现代化和标准化，也是中药鉴定学的主要任务之一。

《中国药典》对中药制剂的鉴定，主要包括性状、鉴别、检查和含量测定。鉴别项不再使用显色或沉淀的化学反应以及光谱鉴别方法，所有含药材粉末的中药制剂均增加了专属性很强的粉末显微鉴别，大量地使用了薄层色谱（TLC）鉴别，强化了安全性检查，采用了多成分含量测定指标，为中药制剂的真伪鉴别和质量控制提供了标准。

## 三、研究和制定中药质量标准

中药质量标准是国家对中药质量及其检验方法所作的技术规定，是中药生产、经营、使用、检验和监督管理部门共同遵循的法定依据。凡正式批准生产的中药、辅料和基质都要制定质量标准。制定中药质量标准时，必须坚持质量第一，充分体现"安全有效、技术先进、经济合理"的原则，以保证中药的安全性、有效性、稳定性和可控性。但长期以来，中药缺乏严格的具有鲜明中医药特色的质量标准和质量评价体系，已经成为制约中药现代化、标准化和国际化的瓶颈。因此，中药质量标准的研究和制定是中药鉴定学的战略性任务和工作重点。

中药质量标准的特点如下。①权威性：《药品管理法》规定，药品必须符合国家药品标准，但各国均不排除生产厂家可以采用非药典方法进行检验，但需要仲裁时，只有各级法定标准，特别是国家药典具有权威性。②科学性：质量标准是对具体对象研究的结果，它有适用性的限制，在不同制剂中检定某一相同药味成分，不一定方法均能适用，其方法的确定与规格的制定均有充分的科学依据。③进展性：质量标准是对客观事物认识的阶段小结，即法定标准也难免不够全面，随着生产技术水平提高和测试手段的改进，应对药品标准不断进行修订和完善。如1985年起《中国药典》每五年更新一次，对药典收载的中药品种进行增减、内容进行完善。

对中药新药进行质量标准的研究与制定时，必须依据国家《药品注册管理办法》的要求制定临床研究与生产使用的质量标准。

### （一）中药材质量标准的制定

**1. 质量标准**　包括名称、汉语拼音、药材拉丁名、来源、性状、鉴别、检查、浸出物、含量测定、炮制、性味与归经、功能与主治、用法与用量、注意及贮藏等项，有关项目内容的技术要求如下。

（1）名称　包括中文名、汉语拼音、药材拉丁名，按中药命名原则要求制定。

（2）来源　包括原植（动）物的科名、中文名、拉丁学名、药用部位、采收季节和产地加工等。矿物药包括该矿物的类、族、矿石名或岩石名、主要成分及产地加工。①原植（动、矿）物需有关单位鉴定，确定原植（动）物的科名、中文名及拉丁学名；矿物的中文名及拉丁名。②药用部位是指植（动、矿）物经产地加工后可药用的某一部分或全部。③采收季节和产地加工系指能保证药材质量的最佳采收季节和产地加工方法。

（3）性状　系指药材的形状、大小、色泽、表面、质地、断面、气、味等特征。描述一般以完整的干燥药材为主。对多来源的药材，其性状无明显区别者，一般合并描述；性状有明显区别者，分别描述，根据植物品种的排列顺序，第一种药材全面描述，其他只分别描述与第一种的不同点。描述要突出主要特征，文字简练、确切，术语规范。

（4）鉴别　包括经验鉴别、显微鉴别（组织、粉末、解离组织或表面制片、显微化学等鉴别特征）、理化鉴别（一般理化鉴别、色谱鉴别和光谱鉴别等）、生物鉴别。对多来源的药材，如组织特征无明显区别的，则合并描写，有明显区别的，分别描写（如性状项）。色谱鉴别应设对照品或对照药材。选用方法要求专属、灵敏、快速、简便。

（5）检查　检查项下规定的各项内容是指药品在加工、生产和贮藏过程中可能含有的需要控制的物质，包括安全性、有效性、均一性与纯度要求四个方面。其基本内容包括杂质、水分、总灰分、酸不溶性灰分、重金属及有害元素、农药残留量、黄曲霉毒素、二氧化硫残留量、有关的毒性成分、伪品、主要药用部位的比例等，应按《中国药典》规定的相关方法进行检查。

（6）浸出物　包括水溶性、醇溶性及醚溶性浸出物等。可参照《中国药典》附录浸出物测定要求，结合用药习惯、药材质地及已知的化学成分类别等选定适宜的溶剂，测定其浸出物含量以控制质量，并以药材的干燥品计算。

（7）含量测定　以中医药理论为指导，结合临床疗效，凡已知有效成分、毒性成分及能反映药材内在质量的指标性成分，均应建立含量测定项目。含量测定的方法以精密、准确、简便、快速为原则，并注意新仪器、新技术的应用；含量限度的规定应紧密结合药材商品规格、等级及多来源的实际情况，规定合理的指标。含挥发油的药材，可规定挥发油含量。

（8）炮制　包括净制、切制、炮炙。根据用药需要进行炮制的品种，应制定合理的加工炮制工艺，明确辅料用量和炮制品的质量要求。

（9）性味与归经　为按中医药理论对该药材性能的概括，先"性味"，再列"归经"。有毒的药材，亦在此项内注明"有小毒""有毒""有大毒"，以引起注意。

（10）功能与主治　根据传统用药的经验，以中医药或民族医药理论所做的概括性描述，作为临床用药的指导。

（11）用法与用量　除有特殊用法的予以注明外，其他均指水煎内服；用量系指成人一日常用剂量，必要时根据医疗需要酌情增减。

（12）注意　用药注意事项，系指主要的禁忌和不良反应。属中医一般常规禁忌者从略。

（13）贮藏　药材贮存与保管的基本要求。

**2. 起草说明**　目的在于说明制定质量标准中各个项目的理由，及规定各项目指标的依据、技术条件和注意事项等。既要有理由解释，又要有实践工作的总结及试验数据。具体要求如下。

（1）名称、汉语拼音、药材拉丁名　要阐明确定该名称的理由与依据。

（2）来源　①有关该药材的原植（动、矿）物鉴定详细资料，以及原植（动、矿）物的形态描述、生态环境、生长特性、产地及分布。引种或野生变家养的植、动物药材，应有与原植、动物对比的资料。②确定该药用部位的理由及试验研究资料。③确定该药材最佳采收季节及产地加工方法的研究资料。

（3）性状　说明性状描述的依据，该药材标本的来源及性状描述中其他需要说明的问题。

（4）鉴别　应说明选用各项鉴别的依据并提供全部试验研究资料，包括显微鉴别组织、粉末中易察见的特征及其墨线图或显微照片（注明扩大数）、理化鉴别的依据和试验结果、色谱或光谱鉴别试验可选择的条件和图（原图复印）及薄层色谱的彩色照片或彩色扫描图。色谱鉴别用的对照品及对照药材应符合"中药新药质量标准用对照品研究的技术要求"。

（5）检查　说明各检查项目的理由及其试验数据，阐明确定该检查项目限度指标的意义及依据。

（6）浸出物　说明溶剂选择依据及测定方法研究的试验资料和确定该浸出物限量指标的依据（至少应有10批样品20个数据）。

（7）含量测定　根据样品的特点和有关化学成分的性质，选择相应的测定方法。应阐明含量测定方法的原理；确定该测定方法的方法学考察资料和相关图谱（包括测定方法的线性关系、精密度、重现性、稳定性及准确度试验等）；阐明确定该含量限度的意义及依据（至少应有10批样品20个数据）。含量测定用的对照品及对照药材应符合"中药新药质量标准用对照品研究的技术要求"。

（8）炮制　说明炮制药味的目的及炮制工艺制定的依据。

（9）性味与归经、功能与主治　应符合"新药（中药材）申报资料项目"有关临床资料的要求。

**3. 中药拉丁名命名方法**　中药拉丁名，不仅可以进一步统一中药的名称，防止混乱，而且有利于对外贸易和国际学术交流。中药拉丁名的组成，一般均需标明药用部位，即由前面的药名（用第二格）和后面的药用部位名（用第一格）组成。药名为植物或动物的拉丁属名，或种名，或属、种名。如黄连 Coptidis Rhizoma、枇杷叶 Eriobotryae Folium、红花 Carthami Flos、马钱子 Strychni Semen、牛黄 Bovis Calculus 等，各词的第一字母均需大写。中药拉丁名的命名，有以下几种情况。

（1）对于一属中只有一个品种作药用，或一属中有几个种作同一药材使用时，一般采用属名命名；少数依照习惯采用种名命名。如杜仲 Eucommiae Cortex（一属中只有一个植物种作药材用）、麻黄 Ephedrae Herba（一属中有几个植物种作同一药材用）、石榴皮 Granati Pericarpium（种名命名，习惯用法）。

（2）同属中有几个品种来源，分别作为不同药材使用的，则以属、种名命名。如当归 Angelicae Sinensis Radix、独活 Angelicae Pubescentis Radix、白芷 Angelicae Dahuricae Radix 等。如果某一药材习惯上已采用属名作拉丁名时，则一般不再改动，而把同属其他种的药材用属、种名命名，以便区分。如细辛 Asari Radix et Rhizoma、杜衡 Asari Forbesii Herba 等。

（3）药用部位如包括两个不同部位时，把主要的或多数地区习用的列在前面，用 et（和）或 seu（或）相连接，如大黄 Rhei Radix et Rhizoma。药材收载不同属的植物时，以两个属名分别命名，如老鹳草 Erodii Herba/Geranii Herba、蛤壳 Meretricis Concha/Cyclinae Concha。

（4）拉丁名中如有形容词形容前面药用部位名词时，则列于最后。如苦杏仁 Armeniacae Semen Amarum 及鹿茸 Cervi Cornu Pantotrichum 中的 Amarum 和 Pantotrichum。

（5）少数中药的拉丁名不加药用部位，直接以属名或种名，或俗名命名，这是遵循习惯用法，有些是国际通用名称。如茯苓 Poria、麝香 Moschus、芦荟 Aloe、儿茶 Catechu、蜂蜜 Mel、全蝎 Scorpio、土鳖虫 Eupolyphaga/Steleophaga 等。

（6）矿物类药材一般采用矿物所含的化学成分的拉丁名或用原矿物的拉丁名。如芒硝 Natrii Sulfas、炉甘石 Calamina。有形容词的将形容词列于最后，如玄明粉 Natrii Sulfas Exsiccatus。

中药的拉丁名国际并无统一规定，有些属于习惯用法。如有国际通用名称，则命名时应尽量一致，以便交流。

**（二）中药制剂质量标准的制定**

**1. 质量标准**　中药制剂必须在处方固定和原料（饮片、提取物）质量、制备工艺稳定的前提下方可拟订质量标准草案，质量标准应确实反映和控制最终产品质量。质量标准的内容一般包括名称、汉语拼音、处方、制法、性状、鉴别、检查、浸出物、含量测定、功能与主治、用法与用量、注意、规格、贮藏、有效期等项目。

（1）名称、汉语拼音　按中药命名原则的要求制定。

（2）处方　处方应列出全部药味和用量（以"g"或"ml"为单位），全处方量应以制成 1000 个制剂单位的成品量为准。药味的排列顺序应根据组方原则排列，炮制品需注明。

（3）制法　中药制剂的制法与质量有密切的关系，必须写明制剂工艺的过程（包括辅料用量等），列出关键工艺的技术条件及要求。

（4）性状　系指剂型及除去包装后的色泽、形态、气味等的描述。

（5）鉴别　鉴别方法包括显微鉴别、理化鉴别、光谱鉴别、色谱鉴别等，要求专属性强、灵敏度高、重现性较好。显微鉴别应突出描述易察见并具有专属性的特征。理化、光谱、色谱鉴别叙述应准确，术语、计量单位应规范。色谱法鉴别应选定适宜的对照品或对照药材做对照试验。

（6）检查　参照《中国药典》各有关制剂通则项下规定的检查项目和必要的其他检查项目进行检查，并制定相应的限量范围。《中国药典》未收载的剂型可另行制定。对制剂中的重金属、砷盐等予以考察，必要时应列入规定项目。

（7）浸出物　根据剂型的需要，参照《中国药典》浸出物测定的有关规定，选择适当的溶剂进行测定。

（8）含量测定　①应首选处方中的君药（主药）、贵重药、毒性药制定含量测定项目。如有困难时则可选处方中其他药味的已知成分或具备能反映内在质量的指标成分建立含量测定。如因成品测定干扰较大并确证干扰无法排除而难以测定的，可测定与其化学结构母核相似、分子量相近的总类成分的含量或暂将浸出物测定作为质量控制项目，但必须具有针对性和控制质量的意义。②含量测定方法可参考有关质量标准或有关文献，也可自行研究后建立，但均应作方法学考察实验。③含量限（幅）度指标，应根据实测数据（临床用样品至少有 3 批样品 6 个数据，生产用样品至少有 10 批样品 20 个数据）制定。含量限度一般规定低限，或按照其标示量制定含量测定用的百分限（幅）度。毒性成分的含量必须规定幅度。④含量限度低于万分之一者，应增加另一个含量测定指标或浸出物测定。⑤在建立化学成分的含量测定有困难时，也可考虑建立生物测定等其他方法。

（9）功能与主治、用法与用量、注意及有效期等　根据该药的研究结果制定。

（10）规格　应制定制剂单位的重量、装量、含量或一次服用量。

（11）书写格式　参照《中国药典》。

**2. 起草说明**　目的同中药材质量标准的起草说明。

（1）名称、汉语拼音　按中药命名原则的要求制定。

（2）处方　有《中国药典》未收载的炮制品，应说明炮制方法及质量要求。

（3）制法　生产用质量标准制法应与已批准临床用质量标准的制法保持一致，如有更改，应详细说明或提供试验依据。

（4）性状　叙述在性状中需要说明的问题。所描述性状的样品至少必须是中试产品。色泽的描述应明确，片剂及丸剂如系包衣者，应就片心及丸心的性状进行描述；胶囊剂应就其内容物的性状进行描述。

（5）鉴别　可根据处方组成及研究资料确定建立相应的鉴别项目，原则上处方各药味均应进行试验研究，根据试验情况，选列入标准中。首选君药、贵重药、毒性药。因鉴别特征不明显，或处方中用量较小而不能检出者应予说明，再选其他药材鉴别。重现性好确能反映组方药味特征的特征色谱或指纹图谱鉴别也可选用。说明鉴别方法的依据及试验条件的选定（如薄层色谱法的吸附剂、展开剂、显色剂的选定等）。理化鉴别和色谱鉴别需列阴性对照试验结果，以证明其专属性，并提供至少三批以上样品的试验结果，以证明其重复性。《中国药典》未收载的试液，应注明配制方法及依据。要求随资料附有关的图谱，如显微鉴别的粉末特征墨线图或照片（注明扩大倍数），薄层色谱照片，液相色谱法的色谱图（包括阴性对照图谱）需有足够的实验数据和依据，确认其重现性。色谱鉴别所用对照品及对照药材，应符合"中药新药质量标准用对照品研究的技术要求"。

（6）检查　《中国药典》通则规定以外的检查项目应说明所列检查项目的制定理由，列出实测数据及确定各检查限度的依据。重金属、砷盐等考察结果及列入质量标准的依据。

（7）浸出物　说明规定该项目的理由，所采用溶剂和方法的依据，列出实测数据，各种浸出条件对浸出物量的影响，制定浸出物量限（幅）度的依据和试验数据。

（8）含量测定　说明含量测定对象和测定成分选择的依据。根据处方工艺和剂型的特点。选择相应的测定方法，阐明含量测定方法的原理，确定该测定方法的方法学参考资料和相关图谱，包括测定方法的线性关系、精密度、重现性、稳定性及准确度试验等；阐明确定该含量限（幅）度的意义及依据（至少应有 10 批样品 20 个数据）。对照品应符合"中药新药质量标准用对照品研究技术要求"。对于研究过程中的全部检测方法和结果，应详尽地记述于起草说明，以便审查。

（9）功能与主治、用法与用量、注意、规格、贮藏及有效期等　根据该药的研究资料，叙述其需要说明的问题。

## 四、寻找和扩大新药源

### （一）中药资源

根据第四次全国中药资源普查（后文简称"普查"）的研究结果，截至 2024 年 4 月，我国现有的中药资源达 18817 种，其中药用植物 15321 种，占 81%；药用动物 2517 种，占 13%；药用菌物 826 种，占 4%；药用矿物 153 种，不足 1%。其中药用植物资源 15321 种，分属于 324 科，2747 属，15321 种；药用菌物资源共有 826 种，分属于 11 纲，32 目，120 科，307 属；药用动物资源共有 2517 种，分属于 13 门，36 纲，469 科，1203 属；药用矿物资源共有 153 种，包括矿物类 72 种、岩石类 12 种、化石类 7 种、水资源类 2 种、化学制品及其他类 60 种。中药资源专题研究结果：我国特有的药用植物资源 3151 种，分属于 154 科，786 属。濒危药用植物 464 种，分属于 59 科，114 属。普查中发现了我国了 1 个真菌新科，4 个植物新属和 196 个新种，191 个植物新种涵盖蕨类、被子植物的 56 科、120 属。根据药用植物亲缘学的原理及新物种化学成分的研究，79 种新物种中有 60% 的物种具有潜在的药用价值，推测 196 种新物种中有 100 余种可开发为中药新资源。

我国中药资源中，传统中药约 1200 种，其中常用中药 600 余种，民族药 1500～2000 种，其余为民间草药。我国经营的商品药材中，来自天然资源的品种约占总数的 80%，如羌活、麻黄、冬虫夏草、羚羊角、蟾酥、斑蝥、蜈蚣、石膏、自然铜等。来自人工资源的如黄连、当归、北沙参、人参、三七、地黄、瓜蒌、薏苡仁、广藿香、青黛、冰片、蜂蜜、芒硝等。我国道地药材 200 余种，如四川黄连、附子、川芎，云南三七，甘肃当归、大黄，宁夏枸杞子，内蒙古黄芪，吉林鹿茸、人参，辽宁细辛、五味子，山西党参，河南地黄、牛膝，山东北沙参、金银花，江苏薄荷，安徽牡丹皮，浙江玄参、浙贝母，福建泽泻，广东砂仁，广西蛤蚧都是著名的道地药材，在国际上也享有盛誉。

近年来，我国医药卫生事业得到迅速发展，中药生产虽然成倍增长，但仍然不能满足国内外的需要。其主要原因有：①长期以来，由于对合理开发利用中药资源认识不足，导致一些地区不同程度地出现对中药资源进行掠夺式过度采收或捕猎；另外，环境污染减弱了中药资源的再生，造成了资源下降或枯竭，许多种类趋于衰退或濒临灭绝，一些优良种质正在逐渐消失。如20世纪80年代后期，甘草资源比50年代减少60%，麝香资源比50年代减少70%。②一些道地药材，由于需要量很大，虽然一再扩增种植面积，还是不时形成缺货现象。如我国特有的中药材明党参 Changium smyrnioides Wolff 由于连年过度采挖，野生资源逐年减少，已成为稀有物种。其他如江苏茅苍术、杜仲、黄柏、麻黄、肉苁蓉、黄连、当归、牛膝、冬虫夏草、蛤蚧、羚羊角等野生资源的破坏也十分严重。③有些药材如牛黄、麝香，本来产量就小，更显得供不应求。④有些药材的原植动物是国际、国内公布的珍稀濒危动、植物，必须保护和尽快寻找代用品，如麝香、羚羊角等。因此，保护药用动物、植物资源和保护其他资源一样具有十分重要的意义。要解决上述问题，除发展野生药材外，还须家种家养，扩大栽培面积，增加圈养头数，以弥补产量。同时，要努力寻找新的药源。

### （二）寻找和扩大新药源的途径

在保护和合理开发中药资源的基础上，积极寻找和扩大新药源也是中药鉴定学的任务之一。寻找和扩大新药源的途径有：①进行全国性中药资源普查寻找新药源。如通过多次全国性中药资源普查，发现了不少野生中药资源和某些进口药材的国产品种资源，如新疆的阿魏、肉苁蓉、伊犁贝母，西藏的胡黄连，云南的诃子、马钱子，广西的安息香，海南的大风子、降香，四川的木通、川木通、南五味子等。②从民族药或民间药中寻找新药源。如穿心莲为华南民间用清热解毒药，经过研究发现，所含的苦味成分内酯类具有解热抗炎、提高免疫力等作用。穿心莲由民间药直接升为中药而载入《中国药典》。③根据生物亲缘关系寻找新药源。如与川贝母 Fritillaria cirrhosa D. Don 同属的湖北贝母 F. hupehensis Hsiao et K. C. Hsia，主产于湖北、湖南等地，产量大且栽培成本低，其活性成分生物碱含量与川贝母相近，其清热化痰、止咳散结的药理作用与川贝母相似，尤其在祛痰散结方面作用突出。湖北贝母以独立品种首次列入2000年版《中国药典》。④以有效成分为线索寻找新药源。麝香酮是麝香的主要有效成分之一，麝鼠香、灵猫香中含有麝香酮等与天然麝香相似的化学成分，且具相似的药理作用，可能成为麝香的代用品。⑤从古本草中寻找新药源。古本草中还有许多品种至今尚未使用，有些多来源的品种现今只用了1~2种或古今用药不同，若能进行认真考证，一定能发掘出有用的新资源种类。青蒿素是在研究抗疟药物时从本草中发现的新资源，其原植物黄花蒿 Artemisia annua L. 仅在民间用于熏蚊子，由于青蒿素的发现使黄花蒿成为中药青蒿的唯一来源，而同科植物青蒿 A. apiacea Hance 因不含青蒿素已不作为青蒿来源。⑥药理研究与临床研究结合开发新药。川楝子中含有川楝素，药理研究及临床研究表明，具有很强的驱菜青虫活性，已经成为临床抗蛔虫药物。⑦老药开发新用途。葛根历来作为解表退热、生津透疹、升阳止泻中药。研究表明，葛根中含有的异黄酮类，可以增加脑及冠状动脉血流量，并具有解痉、降血糖以及调节女性内分泌的作用，从而开发出了葛根异黄酮系列制剂。⑧扩大药用部位。在中医药传统经验中，药用植物往往仅采用某一个部位，其他部位弃之不用。研究发现，同一种药用植物不同部位常含有类似的药效成分，具有类似的药理作用。如人参的茎、叶、花蕾、果实、种子均含有与根相近似的皂苷类，功效近似。有人用2倍量杜仲的干燥叶代替杜仲皮用于临床，取得了较好的疗效。

### （三）中药资源的保护

为合理利用野生植物资源，保护珍稀濒危物种，我国于1984年公布了第一批《珍稀濒危保护植物名录》，共354种。据不完全统计，其中的药用植物或具有药用价值的植物有163种，一级5种，如人参、杪椤和水杉等；二级30种，如云南黄连、金钱松、海南粗榧等；三级203种，如肉苁蓉、八角莲、黄连等。一级重点保护植物是指具有极为重要的科研、经济和文化价值的稀有濒危的种类；二级重点保护植物是指在科研或经济上有重要意义的稀有或濒危的种类；三级重点保护植物是指在科研或经济上有一定意义的濒危或稀有种类。1987年我国公布了第二批《中国珍稀濒危保护植物名录》，有400多种。

为进一步保护与合理利用野生药材资源，国务院于1987年10月30日公布了《野生药材资源保护管理条例》，将我国重点保护的野生药材物种分为三级：一级为濒临灭绝状态的稀有珍贵野生药材物种；二级为分布区域缩小，资源处于衰竭状态的重要野生药材物种；三级为资源严重减少的主要常用野生药材物种。根据这一条例的规定，我国制定了第一批《国家重点保护野生药材名录》，共76种，其中动物18种，植物58种。在动物中，属一级保护的有4种，如虎、豹、赛加羚羊、梅花鹿；二级保护的有14种，如马鹿、林麝、马麝、原麝、黑熊、棕熊、穿山甲、中华大蟾蜍、黑眶蟾蜍、银环蛇等。在植物中，属二级保护的有13种，如甘草、黄连、人参、杜仲、厚朴、黄柏、剑叶龙血树等。三级保护的有45种，如川贝母、伊贝母、刺五加、黄芩、天冬、猪苓、龙胆、肉苁蓉、秦艽、细辛、五味子等。

为保护珍稀濒危野生动物，合理利用野生动物资源，国家特制定《中华人民共和国野生动物保护法》，从1989年3月1日起施行。在此基础上提出了《国家重点保护野生动物名录》（简称《名录》），2021年2月5日新的《名录》重新公布，共列入野生动物980种，其中国家一级保护野生动物234种和1类，如野牦牛、虎等；国家二级保护野生动物746种和7类，如眼镜王蛇、乌梢蛇、棕熊等。除上述文件外，还有《中华人民共和国森林法》《中华人民共和国渔业法》《中华人民共和国陆生野生动物保护实施条例》《中华人民共和国自然保护区条例》《森林和野生动物类型自然保护区管理办法》等。为了遵守对珍稀野生动植物保护的国际公约，我们国家已全面禁止犀角、虎骨和濒危动物的药用，限制天然麝香、天然牛黄等一些珍稀动植物中药资源使用范围。

当前中药资源的保护和可持续利用需要开展的工作以及关注的研究方向包括：开展中药资源调查，建立野生资源濒危预警系统，保证药源的可持续供应；加强中药种质资源研究，选择和利用优良种质；实行中药野生资源的采收控制和开展野生抚育研究；开展药材野生变家种家养研究；建立种质资源库和种质资源圃，保存药材种质资源；建立药用动植物原生地保护区，保护生物的多样性和药用动植物多样性；开展珍稀濒危中药资源的替代品研究；利用高新技术提高中药资源利用的质量和效率，提倡资源的综合利用；利用新技术直接生产有效成分；加强药材栽培技术研究，实现药材规范化种植和产业化生产，加强药材新品种培育等。

答案解析

## 思考题

1. 中药鉴定学的任务是什么？
2. 引起中药品种混乱的因素有哪些？
3. 传统经验鉴别（如"看、摸、闻、尝"）是否会被现代技术完全取代？请阐明观点。

书网融合……

微课　　　　　　本章小结　　　　　　习题

# 第二章　中药鉴定学的发展史

PPT

## 学习目标

1. 通过本章学习，掌握历代主要本草著作的成书年代、著者，收藏的药物及学术价值；熟悉中华人民共和国成立以来中药鉴定学科的主要成果和发展趋势；了解中药鉴定学的起源。

2. 具备从中医药宝库中整理和挖掘服务大健康需要的中药，以及传承创新发展中医药事业的能力。

3. 树立能够进一步坚定中医药文化自信，提升中医药思维能力，坚持传承精华，守正创新，培育学科交叉的使命担当和责任意识。

## 第一节　古代中药鉴定知识

中药鉴定知识是我国人民在长期与疾病作斗争的实践中产生和发展起来的。在同疾病作斗争的漫长过程中，人们通过不断尝试，逐渐积累了医药知识和经验，并学会运用眼、耳、鼻、舌等感官来识别自然界的植物、动物和矿物的形、色、气味等，从而识别出哪些可供药用，哪些药有毒，哪些药无毒等，逐渐形成了对"药"的感性知识，这些识别过程就是鉴定的起源。相传在公元前有神农氏"教民播种五谷，尝百草之滋味"，《史记·补三皇本纪》也有"神农……始尝百草，始有医药"的记载。在没有文字的远古时代，这些药物知识只能依靠师承口授流传下来，成为后世本草学的萌芽。在文字产生之后，逐渐有了关于药物的记载，包括中药鉴定的知识也被间接或直接地记录下来，后经不断积累、发展，编撰出了各种称为"本草"（Herbs）医药著作。我国从秦汉时期到清代，本草著作约有 400 种之多。这些著作是我国人民长期与疾病作斗争的宝贵经验和鉴别中药的丰富知识的总结，是中医药学的宝贵财富，并在国际上产生了重大影响。

早在公元前 11 ~ 公元前 6 世纪的我国第一部诗歌总集《诗经》中就有记载治病的药物，如采桑（桑叶）、采艾（苦艾）、蓷（益母草）、采蝱（贝母）、采卷耳（苍耳）、采芣苢（车前）等 50 多种药用植物的采集、性状、产地等知识，已有了初步的性状鉴别方法。1973 年在长沙马王堆发掘了三号汉墓，墓葬年代是汉文帝十二年（公元前 168 年），出土药物经鉴定确定的共 9 种，为桂皮、花椒、姜、佩兰、茅香、高良姜、藁本、牡蛎、朱砂。出土有药物和医方的著作共 6 种，记载的药名总数初步统计有 394 种。其中《五十二病方》收载中药材 247 种，中药处方 283 首和灰、丸、酒、胶、膏等中药剂型。据专家推论它是迄今为止我国发现的最早的医学方书。该书主要内容虽是以临床医疗和"养生"为主的非药物学专著，但它提供了先秦时代医药学历史知识的珍贵史料。

《神农本草经》又称《本草经》或《本经》，为我国已知最早的药物学专著。著者不明，成书年代在汉代。该书总结了汉代以前的药物知识，载药 365 种，按医疗作用分上、中、下三品，其中植物药252 种、动物药 67 种、矿物药 46 种。在序录中记载"有毒无毒，阴干暴干，采造时月，生、熟、土地所出，真伪陈新，并各有法"等中药质量鉴定的问题，为后世中药鉴定学的发展奠定了基础。并对药物的产地、采集时间、方法以及辨别药物形态真伪的重要性有一些原则性的概括。各药的记述，则以药性和功效为主。原书早已失传，但原文已收载于后代本草中，现有明代、清代的辑本。值得指出的是，《五十二病方》中的 247 种药物，将近一半不在《神农本草经》中，说明当时的用药品种还更多。

南北朝时期，梁代陶弘景以《神农本草经》和《名医别录》为基础编成《本草经集注》，载药 730 种。全书以药物的自然属性分为七类，是后世依药物性质分类的导源。本书对药物的产地、采收、加工、形态、鉴别等内容有所论述，尤其重视中药材真伪优劣的对比鉴别，指出了当时中药材市场上品种和质量存在的混乱现象。有的还记载了火烧试验、对光照视的鉴别方法。如对《神农本草经》中"术"的鉴别，认为术有两种，"白术叶大有毛而作桠，根甜而少膏……；赤术叶细无桠，根小，苦而多膏"。硝石"以火烧之，紫青烟起"；云母"向日视之，色青白多黑"；朱砂以"光色如云可拆者良"等。有的还指出品质的好坏，如治疟的常山，特别指出以细实而黄的鸡骨常山最有功效。原书已遗失，现存敦煌残卷。其主要内容却散见于后世本草中。

唐代李勣、苏敬等 22 人集体编撰，由官府颁行的《新修本草》（又称《唐本草》，659 年），被认为是我国最早的一部国家药典，也是世界上最早的一部由国家颁布的药典，它比欧洲地方性的《佛洛伦斯药典》（1498 年）早 839 年，比欧洲第一部全国性的《丹麦药典》（1772 年）早 1113 年。该书按药材的属性分为 11 部，载药 850 种，新增山楂、芸苔子、人中白等 114 种新的药物，其中不少是外来药物，如由印度传入的豆蔻、丁香、龙涎等；大食传入的石榴、阿芙蓉、乳香等；波斯传入的茉莉、青黛；大秦传入的素馨、郁金；西域传入的仙茅、马钱子；南洋传入的木香、槟榔、没药等。该书有较多的基原考证，采用了图文并行的编写方式，有本草 20 卷、目录 2 卷，并附有图经 7 卷，药图 25 卷，可谓较为完整的中药材图文鉴别的专著，为后世图文兼备的本草打下了基础。该书出版不久即流传到国外，对世界医药的发展做出了重要贡献。原书已散失不全，现仅存残卷。现有尚志钧的辑本《唐新修本草》。

唐代个人编著的本草亦多，较著名的有孟诜的《食疗本草》、陈藏器的《本草拾遗》和李珣的《海药本草》等。《本草拾遗》按药物性能分类，新增海马、石松等，收载《新修本草》未载的中药 692 种，在内容上重视中药的性味功能、生长环境、产地、形态描述、混淆品种考证等，尤其对药材的描述真实可靠，如"海马出南海，形如马，长五六寸，虾类也"。石松"生天台山石上，似松，高一二尺"。《海药本草》以收载外国输入的药物为主，共 124 种，其中香药 50 多种，如阿魏、荜茇、零陵香、缩砂蜜、艾纳香等。后蜀韩保昇著的《蜀本草》是以《新修本草》为基础而编撰的，对药的性味、形态、产地等增补了不少新内容。以四川的植物居多，所绘图形比较精细，后世的本草常常提及之。大约在公元 908—923 年，《日华子诸家本草》对中药的形态、炮制、性味功能等记载颇详，书中有采用水试法综合鉴定中药品种和质量的记载：如地黄"生者水浸验，浮者名天黄，半浮、半沉者名人黄，沉者名地黄。沉者力佳，半沉者次之，浮者劣。"

宋代在开宝年间官命刘翰、马志等在唐代本草的基础上撰成《开宝新详定本草》，后又重加详定，称为《开宝重定本草》，简称《开宝本草》。此时，由于医药的发展，药物品种越趋繁多。至嘉祐年间，官命掌禹锡等编辑《嘉祐补注神农本草》，简称为《嘉祐补注本草》或《嘉祐本草》，新增药物 99 种；又令苏颂等校注药种图说，编成《图经本草》，共 21 卷，对药物的产地、形态、用途等均有说明，该书首创版印墨线药图，图的绝大多数为实地写生绘制，药图的名称大多冠以州县名，反映了当时十分重视道地药材和药材的质量评价，成为后世本草图说的范本。这些本草虽已散失，但为后来本草所引录。宋代最值得重视的本草，是北宋后期蜀医唐慎微将《嘉祐补注本草》和《图经本草》校订增补，编成本草、图经合一的《经史证类备急本草》，简称《证类本草》。在大观、政和年间，都曾由政府派人修订，于书名上冠以年号，作为官书来刊行，以后遂简称为《大观本草》《政和本草》等。此书内容丰富，图文并茂，共 31 卷，载药 1746 种，新增药物 500 余种，质量远远超过以前各书，成为我国现存最早的完整本草，为研究古代药物最重要的典籍之一。宋代其他本草著作，尚有政和年间寇宗奭的《本草衍义》等。《本草衍义》是寇氏根据实地考察和医疗实践经验，侧重药材的鉴别，并为增补《嘉祐本草》和《图经本草》而作，颇多新见解。如寇氏认为："用药必择土地所出者……若不能推究厥理，治病徒费其功"。这种重视道地药材，保证质量的论点对后人的影响很大。

金、元时代的本草著作，有张元素的《珍珠囊》、李杲的《用药法象》、王好古的《汤液本草》和朱震亨的《本草衍义补遗》等。李杲十分重视药物的产地和采收时期，他在《用药法象》中说："失其地则性味少异，失其时则性味不全。"

明代的本草著作甚多，其中对药学贡献最大的，当首推李时珍撰著的《本草纲目》。《本草纲目》是我国 16 世纪以前医药成就的大总结。李时珍参阅了经史百家著作和历代本草 800 余种，历经 30 年，编写成 52 卷，约 200 万字。载药 1892 种，其中新增药物 374 种，附方有 11000 余条。本书按药物自然属性作为分类基础，每药标名为纲，列事为目，名称统一，结构严谨，为自然分类的先驱。李时珍在"集解"项中，引录了很多现已失传的古代本草对药物鉴别的记载，为后世留下了宝贵的史料。《本草纲目》的出版，对中外医药学和生物学科都有巨大影响。17 世纪初《本草纲目》传到国外，并译有多国文字，畅销世界各地，成为世界性的重要药学文献之一。明代其他本草著作，在《本草纲目》以前的尚有朱橚编写的《救荒本草》，从无毒的可食植物方面加以总结、论述；并绘有图形，载有出产和苗、叶、花、子的性味、食法，给药物鉴定增加了新的内容。兰茂撰写的《滇南本草》是一部优秀的地方性本草，是研究云南地区药物的宝贵史料。刘文泰等编纂的《本草品汇精要》，载药 1815 种，新增药 48 种。陈嘉谟编撰的《本草蒙筌》载药 742 种，本书注重药物产地和采制方法，指出产地与药物品质的关系和不同药用部位采集的一般规律，如将白术分为浙术、歙术。书中对商售中药的掺伪作假，亦有考查，如"莘尼乱人参、木通混防己"等。李中立所著《本草原始》着重对药材性状的描述，并绘有图形。

清代著名的本草有赵学敏编撰的《本草纲目拾遗》，此书是为了拾遗补正李时珍的《本草纲目》而作，载药 921 种，其中新增药 716 种，如冬虫夏草、西洋参、浙贝母、鸦胆子、银柴胡等均系初次记载，大大丰富了药学内容。吴其濬编撰的《植物名实图考》和《植物名实图考长编》，是植物学方面科学价值较高的名著，也是考证药用植物的重要典籍。《植物名实图考》收载植物 1714 种，对每种植物的形态、产地、性味、用途叙述颇详，并附有较精确的插图，其中很多植物均系著者亲自采集、观察并记录；《植物名实图考长编》摘录了大量古代文献资料，载有植物 838 种。为近代药用植物的考证研究提供了宝贵的史料。

综上所述，将历代重要本草列表如下（表 2 - 1）。

表 2 - 1　历代重要本草

| 书名 | 年代 | 著者 | 内容简介 |
| --- | --- | --- | --- |
| 神农本草经 | 汉 | 不详 | 总结了汉以前的医药经验。载药 365 种，分上、中、下三品。每药以药性和主治为主 |
| 本草经集注 | 南北朝（梁）（502—536） | 陶弘景 | 共 7 卷，载药 730 种，以药物自然属性分类，分为玉石、草木、虫兽、果、菜、米食、有名未用七类。记载了药物的性味、产地、采集、形态、鉴别等 |
| 新修本草（唐本草） | 唐（659） | 李勣、苏敬等 | 共 54 卷，载药 850 种，新增药 114 种，其中有不少外国输入药物，如安息香、血竭等。本书由政府组织编辑颁行，是我国和世界上最早的药典 |
| 食疗本草 | 唐（713—739） | 孟诜 | 孟诜收集既可食用又可药用的药物 138 种，编成《补养方》。后经他的弟子张鼎增补 89 种，改名为《食疗本草》，共 3 卷，227 条 |
| 本草拾遗 | 唐（741） | 陈藏器 | 共 10 卷，收载《唐本草》未载药物 692 种，各药一般记有性味、功效、生长环境、形态、产地和混淆品种考证等。根据药效提出宣、通、补、泄、轻、重、燥、湿、滑、涩等十种分类法 |

续表

| 书名 | 年代 | 著者 | 内容简介 |
|---|---|---|---|
| 海药本草 | 唐（8世纪下叶） | 李珣 | 共6卷，主载外国输入的药物 |
| 蜀本草 | 后蜀（935—960） | 韩保昇等 | 共20卷，以《新修本草》为基础新增药物14种，如地不容、胡黄连。增补了药物的性味、形态、产地等新内容 |
| 日华子诸家本草 | 宋（968—975） | 不明，李时珍谓姓大名明 | 共20卷，对药性、功用、形态、炮制等记述甚详。也载许多新药，如延胡索、自然铜、仙茅等 |
| 开宝新详定本草（开宝本草） | 宋（973） | 刘翰、马志等 | 共21卷，载药983种，新增药133种，如使君子、白豆蔻等；974年重加详定，名为《开宝重定本草》 |
| 嘉祐补注神农本草（嘉祐本草） | 宋（1057—1061） | 掌禹锡等 | 共20卷，载药1032种，新增药99种。该书取用了为编《本草图经》而征集的素材，两书各自有分工，互相呼应 |
| 图经本草 | 宋（1061） | 苏颂等 | 共21卷，药图为我国最早的版印墨线药图，图的绝大多数为实地写生绘制。原书虽早已失传，但其药图930余幅及文字说明仍存在于《证类本草》之中，为现今本草考证的重要参考书之一 |
| 经史证类备急本草（证类本草） | 宋（1108前） | 唐慎微 | 经艾晟增补少数内容，于1108年刊行，改名为《大观本草》；1116年由曹孝忠校正刊行，改名为《政和本草》；共31卷，载药1746种，新增药500余种，是今天研究宋代以前本草发展的最完备的重要参考书 |
| 本草衍义 | 宋（1116） | 寇宗奭 | 共20卷，载药470种，根据观察实物和医疗实践经验著成 |
| 履峰岩本草 | 宋（1220） | 王介 | 记载浙江一带药用植物206种，新增22种，如曼陀罗、虎耳草等。图是就地取材写生彩绘的，是我国现存最古的彩色药图 |
| 救荒本草 | 明（1406） | 朱橚 | 共4卷，载野生植物可供食用者414种，画有图形，述其出产、苗、叶、花、子、性味、食法 |
| 滇南本草 | 明（1397—1476） | 兰茂 | 共3卷，为研究云南地区药物的重要历史资料 |
| 本草品汇精要 | 明（1505） | 刘文泰等 | 共42卷，载药1815种，新增药48种；附有彩色绘图。现存残卷；文字部分1937年已排印 |
| 本草蒙筌 | 明（1566） | 陈嘉谟 | 共12卷，载药742种。书前有著者自序（1566年），注意道地药材，对各药的制法也记述颇详 |
| 本草纲目 | 明（1596） | 李时珍 | 共52卷，载药1892种，新增药374种，附药图1109幅，附方11096条。全书按药物自然属性，自立分类系统，为自然分类的先驱，17世纪初，该书传到国外，译成多国文字 |
| 本草纲目拾遗 | 清（1765） | 赵学敏 | 共10卷，载药921种，其中《本草纲目》未记载的药物有716种。新增药有西洋参、冬虫夏草、鸦胆子等 |
| 晶珠本草 | 清（约1835） | 蒂玛尔·丹增嘉措 | 共载青海、西藏东部、四川西部的药物2294种。叙述了每种药的来源、生境、性味和功效等 |
| 植物名实图考长编植物名实图考 | 清（1848） | 吴其濬 | 《植物名实图考长编》共22卷，收载植物药838种。后作者根据平生经验，辨别形色气味，摹绘成图，附以考证，以求名实相符，编成《植物名实图考》，共38卷，载植物1714种（本书为植物学名著） |

# 第二节　中药鉴定学的起源与发展

在传统本草学（Bencaology）的基础上，欧洲出现了中药鉴定学的相关学科——生药学（Pharmacognosy）。生药学是从药物学中分离出来的独立学科，当时生药学的基本任务是研究商品生药的来源、鉴定商品药材的真伪优劣。"生药"是指天然来源的、未经加工或只经简单加工的植物、动物和矿物类药材。在西方生药学传入我国以前，中国的学者主要以传统方法研究应用中药。至19世纪中叶李善兰（1811—1882年）编译《植物学》一书，我国有了第一部现代植物学译本。20世纪初，中药鉴定工作在国外科技和学术思想的影响下有了一定的进展，如曹炳章著《增订伪药条辨》（1927年），对110种中药的产地、形态、气味、主治等方面作了真伪对比；丁福保著《中药浅说》（1933 年），从化学实验角度分析和解释中药，引进了化学鉴定方法。1934 年赵燏黄、徐伯鋆等编著了我国第一本《生药学》上篇，接着叶三多广集西欧及日本书籍的有关资料，于 1937 年写出了《生药学》下篇。上、下两篇《生药学》的内容，大多着重于介绍国外书中收载或供西医应用的生药，对我国常用中药则收载较少，但其引进了现代鉴定中药的理论和方法，为中药鉴定学的诞生起到了先导作用。

中华人民共和国成立以后，中医药事业得到空前迅猛发展，党和国家十分重视中医药的研究和人才培养。1956 年开始成立了 4 所中医学院，以后全国各省、直辖市相继成立中医学院，在一些综合性或西医药院校设有中医药学院。1964 年开设了具有中医药特色的中药材鉴定学（后改为中药鉴定学）课程。根据中药学专业的培养目标和要求，《中药鉴定学》被确定为专业课之一。

为了保障人民用药安全和有效，国家对中药的质量加强了管理，颁布了《中国药典》和部颁《药品标准》。70 多年来《中国药典》先后出版了 12 版，即 1953 年版、1963 年版、1977 年版、1985 年版、1990 年版、1995 年版、2000 年版、2005 年版、2010 年版、2015 年版、2020 年版和 2025 年版，并于 1998 年起相继出版《中国药典》英文版。在中药鉴定的方法和内容方面，每版新药典都比前一版有所提高，药材检测标准得到不断发展和完善，使中药品种更明确，质量有保障，法定更有效。国家药典委员会还组织编著了《中华人民共和国药典中药彩色图集》《中华人民共和国药典中药薄层色谱彩色图集》《中华人民共和国药典中药粉末显微鉴别彩色图集》等药典配套书籍，对于应用药典，控制中药的质量起到了积极作用。20 世纪 70 年代以前，中药鉴定方法和技术基本是应用传统的性状鉴别，靠人的感官对中药的品种和质量进行评价，是以经验鉴别为主体。20 世纪 80 ~ 90 年代，显微鉴别方法和理化鉴别方法得到了广泛应用，成为鉴别中药的主要手段。在此期间，利用显微镜观察药材的组织构造、粉末特征等得到了充分发展；同时随着中药化学成分研究工作的不断发展，仪器设备的不断改进，使许多分析手段成为当代中药理化鉴定工作的热点，如紫外光谱、红外光谱、原子吸收光谱、粉末 X 射线衍射法、气相色谱、薄层色谱、高效液相色谱、质谱、蛋白电泳等。20 世纪 90 年代以来，随着生物技术的发展及其在中药鉴定方面的应用，在分子水平上鉴定中药真伪优劣以及创新和保护中药资源特色和目标的分子鉴定已应运而生。现中药鉴定方法和技术取得了令人瞩目的成绩，各种先进的技术和方法得到了应用和发展，如 DNA 分子遗传标记技术、生物芯片技术、免疫技术、细胞生物学技术、中药指纹图谱质量控制技术等。进入 21 世纪后，应用计算机图像分析技术（CIA）、薄层 - 生物自显影技术、生物效应等鉴定中药也取得一定进展。计算机图像分析技术可将不同层次二维图像用计算机进行处理，获取此图像的三维定量数据。在中药鉴定方面，它可将果实、种子、花粉或组织切片中的某一特征的形态用计算机进行处理，比较其形态差异，从而达到鉴别的目的。薄层 - 生物自显影技术、液相色谱 - 质谱法、高效液相色谱 - 电感耦合等离子质谱法、DNA 条形码分子鉴定法、色素测定法、真菌毒素测定法、近红外分光光度法等，已收录于《中国药典》中。

随着中药鉴定学相关研究工作不断深入，一大批专业学术著作陆续问世，如《中药鉴定参考资料》第一集（1958），《中药材鉴别手册》1 ~ 3 册（1959），《中药志》（1959—1961），《药材学》（1960），《全国中草药汇编》及彩色图谱（1975—1977），《中药大辞典》（1977），《中草药学》上、中、下三册（1976、1980、1986），《中药志》第二版Ⅰ ~ Ⅵ册（1979、1982、1984、1988、1994、1998），《新编中药志》1 ~ 5 册（2002），《中药材粉末显微鉴定》（1986），《中药彩色图谱》（1987），《新华本草纲要》1 ~ 3 册（1988—1991），《中国中药资源丛书》（1994）（包括《中国中药资源》《中国中药资源志要》《中国中药区划》《中国常用中药材》《中国药材地图集》和《中国民间单验方》），《中成药显微分析》（1997），《中华本草》（1999），《中华本草全书》（2002），《中药品质研究》（2008），以及《中国药材学》《现代实用本草》《中国药材商品学》《中国道地药材》《中药材品种论述》《中药品种新理论的研究》《中国中药材真伪鉴别图典》《常用中药材组织粉末图解》《中药鉴别紫外谱线组法及应用》《中成药薄层色谱鉴别》《中国药用动物志》《动物药材鉴别》《中国药用植物种子的形态鉴别》《常用中药鉴定大全》《中药材薄层色谱鉴别》《中药材光谱鉴别》《民族药志》《新编中国药材学》（1~8 卷）《分子生药学》等。以上不同时期出版的专著，既是中药鉴定工作的写实，又反映了中药鉴定学科的发展过程。

为了加快中药现代化和国际化的速度，国家在"七五""八五"期间，组织专家对 223 种常用中药材进行了品种整理和质量研究，每种中药包括文献查考、药源调查、分类学鉴定、性状鉴定、显微鉴定、商品鉴定、化学成分、理化分析、采收加工、药理实验、结论和建议等内容。这项研究，不仅具有较高的学术价值，同时也体现了巨大的社会及经济价值，其中许多专题已达到国内外领先水平。另外，中华人民共和国成立以来，国家组织中药鉴定工作者完成了 4 次（1959—1962、1970—1972、1983—1987、2014—2024）全国中药资源调查，基本查清了建国后不同阶段我国主要中药资源的情况，这项工作对于促进中医药科技进步和推动社会经济发展具有重要意义。2024 年结束的第四次中国中药资源调查与保护工作，普查范围覆盖 2702 个县，确认了中国中药资源 18817 种；明确了中国特有的药用植物资源 3151 种，发现 4 个新属 207 个新物种；筛选 464 种濒危的药用植物，出版了《中国药用植物红皮书》。

中药已经在临床应用了几千年，中药鉴定的知识和经验与中药并存，形成了原始的中药鉴定学；20 世纪中叶，随着中医药事业的迅速发展和科技进步，现代中药鉴定学应运而生。因此，从历史的角度看，可以理解为中药鉴定学是既古老又年轻的学科。

中药传统的性状鉴定是中药鉴定的精华，至今依然是中药生产、经营、科研、制药、检验等领域的重要鉴定手段，也是中药质量标准的重要内容之一，在中医药发展史中会永远以其独特的方式被人们所传用。同时随着现代科学技术的不断进步与发展，许多新的理论与技术不断渗透，如人工智能与大数据技术用于中药图像识别和数据挖掘，为中药鉴定提供了新的工具。植物化学、生物化学、信息科学等多学科融合的知识与技术被广泛应用于中药鉴定研究，这些新知识和技术的应用使中药鉴定学的研究思路不断拓展，研究范畴不断扩大，研究对象不断增加，研究手段不断创新。

中药鉴定学的未来将开发更高效、更精准的鉴定方法，如基于基因组学的中药品种鉴定技术；加强中药资源的保护研究，推动野生药材的家种家养和可持续利用；推动中药鉴定标准的国际化，促进中医药在全球范围内的认可与应用。中药鉴定学作为中医药现代化的基础学科，将在中药质量控制、新药研发、资源保护等方面发挥重要作用。未来，随着科技的进步和多学科的融合，中药鉴定学将进一步推动中医药的创新发展，为人类健康做出更大贡献。

## 思考题

答案解析

1. 请简述中药鉴定学的起源，并列举几部古代著名的中药鉴定学著作及其主要贡献。
2. 请列举几种现代中药鉴定的技术手段，并分析它们在中药鉴定中的应用和优势。

书网融合……

本章小结　　　习题

# 第三章　中药材品质的影响因素

PPT

## 学习目标

1. 通过本章学习，掌握道地药材的概念、常用道地药材、中药采收的一般规律、常用产地加工方法；熟悉中药品种对中药质量的影响、道地药材形成的原因、栽培对药材质量的影响、中药适宜采收期确定的一般原则、中药贮藏常见的变质现象；了解采收与中药质量的关系、采收加工的意义、中药贮藏保管和变质防治的方法。

2. 具备道地药材品质评价的思维能力，并初步具备开展环境因子影响道地药材品质形成的相关科学实验的设计能力。

3. 加深对中医药整体观及人与自然环境统一性的认识。

影响中药品质主要有自然和人文两大因素。自然因素主要包括中药的品种、产地、植（动）物的生长发育等；人为因素包括中药的栽培（饲养）、采收、加工与贮藏等。由于影响中药品质的因素很多，实现从中药种子种苗到中药生产、经营、使用全过程的规范化、标准化、科学化管理，建立覆盖中药产业链全过程的质量保障体系十分重要。

## 第一节　中药材的品种与种质

品种是影响中药质量的重要因素之一。《中国药典》收载的中药中，一药多基原情况普遍存在，同一药材，即便是同属植（动）物，品种不同其质量有差异，甚至很大差异，如厚朴与凹叶厚朴，其厚朴酚与和厚朴酚的含量可相差 5 倍以上；如果是属（如水蛭）甚至科（如小通草）都不同，其有效成分的类别、含量均有很大差别。

种质（germplasm）是指决定生物遗传性状，并将丰富的遗传信息从亲代传递给后代的遗传物质总体。遗传物质是决定生物能否产生生物活性物质的前提，是决定药材品质的内在因素，种质的优劣对药材的产量和质量有决定性的影响，因此，药材优良种质的筛选和优良品种的培育是保障和提高药材质量的重要措施。

## 第二节　中药材的产地

### 一、产地与中药材质量关系

中药质量的优劣与许多因素有关，产地是影响中药质量的重要因素之一。中药有效成分的形成和积累与其生长的自然条件有着密切的关系。《神农本草经》载："土地所出，真伪陈新，并各有法。"《本草经集注》指出："诸药所生，皆有境界。"还列出 40 多味药材的最佳生境。《新修本草》亦载："离其土，则质同而效异。"《本草纲目》云："性从地变，质与物迁。"这些传统理念都充分说明产地与药材质量的相关性。我国土地辽阔，同种药材会因产地不同（土壤、气候、光照、降雨、水质、生态环境的各异）引起药材质量上的差异。如防风主产于东北地区及内蒙古自治区，引种到南方后，其药材常分枝，且木化程度增高，与原有的性状特征相差很大；葛根因产地不同成分变化幅度较大（5~6倍），葛根素的含量1.04%~6.44%，总黄酮的含量1.42%~7.88%；不同产地的甘草中甘草酸的含量1.16%~6.11%，相差5倍之多。这直接影响中药质量的可控性，也会导致临床疗效的差异。因此，国家药品监督管理部门颁发的《中药材生产质量管理规范》要求中药材生产基地一般应当选址于道地产区，在非道地产区选址，应当提供充分文献或者科学数据证明其适宜性。

## 二、道地药材

### （一）道地药材的概述

道地药材（geo-authentic and superior medicinal herbals）又称地道药材，《中国大百科全书·中国传统医学》定义："道地药材是指那些历史悠久，品种优良，产量宏丰，疗效显著，具有明显地域特色的中药材。"教材中常用定义"道地药材就是指在一特定自然条件和生态环境的区域内所产的药材，并且生产较为集中，具有一定的栽培技术和采收加工方法，质优效佳，为中医临床所公认。"《中华人民共和国中医药法》定义，"道地中药材是指经过中医临床长期应用优选出来的，产在特定地域，与其他地区所产同种中药材相比，品质和疗效更好，且质量稳定，具有较高知名度的中药材。"不同的定义表述都反映出，道地药材与产区、加工技术等相关，质优效佳，获得长期临床认可。道地药材源于古代的一项辨别优质中药材质量的独具特色的综合标准，是一个约定俗成的古代药物标准化的概念，数千年来被无数的中医临床实践所证实，有着丰富的科学内涵。道地药材形成的原因可分为自然因素和人文因素，自然因素包括种质资源、土壤特性、气候条件、地理环境等，人文因素包括栽培技术、加工技术、历史传承、政策推动、社会经济等。

对"道地"的解释大致有两种。一是："道地"亦作"地道"，本指各地特产，后来演变成货真价实、质优可靠的代名词。二是："道"指按地区区域划分的名称，唐贞观元年，政府根据自然形势，把全国划分为关内、河内、河东、河北、山南、淮南、江南、陇石、剑南、岭南等十道，以后各朝沿用了此区域划分方法，只是"道"的数目有所改变。"地"指地理、地带、地形、地貌。在药名前多冠以地名，以示其道地产区。如西宁大黄、宁夏枸杞、川贝母、川芎、秦艽、辽五味、关防风、怀地黄等。例外的情况是有少数药材，药名前所冠的地名不是指产地，而系指进口或集散地而言，如广木香，并非广州所产，而是从广东进口，藏红花亦非西藏所产，而是从西藏进口。

### （二）常用的道地药材

**1. 川药** 以四川、重庆为主产地的道地药材。如川贝母、川芎、黄连、附子、川乌、麦冬、丹参、干姜、郁金、姜黄、白芷、半夏、天麻、川牛膝、川楝子、川楝皮、花椒、乌梅、黄柏、厚朴、金钱草、青蒿、五倍子、冬虫夏草、银耳、麝香等。

**2. 广药** 以广东、广西和海南为主产地的道地药材。如砂仁、广藿香、穿心莲、广金钱草、粉防己、槟榔、益智、肉桂、苏木、巴戟天、高良姜、八角茴香、胡椒、荜茇、胖大海、马钱子、罗汉果、陈皮、青蒿、石斛、钩藤、蛤蚧、金钱白花蛇、海龙、海马、地龙等。

**3. 云药** 以云南为主产地的道地药材。如三七、木香、重楼、茯苓、萝芙木、诃子、草果、金鸡纳、儿茶等。

**4. 贵药** 以贵州为主产地的道地药材。如天冬、天麻、黄精、白及、杜仲、吴茱萸、五倍子、朱砂等。

**5. 怀药** 以河南为主产地的道地药材。如怀地黄、怀牛膝、怀山药、怀菊花、天花粉、瓜蒌、白芷、辛夷、红花、金银花、山茱萸、全蝎等。

**6. 浙药**　以浙江为主产地的道地药材。如浙贝母、白术、延胡索、山茱萸、玄参、杭白芍、杭菊花、麦冬、温郁金、莪术、栀子、乌梅、乌梢蛇、蜈蚣等。

**7. 关药**　以山海关以北、东北三省以及内蒙古自治区东北部地区为主产地的道地药材。如人参、细辛、防风、五味子、龙胆、平贝母、升麻、桔梗、牛蒡子、灵芝、鹿茸、鹿角、哈蟆油等。

**8. 北药**　以河北、山东、山西以及内蒙中部地区为主产地的道地药材。如党参、柴胡、白芷、北沙参、板蓝根、大青叶、青黛、黄芩、香附、知母、山楂、金银花、连翘、酸枣仁、桃仁、薏苡仁、小茴香、大枣、香加皮、阿胶、全蝎、土鳖虫、滑石、代赭石等。

**9. 华南药**　以长江以南，南岭以北的湖北、湖南、江苏、安徽、江西、福建等为主产地的道地药材。如茅苍术、射干、南沙参、太子参、明党参、牡丹皮、木瓜、艾叶、薄荷、龟板、鳖甲、蟾酥、蜈蚣、蕲蛇、石膏、泽泻、枳实、枳壳、莲子等。

**10. 西药**　以陕西、甘肃、宁夏回族自治区、青海及内蒙古自治区西部为主产地的道地药材。如大黄、当归、秦艽、羌活、银柴胡、枸杞子、党参、茵陈、秦皮、猪苓等。

**11. 蒙药**　以内蒙古自治区中西部地区为主产地的道地药材，也包括蒙古族聚居地区蒙医所使用的药物。如锁阳、黄芪、甘草、麻黄、赤芍、肉苁蓉、淫羊藿、金莲花、郁李仁、苦杏仁、刺蒺藜、冬葵果等。

**12. 藏药**　以青藏高原为主产地的道地药材，也包括藏族聚居区藏医使用的药材。如甘松、胡黄连、藏木香、藏菖蒲、藏茴香、雪莲花、余甘子、波棱瓜子、毛诃子、木棉花、翼首草、冬虫夏草、麝香、熊胆、硼砂等。

**13. 维药**　以新疆维吾尔自治区为主产地的道地药材，也包括维吾尔族聚居地区维医所使用的药物。如雪莲花、伊贝母、阿魏、紫草、甘草、锁阳、肉苁蓉、罗布麻等。

# 第三节　中药材的采收

## 一、采收与中药材质量关系

中药疗效取决于有效物质的含量，有效物质含量与产地、采收季节、时间、方法等有着密切的关系。这方面早已被历代医家所重视。陶弘景谓："其根物多以二月八月采者，谓春初津润始萌，未充枝叶，势力淳浓也。至秋枝叶干枯，津润归流于下也。大抵春宁宜早，秋宁宜晚，花、实、茎、叶，各随其成熟尔。"李杲谓："凡诸草、木、昆虫，产之有地；根、叶、花、实，采之有时。失其地，则性味少异；失其时，则气味不全。"孙思邈亦云："夫药采取，不知时节，不以阴干暴干，虽有药名，终无药实，故不依时采取，与朽木不殊，虚费人工，卒无裨益。"民间也有采药谚语："春采茵陈夏采蒿，知母、黄芩全年刨，九月中旬采菊花，十月上山摘连翘。"这些宝贵经验，已被长期实践所证实。天麻茎未出土时采之称"冬麻"，质坚体重，质佳；茎已出土时采之为"春麻"，质轻泡，质次；槐花中芦丁的含量在花蕾期可达 28%，花期则急剧下降；甘草中甘草酸（甘草甜素）的含量在生长初期为 6.5%，开花前期为 10.5%，生长末期为 3.5%。所以适时采收可以提高中药的质量。这些采收的理论是长期实践经验的总结，是由植物体的不同生长阶段、药用部分的成熟程度以及能采收的产量和难易所决定的。

## 二、中药材的适宜采收期

遵循中医药长期临床实践所确定的药材适宜采收期，结合有效成分的积累动态、药用部分的产量变化、有毒成分含量等规律的研究，确定中药的适宜采收期。如有效成分含量高峰期与产量高峰期不一致时，通常以有效成分总含量最高时期为适宜采收期。在采收中药时要注意保护野生药源，计划采药，合理采挖。凡用地上部分者要留根，凡用地下部分者要采大留小，采密留稀，合理轮采；轮采地要分区封山育药。动物药类，如以锯茸代砍茸、活麝取香等都是保护野生动物的有效办法。根据已有采收经验，中药材的一般采收规律如下。

### （一）植物药

**1. 根及根茎类** 一般在秋、冬两季植物地上部分将枯萎时及春初发芽前或刚露苗时采收，此时根或根茎中贮藏的营养物质最为丰富，通常所含有效成分也比较高，如牛膝、党参、黄连、大黄、防风等。有些中药由于植株枯萎时间较早，则在夏季采收，如浙贝母、延胡索、半夏、太子参等。但也有例外，如明党参在春天采集较好。

**2. 茎木类** 一般在秋、冬两季采收，此时有效物质积累丰富，如大血藤、首乌藤、忍冬藤等。有些木类药材全年可采，如苏木、降香、沉香等。

**3. 皮类** 一般在春末夏初采收，此时树皮养分及液汁增多，形成层细胞分裂较快，皮部和木部容易剥离，伤口较易愈合，如黄柏、厚朴、秦皮等。少数皮类药材于秋、冬两季采收，此时有效成分含量较高，如川楝皮、肉桂等。根皮通常在挖根后剥取，或趁鲜抽去木心，如牡丹皮、五加皮等。

采皮时可用环状、半环状、条状剥取或砍树剥皮等方法。如杜仲、黄柏采用的"环剥技术"，即在一定的时间、温度和湿度条件下，将离地面15～20cm处向上至分枝处的树皮全部环剥下来，剥皮处用塑料薄膜包裹，不久便长出新皮，一般3年左右可恢复。

**4. 叶类** 多在植物光合作用旺盛期，开花前或果实未成熟前采收，如艾叶、臭梧桐叶等。少数药材宜在秋、冬时节采收，如桑叶等。

**5. 花类** 一般不宜在花完全盛开后采收，开放过久几近衰败的花朵，不仅药材的颜色和气味不佳，而且有效成分的含量也会显著减少。花类中药，在含苞待放时采收的，如金银花、辛夷、丁香、槐米等；在花初开时采收的，如洋金花等；在花盛开时采收的，如菊花、西红花等；红花则要求花冠由黄变红时采摘。对花期较长，花朵陆续开放的植物，应分批采摘，以保证质量。有些中药如蒲黄、松花粉等不宜迟收，过期则花粉自然脱落，影响产量。

**6. 果实种子类** 一般果实多在自然成熟时采收，如瓜蒌、栀子、山楂等；有的在成熟经霜后采摘为佳，如山茱萸经霜变红，川楝子经霜变黄；有的采收未成熟的幼果，如枳实、青皮等。若果实成熟期不一致，要随熟随采，过早肉薄产量低，过迟肉松泡，影响质量，如木瓜等。种子类药材须在果实成熟时采收，如牵牛子、决明子、芥子等。

**7. 全草类** 多在植物充分生长，茎叶茂盛时采割，如青蒿、穿心莲、淡竹叶等；有的在开花时采收，如益母草、荆芥、香薷等。全草类中药采收时大多割取地上部分，少数连根挖取全株药用，如金钱草、蒲公英等。茵陈有两个采收时间，春季幼苗高6～10cm时或秋季花蕾长成时。春季采的习称"绵茵陈"，秋季采的习称"花茵陈"。

**8. 藻、菌、地衣类** 不同的药用部位，采收情况也不一样。如茯苓在立秋后采收质量较好；马勃宜在子实体刚成熟时采收，过迟则孢子散落；冬虫夏草在夏初子座出土孢子未发散时采挖；海藻在夏、秋两季采捞；松萝全年均可采收。

### （二）动物药

动物药因不同的种类和不同的药用部位，采收时间也不同。大多数均可全年采收，如龟甲、鳖甲、五灵脂、海龙、海马等。昆虫类药材，必须掌握其孵化发育活动季节。以卵鞘入药的，如桑螵蛸，应在3月中旬前收集，过时虫卵孵化成虫影响药效。以成虫入药的，均应在活动期捕捉，如土鳖虫等。有翅昆虫，可在清晨露水未干时捕捉，以防逃飞，如红娘子、青娘子、斑蝥等。两栖动物类、爬行类宜在春秋两季捕捉采收，如蟾酥、各种蛇类药材；亦有霜降期捕捉采收的，如哈蟆油。脊椎动物类全年均可采收，如龟甲、牛黄等；但鹿茸需在清明后 45～60 天（5 月中旬至 7 月下旬）锯取，过时则骨化为角。

### （三）矿物药

没有季节限制，全年可挖。矿物药大多结合开矿采掘，如石膏、滑石、雄黄、自然铜等；有的在开山掘地或水利工程中获得动物化石类中药，如龙骨、龙齿等。有些矿物药系经人工冶炼或升华方法制得，如轻粉、红粉等。

# 第四节　中药材的产地加工

## 一、产地加工通则

中药材采收后，除少数要求鲜用（如生姜、鲜石斛、鲜芦根等）外，绝大多数需进行产地加工或一般修制处理。

### （一）植物药

**1. 根及根茎类**　药材采挖后一般要经过挑选，洗净泥土，去除毛须，然后干燥；有的需先刮去外皮使色泽洁白，如沙参、桔梗、山药、半夏；有的质地坚硬或较粗，需趁鲜切片或剖开后干燥，如天花粉、苦参、狼毒、商陆、乌药；有的富含黏液质或淀粉粒，需用开水稍烫或蒸后干燥，如天麻、百部、延胡索、郁金。

**2. 皮类药材**　一般在采收后修切成一定大小而后晒干；或加工成单筒、双筒，如厚朴；或先削去栓皮，如黄柏、牡丹皮。

**3. 叶类及全草类**　含挥发油较多，一般采后通风阴干。

**4. 花类**　在加工时要注意花朵的完整和保持色泽的鲜艳，通常是直接晒干或烘干。

**5. 果实类**　一般采后直接干燥；有的经烘烤、烟熏等加工过程，如乌梅；或经切割加工，如枳实、枳壳、化橘红。

**6. 种子类**　通常是采收干燥后的果实去果皮取种子，或直接采收种子干燥；也有将果实干燥贮存，使有效成分不致散失，用时取种子入药，如砂仁。

### （二）动物药

药用动物捕捉后进行产地加工的方法多种多样，一般要求加工处理必须及时得当，常用的方法有洗涤、清选、干燥、冷冻或加入适宜防腐剂等，特别是干燥处理法最为常用。如蜈蚣在捕收烫死后，应时选用与虫体长宽相近的竹签，将虫体撑直，然后暴晒使干燥；若遇阴雨天，可用无烟炭火烘干，温度一般不宜超过 80℃。还可用硫黄熏蒸加工，不仅使蜈蚣虫体进一步干燥，增加药材的色泽，而且还可杀灭附着在虫体表面及内部的虫卵，提高药材的质量，并有利于其贮藏。

### （三）矿物药

矿物类药材的产地加工主要是清除泥土和非药用部位，以保持药材的纯净度。

## 二、产地加工的意义

**1. 保证药材质量**　通过除去杂质（沙石、泥土、虫卵等）及非药用部位，以保证所用药材的质量。有些含苷类的药材，经加热处理，能使其中与苷类共存的酶失去活性，便于苷类成分药效的保存。

**2. 便于临床用药调剂和有效成分的煎出**　在供临床调配处方时，所用药材除细小的花、果实、种子外，一般均需切制或捣碎，使有效物质易于煎出。一些矿物药和贝壳类药物，质地坚硬，不利于调剂和制剂，如自然铜、磁石、穿山甲等只有经过炮制才能进行调剂和制剂。

**3. 利于运输、贮藏、保管**　通过产地简单加工、干燥后的药材，利于运输。而蒸制桑螵蛸，则是为了杀死虫卵，便于药材贮藏保管。

**4. 消除或降低毒性、刺激性或其他副作用**　有些药物的毒性很大，通过浸、漂、蒸、煮等加工方法，可以降低其毒性，如附子等。有些药材的表面有毛状物，如不除去，服用时可能黏附或刺激咽喉的黏膜，使咽喉发痒，甚至引起咳嗽，如枇杷叶、狗脊等。

**5. 利于药材商品标准化**　中药材要想进入国际市场，商品规格要统一，内在质量要保证，要想达到这些标准，药材加工是一个重要环节。

## 三、产地加工的方法

由于中药材的品种繁多，来源不一，其形、色、气、味、质地及含有的物质不完全相同，因而对产地加工的要求也不一样。一般说来都应达到形体完整、含水分适度、色泽好、香气散失少、不变味（玄参、生地、黄精等例外）、有效物质破坏少等要求，才能确保用药质量。这里仅介绍产地加工和一些简单的加工方法。

**1. 拣**　将采收的新鲜药材中的杂物及非药用部分拣去，或是将药材拣选出来。如牛膝去芦头、须根；白芍、山药除去外皮。药材中的细小部分或杂物可用筛子筛除。或用竹匾或簸箕，簸去杂物或分开轻重不同之物。

**2. 洗**　药材在采集后，表面多少附有泥沙，要洗净后才能供药用。有些质地疏松或黏性大的软性药材，在水中洗的时间不宜长，否则不利切制，如瓜蒌皮等。有些种子类药材含有多量的黏液质，下水即结成团，不易散开，故不能水洗，如葶苈子、车前子等可用簸筛等方法除去附着的泥沙。应当注意，具有芳香气味的药材一般不用水淘洗，如薄荷、细辛等。

**3. 漂**　是用水溶去部分有毒成分，如半夏、天南星、附子等。另外有些药材含有大量盐分，在应用前需要漂去，如咸苁蓉、海螵蛸、海藻、昆布等。漂的方法，一般是将药材放在盛有水的缸中，天冷时每日换水 2 次，天热时每日换水 2～3 次。漂的天数根据具体情况而定，短则 3～4 天，长则 2 个星期。漂的季节最好在春、秋两季，因这时温度适宜。夏季由于气温高，必要时可加明矾防腐。

**4. 切片**　较大的根及根茎类、坚硬的藤木类和肉质的果实类药材大多趁鲜切成块、片，以利干燥。如大黄、土茯苓、乌药、鸡血藤、木瓜、山楂等。但是对于某些具挥发性成分或有效成分容易氧化的药材，则不宜提早切成薄片干燥或长期贮存，否则会降低药材质量，如当归、川芎、常山、槟榔等。

**5. 去壳**　种子类药材，一般把果实采收后，晒干去壳，取出种子，如车前子、菟丝子等；或先去壳取出种子而后晒干，如白果、苦杏仁、桃仁；但也有不去壳的，如豆蔻、草果等，以保持其有效成分不致散失。

**6. 蒸、煮、烫**　含黏液汁、淀粉或糖分多的药材，用一般方法不易干燥，须先经蒸、煮或烫处理，以便易于干燥。加热时间的长短及采取何种加热方法，视药材的性质而定。如白芍、明党参煮至透心，天麻、红参蒸透，红大戟、太子参置沸水中略烫，鳖甲烫至背甲上的硬皮能剥落时取出剥取背甲等。药材经加热处理后，不仅容易干燥，有的便于刮皮，如明党参、北沙参等；有的能杀死虫卵，防止孵化，如桑螵蛸、五倍子等；有的熟制后能起滋润作用，如黄精、玉竹等；有的不易散瓣，如菊花。同时可使一些药材中的酶类失去活力，不致分解药材的有效成分，如白芍、天麻等。

**7. 熏硫**　有些药材为使色泽洁白，防止霉烂，常在干燥前后用硫黄熏制，如山药、白芷、天麻、川贝母、牛膝、党参等。这是一种传统的加工方法，但该法不同程度地破坏了环境和药材的天然本质，是否妥当，尚需深入研究。《中国药典》规定了二氧化硫残留量检测方法，并规定山药等药材二氧化硫残留量不能超过 400mg/kg。

**8. 发汗**　有些药材在加工过程中用微火烘至半干或微煮、蒸后，堆置起来发热，使其内部水分往外溢，变软，变色，增加香味或减少刺激性，有利于干燥。这种方法习称"发汗"。如厚朴、杜仲、玄参、续断、茯苓等。

**9. 干燥**　干燥的目的是及时除去药材中的大量水分，避免发霉、虫蛀以及有效成分的分解和破坏，利于贮藏，保证药材质量。可根据不同的药材选择不同的干燥方法。

（1）**晒干**　利用阳光直接晒干，这是一种最简便、经济的干燥方法。多数药材可用此法，但需注意：①含挥发油的药材不宜采用此法，以避免挥发油散失，如当归、金银花、薄荷等；②有效成分不稳定，受日光照射后易变色、变质者，不宜用此法，如白芍、红花及一些有色花类药材、部分全草类药材等；③有些药材在烈日下晒后易爆裂，如白芍、郁金、厚朴等。

（2）**烘干或低温干燥**　利用人工加温的方法使药材干燥。一般温度以 50 ~ 60℃ 为宜，此温度对一般药材的成分没有大的破坏作用，同时抑制了酶的活性，因酶的最适温度一般在 20 ~ 45℃。对含维生素 C 的多汁果实药材可用 70 ~ 90℃ 的温度以利迅速干燥。对富含淀粉的药材如欲保持粉性，烘干温度须缓缓升高，以防新鲜药材遇高热淀粉粒发生糊化。但对含挥发油或须保留酶的活性的药材，如薄荷、芥子、苦杏仁等，不宜用烘干法。

（3）**阴干、晾干**　将药材放置或悬挂在通风的室内或荫棚下，避免阳光直射，利用水分在空气中的自然蒸发而干燥。主要适用于含挥发性成分的花类、叶类及草类药材，如薄荷、荆芥、紫苏叶等。有的药材在干燥过程中易皮肉分离或空枯，因此必须进行揉搓，如党参、麦冬等。有的药材在干燥过程中要进行打光，如光山药等。

（4）**远红外加热干燥**　红外线介于可见光和微波之间，是波长为 0.76 ~ 1000μm 范围的电磁波，一般将 50 ~ 1000μm 区域的红外线称为远红外线。远红外加热技术是 20 世纪 70 年代发展起来的一项新技术。干燥的原理是电能转变为远红外线辐射出去，被干燥物体的分子吸收后产生共振，引起分子、原子的振动和转动，导致物体变热，经过热扩散、蒸发现象或化学变化，最终达到干燥目的。它与日晒、火力热烘、电烘烤等法比较，具有干燥速度快，脱水率高，加热均匀，节约能源以及对细菌、虫卵有杀灭作用等优点。近年来用于药材、饮片及中成药等的干燥。

（5）**微波干燥**　微波是指波长在 1mm ~ 1m，频率在 $3.0 \times 10^2 ~ 3.0 \times 10^5$ MHz，具有穿透性的一种电磁波。微波干燥实际上是一种感应加热和介质加热，药材中的水和脂肪等能不同程度地吸收微波能量，并把它转变成热能。本法具有干燥速度快，加热均匀，产品质量高等优点。一般比常规干燥时间缩短几倍至百倍以上，且能杀灭微生物及霉菌，具消毒作用。

《中国药典》对药材干燥的表述方法如下：烘干、晒干、阴干均可的，用"干燥"表示。不宜用较高温度烘干的，则用"晒干"或"低温干燥"（一般不超过 60℃）表示。烘干、晒干均不适宜的，用"阴干"或"晾干"表示。少数药材需要短时间干燥，则用"暴晒"或"及时干燥"表示。

# 第五节　中药的贮藏

中药品质的好坏与药材的贮藏保管是否得当有着密切的关系，如果药材贮藏不好，就会产生各种不同程度的变质现象，降低质量和疗效。

## 一、中药贮藏中常发生的变质现象

### （一）虫蛀

药材经虫蛀后，有的形成蛀洞，有的被毁成蛀粉，破坏性甚强。害虫的来源，主要是药材在采收中受到污染，而干燥时未能将虫卵消灭，带入贮藏的地方，或者是贮藏的地方和容器本身不清洁，内有害虫附存；药材害虫的发育和蔓延情况，是依据库内的温度、空气相对湿度以及药材的成分和含水量而定。药材因含有淀粉、蛋白质、脂肪和糖类等，即成为害虫的良好滋生地，适宜的温度通常为 16 ~ 35℃，在此温度范围内，相对湿度在 70% 以上，药材含水量在 13% 以上，均能促进害虫的繁殖。掌握害虫的生长条件，有利于防治害虫。

常见的害虫，蛀食根及根茎类的如大谷盗 *Tenebrioides mauritanicus* L.、药材甲虫 *Stegobium paniceum* L. 等；蛀食果实种子类的如米象 *Sitophilus oryzae* L.、印度谷螟 *Plodia interpunctelly* Hbn.、药材甲虫和干酪螨 *Tyroglyphus sino* L. 等；危害花、叶类及含糖类药材的如印度谷螟、谷蛾 *Tinea granella* L. 等；蛀食芳香性药材的如甲虫、日本蛛甲 *Ptinus japonicus* Reitter 等；蛀食动物类药材及含油脂植物类药材的如黑皮蠹虫 *Attagenus piceus* Oliv. 等。其中螨类对人类的危害很大。螨是节肢动物门蛛形纲蜱螨目螨类小动物，大小一般介于 0.3 ~ 1mm，种类很多，在许多中药材和中成药中都可寄生。染有螨的药物由于螨的大量繁殖，不仅使药物在短期内发霉变质，而且患者服药后会引起消化系统、泌尿系统或呼吸系统等疾病。因此，口服中药中活螨和螨卵的检查已引起人们的重视。

### （二）霉变

大气中存在着大量的霉菌孢子，散落在药材的表面上，在适当的温度（25℃左右）、湿度（空气中相对湿度在 85% 以上）、药材含水量（超过 15%）、适宜的环境（如阴暗不通风的场所）及足够的营养条件下，即萌发为菌丝，分泌酵素，溶蚀药材的内部组织，使之腐坏变质，失去药效。有些霉菌能产生毒素，属于产毒霉菌，如曲霉属中的黄曲霉菌（*Aspergillus flavus* Link）等。有的黄曲霉菌的代谢产物为黄曲霉毒素，对肝脏有强烈毒性。黄曲霉毒素以黄曲霉毒素 $B_1$ 最多，黄曲霉毒素 $B_2$、$G_1$、$G_2$ 较少，在紫外光（365nm）灯下观察，均有荧光反应。通过培养，在显微镜下观察菌丝和孢子的形态构造，可以鉴定黄曲霉菌；根据黄曲霉毒素的荧光现象，用薄层色谱法，观察荧光；可测定黄曲霉毒素的含量，现采用高效液相色谱、高效液相色谱 – 串联质谱方法测定黄曲霉毒素的含量。对口服中药进行霉菌总数的测定和黄曲霉菌等产毒霉菌的鉴定，是从卫生学角度评价中药质量的重要依据。

### （三）变色

各种药材都有固定的色泽，色泽是药材品质的标志之一。如药材贮存不当，可使色泽改变，导致变质。引起药材变色的原因如下：①有些药材所含成分的结构中具有酚羟基，在酶的作用下经过氧化、聚合作用，形成大分子的有色化合物，如含黄酮类、羟基蒽醌类、鞣质类等的药材较易变色。②有些药材含有糖及糖酸类分解产生的糠醛或其他类似化合物，这些化合物有活泼的羟基，能与一些含氮化合物缩合成棕色色素。③有些药材所含蛋白质中的氨基酸，可能与还原糖作用而生成大分子棕色物质。④药材在加工火烘时，温度过高或药材在发霉、生虫过程中也会变色。⑤使用某些杀虫剂也会引起药材变色，如用硫黄熏后所产生的二氧化硫遇水成亚硫酸，为还原剂，导致药材变色。⑥某些外因，如温度、湿度、日光、氧气等也与变色有关。

### （四）走油

走油又称"泛油"，是指某些药材的油质泛出药材表面，或因药材受潮、变色、变质后表面泛出油样物质。前者如柏子仁、苦杏仁、桃仁、郁李仁（含脂肪油）及当归、肉桂等（含挥发油）；后者如天冬、太子参、枸杞子、麦冬等（含糖质）。药材的走油与贮藏温度高和时间久有关。药材"走油"，除油质成分损失外，常与药材的变质现象有关。

### （五）风化

有些矿物药容易风化失水，使药物外形改变，成分流失，功效减弱，如明矾、芒硝、胆矾等。

### （六）自燃

自燃发生的原因主要是富含油脂的药材，层层堆置重压，在夏天，中央产生的热量散不出，局部温度增高，先焦化至燃烧，如柏子仁、紫苏子、海金沙等；有的药材因吸湿回潮或水分含量过高，大量成垛堆置，产生的内热扩散不出，使中央局部高热炭化而自燃，如菊花、红花等。

### （七）其他

某些药材所含的特殊成分，在贮藏过程中容易挥散、自然分解或起化学变化而降低疗效，如樟脑、冰片、绵马贯众，以及荆芥、薄荷等含挥发油类的药材。

## 二、中药的贮藏保管和变质防治

### （一）仓库管理

中药材仓库应按《药品经营质量管理规范》（Good Supply Practice，GSP）及实施细则的要求建设与管理。应建立严格的日常管理制度，经常检查，保证库房干燥、清洁、通风，堆垛层不能太高。要注意外界温度、湿度的变化，及时采取有效措施调节室内温度和湿度。药材入库前应详细检查有无虫蛀、发霉等情况。贮藏方法和条件可根据药材本身的特性分类保管，如剧毒药马钱子、生乌头、生半夏、信石等必须与非有毒药材分开，并由专人保管；容易吸湿霉变的药材应特别注意通风干燥，必要时可翻晒或烘烤；含淀粉、蛋白质、糖类等易虫蛀的药材，应贮存于容器中，放置干燥通风处，并经常检查，必要时进行灭虫处理；少数贵重药材如麝香、天然牛黄、鹿茸、羚羊角、西红花、人参等也应与一般药材分开，专人管理，有的应密闭贮存，勤于检查，防霉，防蛀；易挥发的药材应密闭；有效成分不稳定的不能久贮。

### （二）霉变的防治

预防药材霉烂的最彻底方法，就是使霉菌在药材上不能生长，其次就是消灭寄附在药材上的霉菌，使它们不再传播。药材的防霉措施，主要是控制库房的湿度在65%～70%。药材含水量不能超过其本身的安全水分。一般而言，含水量应保持在15%以下。保管贮存要合理掌握"发陈贮新"和"先进先出"的原则。有些药材可暂时放入石灰缸或埋入谷糠中保存，避免受潮霉变。

### （三）虫害的防治

虫害的防治措施可分为物理和化学两类方法。前者包括阳光暴晒、烘烤、低温冷藏、密封法等。后者主要是在塑料帐密封下对贮存的药材用低剂量的磷化铝熏蒸，结合低氧法进行；或探索试用低毒高效的新杀虫剂。

**1. 物理方法**

（1）利用某种药材具挥发性气味，可以防止同存的药材虫蛀。在中药贮藏保管方面，人们积累了很多好的经验。例如，牡丹皮与泽泻放在一起，牡丹皮不易变色，泽泻不易虫蛀；陈皮与高良姜同放，可免生虫；有腥味的动物药材如海龙、海马和蕲蛇等，放入花椒则可防虫；土鳖虫、全蝎、斑蝥和红娘子等药材放入大蒜，亦可防虫；上述方法习称"对抗贮藏"。利用酒精的挥发蒸气也可防虫，如在保存瓜蒌、枸杞子、哈蟆油等药材的密闭容器中，置入瓶装酒精，使其逐渐挥发；或直接洒在药材上，形成不利于害虫生长的环境，以达到防虫目的。

（2）调节温度，使害虫不易生存。①低温法：药材害虫一般在环境温度8～15℃时停止活动，在

-4~8℃时，即进入冬眠状态，温度低于-4℃，经过一定时间，可以使害虫致死。②高温法：药材害虫对高温的抵抗力较差，当环境温度在40~45℃时，害虫就停止发育、繁殖。温度升到48~52℃时，害虫将在短时间内死亡。无论用暴晒或烘烤方式来升温杀虫，都是有效的方法。注意烘烤药材温度不宜超过60℃，含挥发油的药材不宜烘烤，以免影响药材质量。

（3）调节气体成分，使害虫窒息而死。即"气调养护"，其原理是调节库内的气体成分，充氮或二氧化碳而降氧，在短时间内，使库内充满98%以下的氮气或二氧化碳，而氧气留存不到2%，致使害虫缺氧窒息而死，达到很好的杀虫灭菌的效果。一般防霉防虫，含氧量控制在8%以下即可。本法的优点是可保持药材原有的品质，既杀虫又防霉、防虫，无化学杀虫剂的残留，不影响人体健康，成本低，是一种科学而经济的虫害防治方法。

**2. 化学方法**

（1）杀虫剂　用于药材杀虫的药必须挥发性强，有强烈的渗透性，能渗入包装内，效力确实，作用迅速，可在短时间内杀灭一切害虫和虫卵，杀虫后能自动挥散而不黏附在药材上，对药材的质量基本没有影响。较常用的杀虫剂有氯化苦（chloropicrin，$CCl_3NO_2$）、磷化铝（AlP）等，二者对人体有害，使用时应注意防护。

（2）其他化学方法

1）除氧剂密封贮藏　其主要作用原理是利用其本身与贮藏系统内的氧产生化学反应，生成一种稳定的氧化物，将氧去掉，以达到保存商品品质的目的。除氧剂具有连续的除氧功能，可维持保管系统低氧浓度的稳定性，方便检查，安全性强。常用除氧剂有铁系除氧剂、硫酸碳酰肼缓释型除氧剂等。

2）核辐射灭菌技术　核辐射保藏食品具有方法简便，成本低，杀菌效果好，便于贮存等优点。联合国世界卫生组织、国际原子能机构及粮食组织关于辐照食品卫生标准联合专家委员会认为，10kGy剂量以下辐照食品是安全范围，食品不会产生致癌性。我国近年已把该项技术应用于中药材和中成药的灭菌贮藏研究。实验证明，钴射线有很强的灭菌能力，对中药材粉末、饮片进行杀虫灭菌处理均可收到较好的效果。γ射线用于中成药灭菌十分理想，低剂量照射药品后，含菌量可达到国家标准，高剂量照射药品后，可达到彻底灭菌。解决了中成药长期以来存在的生虫、发霉和染菌等问题。

虽然上述化学方法对药材基本没有影响，但也要注意尽量采取其他方法防治虫害如果必须用化学方法时，使用的次数尽量越少越好。必要时，要进行残留量的检测。

## 思考题

答案解析

1. 何为道地药材？并举例常用的道地药材。
2. 什么是"发汗"，哪些药材需要经过"发汗"处理？
3. 全草、叶、花、果实类植物药材一般在何时节采收？
4. 影响中药质量的因素有哪些？

**书网融合……**

本章小结　　习题

# 第四章 中药的鉴定

PPT

## 学习目标

1. 通过本章学习，掌握取样方法、性状鉴定法、显微鉴定法、薄层色谱法、高效液相色谱法、浸出物测定法，常规检查内容，含量测定的主要内容；熟悉中药鉴定的依据、来源鉴定法、一般理化鉴别、光学分析法，含叶量的测定；了解物理常数测定法、毛细管电泳法、蛋白质电泳色谱法，中药鉴定新技术和新方法。

2. 具备运用性状、显微、理化等方法和技术评价中药真伪优劣的能力，并初步具备运用新技术新方法破解中药鉴定难点问题的能力。

3. 加深对"辨状论质"科学内涵的理解，增强法制意识、创新能力和斗争精神。

## 第一节 中药鉴定的依据

《中华人民共和国药品管理法》第28条规定，"药品应当符合国家药品标准"。国务院药品监督管理部门颁布的《中华人民共和国药典》（简称《中国药典》）和药品标准为国家药品标准，是法定的药品标准。除国家药品标准外，各省、自治区、直辖市颁布的中药饮片炮制规范亦为法定药品标准。另外，各省、自治区、直辖市颁布的中药材标准，也可作为中药鉴定的依据。国务院药品监督管理部门组织药典委员会，负责国家药品标准的制定和修订。中药标准是对中药的品质要求和检验方法所做的技术规定，是中药生产、供应、使用、检验部门遵循的法定依据。

### 一、国家药品标准

**1. 《中国药典》** 是国家法定的药品质量技术标准。它规定了药品的各项要求，全国的药品生产、供应、使用、检验和管理部门等单位都必须遵照执行。中华人民共和国成立70余年来，国家先后出版了十二版药典，其中有关中药的主要内容见表4-1。

表4-1 《中国药典》有关中药的主要内容

| 版次 | 出版年份 | 主要内容 |
| --- | --- | --- |
| 一 | 1953 | 中华人民共和国成立后的第一版药典，共收载药品531种，包括中药材65种，中药成方制剂46种。该版药典为单部结构，未明确区分中药与化学药，但为后续药典的编制奠定了基础 |
| 二 | 1963 | 首次分两部。一部收载中药材446种，中药成方制剂197种，并增加了炮制、性味、功能、主治、用法与用量等内容，明确了中药的功能与主治 |
| 三 | 1977 | 分两部。一部收载中药材（包括提取物、植物油脂及一些单味药制剂等）882种，成方制剂270种 |
| 四 | 1985 | 分两部。一部收载中药材（包括植物油脂及单味制剂）506种，成方制剂207种，开始收载显微鉴别方法和理化鉴别方法 |
| 五 | 1990 | 分两部。一部收载中药材（包括植物油脂和提取物）509种，中药成方及单味制剂275种，开始增加高效液相色谱法 |
| 六 | 1995 | 分两部。一部收载中药材（包括植物油脂和提取物）522种，中药成方及单味制剂398种 |

续表

| 版次 | 出版年份 | 主要内容 |
|---|---|---|
| 七 | 2000 | 分两部。一部收载中药材（包括植物油脂和提取物）534 种，中药成方及单味制剂 458 种 |
| 八 | 2005 | 首次分为三部。一部收载中药材 551 种，植物油脂和提取物 31 种，中药成方及单味制剂 564 种 |
| 九 | 2010 | 分三部。一部收载中药材 616 种，植物油脂和提取物 47 种，中药成方及单味制剂 1062 种。增加收载了现代鉴定技术，如液质联用、DNA 分子鉴定、薄层 - 生物自显影技术等 |
| 十 | 2015 | 首次分四部。一部收载中药材 618 种，植物油脂和提取物 47 种，中药成方及单味制剂 1492 种，其中新增品种 440 种、修订品种 517 种、不收载品种 7 种，将 2010 年版药典附录整合为通则，并与药用辅料单独成卷作为《中国药典》四部。四部收载通则总数 317 个，其中制剂通则 38 个，检测方法 240 个（新增 27 个）。指导原则 30 个（新增 15 个），标准品、标准物质及试液试药相关通则 9 个 |
| 十一 | 2020 | 分四部。一部收载中药材 616 种，植物油脂和提取物 47 种，中药成方及单味制剂 1607 种，其中新增品种 117 种，修订品种 452 种，不收载品种 4 种 |
| 十二 | 2025 | 分四部。一部收载中药材 616 种，植物油脂和提取物 47 种，中药成方及单味制剂 1616 种，其中新增品种 28 种，修订品种 420 种，不收载品种 19 种 |

　　《中国药典》对中药从种植到加工处理全产业链加强过程管理，采用包括显微、薄层、指纹图谱、PCR、DNA 测序等多种手段进行鉴别，使用薄层色谱、气相色谱、高效液相色谱、色谱 - 质谱联用等对有效成分和有毒成分进行定量控制，同时严格管控对使用农药、重金属及有害元素等外源性有害物质的控制，提高中药安全性保障水平。

　　《中国药典》中单味药材和饮片一般的记载格式和规定项目有：①名称（中文名、汉语拼音、中药拉丁名）；②基原：原植（动）物科名、植（动）物名、拉丁学名、药用部位、采收季节、产地加工；③性状：形状、大小、表面颜色、质地、断面特征、气、味；④鉴别：显微鉴别（组织、粉末、显微化学反应）、理化鉴别（一般理化鉴别、薄层色谱）；⑤检查：水分、灰分、杂质、毒性成分、重金属及有害元素、二氧化硫残留、农药残留、黄曲霉毒素等；⑥浸出物：水溶性浸出物，醇溶性浸出物，醚溶性浸出物等含量指标；⑦含量测定：包括有效成分、毒性成分、指标性成分的含量测定方法及含量限度（幅度）；⑧炮制（此项主要针对药材制成的饮片）：净制、切制、炮炙、炮制品等；⑨性味与归经：四气五味，有无毒性，归经；⑩功能与主治：用中医辨证施治理论概括功效与临床应用；⑪用法与用量：用法一般指水煎内服，用量指成人一日常用剂量；⑫注意：主要禁忌和副作用；⑬贮藏：对药品贮藏和保管的基本要求。中药成方制剂的记载格式和规定项目有：名称（中文名和汉语拼音）、处方、制法、性状、鉴别、检查、含量测定（或浸出物）、功能与主治、用法与用量、注意、规格、贮藏等。《中国药典》对于保证药品的真实性、质量和正确使用，具有法定依据。

　　**2. 中华人民共和国卫生部药品标准（简称部颁药品标准）**　　是补充在同时期《中国药典》中未收载的中药品种，包括以下内容。①中药材部颁标准：由卫生部责成中国药品生物制品检定所，组织各省、自治区、直辖市药品检验所编写制定。对《中国药典》没有收载的品种，凡来源清楚、疗效确切、经营使用比较广泛的中药材，本着"一名一物"的原则，制定了《中华人民其利国卫生部药品标准·中药材》（第一册）《中华人民共和国卫生部药品标准·藏药》（第一册）《中华人民共和国卫生部药品标准·蒙药》《中华人民共和国卫生部药品标准·维吾尔药》等。②中成药部颁标准：《药品管理法》实施以来，针对中成药品种中存在处方不合理，疗效不确切等问题，国家为了加强中成药管理，促进中成药生产，提高质量，以保证人民用药安全有效，于 1986 年全国各省、自治区、直辖市卫生厅（局），对中药成方制剂进行全面调查，对符合部颁标准条件的品种，整理汇编为《中华人民共和国卫生部药品标准·中药成方制剂》，分 20 册，共 4052 种。③进口药材部颁标准：我国应用的进口药材约 70 多种，1960 年制订了质量标准初稿，相继汇编了《进口药材质量暂行标准》《中华人民共和国卫生部进口药材标准》《关于下发进口朝鲜红参暂行质量标准的通知》《儿茶等 43 种进口药材质量标准》等。为确保进口药材的质量，《进口药材管理办法》规定，卫生部授权各口岸药品检验所，负责对进口药材进行检验，积累了大量的数据资料，为制订进口药材质量标准提供了科学依据。

**3.《新药转正标准》（简称《转正标准》）**　是对卫生部和国家药品监督管理局批复上市的新药药品标准的汇总，目前共计 104 册，主要为中成药，其中 1～48 册是由卫生部组织编写，49～104 册是由国家药品监督管理局责成国家药典委员会编写汇总。该转正标准收载中成药、西药的药品标准，随着新药的不断批复，其转正标准的册数也在不断增加。国家食品药品监将管理局每年均在批复新的药品上市，新药有其药品标准，这部分标准尚未编辑成册，形成新药转正标准，为此称其为生产企业的注册标准，该注册标准同样具有法律效力，为国家药品标准。

**4. 地方标准上升为国家药品标准（简称地标升部颁药品标准）**　2001 年初当时的国家药品监督管理局针对全国各个省历年来批复的中成药地方药品标准的品种进行清理整顿工作，并责成国家药典委员会完成再评价，对于安全有效可控的中成药品种予以保留，并上升为国家药品标准，对于未能通过药品再评价的品种撤销其批准文号，对保留品种的药品标准编辑成册，共计 13 册，收载中成药品种共计 1518 个，按医学分类进行编排，其分类包括综合、肿瘤、眼科、心系、外科、气血津液、脾胃、皮肤科、脑系、经络肢体、骨科、肝胆科、妇科、肺、耳鼻喉科、儿科。

## 二、地方药品标准

**1. 省级中药材标准**　各省、自治区、直辖市制订的中药材标准，收载的药材多为国家药品标准未收载的品种，为各省、自治区或直辖市的地区性习惯用药。该地区的药品生产、供应、使用、检验和管理部门必须遵照执行，而对其他省区无法定约束力，但可作为参照执行。其所载品种和内容若与《中国药典》或部颁药品标准有重复或矛盾时，首先应按《中国药典》执行，其次按部颁药品标准执行。

**2. 省级中药饮片炮制规范**　收载《中国药典》未收载的中药饮片，各地特色的中药饮片，是中药饮片炮制的依据，也是辨别饮片真假和质量优劣的标准。

值得指出的是，我国中药资源丰富，品种繁多，在鉴定时一定有许多品种不是国家药品标准所收载的，没有药用的法定依据。但为了确定其品质，为进一步研究探讨地区药用的可能性，还可以根据其他有关专著进行鉴定。

# 第二节　中药鉴定的一般程序

中药鉴定是依据《中国药典》等药品标准，对检品的真实性、纯度、质量进行评价和检定。中药鉴定程序大体分为三步。

## 一、取样

检品的来源包括抽检和送检两类。药材的取样是指选取供鉴定用的药材样品。所取样品应具有代表性、均匀性并留样保存。取样的代表性直接影响到鉴定结果的准确性。因此，必须重视取样的各个环节，取样时均应符合下列有关规定。

**1. 取样原则**　①抽取样品前，应核对品名、产地、规格、等级及各包件式样，检查包装的完整性、清洁程度以及有无水迹，霉变或其他物质污染等情况，详细记录。凡有异常情况的包件，应单独检验并拍照。②从同批药材和饮片包件中抽取供检验用样品的原则：总包件数不足 5 件的，逐件取样；5～99 件，随机抽 5 件取样；100～1000 件，按 5% 比例取样；超过 1000 件的，超过部分按 1% 比例取样；贵重药材和饮片，不论包件多少均逐件取样。③每一包件至少在 2～3 个不同部位各取样品 1 份；包件大的应从 10cm 以下的深处在不同部位分别抽取；对破碎的、粉末状的或大小在 1cm 以下的药材，可用采样器（探子）抽取样品；对包件较大或个体较大的药材，可根据实际情况抽取有代表性的样品。④每一包件的取样量：一般药材和饮片抽取 100~500g；粉末状药材和饮片抽取 25~50g；贵重药材和饮片抽取 5~10g。

**2. 取样方法**　①将抽取样品混匀，即为抽取样品总量。若抽取样品总量超过检验用量数倍时，可按四分法再取样，即将所有样品摊成正方形，依对角线划"×"，使分为四等份，取用对角两份；再如上操作，反复数次，直至最后剩余量能满足供检验用样品量为止。②最终抽取的供检验用样品量，一般不得少于检验所需用量的 3 倍，即 1/3 供实验室分析用，另 1/3 供复核用，其余 1/3 留样保存。

## 二、鉴定

根据不同的检品及要求，按药品标准进行鉴定。①中药品种（真、伪）的鉴定：包括中药的来源、性状、鉴别（包括经验鉴别、显微鉴别、理化鉴别、薄层色谱鉴别、气相色谱鉴别、液相色谱鉴别等内容）。②中药质量（优、劣）的鉴定：指中药的纯度和质量的优良度，鉴定包括检查项（杂质、水分、干燥失重、总灰分、酸不溶性灰分、重金属及有害元素、农药残留量、二氧化硫残留量、黄曲霉毒素、毒性成分的限量等）、浸出物、有效成分的含量测定等是否符合规定的标准。

## 三、结果

提供检验记录和检验报告书。①检验记录：是出具报告书的原始依据，应做到记录原始、数据真实、字迹清楚、资料完整。药检工作者接受检品后，应做好登记记录及检验记录，包括抽检和送检单位、日期、检品名称、数量、产地、批号、包装、检验目的、鉴定项目及方法、结果、结论、检验人、复核人等。其中检验目的、鉴定项目及方法、检验数据及结果为记录的主要部分。②检验报告：是对药品的品质作出的技术鉴定，如果是药品检验所出具的检验报告，则是具有法律效力的技术文件，应长期保存。检验报告包括检验的依据、试验内容、结果、结论及处理意见等，要求做到依据准确，数据无误，结论明确，格式规范，文字简明扼要，书写清晰。检验结果经复核无疑义后，抄送有关部门备案，并将所有原始资料归档保存。

# 第三节　中药鉴定的方法

中药鉴定的样品非常复杂，有完整的药材，也有饮片、碎块或粉末，还有中药提取物、中药制剂等。因此，中药鉴定的方法也是多种多样的。常用的鉴定方法有：来源（原植物、动物和矿物）鉴定、性状鉴定、显微鉴定和理化鉴定等方法。各种方法有其特点和适用对象，有时还需要几种方法配合使用，这要根据检品的具体情况和要求灵活掌握。

## 一、来源鉴定

来源鉴定（origin identification）又称"基原鉴定"，是应用植（动、矿）物的分类学知识，对中药的来源进行鉴定研究，确定其正确的学名，以保证应用品种准确无误。来源鉴定的内容包括：原植（动）物的科名，植（动）物名，拉丁学名，药用部位；矿物药的类、族、矿石名或岩石名。这是中药鉴定的根本，也是中药生产、资源开发及新药研究工作的基础。以原植物鉴定为例，其步骤如下。

### （一）观察植物形态

对具有较完整植物体的中药检品，应注意对其根、茎、叶、花、果实等器官的观察，对花、果、孢子囊、子实体等繁殖器官应特别仔细，借助放大镜或解剖显微镜，可以观察微小的特征，如毛茸、腺点等的形态构造。在实际工作中遇到的检品经常是不完整的，通常是植物体的一段或一块器官，除对少数特征十分突出的品种可以鉴定外，一般都要追究其原植物，包括深入产地调查，采集实物，进行对照鉴定。

### （二）核对文献

根据已观察到的形态特征和检品的产地、别名、效用等线索，查阅《中国药典》和全国性或地方性的中草药书籍和图鉴，加以分析对照。在核对文献时，首先应查考植物分类方面的著作，如《中国植物志》《中国高等植物图鉴》《新华本草纲要》《中国中药资源丛书》及有关的地区性植物志等；其次再查阅有关论述中药品种方面的著作，如《新编中药志》《中药材品种论述》《中药品种新理论的研究》《常用中药材品种整理和质量研究》《全国中草药汇编》《中药大辞典》《中药鉴定学》《中华本草》以及各省编写的中药志及药物志等。由于各书记载植物形态的详略不同，对同一种植物的记述有时也会不一致，因此必要时，还须进一步查对原始文献，以便正确鉴定。原始文献即指第一次发现该种（新种）植物的工作者，描述其特征，予以初次定名的文献。

### （三）核对标本

初步鉴定出检品的科属后，可以到有关植物标本馆核对已定学名的该科属标本。要得到正确的鉴定，必须要求标本馆中已定学名的标本正确可靠。在核对标本时，要注意同种植物在不同生长期的形态差异，需要参考更多一些的标本和文献资料，才能使鉴定的学名准确。如有条件，能与模式标本（发表新种时所被描述的植物标本）进行核对，或寄请有关专家、植物分类研究单位协助鉴定。这会使鉴定结果更为准确。

近年来，随着常用中药材的品种整理和全国性中药资源普查工作的深入进行，发现许多商品药材的品种增多，实际药用的商品已超出了药品标准规定的种类。这给形态分类工作增加了不少困难，为了适应这种状况，除经典分类方法外，新的分类手段也用到药用植物学中，如用体细胞染色体的核型分析（车前、石竹）；用细胞分类中同工酶鉴别法解决同属植物中种间鉴别问题（绞股蓝、香茅属植物）；数量分类研究，是在大量形态数据的基础上，综合植物化学、细胞学和地理学知识进行数学分析，如对人参属的研究，显示了人参属各种性状变化的规律性，揭示形态结构与化学成分之间的联系，并对人参属的分类系统做了初步的定量分析，为该属植物的药用提供依据。DNA 分子生物技术的应用，为种间鉴别提供了新的手段。

## 二、性状鉴定

性状鉴定（macroscopic identification）是通过眼观、手摸、鼻闻、口尝、水试、火试等简便的鉴定方法，来鉴别药材的外观性状。

这些方法在我国医药学宝库中积累了丰富的经验，具有简单、易行、迅速的特点。性状鉴定和来源鉴定一样，除仔细观察样品外，有时亦需核对标本和文献。对一些地区性或新增的品种，鉴定时常缺乏有关资料和标准样品，可寄送样品至生产该药材的省、自治区药检部门协助鉴定。必要时可到产地调查，采集实物标本，了解生产、加工、销售和使用等情况。熟练地掌握性状鉴别方法是非常重要的，它是中药鉴定工作者必备的基本功之一。但应该指出的是，有些药材的野生品和栽培品有较大差异，新鲜药材与干燥药材也有区别。

性状鉴定内容及方法，一般包括以下几个方面。

### （一）形状

形状是指药材和饮片的形态。①药材的形状与药用部位有关，观察时一般不需预处理，如观察皱缩的全草、叶或花类，可先浸湿使软化后，展平。观察某些果实、种子类时，如有必要可浸软，取下果皮或种皮，以观察内部特征。药用部位不同，形状也不相同，如根类药材多为圆柱形、圆锥形、纺锤形等；皮类药材常为板片状、卷筒状等；种子类药材常为类球形、扁圆形等，每种药材的形状一般比较固定。传统的经验鉴别术语形象生动，易懂好记，如党参根顶端具有的瘤状茎残基术语称"狮子头"，防风的根头部具有的横环纹习称"蚯蚓头"，海马的外形鉴定术语称"马头蛇尾瓦楞身"等。描写时对形状较典型的用"形"，类似的用"状"，必要时可用"×形×状"，形容词一般用长、宽、狭，如长圆形、宽卵形、狭披针形等。②饮片的规格有片、段、块、丝等。制成饮片后，根及根茎、木本茎大多为类圆形切片，草本茎多为段状，皮类常为弯曲或卷曲的条片，叶一般为丝条状（如枇杷叶），或保持原形（如番泻叶），或皱缩（如艾叶），或碎片状（如桑叶），大的果实或种子常切成类半圆形或圆形片状（如木瓜、槟榔）。

### （二）大小

大小是指药材和饮片的长短、粗细（直径）和厚度。一般应测量较多的供试品，可允许有少量高于或低于规定的数值。测量时可用毫米刻度尺。对细小的种子或果实类，可将每10粒种子紧密排成一行，以毫米刻度尺测量后求其平均值。《中国药典》规定饮片厚薄大小为：①片，极薄片0.5mm以下，薄片1～2mm，厚片2～4mm；②段，短段5～10mm，长段10～15mm；③块，8～12mm的方块；④丝，细丝2～3mm，宽丝5～10mm。各地中药炮制规范具体尺寸略有不同。

### （三）色泽

色泽是指在日光灯下观察的药材和饮片颜色及光泽度。色泽通常能够反映药材的质量，每种药材常有自己特定的颜色，药材的颜色与其成分有关，如黄芩主要含黄芩苷、汉黄芩苷等，保管或加工不当，黄芩苷在黄芩酶的作用下水解成葡萄糖醛酸与黄芩素。黄芩素具3个邻位酚羟基，易氧化成醌类而显绿色，因此黄芩由黄变绿后质量降低。又如丹参色红、紫草色紫、玄参色黑、黄连以断面红黄色者为佳，都说明色泽是衡量药材质量好坏的重要标准之一。通常大部分药材的颜色不是单一的而是复合的，如用两种色调复合描述色泽时，以后一种色调为主色，例如黄棕色，即以棕色为主色。

### （四）表面特征

表面特征指药材表面是光滑还是粗糙，有无皱纹、皮孔、毛茸或其他附属物等。如白芥子表面光滑，紫苏子表面有网状纹理，海桐皮表面有钉刺，合欢皮表面有椭圆形、棕红色皮孔，辛夷（望春花）苞片外表面密被灰白色或灰绿色有光泽的长茸毛等，均为其重要鉴别特征。龙胆根头部表面具有明显的横环纹，而坚龙胆没有，这一特征是鉴别两者的重要依据。

### （五）质地

质地指药材和饮片的轻重、软硬、坚实、坚韧、疏松或松泡、致密、黏性、粉性、纤维性、绵性、角质性、油润性等特征。这与组织结构、细胞中所含的成分、炮制加工方法等有一定的关系。以薄壁组织为主，结构较疏松的药材及饮片一般较脆或较松泡，如南沙参、生晒参等；富含淀粉的显粉性，如山药、半夏等；含纤维多的则韧性强，如桑白皮、葛根等；含糖、黏液多的一般黏性大，如黄精、地黄等；富含淀粉、多糖成分的经蒸煮糊化干燥后质地坚实，呈角质状，如红参、延胡索、天麻等。

### （六）断面

断面是指药材折断时的现象及其横切面的特征。①药材折断时注意观察是否易折、有无粉尘散落及折断面是否平坦，有无胶丝，是否分层，有无放射状纹理，包括断面的色泽和质地等，这些特征与组织结构、细胞内含物有密切的关系。以薄壁组织、淀粉为主的药材折断面一般较平坦，如牡丹皮；含纤维多的具纤维性，如厚朴；含石细胞多的呈颗粒性，如木瓜；纤维束或石细胞群与薄壁组织相间排列，即有硬韧与软韧之分，断面常显层状裂隙，可层层剥离，如苦楝皮；木类中药主要由木纤维组成，质硬，折断面常呈刺状，如沉香、苏木；富含淀粉的饮片折断时粉尘飞扬，如山药；折断时有白色胶丝，如杜仲。对不易折断或折断面不平坦的药材，可削平后观察维管束排列情况、射线的分布等。②横切面的经验鉴别术语很多，如"菊花心"是指药材断面维管束与较窄的射线相间排列成细密的放射状纹理，形如开放的菊花，如黄芪、甘草、白芍等。"车轮纹"是指药材断面维管束与较宽的射线相间排列成稀疏整齐的放射状纹理，形如古代木质车轮，如防己、青风藤、大血藤等；"朱砂点"是指药材断面散在的红棕色油点，如茅苍术。③断面可以反映出异常构造的特征，如大黄的"星点"、牛膝与川牛膝的"筋脉点"、何首乌的"云锦状花纹"、商陆的"罗盘纹"等，这些特征在鉴别药材及饮片时非常有意义。④通过断面可以区别单、双子叶植物及其药用部位：双子叶植物的根、根茎、茎有环状形成层和放射状环列的维管束，饮片切面可见环纹和放射状纹理；单子叶植物的根、根茎有环状内皮层，不具放射状纹理，维管束散列，饮片切面散有筋脉点，如莪术；木质藤本植物导管较粗大，饮片切面显"针眼"，如川木通、鸡血藤等。

### （七）气

有些药材有特殊的香气或臭气，这是由于药材中含有挥发性物质的缘故，也成为鉴别药材的重要特征之一。如阿魏具强烈的蒜样臭气，檀香、麝香有特异芳香气等。鉴定"气"时，可直接鼻嗅，对气味不明显的药材，可在折断、破碎、搓揉或用热水浸泡时进行。伞形科、唇形科的中药常因含挥发油，有明显而特殊的香气，如白芷、当归、薄荷、广藿香、紫苏等。花类中药常具蜜腺，含挥发油，香气宜人。木类中药大多有树脂及挥发油而有特殊香气，如沉香、檀香、降香等。有的中药具有香气成分，如牡丹皮、徐长卿含丹皮酚，具有特殊香气，香加皮含甲氧基水杨醛也具有特殊香气。

### （八）味

味是指口尝中药的味觉，有酸、甜、苦、辣、咸、涩、淡等，与中药"四气五味"的味不同。药材的味感与其所含有的化学成分有关。每种药材的味感是比较固定的，对于鉴定药材具有重要意义，是衡量药材品质的标准之一。如乌梅、木瓜、山楂含有机酸以味酸为好；甘草含甘草甜素、党参含糖，以味甜为好；黄连、黄柏含小檗碱，以味苦为好；干姜含姜辣素而味辣；海藻含钾盐而味咸；地榆、五倍子含鞣质而味涩。如果味感改变，就要考虑品种和质量是否有问题。品尝时一要注意取样的代表性，因为药材的各部分味感可能不同，如果实的果皮与种子，树皮的外侧和内侧，根的皮部和木部等。二要注意品尝方式，由于舌尖部对甜味敏感，近舌根部对苦味敏感，所以口尝时应在口里咀嚼约1分钟，使舌的各部位都接触到药液，或加开水浸泡后尝浸出液。对有毒药材，应注意防止中毒。

### （九）水试

水试是利用某些药材在水中或遇水发生沉浮、溶解、变色、透明度改变及黏性、膨胀性、荧光等特殊现象进行鉴别药材的一种方法。如西红花加水浸泡后，水液染成黄色，药材不变色；秦皮水浸，浸出液在日光下显碧蓝色荧光；苏木投热水中，水显鲜艳的桃红色；葶苈子、车前子等加水浸泡，则种子变黏滑，且体积膨胀；小通草（旌节花属植物）遇水表面显黏性；熊胆粉投入清水杯中，即在水面旋转并呈黄色线状下沉而短时间内不扩散；哈蟆油用温水浸泡，膨胀度不低于55。这些现象常与药材中所含有的化学成分或其组织构造有关。

### （十）火试

火试是利用某些药材用火烧能产生特殊的气味、颜色、烟雾、闪光或响声等现象鉴别药材的一种方法。如降香微有香气，点燃则香气浓烈，有油状物流出，灰烬白色；海金沙火烧有爆鸣声且有闪光；青黛火烧产生紫红色烟雾等。

　　以上所述，是药材性状鉴定的基本顺序和内容，在描述中药的性状或制定质量标准时，都要全面而仔细地观察这几个方面。但对不同药材各项取舍可以不同。

　　除上述对完整药材的性状鉴别外，还应学习掌握饮片鉴别知识。中药饮片又称"㕮咀片"，饮片不同于完整药材的鉴别特征，改变了形状、大小、颜色，甚至气味（某些炮制品）。加之用机器切片也改变了原手工饮片（如圆片、斜片、平片、节片等）的规则性，在学习时应结合完整药材的特征，特别是横切面、表面和气味的特征来对比识别。有的饮片特征十分突出，如大血藤 Sargentodoxa cuneata (Oliv.) Rehd. et Wils. 干燥藤茎的切片，只要一片饮片（茎藤横切面），即可鉴定出植物种。类似实例还有狗脊、槟榔、千年健、藕节等。

## 三、显微鉴定

　　显微鉴定（microscopic identification）是利用显微技术对中药进行显微分析，以确定其品种和质量的一种鉴定方法。显微鉴定主要包括组织鉴定和粉末鉴定。组织鉴定是通过观察药材的切片或磨片鉴别其组织构造特征，适合于完整的药材或粉末特征相似的同属药材的鉴别；粉末鉴定是通过观察药材的粉末制片或解离片鉴别其细胞及内含物的特征，适合于破碎、粉末状药材或中药制剂的鉴别。进行显微鉴定时，由于鉴定材料的不同（完整、破碎、粉末）和药用种类及药用部位的不同，选择显微鉴定的方法也不同。鉴定时，首先要根据观察的对象和目的，选择具有代表性的药材，制备不同的显微制片，然后依法进行鉴别。

### （一）组织构造与细胞形态鉴别

　　进行组织构造与细胞形态鉴别时，鉴定者必须具有植（动）物解剖的基本知识，掌握制片的基本技术。制片方法如下。

　　**1. 横切或纵切片制片**　选取药材适当部位切成 10～20mm 的薄片，用甘油醋酸试液、水合氯醛试液、蒸馏水或其他试液处理后观察。对于根、根茎、茎藤、皮、叶类等，一般制作横切片观察，必要时制备纵切片；果实、种子类需作横切片及纵切片；木类需观察三维切片（横切、径向纵切及切向纵切）。组织切片的方法有徒手切片法、滑走切片法、石蜡切片法、冰冻切片法等。其中以徒手切片法最为简便、快速，较为常用。手切的薄片为了能够清楚地观察组织构造和细胞及其内含物的形状，必要时把切片用适当的溶液进行处理和封藏。

　　**2. 解离组织制片**　如需观察细胞的完整形态，尤其是纤维、导管、管胞、石细胞等细胞彼此不易分离的组织，需利用化学试剂使组织中各细胞之间的细胞间质溶解，使细胞分离。如样品中薄壁组织占大部分，木化组织少或分散存在的，可用氢氧化钾法；如样品坚硬，木化组织较多或集成群束的，可用硝铬酸法或氯酸钾法。

　　**3. 表面制片**　鉴定叶、花、果实、种子、全草等类药材，可取叶片、萼片、花冠、果皮、种皮制成表面片，加适宜试液，观察各部位的表皮特征。

　　**4. 粉末制片**　粉末状药材可选用甘油醋酸试液、水合氯醛试液、蒸馏水或其他适当试液处理后观察。为了使细胞、组织能观察清楚，需用水合氯醛液装片透化。其透化的目的是溶解淀粉粒、蛋白质、叶绿体、树脂、挥发油等，并使已收缩的细胞膨胀。透化方法为，取粉末少许，置载玻片上，滴加水合氯醛液，在小火焰上微微加热透化，加热时通常续加水合氯醛液至透化清晰为度。为避免放冷后析出水合氯醛结晶，可在透化后滴加稀甘油少许，再加盖玻片。观察淀粉粒可直接用水装片；菊糖结晶可用乙醇或水合氯醛液直接制片观察。

　　**5. 花粉粒与孢子制片**　取花粉、花药（或小的花朵）或孢子囊群（干燥样品浸于冰醋酸中软化），用玻璃棒捣碎，过滤于离心管中，离心，取沉淀加新鲜配制的醋酐与硫酸（9∶1）混合液 1～3ml，置水浴上加热 2 ~ 3 分钟，离心，取沉淀，用水洗涤 2 次，加 50% 甘油与 1% 苯酚 3 ~ 4 滴，用品红甘油胶封藏观察。也可用水合氯醛试液装片观察。

**6. 磨片制片**　坚硬的矿物药、动物药，可采用磨片法制片。选取厚度 1 ~ 2mm 的样品材料，置粗磨石（或磨砂玻璃板）上，加适量水，用食指和中指压住材料，在磨石上往返磨砺，待两面磨平，厚度数百微米时，将材料移置细磨石上，加水，用软木塞压在材料上，往返磨砺至透明（矿物药厚约 0.03mm），用水冲洗，再用乙醇处理和甘油乙醇试液装片。

**7. 中药制剂制片**　散剂、胶囊剂可直接取适量粉末；片剂取 2 ~ 3 片，水丸、水蜜丸、糊丸、锭剂等（有包衣者除去包衣）取数丸或 1 ~ 2 锭，分别置乳钵中研成粉末，取适量粉末；蜜丸应将药丸切开，从切面由外至中央挑取适量样品，或用水脱蜜后吸取沉淀物少量。根据观察的样品不同，分别按粉末制片法制片 1 ~ 5 片。

**（二）细胞内含物和细胞壁性质的鉴别**

**1. 细胞内含物性质的鉴别**　观察中药组织切片或粉末中的后含物时，可通过滴加化学试剂，观察反应现象，鉴别内含物性质。淀粉粒加碘试液显蓝色或紫色；用醋酸甘油试液或蒸馏水装片观察淀粉粒，在偏振光显微镜下观察未糊化淀粉粒显偏光现象。用甘油装片观察糊粉粒，加碘试液，显棕色或黄棕色；加硝酸汞试液显砖红色。观察菊糖加 10% α - 萘酚乙醇溶液，再加硫酸，显紫红色并溶解。草酸钙结晶在装片时加入硫酸溶液逐渐溶解，并析出针状硫酸钙结晶，加稀醋酸不溶解，加稀盐酸溶解而无气泡产生。碳酸钙（钟乳体）加入稀盐酸溶解，同时有气泡产生。硅质加硫酸不溶。黏液细胞遇钌红试液显红色。脂肪油、挥发油或树脂，加苏丹Ⅲ试液呈橘红色、红色或紫红色；加乙醇脂肪油和树脂不溶解，挥发油则溶解。

**2. 细胞壁性质的鉴别**　木质化细胞壁加间苯三酚试液 1 ~ 2 滴，稍放置，加盐酸 1 滴，因木化程度不同，显红色或紫红色。木栓化或角质化细胞壁遇苏丹Ⅲ试液，稍放置或微热，呈橘红色至红色。纤维素细胞壁遇氯化锌碘试液或先加碘试液再加硫酸溶液显蓝色或紫色。硅质化细胞壁遇硫酸无变化。

**（三）显微测量**

观察细胞和后含物时，常需要测量其直径、长短（以微米计算），作为鉴定依据之一。测量可用目镜测微尺进行。先将目镜测微尺用载台测微尺标化，计算出每一小格的微米数，应用时将测得目的物的小格数，乘以每一小格的微米数，即得所欲测定物的大小。测量微细物体时宜在高倍镜下进行，因在高倍镜下目镜测微尺每一格的微米数较少，测得的结果比较准确，而测量较大物体时可在低倍镜下进行。

**（四）电子显微镜与偏光镜的应用**

**1. 扫描电子显微镜**　中药显微鉴定的手段和方法发展很快，透射电镜、扫描电镜、扫描电镜与 X 射线能谱分析联用等都有了新的发展，其中应用最多的是扫描电子显微镜。与光学显微镜及透射电镜相比，扫描电镜具有以下特点：①能够直接观察样品表面的结构，样品的尺寸可大至 120mm × 80mm × 50mm。②样品制备过程简单，不用切成薄片，有的粉末和某些新鲜材料制片处理后可直接观察。③样品可以在样品室中作三度空间的平移和旋转，因此，可以从各种角度对样品进行观察。④景深大，图像富有立体感。扫描电镜的景深较光学显微镜大几百倍，比透射电镜大几十倍。⑤图像的放大范围广，分辨率也比较高。可放大十几倍到几十万倍，基本上包括了从放大镜、光学显微镜直到透射电镜的放大范围。分辨率介于光学显微镜与透射电镜之间，可达 3nm。⑥电子束对样品的损伤与污染程度较小。⑦在观察形貌的同时，还可利用从样品发出的其他信号作微区成分分析。

扫描电镜现已应用在动物学、植物学、医药学等多门学科，尤其对同属不同种药材表面细微特征的鉴别方面效果显著，在种与变种间都存在着稳定的区别，为近缘植物分类提供了新的证据。如种皮、果皮、花粉粒的纹饰，茎、叶表皮组织的结构（毛、腺体、分泌物、气孔、角质层、蜡质等），个别组织和细胞（管胞、导管、纤维、石细胞）以及后含物晶体等，其中花粉类与种子类药材的电镜图特征更为明显（图4-1）。有的动物药材的体壁、鳞片及毛等在光学显微镜下特征相似，但由扫描电镜提供的细微构造，可准确地加以区别。

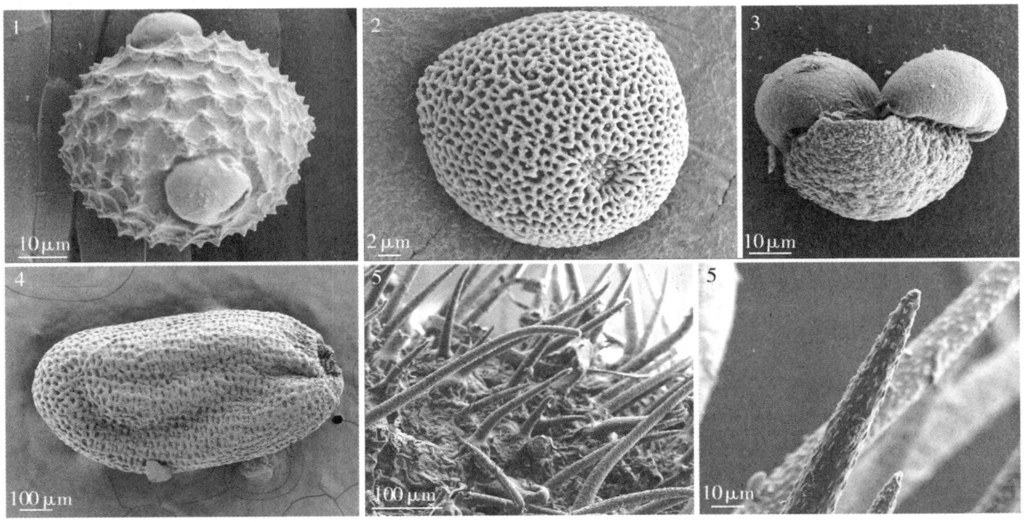

**图4-1　扫描电镜图**

1. 花粉粒（红花 *Carthamus tinctorius* L.）　2. 花粉粒（水烛香蒲 *Typha angustifolia* L.）　3. 花粉粒（马尾松 *Pinus massoniana* Lamb.）
4. 种子（播娘蒿 *Descurainia sophia*（L.）Webb. ex Prantl.）　5. 花冠非腺毛（忍冬 *Lonicera japonica* Thunb.）

**2. 偏光显微镜**　主要用于观察和分析矿物类中药的光学性质，用于鉴定矿物类中药。对于透明矿物，一般使用透射光源的偏光显微镜，对于不透明矿物则使用反射光源的偏光显微镜。亦可用于研究动物、植物类中药的组织及细胞内含物，如淀粉粒、草酸钙簇晶等。

## 四、理化鉴定

理化鉴定（physicochemical identification）是利用某些物理的、化学的或仪器分析方法，鉴定中药的真实性、纯度和品质优劣程度的一种鉴定方法。通过理化鉴定，分析中药中所含的主要化学成分、有效成分及有害物质的有无和含量的多少。中药的理化鉴定发展很快，新的分析手段和方法不断出现，已成为确定中药真伪优劣，新资源开发利用，指导中药栽培加工生产，扩大药用部位，中药和中药制剂质量标准制订等不可缺少的重要内容。现将常用的理化鉴定方法介绍如下。

### （一）物理常数的测定

包括相对密度、旋光度、折光率、硬度、黏稠度、沸点、凝固点、熔点等的测定。这对挥发油、油脂类、树脂类、液体类药（如蜂蜜等）和加工品类（如阿胶等）药材的真实性和纯度的鉴定，具有特别重要的意义。药材中如掺有其他物质时，物理常数就会随之改变，如蜂蜜中掺水就会影响黏稠度，使比重降低。据报道，在蜂蜜中掺蔗糖，经旋光度检查，正品蜂蜜（含蔗糖量约为5%）为左旋，掺蔗糖的蜂蜜（蔗糖含量超过20%）变为右旋。《中国药典》对有些药材的物理常数作了规定，如蜂蜜的相对密度在1.349以上；薄荷素油的相对密度为0.888~0.908；冰片（合成龙脑）的熔点为205~210℃；肉桂油的折光率为1.602~1.614等。天竺黄规定检查体积比，即取天竺黄粉末（中粉）10g，轻轻装入量筒内，其体积不得少于24ml。这是一种类似测定相对密度的方法，实际上也可推广用于测定其他药材，特别是对经验鉴别习用"质轻"或"质重"术语时，就比较容易掌握轻重的标准。

### （二）一般理化鉴别

**1. 呈色反应**　利用药材的某些化学成分能与某些试剂产生特殊的颜色反应来鉴别。一般在试管中进行，亦有直接在药材饮片或粉末上滴加各种试液，观察呈现的颜色以了解某成分所存在的部位。例如马钱子胚乳薄片置白瓷板上，加1%钒酸铵的硫酸溶液1滴，迅速显紫色（示番木鳖碱）；另取切片加发烟硝酸1滴，显橙红色（示马钱子碱）。甘草粉末置白瓷板上，加80%硫酸1~2滴，显橙黄色（示甘草甜素反应）。

**2. 沉淀反应**　利用药材的某些化学成分能与某些试剂产生特殊的沉淀反应来鉴别。如山豆根的70%乙醇提取液，蒸干，残渣用1%盐酸溶解，滤液加碘化汞钾，生成明显的淡黄色沉淀。赤芍用水提取，滤液加三氯化铁，生成蓝黑色沉淀。芦荟水提液，加等量饱和溴水，生成黄色沉淀。

**3. 泡沫反应和溶血指数的测定**　利用皂苷的水溶液振摇后能产生持久性的泡沫和溶解红细胞的性质，可测定含皂苷成分药材的泡沫指数或溶血指数作为质量指标。如《中国药典》用泡沫反应鉴别猪牙皂。通常如有标准皂苷同时进行比较，则更有意义。

**4. 微量升华**　是利用中药中所含的某些化学成分，在一定温度下能升华的性质，获得升华物，在显微镜下观察其结晶形状、颜色及化学反应作为鉴别特征。如大黄粉末升华物有黄色针状（低温时）、枝状和羽状（高温时）结晶，在结晶上加碱液则呈红色，可进一步确证其为蒽醌类成分。薄荷的升华物为无色针簇状结晶（薄荷脑），加浓硫酸2滴及香草醛结晶少许，显黄色至橙黄色，再加蒸馏水1滴即变紫红色。牡丹皮、徐长卿的升华物为长柱状或针状、羽状结晶（丹皮酚）。斑蝥的升华物（在30~140℃）为白色柱状或小片状结晶（斑蝥素），加碱液溶解，再加酸又析出结晶。少数中药制剂也能使用微量升华法进行鉴别，如大黄流浸膏（1味药）中鉴别大黄；万应锭（9味药）中鉴别胡黄连；牛黄解毒片（8味药）中鉴别冰片等。

**5. 显微化学反应**　显微化学反应是将中药粉末、切片或浸出液，置于载玻片上，滴加某些化学试剂使产生沉淀、结晶或特殊颜色，在显微镜下观察进行鉴定的一种方法。如黄连滴加30%硝酸，可见针状小檗碱硝酸盐结晶析出。紫苏叶的某些表皮细胞中含有紫色素，表面制片观察时，滴加10%盐酸溶液立即显红色；或滴加5%氢氧化钾溶液，即显鲜绿色，然后变为黄绿色。丁香切片滴加3%氢氧化钠的氯化钠饱和溶液，油室内有针状丁香酚钠结晶析出。肉桂粉末加三氯甲烷2~3滴，略浸渍，速加2%盐酸苯肼1滴，可见黄色针状或杆状结晶（桂皮醛反应）。

显微化学定位试验是指利用显微和化学方法，确定中药有效成分在中药组织构造中的部位的试验。如北柴胡横切片加1滴无水乙醇-浓硫酸（1∶1）液，在显微镜下观察可见木栓层、栓内层和皮层显黄绿色至蓝绿色，示其有效成分柴胡皂苷存在于以上部位。直立百部鲜块根切片，滴加氯化金试液，于皮层细胞中有微黄色玫瑰花状结晶（生物碱）。

**6. 荧光分析**　利用中药中所含的某些化学成分，在紫外光或自然光下能产生一定颜色的荧光性质进行鉴别。①直接取中药饮片、粉末或浸出物在紫外光灯下进行观察。例如国产沉香与进口沉香的显微特征比较近似，但在荧光显微镜下观察，国产沉香粉末中部分颗粒显海蓝色，部分显灰绿色荧光；进口沉香粉末的部分颗粒显竹篁绿色，部分显枯绿色荧光。含有伞形花内酯成分的药材，新鲜切片显亮绿色荧光，如常山等。浙贝母粉末在紫外光灯下显亮淡绿色荧光。秦皮的水浸液在自然光下显碧蓝色荧光。②有些中药本身不产生荧光，但用酸、碱或其他化学方法处理后，可使某些成分在紫外光灯下产生可见荧光。例如芦荟水溶液与硼砂共热，所含芦荟素即起反应，显黄绿色荧光。枳壳乙醇浸出液滴在滤纸上，干后喷0.5%醋酸镁甲醇溶液，烘干显淡蓝色荧光。矿物药所含锌、硼、铅等元素和某些有机试剂作用能产生荧光现象。③有些中药表面附有地衣或真菌，也可能有荧光出现。因此荧光分析还可用于检查某些中药的变质情况。④利用荧光显微镜观察中药化学成分存在的部位。如黄连含小檗碱成分，折断面在紫外光灯下，显金黄色荧光，木质部尤为显著，说明在木质部小檗碱含量较高。用荧光法鉴别，需将药材（包括断面、浸出物等）或经酸、碱处理后，置紫外光灯下约10cm处观察所产生的荧光现象。紫外光波长为365nm，如用短波254～265nm时，应加以说明，因两者荧光现象不同。

### （三）常规检查

**1. 杂质检查**　杂质是指药材和饮片中混存的来源与规定相同，但其性状或部位与规定不符；或来源与规定不同的有机或无机杂质，如砂石、泥土、尘土等。

造成杂质超标的原因：中药常因采收、加工不规范，造成非药用部位、泥块、尘土及异物如杂草及有毒物质或已破碎腐烂变质的药用部位混入药材和饮片中；或在运输与贮藏中混入无机、有机杂质；或因贮存养护不当造成中药生虫、霉变等变质现象，变质药材也应作杂质处理；另外，人为地掺杂使假常造成杂质超标。

中药中杂质的混存，直接影响药材的纯度，这些杂质的存在将直接影响中药的质量和用药剂量不准确，降低临床疗效，若含有有毒杂质还会危及患者生命安全，故对中药中的杂质必须加以限量检查，如《中国药典》规定山茱萸杂质（果核、果梗）不得过3%，小茴香杂质不得过4%等。

**2. 水分测定**　中药中含有过量的水分，不仅易霉烂变质，使有效成分分解，且相对地减少了实际用量而达不到治疗目的。因此，控制中药中水分的含量对保证中药质量有密切关系。《中国药典》规定水分的含量限度，如牛黄不得过9.0%，红花不得过13.0%，阿胶不得过15.0%等。水分测定方法《中国药典》规定有五种，即第一法（费休氏法）、第二法（烘干法）、第三法（减压干燥法）、第四法（甲苯法）和第五法（气相色谱法）。烘干法适用于不含或少含挥发性成分的中药；甲苯法适用于含挥发性成分的中药；减压干燥法适用于含有挥发性成分的贵重中药。阿胶、三棱、大血藤等用第二法，细辛、厚朴花、蜂胶等用第三法，干姜、肉豆蔻等用第四法，辛夷等用第五法测定水分。使用的方法和仪器详见《中国药典》第四部。另外，也可应用红外线干燥法和导电法测定水分含量，迅速而简便。

**3. 灰分测定**　将中药粉碎，加热，高温灼烧至灰化，则细胞组织及其内含物灰烬成为灰分而残留，由此所得的灰分称为"生理灰分或总灰分（不挥发性无机盐类）"。总灰分加稀盐酸溶解，过滤，滤渣炽灼后的残渣为酸不溶性灰分。各种中药的生理灰分应在一定范围以内，故所测灰分数值高于正常范围时，有可能在加工或运输、储存等环节中有其他无机物污染或掺杂。中药中最常见的无机物质为泥土、沙石等，测定灰分的目的是限制药材中的泥沙等杂质。《中国药典》规定了中药总灰分的最高限量，如威灵仙、南板蓝根、砂仁、香加皮不得过10.0%，补骨脂、草果、骨碎补、秦皮不得过8.0%，胡黄连、枳壳、枳实、厚朴、姜黄不得过7.0%，南五味子、南沙参、香橼不得过6.0%，阿魏、葫芦巴不得过5.0%，草豆蔻、香附不得过4.0%，钩藤不得过3.0%，茯苓不得过2.0%等，它对保证中药的纯度具有重要意义。

**4. 膨胀度检查**　膨胀度是衡量药品膨胀性质的指标，系指按干燥品计算，每1g药品在水或其他规定的溶剂中，在一定的时间与温度条件下膨胀后所占有的体积（ml）。主要用于含黏液质、胶质和半纤维素类的中药。如葶苈子、车前子等种子类药材种皮含有丰富的黏液质，其吸水膨胀的程度和其所含的黏液成正比关系。葶苈子有南葶苈子和北葶苈子之分，外形有时不易区分，但两者的膨胀度差别较大，《中国药典》要求北葶苈子膨胀度不得低于12，南葶苈子膨胀度不得低于3，通过测定比较可以区别二者。又如哈蟆油膨胀度不得低于55，车前子膨胀度不得低于4，测定方法详见《中国药典》第四部。

**5. 酸败度检查**　酸败是指油脂或含油脂的种子类药材和饮片，在贮藏过程中发生复杂的化学变化，产生游离脂肪酸、过氧化物和低分子醛类、酮类等分解产物，因而出现异臭味，影响药材和饮片的感观和质量。本检查通过酸值、羰基值或过氧化值的测定，以控制含油脂种子类药材的酸败程度。酸败度限度的制定要与种子药材外观性状或经验鉴别结合起来，以确定上述各值与种子泛油程度有无明显的相关性，具明显相关性的才能制定限度。如《中国药典》规定苦杏仁的过氧化值不得超过 0.11；郁李仁的酸值不得超过 10.0、羰基值不得过 3.0、过氧化值不得过 0.05。测定方法详见《中国药典》第四部。

**6. 色度检查**　含挥发油类成分的中药，常易在贮藏过程中氧化、聚合而致变质，经验鉴别称为"走油"。《中国药典》规定检查白术的色度，就是利用比色鉴定法，检查有色杂质的限量，也是了解和控制其药材走油变质的程度。

**7. 含叶量的测定**　大多数药材其药效成分在植物体或动物体不同的部位（器官）中含量是不均衡的，在某个或某些部位的含量显著高于其他部位，特别是在全草类药材或以动物体整体入药的动物药中。如穿心莲其清热解毒的主要药效物质二萜内酯类成分如穿心莲内酯、脱水穿心莲内酯主要存在于叶中；薄荷的主要药效物质是挥发油类，其在叶中的含量要远高于其他部位（器官）；广藿香所含挥发油是其芳香化浊、发表解暑的主要有效成分，也主要存在于叶中。但这些药材在采收、加工、炮制、运输过程中，其叶干燥后易脱落或碎裂而致商品药材中含叶量少而主要为茎秆，使得药材和饮片总体质量下降。《中国药典》规定穿心莲药材叶不得少于 30%，薄荷药材叶不得少于 30%，广藿香药材叶不得少于 20% 等，从而保证这些药材和饮片的总体质量。

**8. 有害物质检查**　为保证药物的安全性，需对中药的有害物质进行研究和评价，中药的有害物质主要有内源性的有害物质和外源性的有害物质。

（1）内源性的有害物质　主要为药材中存在的严重危害人体健康的毒性成分。如：①肾毒性成分马兜铃酸，主要存在于马兜铃科马兜铃属的关木通、广防己、青木香、马兜铃、天仙藤、朱砂莲等药材中。《中国药典》收载马兜铃科的药材仅细辛，药用部位为根及根茎，需要采用 HPLC 法检查马兜铃酸Ⅰ的限量。②肝毒性成分吡咯里西啶生物碱，主要存在于千里光、佩兰等药材中。对中药中马兜铃酸和吡咯里西啶生物碱常用的检测方法是高效液相色谱法、高效毛细管电泳及其与质谱联用等技术。

（2）外源性的有害物质　主要是检查砷盐、重金属及有害元素、残留的农药、黄曲霉毒素和二氧化硫等。

1）砷盐检查　《中国药典》采用古蔡氏法或二乙基二硫代氨基甲酸银法两种方法检查砷盐。二法中取标准砷溶液 2ml（相当于 2μg 的 As）作为对照。要求根据供试品含砷的限量，适当调整供试品的取用量，并与标准砷溶液（2μg 的 As）所产生的颜色比较，否则影响比色的正确性。《中国药典》规定用原子吸收分光光度法和电感耦合等离子体质谱法测定砷元素，并规定玄明粉含砷盐不得过 20mg/kg；芒硝、西瓜霜含砷盐不得过 10mg/kg；水蛭含砷不得过 5mg/kg；川芎、艾叶、白芍、金银花、枸杞子、牡蛎、龟甲胶、阿胶、珍珠、栀子、黄连、鹿角胶、葛根、石膏含砷不得过 2mg/kg。

2）重金属的检查　重金属是指在实验条件下能与硫代乙酰胺或硫化钠作用显色的金属杂质，如铅、镉、汞、铜等。测定重金属总量用硫代乙酰胺或硫化钠显色反应比色法，测定铅、镉、汞、铜重金属元素采用原子吸收光谱法和电感耦合等离子体质谱法。

2025 版《中国药典》稳步推进中药中重金属及有害元素控制，按照不同风险等级对中药材及饮片制定重金属及有害元素限量标准。在《药材和饮片检定通则》（通则 0212）中规定了 52 个中药材和饮片的重金属及有害元素的统一限量标准。川芎、黄连、人参、山茱萸、栀子、葛根、金银花等共 7 个中药材品种正文收载有"重金属及有害元素"检查项，执行《药材和饮片检定通则》（通则 0212）中的相关规定。

3）农药残留量的检测　农药的种类很多，主要有有机氯、有机磷和拟除虫菊酯类等。其中有机氯类农药中滴滴涕（DDT）和六六六（BHC）是使用最久、数量最多的农药。虽然大多数国家已于 20 世纪 70~80 年代开始禁用有机氯农药，停止生产滴滴涕和六六六，但由于它们在土壤或生物体中长期残留和蓄积而危害人体健康，故各国依然都非常重视食品和药物中残留量的检测和限量问题。

《中国药典》（2025 年版）进一步加强禁用农药控制，扩大禁用农药品种数量。通则方面，在中药材和饮片不得检出 47 种禁用农药。品种各论方面，删除了人参、西洋参、红参标准正文中"其他有机氯类农药残留量"项下的六氯苯、七氯、氯丹的检测项，保留五氯硝基苯的测定（气相色谱法），删除了黄芪、甘草的"其他有机氯类农药残留量"检查项，统一执行《药材与饮片检定通则》（通则 0212）中禁用农药残留的相关要求。对人参、三七、白术、百合、延胡索、麦冬、金银花、枸杞子、铁皮石斛、浙贝母、川贝母、湖北贝母、伊贝母、平贝母、菊花 15 个中药材品种制定了农药最大残留限量标准，统一收载于《药材与饮片检定通则》（通则 0212）中。

植物生长调节剂属于农药的一种，但和传统农药不同，它们主要是用来调节植物的生长过程，而不是直接杀死害虫或病菌。2025 版《中国药典》首次收载了植物生长调节剂残留量测定方法（通则 2342），采用液相色谱 – 串联质谱法测定药材及饮片或制剂中部分植物生长调节剂残留量。规定测定方法有三种，即第一法（59 种植物生长调节剂残留量测定法）、第二法（9 种水溶性植物生长调节剂残留量测定法）、第三法（乙烯利残留量测定法）。《药材与饮片检定通则》（通则 0212）中麦冬限量的多效唑就是一种植物生长调节剂，属于三唑类农药，通则规定了麦冬中多效唑的限量标准，要求最大残留量不超过 0.1mg/kg。

4）真菌毒素　黄曲霉毒素为黄曲霉等的代谢产物，是强烈的致癌物质。各国对食品和药品中黄曲霉毒素的限量都作了严格的规定，但目前还没有公认的植物药中黄曲霉毒素的限量标准。《中国药典》规定用高效液相色谱法，高效液相色谱 – 串联质谱法测定药材、饮片及制剂中的黄曲霉毒素的总量（含黄曲霉毒素 $B$、$B$、$G$ 和 $G$）。规定决明子、薏苡仁、地龙、僵蚕、马钱子、水蛭、肉豆蔻、延胡索、全蝎、麦芽、远志、陈皮、使君子、柏子仁、桃仁、莲子、槟榔、酸枣仁等中药每 1000g 含黄曲霉毒素 $B_1$ 不得过 5μg，黄曲霉毒素 $G_2$、$G_1$、$B_2$ 和 $B_1$ 的总量不超过 10μg。《中国药典》（2025 年版）进一步加强中药材和饮片中真菌毒素的控制，黄芪、槟榔等药材增加了赭曲霉毒素 A 检查项，每 1000g 药材含赭曲霉毒素 A 不得过 20μg；麸炒薏苡仁饮片增加了黄曲霉毒素、玉米赤霉烯酮检查项，每 1000g 含玉米赤霉烯酮不得过 500μg。其中，赭曲霉毒素 A 为《中国药典》一部首次收载。此外，还加强了红曲制剂中真菌毒素的控制，在血脂康系列制剂后附的红曲标准中，对于存在安全性风险、具有肾毒性的发酵产物"桔青霉素"，建立了检查项。

5）二氧化硫的检查　有的中药材在加工或储藏中常使用硫黄熏蒸以达到杀菌防腐、漂白药材的目的。目前许多国家对药品或食品中残留的二氧化硫均作了严格的限量。《中国药典》采用酸碱滴定法、气相色谱法、离子色谱法分别作为第一法、第二法、第三法测定经硫黄熏蒸处理过的药材或饮片中二氧化硫的残留量，规定山药、天冬、天花粉、天麻、牛膝、白及、白术、白芍（片）、党参、粉葛等药材二氧化硫残留量不得过 400mg/kg；山药片不得过 10mg/kg。

### （四）色谱法

色谱法根据分离原理可分为吸附色谱、分配色谱、离子交换色谱、空间排阻色谱等。根据流动相与固定相的分子聚集状态及操作形式进行，可分为纸色谱法、柱色谱法、薄层色谱法、气相色谱法、高效液相色谱法、毛细管电泳法、蛋白电泳色谱法等。现就常用的几种方法简介如下。

**1. 薄层色谱法**　系将供试品溶液点于薄层板上，在展开容器内用展开剂展开，使供试品所含成分分离，所得色谱图与适宜的对照物（对照品或对照药材）按同法所得的色谱图对比，并可用薄层扫描仪进行扫描，用于鉴别、检查或含量测定。薄层色谱法有快速、简便和灵敏的优点，既可作定性鉴别，又可作含量测定，是目前中药鉴定中用于定性鉴别使用最多的色谱法之一，含量测定常用的方法是薄层色谱扫描法。

《中国药典》收载了薄层－生物自显影技术的鉴别新方法，本法是一种将薄层色谱分离和生物活性测定相结合的鉴别中药的方法，是利用薄层板将中药提取物在薄层板上展开后，浸以具有含有生物活性的显色剂或与接种了病原微生物（人体致病菌或植物致病菌）的培养基相接触，通过显色或微生物的培养，鉴别具有活性的化学成分斑点，从而达到鉴别药材的一种新技术。薄层－生物自显影技术具有操作简单、耗费低、灵敏度和专属性高等优点，是一种快速将生物活性与中药鉴定相结合的方法，可用于对具有抗菌、抑制胆碱酯酶，以及清除自由基和抗氧化等活性的中药的鉴别。《中国药典》（一部）中地黄、熟地黄就采用了薄层－生物自显影技术，以具有抗氧化活性的毛蕊花糖苷为对照品，采用了具有自由基的显色剂 2,2－二苯基－1－苦肼基无水乙醇浸渍薄层板后展开，如展开后斑点具有抗氧化活性，则颜色发生变化，从而鉴别地黄和熟地黄药材。

**2. 气相色谱法**　系采用气体为流动相（载气）流经装有填充剂的色谱柱进行分离测定的色谱方法，适用于含挥发油及其他挥发性成分的药材及中药制剂的分析，用于药品的鉴别、杂质检查、水分测定、农药残留量测定和含量测定。如对三种砂仁（阳春砂 *Amomum villosum* Lour.、绿壳砂 *A. villosum* Lour. var. xanthioides T. L. Wu et Senjen 和海南砂 *A. longiligulare* T. L. Wu）挥发油进行气相色谱测定，可以看出三种来源砂仁均含有柠檬烯、芳樟醇、樟脑、龙脑、乙酸龙脑酯等主要成分，但含量不同，其他色谱峰亦有明显区别，可以区分三种砂仁。由于气相色谱法要求被测成分具有挥发性或者能够制备成挥发发性衍生物，限制了其广泛应用。

**3. 高效液相色谱法**　系采用高压输液泵将液体流动相泵入装有填充剂的色谱柱进行分离测定的色谱方法。该法具有分离效能高、分析速度快、灵敏度和准确度高、重现性好、专属性强等特点，不受样品挥发性的约束，对低挥发性、热稳定性差、高分子化合物和离子型化合物均较适合，如氨基酸、蛋白质、生物碱、核酸、甾体、类脂、维生素以及无机盐类等都可利用高效液相色谱法进行分离和分析。高效液相色谱比气相色谱有适用范围广、流动相选择性大、色谱柱可反复应用，以及流出组分容易收集等优点，现已广泛用于中药材、饮片和中药制剂的质量分析。

**4. 毛细管电泳法**　毛细管电泳又称高效毛细管电泳，是近几年分析化学中发展最为迅速的领域之一，具有色谱和电泳两种分离机制，是依据样品中各组分之间淌度和分配行为上的差异而实现分离的一类液相分离技术。毛细管内径很小，与传统的电泳相比，毛细管电泳的优势在于：高效、快速、微量、可自动化。毛细管电泳有多种分析模式，毛细管区带电泳（CZE）、毛细管胶束电动色谱（MECC）、毛细管等速电泳（CITP）、毛细管等电聚焦电泳（CIEF）、毛细管凝胶电泳（CGE）等分别适用于各种不同性质物质的分离。具有高效、低耗、用样少、应用范围广的优点，发展极快，已在多肽、蛋白质、核酸、手性化合物等生物大分子活性物质分离、DNA 序列和 DNA 合成中产物纯度的测定以及单个细胞和病毒分析等方面得到广泛应用。与高效液相色谱相比，它们的分离机制不同，在选择性方面可互为补充，毛细管电泳适合快速、高效分离带电物质，样品用量少，但操作复杂，灵敏度较低，故应用范围不如高效液相色谱法。

**5. 蛋白电泳色谱法**　利用中药含有蛋白质、氨基酸等带电荷的成分，在同一电场作用下，由于各成分所带电荷性质、数目及分子质量不同，因而泳动的方向和速度不同，在一定时间内，各成分移动距离不同，出现谱带的条数不同而达到分离鉴定的目的。本法适用于果实种子类药和动物类药的鉴别，常用聚丙烯酰胺凝胶电泳。蛋白电泳色谱法在中药分析中的应用实例很多，如杏仁、西洋参、人参、山药及蛇类药材、哈蟆油、鹿茸、鹿角等动物药品种正品与类似品和伪品的鉴别等。

**（五）光学分析法**

光学分析法是通过测定物质在特定波长处或一定波长范围内（紫外光区 200～400nm，可见光区 400～760nm，红外光区 2.5～15μm 或按波数计为 4000～667cm$^{-1}$）对光的吸收度，对该物质进行定性和定量分析的方法。所用仪器为紫外分光光度计、可见分光光度计（或比色计）、红外分光光度计和原子吸收分光光度计。

**1. 紫外-可见分光光度法**　对主成分或有效成分在 200~760nm 处有最大吸收波长的中药，常可选用此法。测定样品时，所用溶剂在所测定波长附近应无吸收，不得有干扰吸收峰。测定时一般应以配制样品的同批溶剂为空白。所配样品溶液的吸收度读数以在 0.3~0.7 之间误差较小。

紫外-可见分光光度法不仅能测定有色物质，对有共轭双键等结构的无色物质也能精确测定，具有灵敏，简便，准确，既可作定性分析又可作含量测定等优点，适用于大类成分的含量测定，如总黄酮、总生物碱、总蒽醌等。中药材紫外吸收光谱是各组分特征吸收光谱叠加而成，在一定条件下，同一类成分应有相同的紫外吸收光谱。因此，该法比其他光学分析法，如红外、核磁共振谱等有更广泛的用途。人工牛黄通过紫外分光光度法鉴别，其三氯甲烷提取液，在 453nm 处有最大吸收。

可见分光光度法是比较溶液颜色深度以确定物质含量的方法。在可见光区 400~760nm，有些物质对光有吸收，有些物质本身并没有吸收，但在一定条件下加入显色试剂或经过处理使其显色后，可用此法测定。显色时由于影响呈色深浅的因素较多，所以测定时需用标准品或对照品同时比较。常使用的仪器为可见分光光度计或比色计。比色法多用于中药的定量分析及物理常数的测定。

**2. 红外光谱法**　由于中药材、中药饮片和中药制剂是许多成分的混合物体系，它们的红外光谱是组成它们的所有化合物的红外光谱的叠加。中药的正品与伪品，不同产地、不同生境的药材，栽培品与野生品，只要药材中所含的化学成分不同或各成分含量的比例不同，就可导致红外光谱的差异，凭借红外光谱图的这些差异特征，如峰位、峰强度和峰（或谱带）形状特征，可以用来鉴别中药的真伪优劣。

傅里叶变换红外光谱技术直接用于中药材粗提物品种鉴别的报道多见，除矿物类中药直接压片有专著介绍外，还有珍珠、蟾酥、哈蟆油、五灵脂、麝香、牛黄、血竭等动物药及树脂类中药可以直接压片鉴别真伪。如熊胆粉与牛胆粉、猪胆粉和羊胆粉等不同动物胆类药材及其混合品的鉴别；党参、岷归等产地快速判别；结合计量学分析快速鉴定香附及炮制香附标准汤剂。

**3. 原子吸收分光光度法**　该法的测量对象是呈原子状态的金属元素和部分非金属元素，系由待测元素灯发出的特征谱线通过供试品经原子化产生的原子蒸气时，被蒸气中待测元素的基态原子所吸收，通过测定辐射光强度减弱的程度，求出供试品中待测元素的含量。本法的特点为专属性强、检测灵敏度和精密度高、测定速度快，是《中国药典》中目前用于测定中药中重金属及有害元素（铅、铬、砷、汞、铜等）、微量元素最常用的方法之一。

**4. 荧光光度法**　基本原理是蒸气状态的原子因吸收能量而跃迁至高能态，并在这个过程中发射出具有固定波长的荧光。荧光光度法具有两个特征光谱，即激发光谱与发射光谱。激发光谱是指不同激发波长的辐射引起物质发射某一波长荧光的相对效率，发射光谱表示所发射的荧光中各种波长组分的相对强度。荧光物质的最大激发波长和最大发射波长是鉴定物质的依据，也是定量测定时最灵敏的光谱条件。荧光光谱能形象地反映出荧光组分的各种信息，所有荧光组分的种类和量的信息均反映在光谱上，使得每种中药的荧光光谱有所差异，进一步结合计算机技术，根据一定的标准进行确认，便可达到对中药的识别和质量控制等目的。利用荧光光谱可鉴别药材的不同品种（南、北五味子；人参、西洋参）以及不同种类药材的正品与伪品：贵重中药（牛黄、麝香、血竭、贝母、天麻、砂仁）、树脂类中药（阿魏、乳香、没药、苏合香、安息香、儿茶）、矿物类中药（朱砂、自然铜、雄黄、代赭石）。荧光鉴别具有检测简便、无损、快速和可重复等优点，作为中药真伪鉴定的依据具有普遍意义。

荧光光度法最主要的优点是高灵敏度和高选择性。一般紫外-可见分光光度法的灵敏度为 $10^{-7}$ g/ml，而荧光法的灵敏度可达到 $10^{-10}$ g/ml 甚至 $10^{-12}$ g/ml，其具有灵敏度高、选择性好、方法简便、重复性好和用样量少等优点。

**5. 核磁共振光谱法** 该法是将有磁矩的原子核放入磁场后，用适宜频率的电磁波照射，原子核吸收能量，从而发生能级的跃迁，同时产生核磁共振信号，得到核磁共振谱。核磁共振光谱主要有核磁共振氢谱（$^1H-NMR$）和核磁共振碳谱（$^{13}C-NMR$），与红外光谱、紫外光谱类似，也属于吸收光谱。其提供的结构信息独具特点，可以获得化合物的包括各类质子的化学位移、数量、偶合关系等结构信息，根据不同中药结构信息的差异，从而应用于中药鉴定中。中药成分复杂，用一定方法得到中药的特征性化学成分（或化学成分组）总提取物，同时这些特征性化学成分的含量是相对固定的，则在规范的提取分离条件下，中药的$^1H-NMR$图谱与药用植物品种间存在着严格的对应关系。实验研究表明，中药的$^1H-NMR$图谱具有高度的特征性和重现性，可依照图谱上显示的特征共振信号和数据鉴别中药材。国内学者已成功使用核磁共振氢谱对南、北葶苈子及红景天、秦艽、阿胶、黄连等药材进行了鉴别。该方法样品用量少，提供信息多，效率高，误差小，结果重现性好，再结合化学计量学方法优化数据，对于中药材的鉴定有着很大的发展应用前景。

### （六）色谱－质谱联用法

色谱技术分离能力强、检测灵敏度高、分析速度快，是复杂混合物分析的首选技术，但在对未知物定性方面往往难于给出可靠信息。另一类技术，如质谱（MS）和核磁共振波谱（NMR）等，则具有很强的鉴定未知物结构的能力，却不具有分离能力，因而对复杂混合物无能为力。于是，便出现了将两者长处结合起来的联用技术。色谱－质谱联用分析技术具有快速、高效、高灵敏和选择性好的特点，可以提供丰富的结构信息，提高复杂体系中微量成分的识别和鉴定效率，现已广泛应用于中药成分分析和鉴定。常用的色谱－质谱联用技术包括气相色谱－质谱联用（GC-MS）、液相色谱－质谱联用（LC-MS），前者适合药材及其制剂中挥发性成分的定性、定量分析和指纹图谱的建立，后者则适合分离热稳定性差及不易挥发的样品。液相色谱－质谱联用技术的液相色谱部分由高效液相色谱发展到超高效液相色谱/超高压液相色谱，由一维液相色谱发展到二维液相色谱。质谱部分多为高分辨质谱，如飞行时间质谱（TOF）、四极杆－飞行时间质谱（Q-TOF）、傅里叶变换离子回旋共振质谱（FT-ICR）和轨道离子阱质谱（Orbitrap）。超高效液相色谱与高效液相色谱相比，分离效率更高、分析速度更快，与高分辨质谱联用后，在中药成分分析和鉴定方面优势明显，已被广泛应用于大量单味中药材及复方制剂中化学成分的定性鉴别与含量测定，如千里光（阿多尼弗林碱）、阿胶（特征多肽）、苦楝皮（川楝素）等。

### （七）浸出物测定

对某些暂时无法建立含量测定项的中药，或已有含量测定项的中药，为了更全面地控制中药的质量，一般可根据该中药已知化学成分的类别，结合用药习惯、中药质地等，选用适宜溶剂为溶媒，测定中药中可溶性物质的含量，用以控制中药的质量。通常选用水、一定浓度的乙醇（或甲醇）、乙醚作溶剂，用冷浸法或热浸法做中药的浸出物测定。

### （八）含量测定

药物有效必定有其物质基础，以中医药理论为指导，结合现代科学研究择其具生理活性的主要化学成分，选择出有效或指标性成分进行含量测定，用于评价中药质量。有效成分或指标性成分可以是单体成分、总成分、挥发油含量等。

含量测定的方法很多，常用的有经典分析方法（容量法、重量法）、分光光度法、气相色谱法、高效液相色谱法、薄层扫描法、薄层－分光光度法等。

挥发油含量测定是利用药材中所含挥发性成分能同水蒸气同时蒸馏出来的性质，在挥发油测定器中进行测定。《中国药典》中挥发油测定法分甲法和乙法，甲法适用于测定相对密度在1.0以下的挥发油，乙法适用于测定相对密度在1.0以上的挥发油。当采用《中国药典》方法测定挥发油含量少于0.1%的中药时，当常用样品量无法测定时，有人提出用吸香–色谱联用技术。即先使中药中具升华性或挥发性成分充分地被油脂吸收，然后用适当的溶剂提取，经色谱分析，可以有效地进行定量分析。此法灵敏度高，中药中仅含万分之几的挥发油成分也可进行测定。《中国药典》中不同药材及饮片中主要指标成分的含量测定多采用高效液相色谱法，如人参中的人参皂苷 $Rg_1$、Re 和 $Rb_1$；三七中的三七皂苷 $R_1$；山银花中绿原酸、灰毡毛忍冬皂苷乙、川续断皂苷乙；川芎中的阿魏酸和藁本内酯。挥发性组分也可采用气相色谱法，如丁香中的丁香酚、八角茴香中的反式茴香脑、广藿香中的百秋里醇等。

#### （九）特征图谱与指纹图谱

中药特征图谱是通过分析中药中某些关键成分或特征性指标建立的图谱，旨在反映其核心化学特征或特定属性，通常用于鉴别真伪、产地或炮制工艺的差异。中药指纹图谱是指某种（或某产地）中药材或中药制剂中所共有的、具有特征性的某类或数类成分的色谱、光谱、DNA 分子的图谱，是一种综合的、可量化的色谱鉴定手段，借以鉴别真伪，评价原料药材、半成品和成品质量均一性和稳定性。其基本属性是"整体性"和"模糊性"。"模糊性"强调的是对照品和待测样品指纹图谱的相似性，而不是完全相同；"整体性"是强调、比较色谱特征的"完整面貌"，而不是将其"肢解"。这样才能在不同的环境下的样品色谱中搜索和提取出与该药材指纹图谱整体的"面貌"，相似性的特征，加以鉴别。中药特征图谱与指纹图谱二者均服务于中药质量标准化，确保安全性和有效性。具有很强的互补性：特征图谱可用于初筛和快速鉴别，指纹图谱则用于深入分析。《中国药典》规定，采用高效液相色谱法建立特征图谱的品种包括：天麻、霍山石斛、苏合香、佛手、羌活、沉香、金银花、款冬花、蟾酥等。

此外，还有 X 射线衍射分析法、差热分析法、计算机图像分析法、模式识别法等先进技术和方法应用于中药鉴定，将对中药的现代分析起到推动作用。

## 五、生物鉴定

生物鉴定（Bioassay）是近年来兴起的一种中药品质鉴定新方法，不同于传统四大鉴定需要依赖于生药及其原植物（或动物、微生物）的表型（phenotype），即植物形态、药材形态、细胞形态、化学成分等。生物鉴定是利用中药或其所含的药效组分对生物体的作用强度，以及用生命信息物质特异性遗传标记特征和基因表达差异等鉴定中药。也就是通过对生命信息物质（核酸、蛋白质等）的识别或对中药所含化学物质的生物效应（药效、活力或毒力）测定，来鉴定中药的品种和质量。生物鉴定常用的方法有分子生物学鉴定、细胞生物学鉴定、免疫学鉴定、生物效应鉴定等。

#### （一）分子生物学鉴定

中药分子生物鉴定是依据中药（植物、动物）携带遗传信息的大分子（包括 DNA、mRNA 和蛋白质）特征，应用分子标记技术鉴定中药。按鉴定特征可分为核酸分子鉴定和蛋白质分子鉴定两大类，由于 DNA 分子作为遗传信息的直接载体，具有信息量大、遗传稳定性高、化学稳定性强等特点，核酸分子鉴定主要集中于 DNA 分子鉴定。在鉴定过程中利用 DNA 分子标记等技术来检测生物个体间 DNA 水平的遗传变异，分析不同中药品种的基因组成，可以实现中药的 DNA 分子鉴定。中药分子鉴定方法，从物种形成的本质出发，在遗传物质 DNA 水平进行分析，不会受到药材部位、土壤、环境等因素的影响，结果判定较客观、准确，重复性良好，在真伪鉴别中的应用越来越广泛，其重要性日益凸显，已经成为中药质量控制中不可或缺的技术手段。《中国药典》在 2010 年版首次收载了中药材的分子鉴定方法；2015 年版增加了"中药材 DNA 条形码分子鉴定指导原则"；2020 年版又新增了"DNA 测序技术指导原则"和"标准核酸序列建立指导原则"，标志着分子鉴定的技术方法越来越成熟。

**1. DNA 分子标记鉴定**　与传统的方法比较，具有下列特点。①遗传稳定性：DNA 分子作为遗传信息的直接载体，不受外界因素和生物体发育阶段及器官组织差异的影响，每一个体的任一体细胞均含有相同的遗传信息。因此，用DNA分子特征作为遗传标记进行物种鉴别更为准确可靠。②遗传多样性：DNA分子是由G、A、C、T四种碱基构成，为双螺旋结构的长链状分子，生物体特定的遗传信息便包含在特定的碱基排列顺序中，不同物种遗传上的差异表现在这4种碱基排列顺序的变化，这就是生物的遗传多样性。比较物种间DNA分子的遗传多样性的差异来鉴别中药的基原，通过选择适当的DNA分子遗传标记，能在属、种、亚种、居群或个体水平上对研究对象进行准确鉴别。③化学稳定性：DNA分子作为遗传信息的载体，除具有较高的遗传稳定性外，在诸多的生物大分子中，比蛋白质、同工酶等具有较高的化学稳定性。除常规样品外，还适用于样品量极为有限的植物模式标本、中药出土标本、古化石标本等珍贵样品。

中药鉴定中常用DNA分子标记技术包括：①DNA杂交技术，如限制性片段长度多态性（restriction fragment lengthpolymorphism，RFLP）；②PCR技术，如随机扩增多态性DNA（random aiplified polymorphic DNA，RAPD）、位点特异性PCR；③PCR与RFLP技术的结合，如扩增片段长度多态性标记（amplifed fragment length polymorphic DNA marker，AFLP）；④DNA测序技术（DNA sequencing）和基于DNA序列测定的PCR - RFLP、特异引物PCR方法。

《中国药典》（一部）中蕲蛇、乌梢蛇、金钱白花蛇、川贝母、霍山石斛采用DNA分子标记鉴定法。

**2. mRNA差异显示（mRNA differential display，DD）鉴定法**　该法是利用中药材不同组织或细胞在基因表达（gene expression）上的差异进行鉴定的一种方法。它通过将总mRNA反转录成单链cDNA（complementary DNA），然后进行PCR扩增反应，分离出不同分子大小的DNA，筛选出差异表达的目的基因并进行序列分析。既可以制备探针用于稳定灵敏的检测实验，也可以制备其蛋白产物及其抗体进行免疫检测。该技术为分离、克隆参与药用植物有效成分生物合成的基因，研究植物代谢与生态环境关系，探讨野生与栽培药材、道地与非道地药材等之间的遗传差异，提供了一种检测技术手段，有望广泛应用于中药的品质鉴定。

中药分子鉴定以中药遗传物质的差异性来进行鉴别，不依赖于材料的外观形态，不仅检测结果准确、特异性强、稳定性好，而且取样量少，通常仅需毫克级样本即可得到分析结果。因此该技术对于易混淆品种、濒危珍贵动植物药材、破碎药材、陈旧药材、腐烂药材、中药出土标本等珍贵样品鉴定，药材掺伪鉴定，含中药原形的中药制剂鉴定（丸剂、散剂等），药材生长年限鉴定等方面具有十分突出的技术优势，解决了传统鉴别中的诸多难点问题，在中药鉴定领域展示了良好的应用前景。

**（二）生物效应鉴定**

生物效应（价）鉴定（estimation of biological potency）又称生物活性鉴定，是利用药物对于生物体（活体或离体组织）所起的作用，以测定药物的疗效、作用强度及毒性的方法。中药生物效应鉴定是利用生物体的反应来评判其有效成分的存在、含量或效价，以及测定其生物活性（药效、活力或毒力），以实现鉴定和评价中药品种和质量的方法。该方法是以分子药理学为基础，以生物统计为工具，运用特定的实验方法和病理模型，通过比较被测物与参照物在一定条件下产生特定生物效应的剂量比例，测出中药的生物活性，以此作为鉴定中药的依据之一。

中药生物效应鉴定是中药有效性的基础，在中药质量控制和品质评价中具有独特的优势。该法适用于结构复杂、理化方法不能测定其含量，或理化测定不能反映其临床生物活性的中药，特别对尚未明确有效成分的中药，以其疗效为基础设计生物效价鉴定方法，达到控制质量的目的，尤其具有重大的现实意义。

生物效应鉴定的应用：①药效物质不清的中药质量评控，如板蓝根、角甲类动物等。②"有毒"中药的质量与安全性控制，如附子、何首乌、雷公藤等。③中药材道地性与商品规格等级的生物评价，如大黄等。④中药注射剂质量评控与临床合理用药的应用，如中药注射剂质量一致性与稳定性的生物监测；基于生物热动力学表征的中西药注射剂无菌快速检测；基于化学热动力学表征的中西药注射剂无菌快速检测。

## 六、新技术、新方法

**1. 电子鼻、电子舌技术对性状气味的模拟表达**　"形、色、气、味"是中药性状品质评价的重要标志，性状气味一直以鼻闻、口尝检测，其结果不可避免地受感观差异和检测环境的影响，客观性和准确性难以保证。随着人工智能技术的快速发展，电子鼻和电子舌相继问世，并已试用于食品、环境和医药等领域。电子鼻与电子舌可以客观地评价气味，并把涉及成分相互作用的内在信息翻译成诸如不同气味和质量之间的关系，检测结果具有高灵敏度、可靠性和重复性。使它们在客观表达和控制中药外现信息气味方面表现出巨大的应用潜力。该技术已广泛用于不同药材品种的气味及味道分析，如马鹿、驯鹿、梅花鹿鹿茸饮片；川贝母正伪品；白及及其近似伪品；人参和西洋参的的快速、准确辨识。

**2. 基于机器学习的中药鉴别技术**　近几年，机器学习技术在中医药领域主要用于中药材/中药饮片的快速鉴定研究。使用图像采集系统采集样品信息，构建标准中药材数据库，通过对中药外在性状特征的智能分析，以深度学习为手段，建立深度卷积神经网络模型实现定位检测、品种识别等功能，可以显著提高中药快速鉴别的效率及准确率，如基于深度学习的川贝母、山楂饮片等的智能鉴别，为中药的快速真伪及掺伪鉴别提供了一种新的思路借鉴，其他性状特征明显的中药饮片未来也可以考虑参考此类方法建立相应的数据库，通过不断优化和完善模型，进而作为中药快检技术进行推广。目前也有一些技术相对成熟的鉴别系统，如基于人工智能开放平台提供的 EasyDL 等定制化图像识别服务，以安卓手机为前端、云服器为后台设计了一种基于图像识别技术的中药材品鉴助手系统，采用微信小程序架构实现图像的采集与上传，后台云服器通过调用 AI 图像识别服务即可实现中药材的等级分析，准确率高达95%。

　　人工智能深度学习方法鉴定中药材及饮片为中药鉴别提供新动力、增加质量评价新方法。提高中药材的鉴别准确率，为中药材及饮片质量提供保障。将人工智能深度学习应用到中药材识别中，符合现代研究发展特点，避免了传统识别中需要经验丰富、主观性强等缺点，实现规模化生产之后，将节约资源，提高效率，拓展应用，对中药鉴定领域和中医药现代化发展有着极大的推动作用。

　　使用基于人工智能技术深度学习，应用于中药饮片图像处理技术，可通过识别分析中药饮片形状、颜色、大小、纹理等特征来判断药材的真伪优劣。使用计算机视觉对不同品种、产地的中药材样品进行计算机图像定量分析，能够识别得到对照中药粉末中各中药成分的特征，进而确定样品中药粉末的有效成分类型、含量，来判别真伪并进行质量评价。通过显微模式识别，比较产地、采收时间以及品种不同的药材的显微形态差异，已成功用于黄连的鉴别。此方法能解决现有人工鉴别技术主观误差大，效率低，难以判定中药粉末成分、真伪等问题，具有实用性和广阔的研究前景。

**思考题**

答案解析

1. 中药鉴定的一般依据有哪些？
2. 中药鉴定的主要方法有哪些？
3. 中药理化鉴定的新技术有哪些？

**书网融合……**

本章小结　　　　习题

# 第五章　根及根茎类中药

📖 学习目标

1. 通过本章学习，掌握常用根及根茎类中药的来源、性状鉴别特征、道地药材主产地；绵马贯众、细辛、大黄、何首乌、牛膝、白芍、黄连、甘草、黄芪、人参、三七、当归、柴胡、柴胡、龙胆、丹参、黄芩、地黄、巴戟天、党参、木香、苍术、半夏、石菖蒲、川贝母、麦冬和天麻中药材的显微鉴别、理化鉴别特征及主要活性成分；熟悉常用根及根茎类中药的采收加工、理化鉴别方法、质量评价、质控指标成分、纯度、含量等内容；了解常用根及根茎类中药的植物形态、含量测定方法、性味功效等内容。

2. 具有能够将根及根茎类中药的鉴别特征知识应用于实践，快速、准确地进行真伪鉴定和优劣评价的能力。

## 第一节　概　述

根（radix）及根茎（rhizoma）是植物的两种不同器官，具有不同的外形和内部构造。由于多数中药同时具有根和根茎两部分，两者又互有联系，因此为便于比较，将根及根茎类中药并入一章叙述。

### 一、根类中药的鉴别

#### （一）性状鉴别

根类药材包括以根或以根为主带有部分根茎类为药用部位的药材。根无节和节间之分，一般无芽和叶。

根的形状通常为圆柱形、长圆锥形或纺锤形等。双子叶植物根一般为直根系，主根发达，侧根较小，主根常为圆柱形，如甘草、防风、牛膝等；有的肥大肉质，呈圆锥形，如桔梗、白芷等；有的双子叶植物的根膨大成块根，呈纺锤形，如何首乌等；少数双子叶植物的主根不发达，为须根系，多数细长的须根簇生于根茎上，如威灵仙、龙胆等。单子叶植物根一般为须根系，须根的前部或中部常膨大成块根，呈纺锤形，如麦冬、郁金等。

根的表面常有纹理，横纹或纵纹，有的可见皮孔。双子叶植物根表面常有栓皮，较粗糙。单子叶植物根表面无栓皮而为表皮，有的具较薄的栓化组织。根的顶端有时带有根茎或茎基，根茎俗称"芦头"，上有茎痕，俗称"芦碗"，如人参等。

根的质地和横断面常因品种和加工方法而异，有的质重坚实，有的体轻松泡；折断面呈粉性或纤维性、角质状等。观察根的横断面，首先应注意区分双子叶植物和单子叶植物。一般说来，双子叶植物根有一圈形成层的环纹，环内的木质部范围较环外的皮部大；中央无髓部，自中心向外有放射状纹理，木部尤为明显。单子叶植物根有一圈内皮层的环纹，皮部宽广，中柱一般较皮部为小；中央有髓部，自中心向外无放射状纹理。其次，应注意根的断面组织中有无分泌组织散布，如伞形科植物当归、白芷等含有黄棕色油点。并应注意少数双子叶植物根断面的异常构造，如何首乌的云锦花纹、商陆的罗盘纹等。

双子叶与单子叶根类药材横断面区别见表 5 - 1。

表 5 - 1    双子叶与单子叶根类药材横断面区别

| 药材结构 | 双子叶 | 单子叶 |
| --- | --- | --- |
| 放射状结构（次生构造） | 有，明显 | 无（初生构造） |
| 栓皮（木栓层） | 有 | 无，少数仅具薄的栓化组织 |
| 环纹 | 形成层（次生结构） | 内皮层（初生构造） |
| 中柱（木部） | 木部大 | 中柱小 |
| 髓 | 一般无，次生构造不发达类型有 | 有，明显 |

### （二）显微鉴别

在显微镜下观察根的横切面组织构造，可区分双子叶植物根和单子叶植物根。

**1. 双子叶植物根**　一般均具次生构造。最外层大多为周皮，由木栓层、木栓形成层及栓内层组成。木栓形成层通常发生于中柱外方部位，形成周皮后原有的表皮及皮层细胞均已死亡脱落；栓内层通常为数列薄壁细胞，排列较疏松。有的栓内层比较发达，又名"次生皮层"。少数根类中药的次生构造不发达，无周皮而有表皮，如龙胆、威灵仙等；或表皮死亡脱落后，外皮层细胞的细胞壁增厚并栓化，起到保护作用，称为"后生表皮"，如细辛；或由皮层的外部细胞木栓化起保护作用，称为"后生皮层"（metaderm），如川乌。这些根的内皮层均较明显。

双子叶植物根的次生构造，维管束一般为无限外韧型，由初生韧皮部、次生韧皮部、形成层、次生木质部和初生木质部组成。初生韧皮部遭受挤压而被破坏，细胞大多颓废，次生韧皮部包括筛管、伴胞、韧皮薄壁细胞、韧皮纤维等，并有韧皮射线。形成层连续成环或束间形成层不明显。次生木质部占根的大部分，有导管、管胞、木薄壁细胞或木纤维，木射线较明显；初生木质部位于中央，分为几束，呈星角状，其束的数目随植物种类不同而不同，有鉴定参考意义，一般双子叶植物的束较少，为二至六束，又称二至六原型，如牛膝为两束，称二原型。双子叶植物根一般无髓，少数次生构造不发达的根的初生木质部未分化到中心，中央为薄壁组织区域，形成明显的髓部，如龙胆、川乌等。

双子叶植物根除上述正常构造外，还可形成异常构造，主要有下列几种类型。

（1）多环性同心环维管束（vascular bundle）　其根在正常次生生长发育到一定阶段时，次生维管柱的外围又形成多轮同心环状排列的异常维管组织，即最初由中柱外方部位韧皮薄壁细胞分裂产生薄壁组织，从中发生新的形成层环，并形成第一轮同心环维管束，以后随着外方薄壁细胞继续分裂，又相继形成第二轮、第三轮等同心环维管束，如此构成多环性同心环维管束的异常构造，如牛膝、商陆等。

（2）附加维管束（auxiliary stele）　在维管柱外围的薄壁组织中能产生新的附加维管柱，形成异常构造，如何首乌。在正常次生构造的发育过程中，韧皮部外侧有中柱鞘衍生的薄壁组织细胞分裂，产生一圈异常形成层，形成异常的外韧型维管束，有单独的和复合的。

（3）内涵韧皮部（included phloem）　又称木间韧皮部，就是在次生木质部中包埋有次生韧皮部。这种异常构造是形成层活动不规则的结果，形成层不仅向外也可向内产生韧皮部。如茄科植物华山参等。

（4）木间木栓（interxylary cork）　在次生木质部内形成木栓带，称为木间木栓或内涵周皮。木间木栓通常由次生木质部的薄壁组织细胞栓化形成。如黄芩的老根中央可见木栓环。有的根中的木间木栓环包围一部分韧皮部和木质部，把维管柱分隔成几个束，如甘松根。

**2. 单子叶植物根**　一般均具初生构造。最外层通常为一列表皮细胞，无木栓层，有的细胞分化为根毛，细胞外壁一般无角质层。少数根的表皮细胞分裂为多层细胞，细胞壁木栓化，形成根被，如百部、麦冬等。单子叶植物根的皮层宽厚，占根的大部分，皮层通常可分为外皮层、皮层薄壁组织和内皮层。外皮层为一层排列紧密整齐的细胞；皮层细胞排列疏松；内皮层为一层细胞，排列紧密整齐，有的可见凯氏带或凯氏点。有的内皮层细胞壁全部增厚木化，少数不增厚的内皮层细胞称"通道细胞"，如麦冬。有的内皮层细胞只有外切向壁不增厚，其余壁均增厚，横切面观时，其增厚部分呈马蹄形。

中柱直径较小，最外为中柱鞘，维管束为辐射型，韧皮部与木质部相间排列，呈辐射状，无形成层。髓部通常明显。

根类中药的横切面显微鉴别，首先应根据维管束的类型、有无形成层等，区分为双子叶或单子叶植物根。其次应注意根中有无分泌组织存在，如油室、树脂道、乳管等；有无草酸钙或碳酸钙结晶，如簇晶、方晶、砂晶、针晶等。有的根含有多量淀粉粒，如葛根（甘葛藤）等；有的根含有菊糖，不含淀粉粒，如桔梗等。还应注意厚壁组织的有无与分布情况，如石细胞、韧皮纤维或木纤维等。

## 二、根茎类中药的鉴别

### （一）性状鉴别

根茎类药材系指以地下茎或带有少许根部的地下茎为药用部位的药材，根茎类中药包括根状茎、块茎、球茎及鳞茎等，是一类地下茎的变态。

药材中以根状茎多见，根状茎类中药的形状多呈结节状圆柱形，常具分枝，或不规则团块状或拳形团块。表面节和节间明显，单子叶植物尤为明显，节上常有退化的鳞片状或膜质状小叶或叶痕，有顶芽和腋芽或芽痕；根茎上面或顶部常残存茎基或茎痕，侧面和下面有细长的不定根或根痕。根状茎的形态和节间长短随植物种类而异，如苍术、白术、川芎、石菖蒲、黄精等的形态和节间长短各异。蕨类植物的根茎常有鳞片或密生棕黄色鳞毛。根茎的形状不一，有圆柱形、纺锤形，或不规则块状等。

块茎呈不规则块状或类球形，肉质肥大。表面有短的节间，节上具芽及退化的鳞片状叶或已脱落，如半夏、天麻等。

球茎呈球形或扁球形，肉质肥大。表面具明显的节和缩短的节间，节上有较大的膜质鳞叶，顶芽发达，叶芽常生于球茎的上半部，基部具不定根，如荸荠。

鳞茎呈球形或扁球形，地下茎缩短呈扁平皿状，呈鳞茎盘，上面有肉质肥厚的鳞叶和顶芽，基部有不定根或不定根痕，如川贝母、百合等。有的兰科植物茎的下部膨大，称假鳞茎，如山慈菇。

根茎类中药的横断面，应注意区分双子叶植物根茎和单子叶植物根茎。一般来说，双子叶植物根茎横断面中央有明显的髓部，可见形成层环，木部有明显的放射状纹理。单子叶植物通常可见内皮层环纹，无形成层环，皮层及中柱均有维管束小点散布，髓部不明显。其次，应注意根茎断面组织中有无分泌组织散布，如油点等。注意少数双子叶植物根茎横断面有异常构造，如大黄的星点。

### （二）显微鉴别

根茎的横切面在显微镜下观察组织构造，可以区分双子叶植物根茎、单子叶植物根茎和蕨类植物根茎。

**1. 双子叶植物根茎**　一般均具次生构造，与地上茎相似。外表常有木栓层，少数有表皮或鳞叶。如木栓形成层发生在皮层外方，则初生皮层仍然存在，如黄连等；有些根茎仅由栓内层细胞构成次生皮层。皮层中有根迹维管束或叶迹维管束斜向通过，内皮层多不明显。维管束为外韧型，成环状排列，束间为髓射线。中柱外方部位有的具厚壁组织，如初生韧皮纤维和石细胞群（或称中柱鞘纤维），常排成不连续的环。中央有髓部。

双子叶植物根茎除上述正常构造外，还可形成异常构造，常见的有下列几种类型。

（1）髓维管束　指位于根茎髓部的维管束，如大黄的髓部有许多星点状的异型维管束，其韧皮部和木质部的位置与外部正常维管束倒置，即韧皮部在内侧，木质部在外方。

（2）内生韧皮部（internal phloem）　指位于木质部里端的韧皮部，有的与木质部里端密切接触，构成正常的双韧型维管束；有的在髓部的周围形成各个分离的韧皮部束。内生韧皮部存在的位置和形成均与内涵韧皮部不同，如茄科、葫芦科植物等。

（3）木间木栓　在次生木质部内也形成木栓环带，如甘松根茎中的木间木栓环包围一部分韧皮部和木质部，把维管柱分隔成数个束。

**2. 单子叶植物根茎**　一般均具初生构造。外表通常为一列表皮细胞，少数根茎皮层外部细胞木栓化，形成后生皮层，代替表皮起保护作用，如藜芦等；有的皮层外侧靠近表皮的细胞形成木栓组织，如生姜。皮层宽广，常有叶迹维管束散在；内皮层大多明显，具凯氏带，较粗大的根茎则不明显。中柱中有多数维管束散在，维管束大多为有限外韧型，也有周木型。髓部不明显。

鳞茎的肉质鳞叶横切面构造与单子叶植物的叶大体相似，表皮一般有气孔而无毛茸。

**3. 蕨类植物根茎**　一般均为初生构造。外表通常为一列表皮，表皮下面有下皮层（hypodermis），为数列厚壁细胞，内部为薄壁细胞组成的基本组织。一般具网状中柱（dictyostele），因根茎叶隙的纵向延伸和相互重叠，将维管系统分隔成束，横切面观可见断续环状排列的周韧型维管束，每一维管束外围有内皮层，网状中柱的一个维管束又称分体中柱（meristele）。分体中柱的形状、数目和排列方式是鉴定品种的重要依据。在环列的分体中柱的外方，有叶迹维管束，如绵马贯众等。有的根茎具双韧管状中柱。木质部排成环圈，其内外两侧均有韧皮部及内皮层环，中央有髓部，如狗脊。蕨类植物根茎的木质部一般无导管而有管胞，管胞大多为梯纹。在基本组织的细胞间隙中，有的具间隙腺毛，如绵马贯众。

根茎类中药的横切面显微鉴别，首先应根据维管束类型和排列形式，决定其为蕨类植物根茎，还是双子叶植物或单子叶植物的根茎。根茎中常有分泌组织存在，如川芎、苍术等有油室；石菖蒲、干姜等有油细胞。单子叶植物根茎中常有黏液细胞，其中常含草酸钙针晶或针晶束，如半夏、白及等。厚壁组织也常存在，是重要的鉴别特征之一，如苍术的木栓层中有石细胞带，黄连（味连）的皮层及中柱外侧（中柱鞘）具有石细胞。多数根茎类中药含有淀粉粒，有的含有菊糖而无淀粉粒，如苍术等。

# 第二节　常用根及根茎类中药的鉴定

## 狗脊 Gouji
### Cibotii Rhizoma

【来源】　为蚌壳蕨科植物金毛狗脊 *Cibotium barometz*（L.）J. Sm. 的干燥根茎。秋、冬二季采挖，除去泥沙，干燥，或削去硬根、叶柄及金黄色绒毛，切厚片，干燥，为"生狗脊片"；蒸后晒至六七成干，切厚片，干燥，为"熟狗脊片"。

【产地】　主产于福建、四川等省。

【性状鉴别】　呈不规则的长块状，长 10 ~ 30cm，直径 2 ~ 10cm。表面深棕色，残留金黄色绒毛，上面有数个红棕色的木质叶柄，下面残存黑色细根。质坚硬，不易折断。无臭，味淡、微涩。（图 5 - 1）

生狗脊片：呈不规则长条形或圆形，长 5 ~ 20cm，直径 2 ~ 10cm，厚 1.5 ~ 5mm；切面浅棕色，较平滑，近边缘 1 ~ 4mm 处有 1 条棕黄色隆起的木质部环纹或条纹，边缘不整齐，偶有金黄色绒毛残留。质脆，易折断，有粉性。（图 5 - 2）

熟狗脊片：呈黑棕色，质坚硬。

【显微鉴别】

**1. 根茎横切面**　①表皮细胞 1 列，残存金黄色非腺毛。②棕黄色厚壁细胞 10 余列，壁孔明显。③木质部排列成环，由管胞组成，其内外均有韧皮部和内皮层。④皮层和髓部均由薄壁细胞组成，细胞充满淀粉粒，有的含黄棕色物。

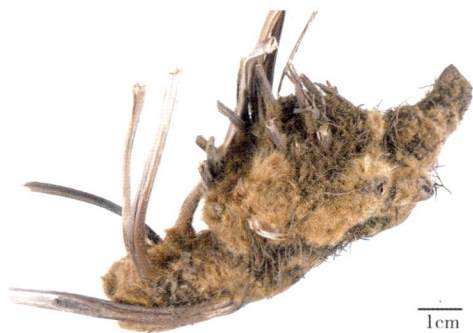

图 5 - 1　狗脊药材

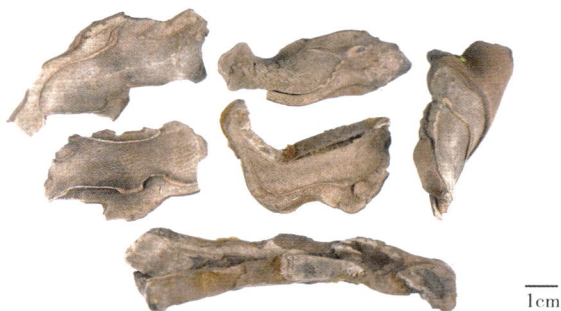

图 5 - 2　生狗脊片

**2. 叶柄基部横切面**　分体中柱多呈"U"字形，30 余个断续排列成双卷状。木质部居中，外围为韧皮部、内皮层。

【化学成分】含原儿茶酸、原儿茶醛；蕨素 R（pterosin R）、金粉蕨素（onitin）、金粉蕨素 -2′- O - 葡萄糖苷、蕨素 Z（pterosin Z）等。

【理化鉴别】

**1. 荧光分析**　取生狗脊片折断，在紫外光灯（254nm）下观察，断面显淡紫色荧光，凸起的木质部环显黄色荧光。

**2. 薄层鉴别**　与对照药材色谱相应的位置上，显相同颜色的斑点。

【质量评价】

**1. 经验鉴别**　以肥大、质坚实无空心、外表略有金黄色茸毛者为佳。狗脊片以厚薄均匀、坚实无毛、不空心者为佳。

**2. 含量测定**　按高效液相色谱法测定，含原儿茶酸（$C_7H_6O_4$）不得少于 0.020%。

【性味功效】性温，味苦、甘。祛风湿，补肝肾，强腰膝。

## 绵马贯众 Mianmaguanzhong

### Dryopteridis Crassirhizomatis Rhizoma

【本草考证】始载于《神农本草经》列为下品。《本草纲目》列入草部山草类。李时珍曰："此草叶茎如凤尾，其根一本而众枝贯之。"贯众之名，由此而来。历代本草多有记载，古代所用贯众品种为多种蕨类植物。

【来源】为鳞毛蕨科植物粗茎鳞毛蕨 *Dryopteris crassirhizoma* Nakai 的干燥根茎和叶柄残基。

【植物形态】为多年生草本，高 50～100cm。根茎粗壮，斜生，有较多坚硬的叶柄残基及黑色细根，密被棕褐色、长披针形的大鳞片。叶簇生于根茎顶端，叶柄长 10～25cm，密生棕色条形至钻形狭鳞片，叶片倒披针形，长 60～100cm，二回羽状全裂或深裂，羽片 20～30 对，无柄，裂片密接，长圆形，近全缘或先端有钝锯齿，上面深绿色，下面淡绿色，侧脉羽状分叉。孢子叶与营养叶同形，孢子囊群着生于叶中部以上的羽片上，生于叶背小脉中部以上，囊群盖圆肾形，棕色。

【产地】主产于黑龙江、辽宁、吉林等省。

【采收加工】秋季采挖，削去叶柄及须根，除去泥沙，晒干。

【性状鉴别】呈长倒卵形，略弯曲，上端钝圆或截形，下端较尖，有的纵剖为两半，长 7～20cm，直径 4～8cm。表面黄棕色至黑褐色，密披排列整齐的叶柄残基及鳞片，并有弯曲的须根。叶柄残基呈扁圆形，长 3～5cm，直径 0.5～1.0cm；表面有纵棱线，质硬而脆，断面略平坦，棕色，有黄白色维管束 5~13 个，环列；每个叶柄残基的外侧常有 3 条须根，鳞片条状披针形，全缘，常脱落。根茎质坚硬，断面略平坦，深绿色至棕色，有黄白色维管束 5~13 个，环列，其外散有较多的叶迹维管束。气特异，味初淡而微涩，后渐苦、辛。（图 5-3）

饮片　呈不规则的厚片或碎块，根茎外表皮黄棕色至黑褐色，多被有叶柄残基，有的可见棕色鳞片，切面淡棕色至红棕色，有黄白色维管束小点，环状排列。气特异，味初淡而微涩，后渐苦、辛。（图 5-4）

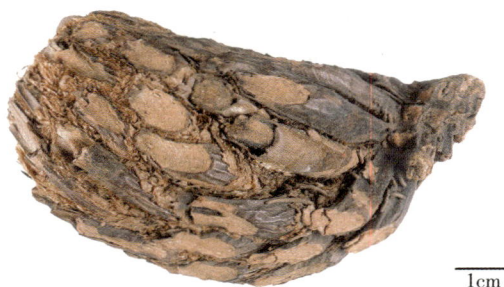

图 5-3　绵马贯众药材

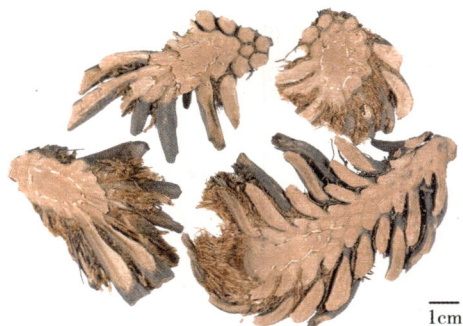

图 5-4　绵马贯众饮片

【显微鉴别】　叶柄基部横切面　①表皮细胞为 1 列外壁增厚的小形细胞，常脱落。②厚壁细胞 10 余列，多角形，棕色至褐色。③基本组织细胞排列疏松，细胞间隙中有单细胞的间隙腺毛，头部呈球形或梨形，内含棕色分泌物。④周韧维管束 5~13 个，环列，每个维管束周围有 1 列扁小的内皮层细胞，凯氏点明显，有油滴散在，其外有 1~2 列中柱鞘薄壁细胞，薄壁细胞中含棕色物和淀粉粒。（图 5-5）

根茎横切面　外侧为数列厚壁细胞，基本组织中有分体中柱 5~13 个，其外侧基本组织中有多数较小的分体中柱散在（叶迹维管束），亦有细胞间隙腺毛。

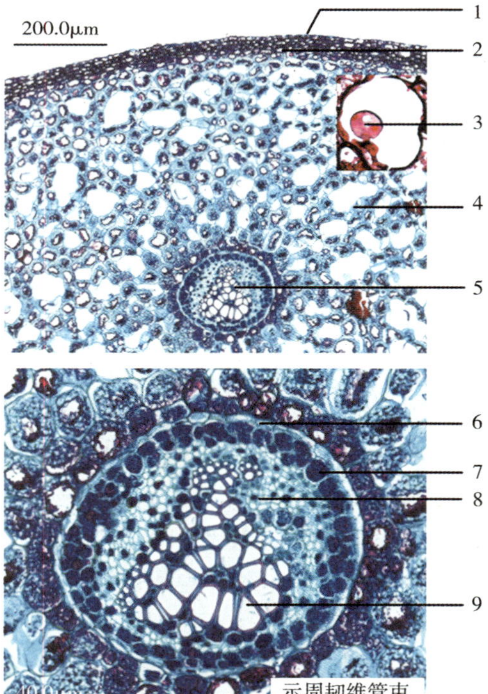

图 5-5　绵马贯众叶柄基部横切面

1. 表皮　2. 下皮　3. 间隙腺毛　4. 基本组织　5. 周韧维管束　6. 内皮层　7. 中柱鞘　8. 韧皮部　9. 木质部

【化学成分】含间苯三酚类化合物，有绵马酸类（filixic acid）：绵马酸 BBB、PBB、PBP 等；黄绵马酸类（favaspidic acid）：黄绵马酸 AB、BB、PB 等；此外，尚含有东北贯众素（dryocrassin）、$\alpha$-D-葡辛糖-$\delta$-内酯-烯二醇（$\alpha$-D-glucooctano-$\delta$-lactone-enediol）、异戊烯腺苷（isopentenyl adenosine）以及白绵马素（albaspidin）。又含三萜成分：里白烯（diploptene）、9（11）-羊齿烯［9(11)-fernene］，铁线蕨酮（adiantone）、29-何帕醇（29-hopanol）、里白醇（diplopterol）、雁齿烯（filicene）等。

【理化鉴别】

**1. 显微化学**　叶柄基部或根茎横切面切片，滴加香草醛溶液及盐酸，镜检，间隙腺毛呈红色。

**2. 薄层鉴别**　与对照药材色谱相应的位置上，显相同颜色的斑点。

【质量评价】经验鉴别　以个大、质坚实、叶柄断面棕绿色者为佳。

【性味功效】性微寒，味苦；有小毒。清热解毒，驱虫。

### 知识拓展

　　商品以贯众为名的药材据调查有六科 35 种，除绵马贯众外，主要有：①紫萁贯众：为紫萁科植物紫萁 *Osmunda japonica* Thunb. 干燥根茎和叶柄残基。根茎无鳞片，叶柄基部呈扁圆柱形，两边具耳状翅，翅易脱落，折断面多中空，可见一条"U"字形维管束，常与皮部分开。无细胞间隙腺毛。②狗脊贯众：为乌毛蕨科植物狗脊蕨 *Woodwardia japonica*（L. f）Sm. 带叶柄残基的根茎。呈长圆柱形，表面红棕色至黑褐色，叶柄基部横断面半圆形，有分体中柱 2~4 个，无细胞间隙腺毛。③荚果蕨贯众：为球子蕨科植物荚果蕨 *Matteuccia struthiopteris*（L.）Todaro 的带叶柄残基的根茎。叶柄基部横切面有分体中柱 2 个，呈"八"字形排列，薄壁细胞内含淀粉粒。④还有乌毛蕨 *Blechnum orientale* L.、苏铁蕨 *Brainea insignis*（Hook.）J. Smith.、峨嵋蕨 *Lunathyrium acrostichoides*（Sw.）Ching。

## 细辛 Xixin

### Asari Radix et Rhizoma

【本草考证】始载于《神农本草经》，列为上品。《名医别录》载："细辛生华阴山谷，二月、八月采根阴干。"陶弘景谓："今用东阳临海者，形段乃好，而辛烈不及华阴、高丽者。"李时珍谓："大抵能乱细辛者，不止杜衡，皆当以根苗色味细辨之"。古代产于华阴、高丽的细辛，与现代产于陕西的华细辛和东北所产的北细辛相同。

【来源】为马兜铃科植物北细辛 *Asarum heterotropoides* Fr. Schmidt var. *mandshuricum*（Maxim.）Kitag.、汉城细辛 *A. sieboldii* Miq. var. *seoulense* Nakai 或华细辛 *A. sieboldii* Miq. 的干燥根及根茎。前二种药材习称"辽细辛"，后一种药材称"华细辛"。

【植物形态】北细辛：多年生草本，高 10~25cm。根茎横走，生有多数细长的根。叶基生，1~3 片，心形至肾状心形，顶端短锐尖或钝，基部深心形，全缘，两面疏生短柔毛或近无毛。花单生于叶腋，接近地面，花被管壶状杯形或半球形，污紫色，顶端 3 裂，裂片由基部向下反卷，先端急尖，雄蕊 12，花丝与花药等长，花柱 6。蒴果肉质，半球形。花期 5 月，果期 6 月。

汉城细辛：基生叶多为 2 片，叶柄有毛，叶片较厚；叶下面密生较长的毛，花被裂片平展。

华细辛：与上种相似，唯根茎较长，节间密而细长；叶 1~2 片，肾状心形，先端渐尖，上面散生短毛，下面仅叶脉散生较长的毛。花被质厚，顶端 3 裂，裂片平展或直立，花丝较花药长 1.5 倍，蒴果肉质，近球形。

【产地】北细辛与汉城细辛主产东北地区。华细辛主产于陕西、河南、山东、浙江等省。

【采收加工】夏季果熟期或初秋采挖，除去地上部分和泥沙，阴干。

【性状鉴别】北细辛：常卷缩成团。根茎横生呈不规则圆柱形，具短分枝，长 1～10cm，直径 0.2～0.4cm；表面灰棕色，粗糙，有环形的节，节间长 0.2～0.3cm，分枝顶端有碗状的茎痕。根细长，密生节上，长 10～20cm，直径约 0.1cm；表面灰黄色，平滑或具纵皱纹，有须根和须根痕；质脆，易折断，断面平坦，黄白色或白色。气辛香，味辛辣、麻舌。栽培品的根茎多分枝，长 5～15cm，直径 0.2～0.6cm。根长 15～40cm，直径 0.1～0.2cm。（图5-6）

汉城细辛：根茎直径 0.1～0.5cm，节间长 0.1～1cm。

华细辛：根茎长 5～20cm，直径 0.1～0.2cm，节间长 0.2～1cm。气味较弱。

饮片　呈不规则的段。根茎呈不规则圆形，外表皮灰棕色，有时可见环形的节。根细，表面灰黄色，平滑或具纵皱纹。切面黄白色或白色。气辛香，味辛辣、麻舌。（图5-7）

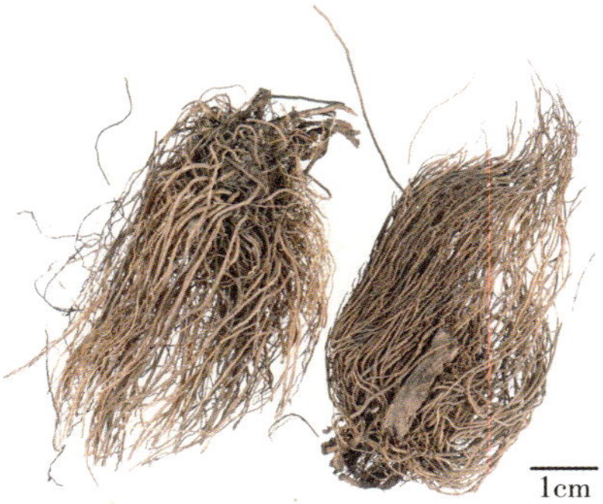

图5-6　细辛（北细辛）药材图

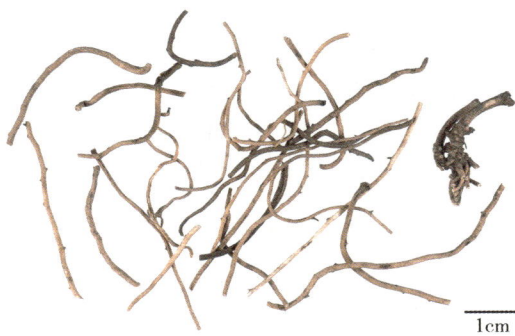

图5-7　细辛（北细辛）饮片图

【显微鉴别】根横切面　①表皮细胞 1 列，部分残存。②皮层宽，有众多油细胞散在；外皮层细胞 1 列，类长方形，木栓化并微木化；内皮层明显，可见凯氏点。③中柱鞘细胞 1～2 层，初生木质部 2～4 原型。④韧皮部束中央可见 1～3 个明显较其周围韧皮部细胞大的薄壁细胞，但其长径显著小于最大导管直径，或者韧皮部中无明显的大型薄壁细胞。⑥薄壁细胞含淀粉粒。（图5-8）

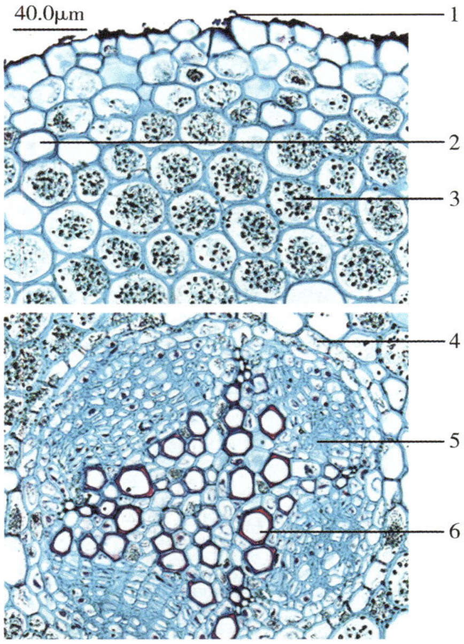

图5-8　细辛（北细辛）根横切面

1. 表皮　2. 油细胞　3. 皮层　4. 内皮层　5. 韧皮部　6. 木质部

【化学成分】3种细辛均含挥发油，挥发油中的主要成分有甲基丁香油酚（methyleugeno1），尚含有黄樟醚（safrole）、优香芹酮（eucarvone）、α-蒎烯（α-pinene）、β-蒎烯（β-pinene）、细辛醚（asaricin）、榄香素（elemicin）、香叶烯（myr-cene）、莰烯（camphene）、龙脑（borneol）等。α-侧柏烯（α-thujene）、月桂烯（myrcene）、α-松油醇（α-terpineol）、γ-松油醇（γ-terpineol）、桉油精（1,8-cineole）、2-甲基黄樟醚、柠檬烯（limonene）、肉豆蔻醚（myristicin）、沉香醇（linalool）。其他尚有细辛脂素（asarinin）、dl-去甲基衡州乌药碱（dl-demethyl co-claurine）、（2E,4E）-N-异丁基-2,4-癸二烯酰胺、正十五烷、谷甾醇、油菜甾醇、豆甾醇和芝麻脂素等。

北细辛挥发油中尚含有γ-松油烯（γ-terpinene）、异松油烯（terpinolene）、β-松油烯（β-terpinene）、细辛脑（asarone）、β-水芹烯（β-phellandrene）、3,4-二甲基-2,4,6-辛三烯（3,4-dimethyl-2,4,6-octatriene）。另含和乌胺（higenamine）。

汉城细辛挥发油中尚含优葛缕酮（Eucarvone）、α-羟基-对-聚伞花素（p-cymen-α-ol）、乙酸龙脑酯（bornl acetate）。

华细辛挥发油中尚含γ-松油烯、异松油烯、正十五烷、α-甲氧基黄樟醚、α-侧柏烯、细辛素（asarinin）。

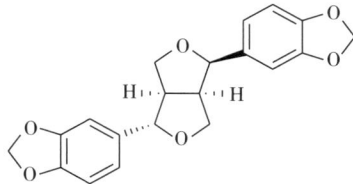
细辛脂素

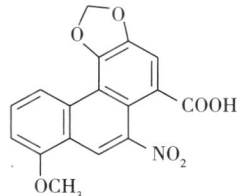
马兜铃酸Ⅰ

【理化鉴别】薄层鉴别　与对照药材色谱、细辛脂素对照品色谱相应的位置上，显相同颜色的斑点。

【质量评价】

**1. 经验鉴别**　以根灰黄、干燥、味辛辣而麻舌者为佳。

**2. 检查**　马兜铃酸Ⅰ限量　按高效液相色谱法测定，含马兜铃酸Ⅰ（$C_{17}H_{11}NO_7$）不得过0.001%。

**3. 含量测定**　按挥发油测定法测定，含挥发油不得少于2.0%（ml/g）；按高效液相色谱法测定，含细辛脂素（$C_{20}H_{18}O_6$）不得少于0.050%。

【性味功效】性温，味辛。解表散寒，祛风止痛，通窍，温肺化饮。

### 知识拓展

1. 浙江、江苏及江西等省使用马辛（杜衡）*Asarum. forbesii* Maxim. 的根茎及根或全草作土细辛用。

2. 西北、西南部分地区用毛细辛 *A. himalaicum* Hook. f. et Thoms. 的带根全草作细辛使用。

3. 研究表明，细辛的主要成分为挥发油。其中根挥发油的含量极高（约占90%以上），茎叶含挥发油极少。

## 骨碎补 Gusuibu
### Drynariae Rhizoma

为水龙骨科植物槲蕨 *Drynaria fortunei*（Kunze）J. Sm. 的干燥根茎。呈扁平长条状，多弯曲，有分枝，表面密被深棕色至暗棕色的小鳞片，柔软如毛，经火燎者呈棕褐色或暗褐色，两侧及上表面均具有突起或凹下的圆形叶痕，少数有叶柄残基和须根残留。体轻，质脆，易折断，断面红棕色，维管束呈黄色点状，排列成环。气微，味淡、微涩。均以条粗大、棕色者为佳。饮片表面深棕色至棕褐色，常残留细小棕色的鳞片，有的可见圆形的叶痕；切面红棕色，黄色的维管束点状排列成环。根茎横切面：表皮细胞 1 列，鳞片着生处表皮凹入。分体中柱 17～28 个。性温，味苦。疗伤止痛，补肾强骨。

# 大黄 Dahuang
## Rhei Radix et Rhizoma

【本草考证】始载于《神农本草经》，列为下品。陶弘景曰："大黄，其色也。将军之号，当取其骏快也。"关于产地，吴普谓："生蜀郡北部或陇西（今甘肃）。八月采根，根有黄汁。"关于形态，苏颂谓："以蜀川锦纹者佳。正月内生青叶，似蓖麻，大者如扇。根如芋，大者如碗，长一二尺。……四月开黄花，亦有青红似荞麦花者。"关于品种，《本草纲目》和《植物名实图考》的大黄附图，其叶片均有接近中裂的掌状分裂，再看其地理分布，可以认为历代本草所指的大黄主要为现今的掌叶大黄等正品大黄。

【来源】为蓼科植物掌叶大黄 *Rheum palmatum* L.、唐古特大黄 *R. tanguticum* Maxim. et Balf. 或药用大黄 *R. officinale* Baill. 的干燥根和根茎。

【植物形态】掌叶大黄：多年生草本。根及根茎肥厚，黄褐色。茎直立，中空。基生叶具长柄，叶片宽卵形或近圆形，掌状半裂，裂片 3～5（7），每一裂片有时再羽状分裂或具粗齿；茎生叶较小，有短柄；托叶鞘膜质筒状。圆锥花序顶生；花小，数朵成簇，紫红色或带红紫色；花被片 6，2 轮；雄蕊 9；花柱 3。果枝多聚拢，瘦果有三棱，沿棱有翅，棕色。花期 6～7 月，果期 7～8 月。

唐古特大黄：与上种相似，主要区别为，叶片深裂，裂片通常窄长，呈三角状披针形或窄线形。

药用大黄：与上两种的主要区别为，叶片浅裂，浅裂片呈大齿形或宽三角形。花较大，黄白色。果枝开展。

【产地】掌叶大黄主产于甘肃、青海、西藏、四川等省区，多为栽培，产量占大黄的大部分。唐古特大黄主产于青海、甘肃、西藏及四川等省区，野生或栽培。药用大黄主产于四川、贵州、云南、湖北等省，栽培或野生，产量较少。

【采收加工】通常选择生长 3 年以上的植物，秋末茎叶枯萎或次春植株发芽前采挖，除去泥土，切去地上茎及细根，刮去外皮（忌用铁器），切瓣或段，绳穿成串干燥或直接干燥。

【性状鉴别】呈类圆柱形、圆锥形、卵圆形或不规则瓣块状，长 3～17cm，直径 3～10cm。除尽外皮者表面黄棕色至红棕色，有的可见类白色网状纹理，习称"锦纹"（系类白色薄壁组织与红棕色射线所形成），或有部分棕褐色栓皮残留，多具绳孔及粗纵纹。质坚实，有的中心稍松软，断面淡红棕色或黄棕色，显颗粒性。根茎髓部宽广，有"星点"（异常维管束）环列或散在；根形成层环纹明显，木质部发达，具放射状纹理，无星点。气清香，味苦而微涩，嚼之粘牙，有沙粒感，唾液染成黄色。（图 5-9）

饮片　呈不规则类圆形厚片或块，大小不等。外表皮黄棕色或棕褐色，有纵皱纹及疙瘩状隆起。切面黄棕色至淡红棕色，较平坦，有明显散在或排列成环的星点。（图 5-10）

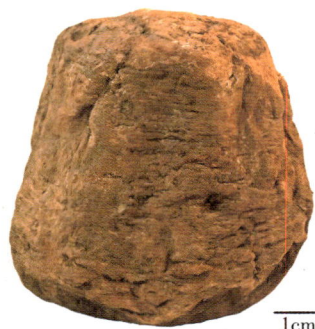

图 5-9　大黄（掌叶大黄）药材

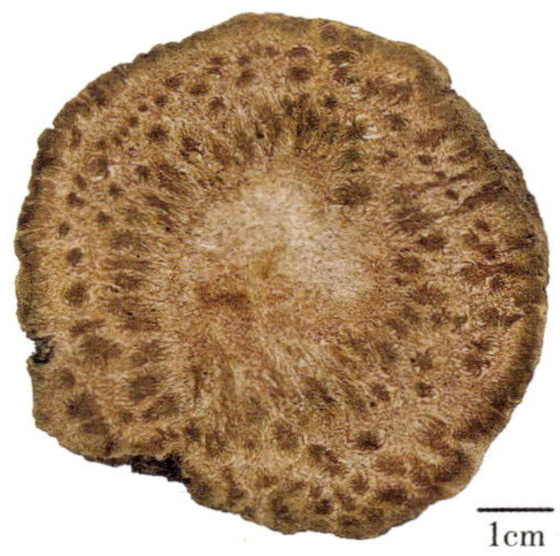

图 5-10　大黄（掌叶大黄）饮片

【显微鉴别】根横切面　①木栓层及栓内层大多已除去，偶有残留。②韧皮部筛管群明显，薄壁组织发达。③形成层环明显。④木质部射线较密，宽 2～4 列细胞，内含棕色物；导管非木化，常 1 至数个相聚，排列稀疏。⑤薄壁细胞含草酸钙簇晶并含多数淀粉粒。

根茎横切面　①髓部宽广，常见黏液腔，内有红棕色物质；②有异常维管束散在，形成层成环，木质部位于形成层外方，韧皮部位于形成层内方，射线呈星状射出。（图 5-11）

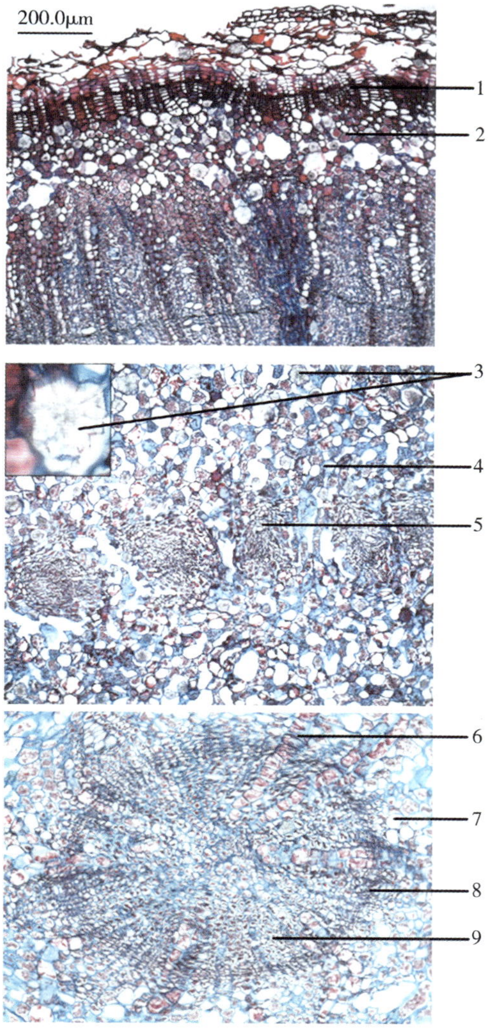

图 5-11　大黄根茎横切面

1. 木栓层　2. 皮层　3. 草酸钙簇晶　4. 髓部　5. 异型维管束　6. 射线　7. 木质部　8. 形成层　9. 韧皮部

粉末　黄棕色。①草酸钙簇晶大而多，直径 20～160μm，有的至 190μm。②导管多为网纹，并有具缘纹孔、螺纹及环纹导管，直径 11～140μm，非木化。③淀粉粒甚多，单粒呈类球形或多角形，直径 3～45μm，脐点星状，复粒由 2～8 分粒组成。（图 5-12）

【化学成分】含游离蒽醌衍生物，如大黄酸（rhein）、大黄素（emodin）、大黄酚（chrysophanol）、芦荟大黄素（aloe-emodin）、大黄素甲醚（physcion）等，为大黄的抗菌成分。结合性蒽醌衍生物，如番泻苷 A～F（sennoside A～F），大黄素、芦荟大黄素和大黄酚的双葡萄糖苷及其葡萄糖苷（rheinoslde）系大黄的主要泻下成分，其中以番泻苷作用最强。尚含有鞣质类物质约 5%，其中有没食子酰葡萄糖、没食子酸、d-儿茶素及大黄四聚素等。此类物质有止泻作用，为收敛成分。其中没食子酸及 d-儿茶素亦为止血成分。还含有四种大黄苷 ABCD，亦为泻下成分。掌叶大黄根茎含蒽醌衍生物的总量为

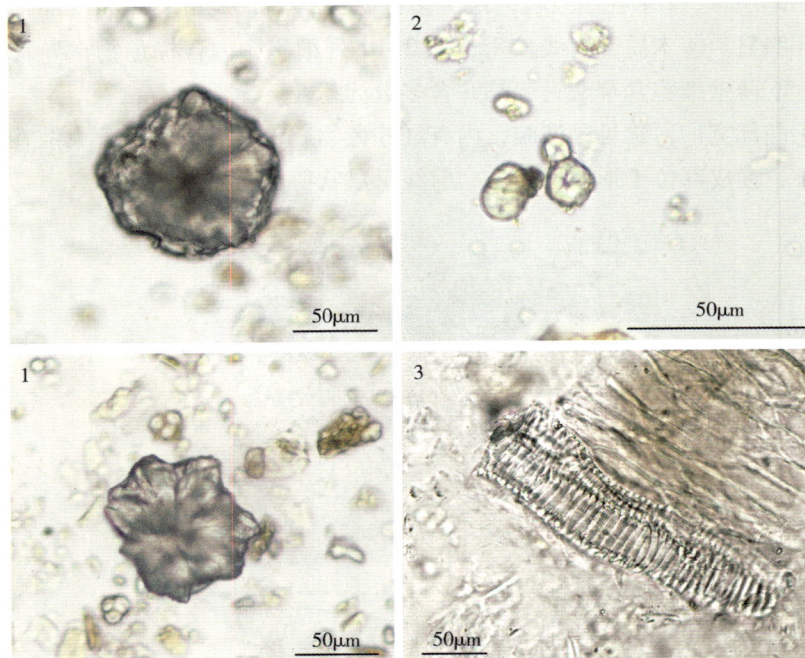

**图 5 - 12　大黄粉末图**

1. 草酸钙簇晶　2. 淀粉粒　3. 导管

1.01% ~ 5.19%，其中游离状态的为 0.14% ~ 0.75%，结合状态的为 0.87% ~ 4.44%。唐古特大黄根茎含蒽醌衍生物的总量为 1.14% ~ 4.36%，其中游离状态的为 0.30% ~ 1.20%，结合状态的为 0.82% ~ 3.16%。药用大黄根茎含蒽醌衍生物的总量为 3.0% ~ 3.37%，其中游离状态的为 1.24% ~ 1.31%，结合状态的为 1.69% ~ 2.13%。

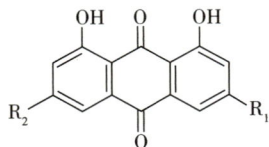

大黄酚　　　$R_1$=CH$_3$　　$R_2$=H
芦荟大黄素　$R_1$=CH$_2$OH　$R_2$=H
大黄酸　　　$R_1$=COOH　$R_2$=H
大黄素　　　$R_1$=CH$_3$　　$R_2$=OH
大黄素甲醚　$R_1$=CH$_3$　　$R_2$=OCH$_3$

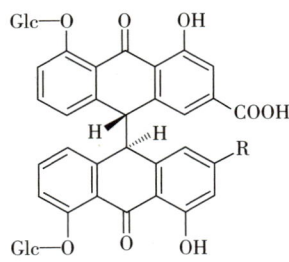

番泻苷A　R=COOH
番泻苷C　R=CH$_2$OH

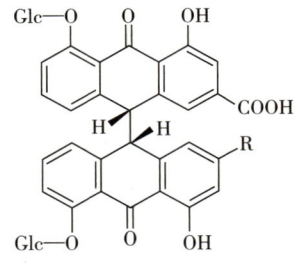

番泻苷B　R=COOH
番泻苷D　R=CH$_2$OH

【理化鉴别】

**1. 微量升华**　粉末少量，进行微量升华，可见菱状针晶或羽状结晶。

**2. 薄层鉴别**　与大黄对照药材色谱相应位置上，显相同的五个橙黄色荧光主斑点；与大黄酸对照品色谱相应位置上，显相同的橙黄色荧光斑点，置氨蒸气中熏后，斑点变为红色。

【质量评价】

**1. 经验鉴别**　以个大、质坚实、气清香、味苦而微涩者为佳。

**2. 检查**　土大黄苷　甲醇提取液作为供试品溶液，土大黄苷对照品作对照（临用新制）。薄层色谱中，紫外光灯（365nm）下检视，供试品与对照品色谱相应的位置上，不得显相同的亮蓝色荧光斑点。

**3. 含量测定**　按高效液相色谱法测定，含总蒽醌以芦荟大黄素（$C_{15}H_{10}O_5$）、大黄酸（$C_{15}H_8O_6$）、大黄素（$C_{15}H_{10}O_5$）、大黄酚（$C_{15}H_{10}O_4$）和大黄素甲醚（$C_{16}H_{12}O_5$）的总量不得少于 1.5%；含游离蒽醌以芦荟大黄素、大黄酸、大黄素、大黄酚和大黄素甲醚总量不得少于0.20%；饮片含游离蒽醌不少于0.35%。

【性味功效】性寒，味苦。泻下攻积，清热泻火，凉血解毒，逐瘀通经，利湿退黄。

### 知识拓展

1. 掌叶大黄、唐古特大黄及药用大黄的根茎横切面星点排列分布情况基本相同，即根茎顶端部分横切面具多数星点，排列成1~3环，并有部分散在，根茎中下部分横切面多数星点排成1环或渐呈散在状。

2. 同属植物藏边大黄、河套大黄、华北大黄（波叶大黄）、天山大黄等的根和根茎，在部分地区和民间称山大黄或土大黄，也含有蒽醌衍生物成分，但不含双蒽醌苷番泻苷类，故泻下作用差。药材根茎的横切面，除藏边大黄有少数星点外，均无星点，药材一般均含土大黄苷，在紫外灯下显紫色荧光。以上均非正品。

## 何首乌 Heshouwu
### Polygoni Multiflori Radix

【本草考证】始载于《开宝本草》，谓："根大如拳，有赤白二种。赤者雄，白者雌。"苏颂谓："春生苗，蔓延竹木墙壁间，茎紫色。叶叶相对如薯蓣，而不光泽。夏秋开黄白花……结子有棱，似荞麦而细小……秋冬取根，大者如拳……有赤白二种。"赤者即现今药用的何首乌。

【来源】为蓼科植物何首乌 *Polygonum multiflorum* Thunb. 的干燥块根。

【植物形态】多年生缠绕草本。根细长，先端膨大成块状，表面红褐色。茎细有节，单叶互生，卵状心形，先端渐尖，基部心形，全缘，无毛；托叶鞘膜质，褐棕色，抱茎。圆锥花序顶生或腋生，花小而密；花被5裂，白色或绿白色，大小不等，外侧3片背部有翅；雄蕊8，短于花被；子房三角形，柱头3裂，花柱几无。瘦果具三棱，黑色有光泽，包于翅状花被内，呈倒卵形，下垂。花期8~10月，果期10~11月。

【产地】主产于河南、湖北、广西、广东等省区。

【采收加工】秋、冬二季叶枯萎时采挖，削去两端，洗净，个大的切成块，干燥。

【性状鉴别】呈团块状或不规则纺锤形，长6~15cm，直径4~12cm。表面红棕色或红褐色，皱缩不平，有浅沟，并有横长皮孔样突起及细根痕。体重，质坚实，不易折断。断面浅黄棕色或浅红棕色，显粉性，皮部有4~11个类圆形异型维管束，环列，形成"云锦花纹"，中央木部较大，有的呈木心。气微，味微苦而甘涩。（图5-13）

饮片 呈不规则的厚片或块。外表皮红棕色或红褐色，皱缩不平，有浅沟，并有横长皮孔样突起及细根痕。切面浅黄棕色或浅红棕色，显粉性；横切面有的皮部可见云锦状花纹，中央木部较大，有的呈木心。气微，味微苦而甘涩。（图5-14）

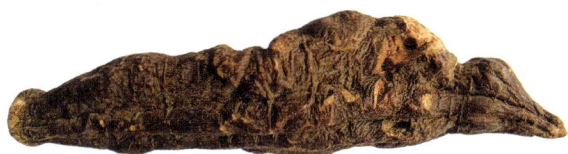

图5-13 何首乌药材

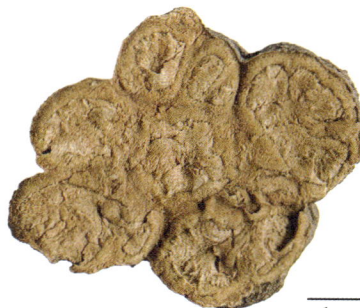

图5-14 何首乌饮片

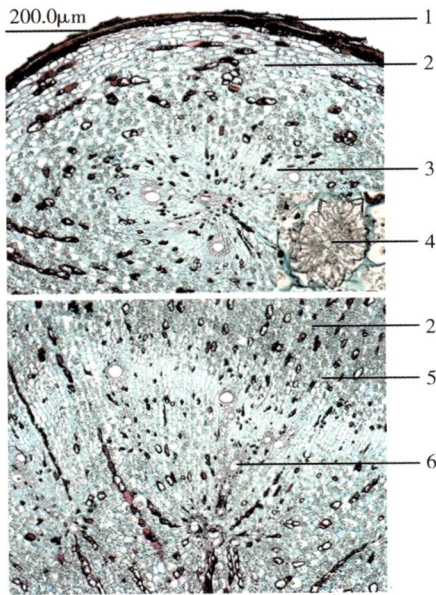

**图5-15 何首乌块根横切面**
1. 木栓层 2. 韧皮部 3. 异型维管束
4. 草酸钙簇晶 5. 形成层 6. 木质部

【显微鉴别】 横切面 ①木栓层为数列细胞，充满棕色物。②韧皮部较宽，散有类圆形异型维管束4～11个，为外韧型，导管稀少。③根的中央形成层成环，木质部导管较少，周围有管胞和少数木纤维。薄壁细胞含草酸钙簇晶和淀粉粒。（图5-15）

粉末 黄棕色。①淀粉粒众多，单粒类圆形，直径4～50μm，脐点人字形、星状或三叉状，大粒者隐约可见层纹；复粒由2～9分粒组成。②草酸钙簇晶较多，直径10～80（160）μm，偶见簇晶与较大的方晶合生。③棕色细胞类圆形或椭圆形，壁稍厚，胞腔内充满淡黄棕色、棕色或红棕色物质，并含淀粉粒。④具缘纹孔导管直径17～178μm。有时可见木纤维。⑤棕色块散在，形状、大小及颜色深浅不一。（图5-16）

【化学成分】 含蒽醌类化合物约1.1%，主要为大黄酚、大黄素，其次为大黄酸、大黄素甲醚、大黄酚蒽酮（chrysophanol anthrone）等。芪类化合物，如含2,3,5,4'-四羟基二苯乙烯-2-O-β-D-葡萄糖苷（2,3,5,4'-tetrahydroxystilbene-2-O-β-D-glucoside）、白藜芦醇（resveratrol）等，为延缓衰老，降血脂、免疫调节、保肝作用等的活性成分。酰胺类化合物，如穆坪马兜铃酰胺（N-trans-feruloyl tyramine）、N-反式-阿魏酰基-3-甲基多巴胺（N-trans-feruloyl-3-methyldopamine）。儿茶精、表儿茶精、3-O-没食子酰儿茶精、3-O-没食子酰表儿茶精、3-O-没食子酰原矢车菊苷元B$_1$（3-O-galloyl-procyanidin-B$_1$）及3,3'-O-双没食子酰原矢车菊苷元B$_2$等。尚含卵磷脂（约3.7%）、鞣质、微量元素等。

**图5-16 何首乌粉末**
1. 淀粉粒 2. 草酸钙簇晶 3. 棕色细胞 4. 导管 5. 棕色块

**【理化鉴别】**

**1. 薄层鉴别**　与何首乌对照药材色谱相应位置上，显相同颜色荧光斑点。

**2. 微量升华**　粉末少量，进行微量升华，可见黄色杆状或针簇状结晶，遇碱液显红色。

**【质量评价】**

**1. 经验鉴别**　以个大、质坚实而重、红褐色、断面云锦花纹清晰、粉性足者为佳。

**2. 含量测定**　按高效液相色谱法测定，含 2,3,5,4'-四羟基二苯乙烯-2-$O$-$\beta$-D-葡萄糖苷（$C_{20}H_{22}O_9$）不得少于 1.0%，含结合蒽醌以大黄素（$C_{15}H_{10}O_5$）和大黄素甲醚（$C_{16}H_{12}O_5$）的总量计，不得少于 0.10%；饮片含结合蒽醌不得少于 0.05%。

**【性味功效】**　性微温，味苦、甘、涩。解毒，消痈，截疟，润肠通便。

### 知识拓展

首乌藤（夜交藤）Polygoni Multiflori Caulis 为何首乌 *Polygonum multiflorum* Thunb. 的干燥藤茎。呈长圆形，稍扭曲，直径 4~7mm。表面紫红色或紫褐色，有突起的皮孔小点，栓皮易成片脱落，节部略膨大，有侧枝痕。质脆，易折断，断面皮部紫红色，木部黄白色或淡棕色，具多数小孔（导管），中央髓部类白色。气微，味微苦、涩。性平，味甘。养血安神，祛风通络。

## 牛膝 Niuxi

### Achyranthis Bidentatae Radix

**【本草考证】**　始载于《神农本草经》，列为上品。《名医别录》陶弘景谓："今出近道，蔡州者最长大柔润。其茎有节似牛膝，故以为名"；"生河内川谷及临朐。"《图经本草》苏颂谓："今江淮闽粤关中亦有之，然不及怀州者为真。春生苗，茎高二三尺，青紫色，有节如鹤膝，又如牛膝状。叶尖圆如匙，两两相对。于节上生花作穗，秋结实甚细。"古时河内系今河南的黄河以北大部分地区，即古怀庆府治；临朐在今山东境内；蔡州为河南汝南。怀牛膝为牛膝的道地药材。古代记述牛膝与现今四大怀药之一的"怀牛膝"相吻合。

**【来源】**　为苋科植物牛膝 *Achyranthes bidentata* Bl. 的干燥根。

**【植物形态】**　多年生草本，高 70~120cm。根圆柱形，土黄色。茎有棱角或四方形，节略膨大。叶片椭圆形或椭圆披针形，长 4.5~12cm，宽 2~7.5cm，顶端尾尖，基部楔形或宽楔形，两面有贴生或开展柔毛。穗状花序顶生及腋生，花向下折而贴近总花梗；总花梗长 1~2cm，有白色柔毛；花多数，密生；苞片 1，膜质，宽卵形，顶端长渐尖；小苞片 2，刺状，顶端弯曲，基部两侧各有 1 卵形膜质小裂片；花被片 5，披针形，顶端急尖，有 1 中脉；雄蕊 5，退化雄蕊顶端平圆，稍有缺刻状细锯齿。胞果矩圆形，黄褐色，光滑。种子矩圆形，黄褐色。花期 7~9 月，果期 9~10 月。

**【采收加工】**　冬季茎叶枯萎时采挖，除去须根和泥沙，捆成小把，晒至干皱后，将顶端切齐，晒干。

**【产地】**　主产于河南，河北、山东、江苏等省亦产，均为栽培。河南产者为道地药材"怀牛膝"，为"四大怀药"之一。

**【性状鉴别】**　呈细长圆柱形，挺直或稍弯曲，长 15~70cm，直径 0.4~1cm。表面灰黄色或淡棕色，有微扭曲的细纵皱纹、排列稀疏的侧根痕和横长皮孔样的突起。质硬脆，易折断，受潮后变软，断面平坦，淡棕色，略呈角质样而油润，中心维管束木质部较大，黄白色，其外周散有多数黄白色点状维管束，断续排列成 2~4 轮。气微，味微甜而稍苦涩。（图 5-17）

饮片　呈圆柱形的段。外表皮灰黄色或淡棕色，有微细的纵皱纹及横长皮孔。质硬脆，易折断，受潮变软。切面平坦，淡棕色或棕色，略呈角质样而油润，中心维管束木质部较大，黄白色，其外围散有多数黄白色点状维管束，断续排列成 2～4 轮。气微，味微甜而稍苦涩。（图 5－18）

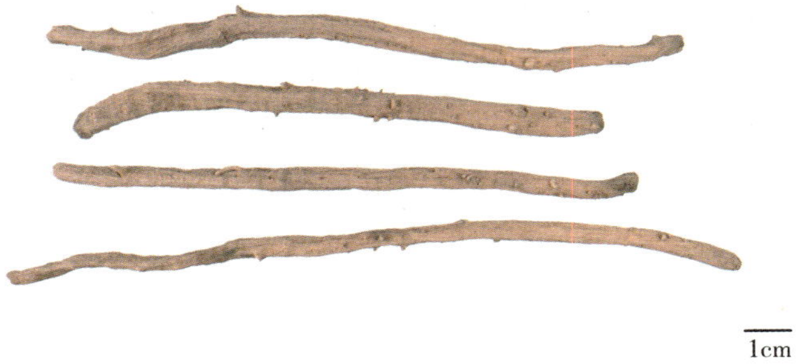

图 5－17　牛膝药材

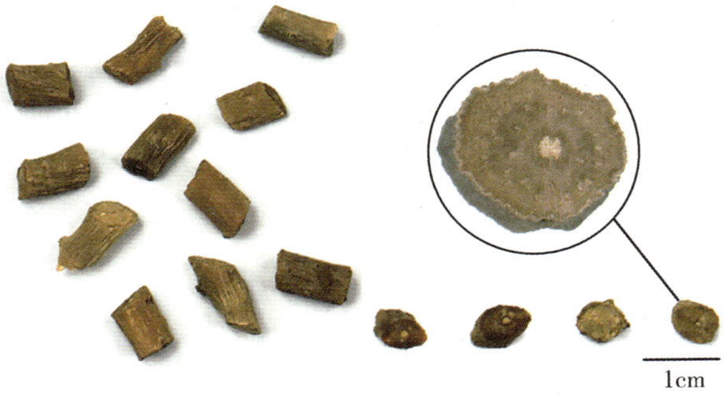

图 5－18　牛膝饮片

【显微鉴别】　横切面　①木栓层为数列扁平细胞，切向延伸，栓内层较窄。②异型维管束外韧型，断续排列成 2～4 轮，最外轮的维管束较小，有的仅 1 至数个导管，束间形成层几连接成环，向内维管束较大。③木质部主要由导管及小的木纤维组成，根中心木质部集成 2～3 群。④薄壁细胞含有草酸钙砂晶。（图 5－19）

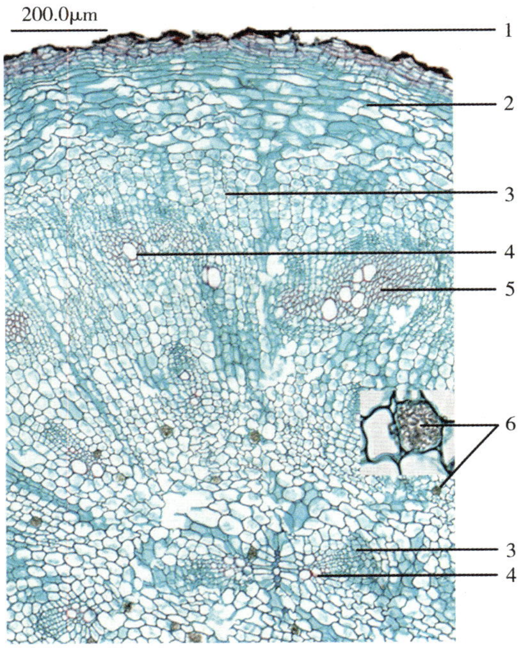

图 5－19　牛膝（根）横切面
1. 木栓层　2. 皮层　3. 韧皮部　4. 木质部　5. 异型维管束　6. 草酸钙砂晶

粉末　土黄色。①木纤维较长，壁微木化，胞腔大，具单斜纹孔。②薄壁细胞含草酸钙砂晶。③导管多为梯网纹，少数为具缘纹孔导管。④木栓细胞类方形，淡黄色。⑤木薄壁细胞长方形，微木化，有的具单纹孔或网纹增厚。（图 5－20）

【化学成分】　含甾酮类成分，如 $\beta$－蜕皮甾酮（$\beta$－ecdysterone）、牛膝甾酮、紫茎牛膝甾酮等。含三萜皂苷类成分，如人参皂苷 Ro（ginsenoside Ro）、牛膝皂苷 I、牛膝皂苷 II、牛膝皂苷 III 和齐墩果酸等。另含肽多糖 ABAB 和活性寡糖 ABS 等。尚含生物碱、香豆素、氨基酸、微量元素等。

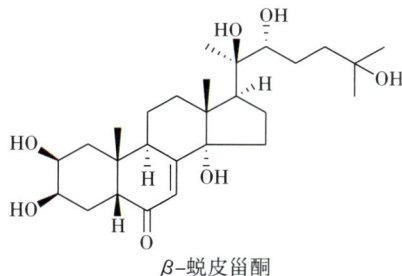

**图 5 - 20　牛膝粉末**

1. 木纤维　2. 草酸钙砂晶　3. 导管　4. 木栓细胞　5. 木薄壁细胞

β-蜕皮甾酮

【理化鉴别】　与牛膝对照药材色谱和 β - 蜕皮甾酮对照品、人参皂苷 Ro 对照品色谱相应的位置上，显相同颜色的斑点。

【质量评价】

**1. 经验鉴别**　以根长、肉肥、皮细、黄白色者为佳。

**2. 检查　二氧化硫残留量**　按二氧化硫残留量测定法测定，不得过 400mg/kg。

**3. 含量测定**　按高效液相色谱法测定，含 β - 蜕皮甾酮（$C_{27}H_{44}O_7$）不得少于 0.030%。

【性味功效】　性平，味苦、甘、酸。逐瘀通经，补肝肾，强筋骨，利尿通淋，引血下行。

🔬 **知识拓展** ----------------------------------------------------

在少数地区尚有用同属植物柳叶牛膝 *Achyranthes longifolia*（Mak.）Mak. f. *rubra* Ho 和粗毛牛膝 *A. aspera* L. 的作为土牛膝药用。柳叶牛膝根粗短，新鲜时断面带紫红色，别名"红牛膝"，产于湖南、湖北、江西、四川等地。粗毛牛膝主根较短，分支较多，产于福建、广东、广西、四川等省区。

----------------------------------------------------

## 川牛膝 Chuanniuxi
### Cyathulae Radix

为苋科植物川牛膝 *Cyathula officinalis* Kuan 的干燥根。秋、冬二季采挖，除去芦头、须根及泥沙，烘或晒至半干，堆放回润，再烘干或晒干。呈近圆柱形，微扭曲，向下略细或有少数分枝。表面黄棕色或灰褐色，具纵皱纹、支根痕和多数横长的皮孔样突起。质韧，不易折断，断面浅黄色或棕黄色，维管束点状，排列成数轮同心环。气微，味甜。粉末棕色。草酸钙砂晶、方晶散在，或充塞于薄壁细胞中。具缘纹孔导管直径 10~80μm，纹孔圆形或横向延长呈长圆形，互列，排列紧密，有的导管分子末端呈梭形。纤维长条形，弯曲，末端渐尖，纹孔呈单斜纹孔或人字形，也可见具缘纹孔，纹孔口交叉成十字形，孔沟明显，疏密不一。主要含杯苋甾酮、异杯苋甾酮等甾酮类化合物。性平，味甘、微苦。逐瘀通经，通利关节，利尿通淋。

## 商陆 Shanglu
### Phytolaccae Radix

【来源】 为商陆科植物商陆 *Phytolacca acinosa* Roxb. 或垂序商陆 *Phytolacca americana* L. 的干燥根。秋季至次春采挖，除去须根和泥沙，切成块或片，晒干或阴干。

【产地】 商陆主产于河南、湖北、安徽等省。垂序商陆产于山东、浙江、江西等省。

【性状鉴别】 呈横切或纵切的不规则块片，厚薄不等。外皮灰黄色或灰棕色。横切片弯曲不平，边缘皱缩，直径 2~8cm；切面浅黄棕色或黄白色，木部隆起，形成数个突起的同心性环轮。纵切片弯曲或卷曲，长 5~8cm，宽 1~2cm，木部呈平行条状突起。质硬。气微，味稍甜，久嚼麻舌。（图 5-21）

饮片 生商陆同药材。

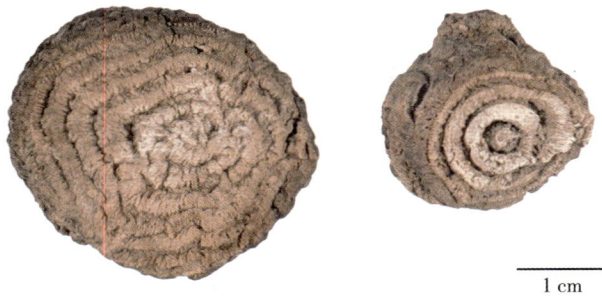

图 5-21 商陆药材

【显微鉴别】 商陆根（直径约 1.5cm）横切面 ①木栓细胞数列至 10 余列。②栓内层较窄。③维管组织为三生构造，有数层同心性形成层环，每环有几十个维管束。④维管束外侧为韧皮部，内侧为木质部；木纤维较多，常数个相连或围于导管周围。⑤薄壁细胞含草酸钙针晶束，并含淀粉粒。

【化学成分】 商陆含商陆皂苷 A~G（esculentoside A~G），商陆种酸（esculentic acid）、美商陆酸（phytolaccagenic acid），2-羟基商陆酸（jaligonicacid，demethyl phytolaccagenin），美商陆皂苷元（phytolaccagenin），脂酸部分包括棕榈酸（palmitic acid）、硬脂酸（stearic acid）及肉豆蔻酸（myristic acid）。

垂序商陆含美商陆苷（phytolaccaside）A、B、D、E、G、$D_2$、F，美商陆皂苷 B，美商陆皂苷元，商陆酸、美商陆酸，齐墩果酸（oleanolic acid），还含美商陆毒素（phytolaccatoxin）。

商陆皂苷甲

【理化鉴别】　薄层鉴别　与商陆皂苷甲对照品色谱相应的位置上，显相同颜色的斑点。

【质量评价】

**1. 经验鉴别**　以块片大，色白者为佳。

**2. 含量测定**　按高效液相色谱法测定，含商陆皂苷甲（$C_{42}H_{66}O_{16}$）不得少于 0.15%。

【性味功效】　性寒，味苦；有毒。逐水消肿，通利二便；外用解毒散结。

## 银柴胡 Yinchaihu

### Stellariae Radix

为石竹科植物银柴胡 *Stellaria dichotoma* L. var. *lanceolata* Bge. 的干燥根。春、夏间植株萌发或秋后茎叶枯萎时采挖；栽培品于种植后第三年 9 月中旬或第四年 4 月中旬采挖，除去残茎、须根及泥沙，晒干。呈类圆柱形，偶有分枝，长 15 ~ 40cm，直径 0.5 ~ 2.5cm，表面浅棕黄色至浅棕色，有扭曲的纵皱纹及支根痕，多具孔穴状或盘状凹陷，习称"砂眼"，从砂眼处折断可见棕色裂隙中有细砂散出。根头部略膨大，有密集的呈疣状突起的芽苞、茎或根茎的残基，习称"珍珠盘"。质硬而脆，易折断，断面不平坦，较疏松，有裂隙，皮部甚薄，木质部有黄、白色相间的放射状纹理。气微，味甘。栽培品有分枝，下部多扭曲，直径 0.6 ~ 1.2cm。表面浅棕黄色或浅黄棕色，纵皱纹细腻明显，细支根痕多呈点状凹陷，几无"砂眼"。根头部有多数疣状突起。折断面质地较紧密，几无裂隙，略显粉性，木部放射状纹理不甚明显。味微甜。含甾醇、黄酮、环肽及挥发油等。性微寒，味甘。清虚热，除疳热。

## 太子参 Taizishen

### Pseudostellariae Radix

为石竹科植物孩儿参 *Pseudostellaria heterophylla*（Miq.）Pax ex Pax et Hoffm. 的干燥块根。夏季茎叶大部分枯萎时采挖，洗净，除去须根，置沸水中略烫后晒干或直接晒干。呈细长纺锤形或细长条形，稍弯曲，长 3 ~ 10cm，直径 0.2 ~ 0.6cm。表面灰黄色至黄棕色，较光滑，微有纵皱纹，凹陷处有须根痕，顶端有茎痕。质硬而脆，易折断。断面较平坦，周边淡黄棕色，中心淡黄白色，角质样；或类白色，显粉性（直接晒干）。气微，味微甘。含皂苷类、环肽类、多种氨基酸、微量元素及挥发油等。性平，味甘、微苦。益气健脾，生津润肺。

## 威灵仙 Weilingxian

### Clematidis Radix et Rhizoma

PPT

【来源】　为毛茛科植物威灵仙 *Clematis chinensis* Osbeck、棉团铁线莲 *C. hexapetala* Pall. 或东北铁线莲 *C. manshurica* Rupr. 的干燥根和根茎。秋季采挖，除去泥沙，晒干。

【产地】　威灵仙主产于长江以南各省，如江苏、浙江、江西、安徽等省。棉团铁线莲主产于东北地区及山东省。东北铁线莲主产于东北地区。

【性状鉴别】　威灵仙：根茎呈柱状，长 1.5 ~ 10cm，直径 0.3 ~ 1.5cm；表面淡棕黄色，上端残留茎

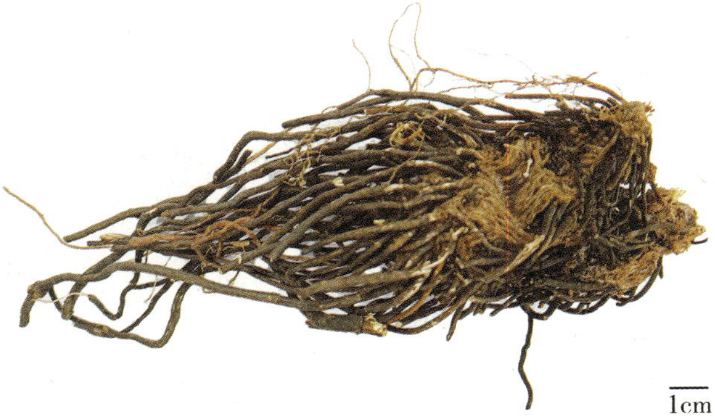

图 5-22 威灵仙药材

基；质较坚韧，断面纤维性；下侧着生多数细根。根呈细长圆柱形，稍弯曲，长 7~15cm，直径 0.1~0.3cm；表面黑褐色，有细纵纹，有的皮部脱落，露出黄白色木部；质硬脆，易折断，断面皮部较广，木部淡黄色，略呈方形，皮部与木部间常有裂隙。气微，味淡。（图 5-22）

棉团铁线莲：根茎呈短柱状，长 1~4cm，直径 0.5~1cm。根长 4~20cm，直径 0.1~0.2cm；表面棕褐色至棕黑色；断面木部圆形。味咸。

东北铁线莲：根茎呈柱状，长 1~11cm，直径 0.5~2.5cm。根较密集，长 5~23cm，直径 0.1~0.4cm；表面棕黑色；断面木部近圆形。味辛辣。

【显微鉴别】威灵仙根横切面：①表皮细胞外壁增厚，棕黑色。②皮层宽，均为薄壁细胞，外皮层细胞切向延长；内皮层明显。③维管束外韧型，老根的韧皮部外侧有纤维束及石细胞，纤维直径 18~43μm。形成层明显。木质部细胞均木化。④薄壁细胞含淀粉粒。

棉团铁线莲：外皮层细胞多径向延长，紧接外皮层有 1~2 列细胞壁稍增厚。韧皮部外侧无纤维束及石细胞。

东北铁线莲：外皮层细胞径向延长，老根略切向延长。韧皮部外侧偶有纤维及石细胞。

【化学成分】威灵仙含三萜皂苷，其皂苷元为齐墩果酸（oleanolic acid）或常春藤皂苷元，如威灵仙次皂苷（prosapogenin）$CP_1$、$CP_2$、$CP_{2b}$、$CP_3$、$CP_{3b}$、$CP_4$、$CP_5$、$CP_6$、$CP_7$、$CP_{7a}$、$CP_8$、$CP_{8a}$、$CP_9$、$CP_{9a}$、$CP_{10}$、$CP_{10a}$ 等。棉团铁线莲含白头翁素、生物碱、谷甾醇、肉豆蔻酸、$\alpha$ 及 $\beta$-亚油酸等。东北铁线莲含三萜皂苷铁线莲皂苷（clematoside）A、A′、B、C，皂苷元均为齐墩果酸。

【质量评价】

**1. 经验鉴别** 均以根较粗长、色黑或棕黑色、无地上残基者为佳。

**2. 含量测定** 按高效液相色谱法测定，含齐墩果酸（$C_{30}H_{48}O_3$）不得少于 0.30%。

【性味功效】性温，味辛、咸。祛风湿，通经络。

## 附子 Fuzi

### Aconiti Radix Lateralis Praeparata

【本草考证】始载于《神农本草经》，列为下品。陶弘景谓："乌头与附子同根"。李时珍谓："附乌头而生者为附子，如子附母也"。本草考证于现今同用。

【来源】为毛茛科植物乌头 *Aconitum carmichaelii* Debx.（栽培品）的子根的加工品。

【产地】主产于四川、湖北、湖南等省。

【采收加工】6 月下旬至 8 月上旬挖出全株，抖去泥沙，摘取子根（附子），除去母根、须根，习称"泥附子"，需立即加工。其加工品有 3 种：①选择个大、均匀的泥附子，洗净，浸入胆巴的水溶液中，过夜，再加食盐，继续浸泡，每日取出晒晾，并逐渐延长晒晾时间，直到表面出现大量结晶盐粒（盐霜）、质地变硬为止，习称"盐附子"。②取泥附子，按大小分别洗净，浸入胆巴的水溶液中数日，连同浸液煮至透心，捞出，水漂，纵切成厚约 0.5cm 的片，再用水浸漂，用调色液使附片染成浓茶色，取出，蒸至出现油面、光泽后，烘至半干，再晒干或继续烘干，习称"黑顺片"。③选择大小均匀的泥附子，洗净，浸入胆巴的水溶液中数日，连同浸液煮至透心，捞出，剥去外皮，纵切成约 0.3cm 的薄片，用水浸漂，取出，蒸透，晒干，习称"白附片"。

【性状鉴别】盐附子：呈圆锤形，长 4～7cm，直径 3～5cm。表面灰黑色，被盐霜，顶端有凹陷的芽痕，周围有瘤状突起的支根或支根痕。质重。横切面灰褐色，有充满盐霜的小空隙及多角形形成层环纹，环纹内侧导管束排列不整齐。气微、味咸而麻，刺舌。（图 5－23）

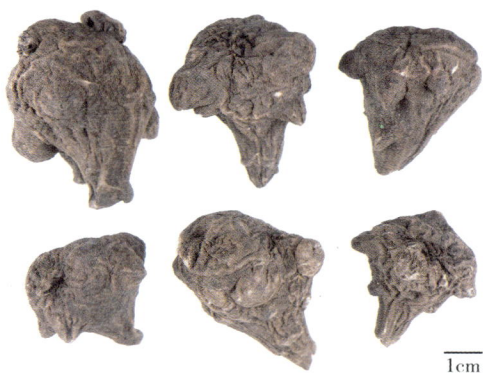

黑顺片：为纵切片，上宽下窄，长 1.7～5cm，宽 0.9～3cm，厚 0.2～0.5cm。外皮黑褐色，切面暗黄色，油润具光泽，半透明状，有纵向导管束。质硬而脆，断面角质样。气微、味淡。（图 5－24）

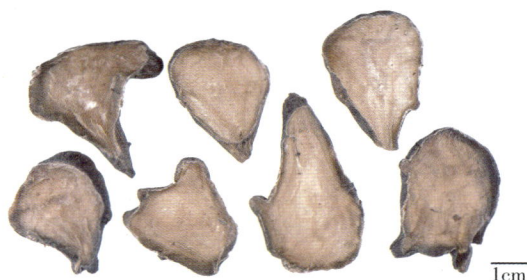

白附片：无外皮，黄白色，半透明，厚约 0.3cm。（图 5－25）

图 5－23　盐附子

图 5－24　黑顺片

图 5－25　白附片

【显微鉴别】横切面　①后生皮层为黄色木栓化细胞。②皮层细胞切向延长，偶有石细胞，类长方形，胞腔较大；有时可见根迹维管束。内皮层明显。③韧皮部宽广，散有筛管群。④形成层常至多角形环。⑤木质部导管位于形成层内侧，多单列或略呈"V"字形排列。⑥髓部明显。薄壁细胞充满淀粉粒。皮层有时可见根迹维管束。（图 5－26）

【化学成分】附子含中乌头碱（mesaconitine）、次乌头碱（hypaconitine）、乌头胺（higenamine）即消旋去甲乌药碱、棍掌碱氯化物（coryneinechloride）、异飞燕草碱（isodelphinine）、乌头碱（aconitine）、苯甲酰中乌头原碱（benzoylmesaconine）、新乌宁碱（neoline）、附子宁碱（fuziline）、去甲猪毛菜碱（salsolinol）、多根乌头碱（karakoline）、北草乌碱（beiwutine）即 10－羟基中乌头碱（10－hydroxymesaconitine）等多种生物碱。附子因系加工品，生品中所含毒性很强的双酯类生物碱，在加工炮制的过程中易水解，失去一分子醋酸，生成毒性较小的单酯类碱苯甲酰乌头胺（benzoylaconine）、苯甲酰中乌头胺（benzoylmesaconine）和苯甲酰次乌头胺（benzoylhypaconine）。如继续水解，则又失去一分子

图 5－26　附子横切面

1. 后生皮层　2. 石细胞　3. 皮层　4. 筛管群　5. 纤维束
6. 韧皮部　7. 木质部　8. 淀粉粒　9. 髓部

苯甲酸，生成毒性更小的不带酯键的胺醇类碱乌头胺（aconine）、中乌头胺（mesaconine）和次乌头胺（hypaconine）。因此炮制品的附子、川乌及草乌的毒性均较其生品为小。盐附子的毒性比蒸煮过的黑顺片、白附片大。

此外，尚含去甲乌药碱（higenamine，*dl* – de – methylcoclaurine）、去甲猪毛菜碱（salsolinol）均为水溶性强心有效成分，去甲猪毛菜碱（salsolinol）还兼有弱的升压镇痛作用。氯化棍掌碱（coryneine-chloride）有强心及升压作用。生附子还含脂类成分约 0.7%，主要为附子酯酸，其次为附子磷脂酸钙、$\beta$ – 谷甾醇及其脂肪酸酯等。中乌头碱为镇痛的主要活性成分。

【理化鉴别】薄层鉴别　盐附子与新乌头碱对照品、次乌头碱对照品和乌头碱对照品色谱相应的位置上，显相同颜色的斑点；黑顺片或白附片与苯甲酰新乌头原碱对照品、苯甲酰乌头原碱对照品、苯甲酰次乌头原碱对照品色谱相应的位置上，显相同颜色的斑点。

【质量评价】

**1. 经验鉴别**　盐附子以个大、质坚实、灰黑色、表面光滑者为佳。黑顺片以片大、均匀、棕黄色、有光泽者为佳。白附片以片均、黄白色、半透明者为佳。

**2. 检查**　双酯型生物碱　按高效液相色谱法测定，盐附子、黑顺片、白附片含双酯型生物碱以新乌头碱（$C_{33}H_{45}NO_{11}$）、次乌头碱（$C_{33}H_{45}NO_{10}$）和乌头碱（$C_{34}H_{47}NO_{11}$）的总量计不得过 0.020%。

**3. 含量测定**　按高效液相色谱法测定，盐附子、黑顺片、白附片，含苯甲酰新乌头原碱（$C_{31}H_{43}NO_{10}$）、苯甲酰乌头原碱（$C_{32}H_{45}NO_{10}$）和苯甲酰次乌头原碱（$C_{31}H_{43}NO_9$）的总量不得少于 0.010%。

【性味功效】性大热，味辛、甘；有毒。回阳救逆，补火助阳，散寒止痛。

## 川乌 Chuanwu
### Aconiti Radix

【来源】为毛茛科植物乌头 *Aconitum carmichaelii* Debx. 的干燥母根。6月下旬至8月上旬采挖。除去子根、须根及泥沙，晒干。

【产地】主要栽培于四川。分布于辽宁南部、河南、陕西、甘肃、山东、江苏、安徽、浙江、江西、湖北、湖南、广东、广西、四川、贵州、云南。

【性状鉴别】呈不规则圆锥形，稍弯曲，顶端常有残茎，中部多向一侧膨大，长 2 ~ 7.5cm，直径 1.2 ~ 2.5cm。表面棕褐色或灰棕色，皱缩，有小瘤状侧根及子根脱离后的痕迹。质坚实，断面类白色或浅灰黄色，形成层环呈多角形。气微，味辛辣、麻舌。（图 5 – 27）

【显微鉴别】根横切面　①后生皮层为黄色木栓化细胞。②皮层薄壁组织偶有石细胞，单个散在或数个成群，类长方形、方形或长椭圆形，胞腔较大；有时可见根迹维管束。内皮层不甚明显。③韧皮部宽广，散有筛管群；内侧偶见纤维束。④形成层类多角形。其内外侧偶有 1 至数个异型维管束。⑤木质部导管多列，位于形成层内侧，呈径向或略呈"V"形排列。⑥髓部明显。薄壁细胞充满淀粉粒。

粉末　灰黄色。淀粉粒单粒球形、长圆形或肾形，直径 3 ~ 22μm；复粒由 2 ~ 15 分粒组成。石细胞近无色或淡黄绿色，呈类长方形、类方形、多角形或一边斜尖，直径 49 ~ 117μm，长 113 ~ 280μm，壁厚 4 ~ 13μm，壁厚者层纹明显，纹孔较稀疏。后生皮层细胞棕色，有的壁成瘤状增厚突入细胞腔。导管淡黄色，主为具缘纹孔，直径 29 ~ 70μm，末端平截或短尖，穿孔位于端壁或侧壁，有的导管分子粗短拐曲或纵横连接。

【化学成分】含多种生物碱，如乌头碱、次乌头碱、中乌头碱、脂乌头碱、脂次乌头碱脂中乌头碱等，还含有乌头多糖 A、B、C、D 等。

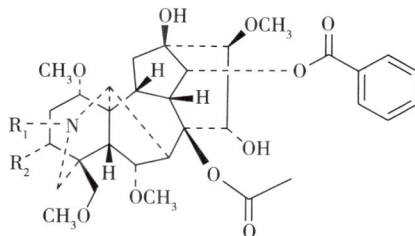

图 5 - 27 川乌药材

乌头碱　　$R_1 = C_2H_5$　　$R_2 = OH$

次乌头碱　$R_1 = CH_3$　　$R_2 = H$

新乌头碱　$R_1 = CH_3$　　$R_2 = OH$

【理化鉴别】 薄层鉴别　与乌头双酯型生物碱对照提取物色谱相应位置上，显相同颜色的斑点。

【质量评价】

**1. 经验鉴别**　以饱满、质坚实、断面色白者为佳。

**2. 含量测定**　按高效液相色谱法测定，含乌头碱（$C_{34}H_{47}NO_{11}$）、次乌头碱（$C_{33}H_{45}NO_{10}$）和新乌头碱（$C_{33}H_{45}NO_{11}$）的总量应为 0.050% ~ 0.17%。

【性味功效】 性热，味辛、苦；有大毒。祛风除湿，温经止痛。

### 知识拓展

部分地区川乌为乌头的子根。其母根则作草乌用。

## 草乌 Caowu

### Aconiti Kusnezoffii Radix

为毛茛科植物北乌头 *Aconitum Kusnezoffii* Reichb. 的干燥块根。呈不规则长圆锥形，略弯曲，长 2 ~ 7cm，直径 0.6 ~ 1.8cm。顶端常有残茎和少数不定根残基，有的顶端一侧有一枯萎的芽，一侧有一圆形或扁圆形不定根残基。表面灰褐色或黑棕褐色，皱缩，有纵皱纹、点状须根痕及数个瘤状侧根。质硬，断面灰白色或暗灰色，有裂隙，形成层环纹多角形或类圆形，髓部较大或中空。气微，味辛辣、麻舌。粉末灰棕色。淀粉粒单粒类圆形，直径 2 ~ 23μm；复粒由 2 ~ 16 分粒组成。石细胞无色，与后生皮层细胞连结的显棕色，呈类方形、类长方形、类圆形、梭形或长条形，直径 20 ~ 133(234) μm，长至 465μm，壁厚薄不一，壁厚者层纹明显，纹孔细，有的含棕色物。后生皮层细胞棕色，表面观呈类方形或长多角形，壁不均匀增厚，有的呈瘤状突入细胞腔。含新乌头碱（$C_{33}H_{45}NO_{11}$）、次乌头碱（$C_{33}H_{45}NO_{10}$）和乌头碱（$C_{34}H_{47}NO_{11}$）等。性热，味辛、苦；有大毒。祛风除湿，温经止痛。

## 白芍 Baishao

### Paeoniae Radix Alba

【本草考证】 始载于《神农本草经》，列为中品。《蜀本草》马志谓："此有赤白两种，其花亦有赤白二色。"宋代《图经本草》苏颂谓："芍药有二种……。"明代《本草纲目》李时珍谓："芍药犹婥约也，……此草花容婥约，故以为名。"今芍药亦有白、赤芍之分，白芍花色赤白均有，与古代药用一致。

【来源】 为毛茛科植物芍药 *Paeonia lactiflora* Pall. 的干燥根。

【植物形态】 多年生草本，根肥大，纺锤形或圆柱形。茎直立，高 40 ~ 70cm，叶互生，下部茎生叶为二回三出复叶，上部茎生叶为三出复叶；小叶狭卵形、椭圆形或披针形，先端渐尖，基部楔形或偏斜，边缘具白色软骨质细齿，两面无毛，背面沿叶脉疏生短柔毛。花数朵，生茎顶和叶腋；苞片4~5，披针形，大小不等；萼片4，宽卵形或近圆形，绿色，宿存；花瓣9~13，倒卵形，白色、粉红色或红色，栽培品花瓣各色并且重瓣；雄蕊多数，花药黄色；药盘浅杯状，包裹心皮基部，顶端裂片钝圆；心皮2~5，离生，无毛。果卵形或卵圆形，先端外弯成钩状。花期5~6月，果期6~8月。

【采收加工】夏、秋二季采挖，洗净，除去头尾和细根，置沸水中煮后除去外皮或去皮后再煮，晒干。

【产地】主产于浙江、安徽、四川等省，商品上分别习称"杭白芍""亳白芍"和"川白芍"，均为栽培品。

【性状鉴别】呈圆柱形，平直或稍弯曲，两端平截，长5~18cm，直径1~2.5cm。表面类白色或淡棕红色，光洁或有纵皱纹及细根痕，偶有残存的棕褐色外皮。质坚实，不易折断，断面较平坦，类白色或微带棕红色，形成层环明显，射线放射状。气微，味微苦、酸。（图5-28）

饮片　呈类圆形的薄片。表面淡棕红色或类白色。切面微带棕红色或类白色，形成层环明显，可见稍隆起的筋脉纹呈放射状排列。气微，味微苦、酸。（图5-29）

图5-28　白芍药材

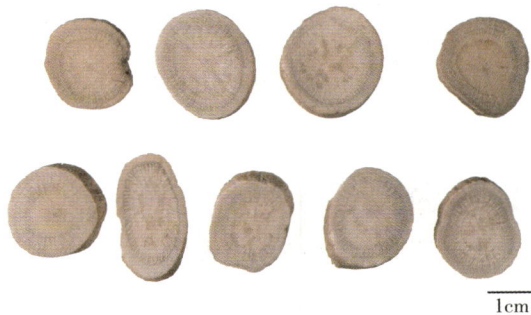

图5-29　白芍饮片

图5-30　白芍横切面

1. 木栓层　2. 皮层　3. 韧皮部　4. 形成层　5. 木质部
6. 射线　7. 木纤维　8. 导管　9. 草酸钙簇晶

【显微鉴别】横切面　①木栓层细胞偶有残存，残存的皮层细胞切向延长。②韧皮部主要由薄壁细胞构成。③形成层环微波状弯曲。④木质部束窄，导管群放射状排列，导管旁有少数木纤维，木射线宽十至数十列细胞。⑤薄壁细胞含草酸钙簇晶，并含糊化淀粉粒团块。（图5-30）

粉末　黄白色。①糊化淀粉粒团块甚多。②草酸钙簇晶直径11~35μm，存在于薄壁细胞中，常排列成行，或一个细胞中含数个簇晶。③具缘纹孔导管和网纹导管直径20~65μm。④纤维长梭形，直径15~40μm，微木化，具缘纹孔不甚明显，纹孔口斜裂缝状，孔沟明显。（图5-31）

【化学成分】含多种单萜苷类化合物，主要有芍药苷（paeoniflorin）、芍药内酯苷（albiflorin）、羟基芍药苷（oxypaeoniflorin）、苯甲酰芍药苷（benzoylpaeoniflorin）。含多元酚类化合物，如丹皮酚原苷、丹皮酚及苯甲酸、胡萝卜苷、鞣质类等。

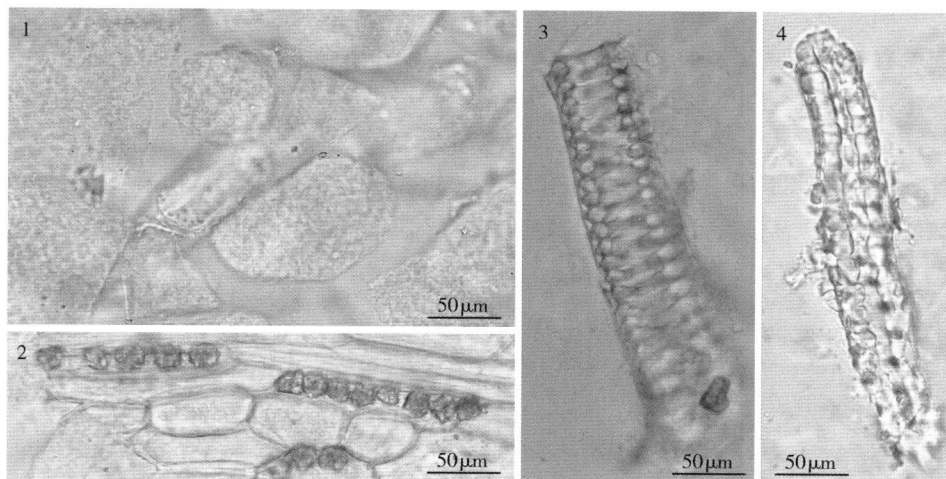

**图 5-31　白芍粉末**
1. 含糊化淀粉粒的薄壁细胞　2. 草酸钙簇晶　3. 导管　4. 木纤维

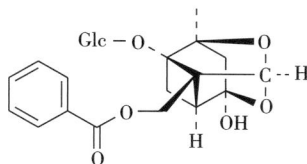

芍药苷

【理化鉴别】薄层鉴别　与芍药苷对照品色谱相应的位置上，显相同的蓝紫色斑点。

【质量评价】

**1. 经验鉴别**　以根粗、坚实、无白心或裂隙者为佳。

**2. 检查**　二氧化硫残留量按二氧化硫残留量测定法测定，不得过 400mg/kg。

**3. 含量测定**　按高效液相色谱法测定，药材含芍药苷（$C_{23}H_{28}O_{11}$）不得少于 1.6%；饮片含芍药苷不得少于 1.2%。

【性味功效】性微寒，味苦、酸。养血调经，敛阴止汗，柔肝止痛，平抑肝阳。

## 赤芍 Chishao

### Paeoniae Radix Rubra

为毛茛科植物芍药 *Paeonia lactiflora* Pall. 或川赤芍 *P. veitchii* Lynch 的干燥根。春、秋二季采挖，除去根茎、须根及泥沙，晒干。呈圆柱形，稍弯曲，长 5~40cm，直径 0.5~3cm。表面棕褐色，粗糙，有纵沟和皱纹，并有须根痕和横长的皮孔样突起，有的外皮易脱落。质硬而脆，易折断，断面粉白色或粉红色，皮部窄，木部放射状纹理明显，有的有裂隙。气微香，味微苦、酸涩。主要含芍药苷，以及微量芍药内酯苷、羟基芍药苷及苯甲酰芍药苷、赤芍精、赤芍甲素、赤芍乙素、苯甲酸、鞣质等。性微寒，味苦。清热凉血，散瘀止痛。

## 黄连 Huanglian

### Coptidis Rhizoma

【本草考证】始载于《神农本草经》，列为上品。《名医别录》记载："黄连生巫阳川谷及蜀郡、太山之阳。"《新修本草》载："蜀道者粗大节平、味极浓苦，疗渴为最。"《本草纲目》李时珍谓："汉末李当之本草，惟取蜀郡黄肥而坚实者为善。……惟以雅州、眉州者为良"，又谓"其根连珠而色黄，故名。"古今用药一致。

【来源】为毛茛科植物黄连 *Coptis chinensis* Franch.、三角叶黄连 *C. deltoidea* C. Y. Cheng et Hsiao 或云连 *C. teeta* Wall. 的干燥根茎。以上三种分别习称"味连""雅连""云连"。

【植物形态】黄连：多年生草本。根茎黄色，常有分枝，密生多数须根。叶基生，具长柄，坚纸质，卵状三角形；3 全裂，中央裂片卵状菱形。花葶 1~2，二歧或多歧聚伞花序顶生，花 3~8 朵；萼片 5，黄绿色；花瓣线形或线状披针形；雄蕊多数，外轮雄蕊比花瓣略短；心皮 8~12，离生，有短柄。聚合蓇葖果。

三角叶黄连：根茎黄色，不分枝或少分枝，有长节间。叶片卵形，3 全裂，中央裂片三角状卵形。雄蕊长约为花瓣之半。

云南黄连：根茎黄色，节间密，较少分枝。叶片卵状三角形，3 全裂，中央裂片卵状菱形，裂片间彼此疏离。花瓣匙形至卵状匙形，先端钝。

【采收加工】秋季采挖，除去须根和泥沙，干燥，撞去残留须根。

【产地】味连主产于四川、重庆、湖北等省，栽培品为主，系商品主流。雅连主产于四川洪雅、峨眉等地，为栽培品，少量野生。云连主产于云南德钦、碧江及西藏等地，原系野生，现有栽培。

【性状鉴别】味连：多集聚成簇，常弯曲，形如鸡爪，单枝根茎长 3~6cm，直径 0.3~0.8cm。表面灰黄色或黄褐色，粗糙，有不规则结节状隆起、须根及须根残基；有的节间表面平滑如茎秆，习称"过桥"。上部多残留褐色鳞叶，顶端常留有残余的茎或叶柄。质硬，断面不整齐，皮部橙红色或暗棕色，木部鲜黄色或橙黄色，呈放射状排列，髓部有的中空。气微，味极苦。（图 5-32）

雅连：多为单枝，略呈圆柱形，微弯曲，长 4~8cm，直径 0.5~1cm。"过桥"较长，顶端有少许残茎。（图 5-32）

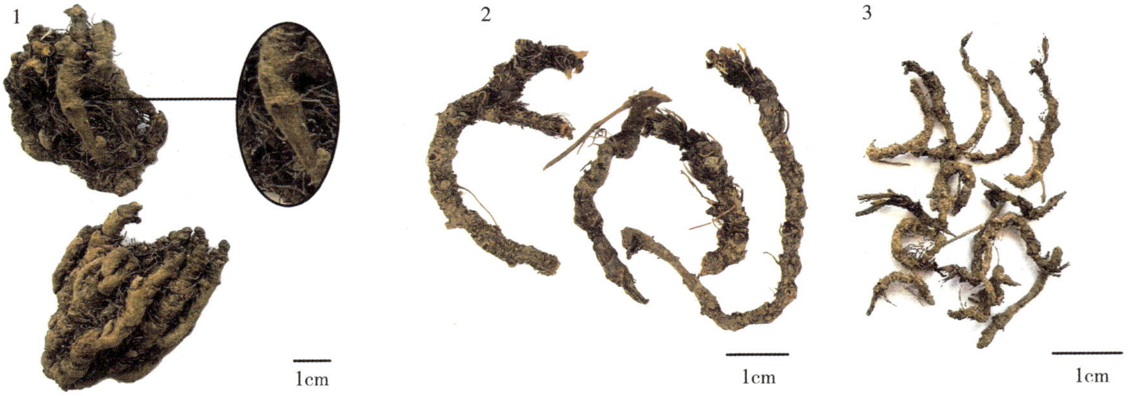

**图 5-32 黄连药材**
1. 味连　2. 雅连　3. 云连

**图 5-33 黄连饮片**

云连：多为单枝，弯曲呈钩状，较细小，形如蝎尾，长 2~5cm，直径 0.2~0.4cm，表面棕黄色，"过桥"较短。（图 5-32）

饮片（味连）　呈不规则薄片。外皮灰黄色或黄褐色，粗糙，有细小的须根。切面或碎断面鲜黄色或红黄色，具放射状纹理。气微，味极苦。（图 5-33）

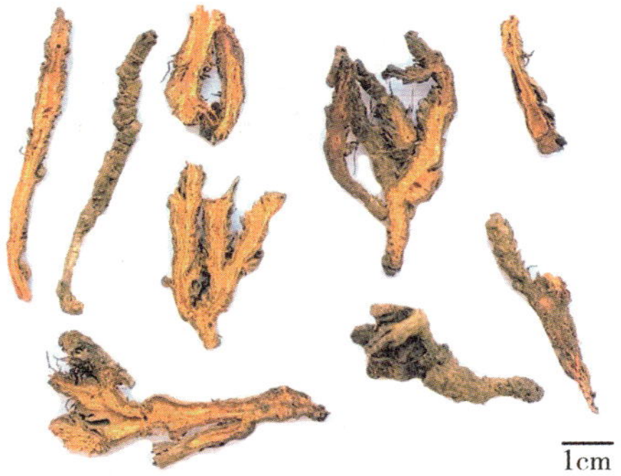

【显微鉴别】味连根茎横切面：①木栓层为数列细胞，其外有表皮，常脱落。②皮层较宽，石细胞单个或成群散在。③中柱鞘纤维成束或伴有少数石细胞，均显黄色。

④维管束外韧型，环列。⑤木质部黄色，均木化，木纤维较发达。⑥髓部均为薄壁细胞，无石细胞。（图5-34）

雅连横切面：髓部有石细胞。（图5-34）

云连横切面：皮层、中柱鞘及髓部均无石细胞。（图5-34）

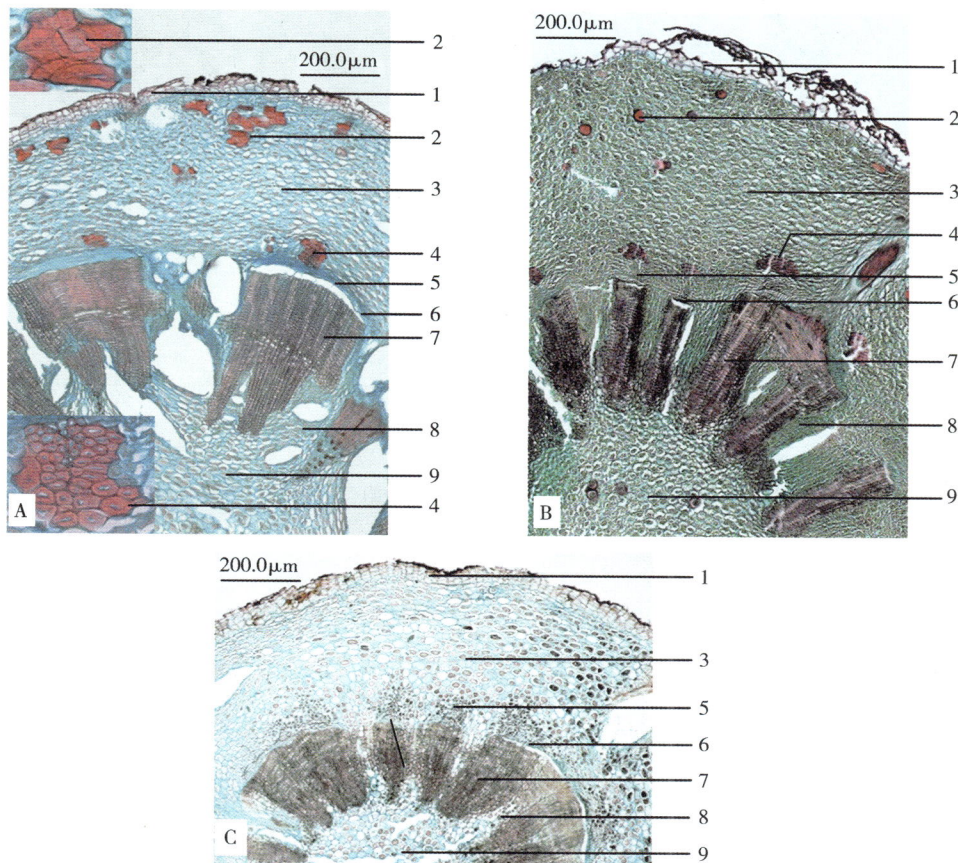

图5-34　黄连根茎横切面组织特征图

A. 味连　B. 雅连　C. 云连

1. 木栓层　2. 石细胞　3. 皮层　4. 中柱鞘纤维
5. 韧皮部　6. 形成层　7. 木质部　8. 木射线　9. 髓部

味连粉末：黄棕色或黄色。①石细胞类方形、类圆形或近多角形，黄色，壁厚，壁孔明显。②中柱鞘纤维黄色，纺锤形或梭形，壁厚。③木纤维较细长，壁较薄，有稀疏点状纹孔。④木薄壁细胞类长方形或不规则形，壁稍厚，有纹孔。⑤鳞叶表皮细胞绿黄色或黄棕色，细胞长方形或长多角形，壁微波状弯曲，或连珠状增厚。⑥网纹或孔纹导管。⑦淀粉粒多单粒。（图5-35）

雅连粉末：石细胞较多。

云连粉末：无石细胞。

【化学成分】均含异喹啉类生物碱，主要为小檗碱（berberine），呈盐酸盐存在；其次为黄连碱（coptisine）、表小檗碱（epiberberine）、巴马汀（palmatine）、药根碱（jatrorrhizine）、等。还含酚性成分如阿魏酸、绿原酸、3,4-二羟基苯乙醇葡萄糖苷、3-羧基-4-羟基苯氧葡萄糖苷、2,3,4-三羟基苯丙酸等。

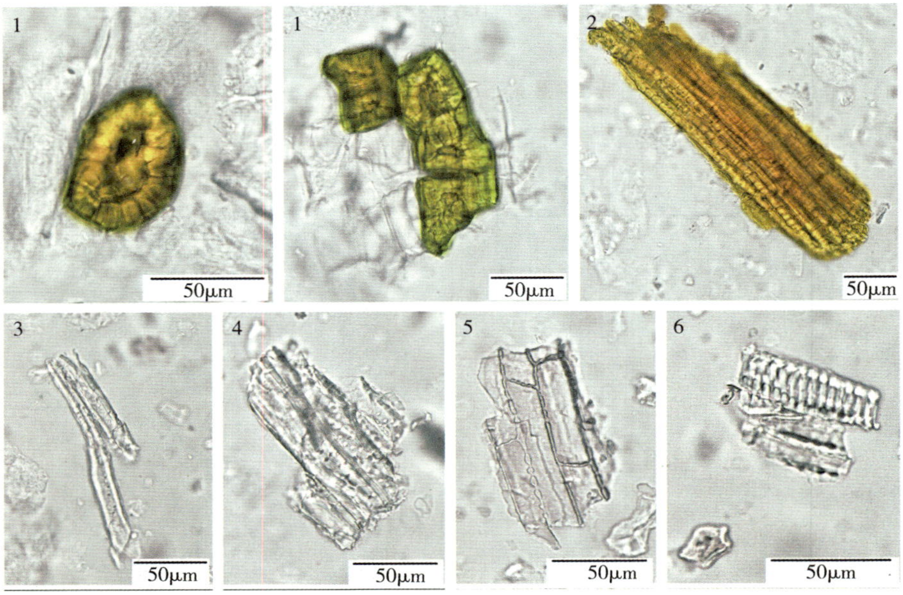

**图 5 − 35 黄连（味连）粉末**
1. 石细胞 2. 中柱鞘纤维 3. 木纤维 4. 木薄壁细胞 5. 鳞叶表皮细胞 6. 导管

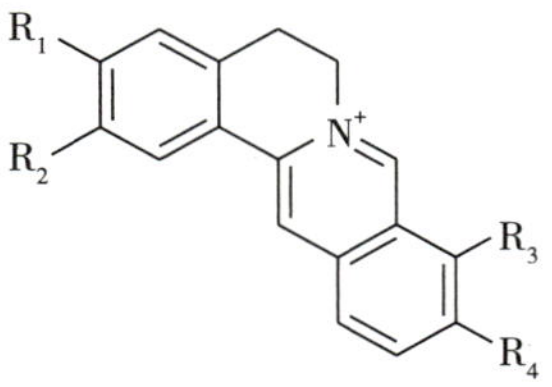

|  | $R_1$ | $R_2$ | $R_3$ | $R_4$ |
|---|---|---|---|---|
| 小檗碱 | O—$CH_2$—O | | $OCH_3$ | $OCH_3$ |
| 黄连碱 | O—$CH_2$—O | | O—$CH_2$—O | |
| 表小檗碱 | $OCH_3$ | $OCH_3$ | O—$CH_2$—O | |
| 巴马汀 | $OCH_3$ | $OCH_3$ | $OCH_3$ | $OCH_3$ |

【理化鉴别】

**1. 荧光检查** 取根茎折断面在紫外光灯（365nm）下观察，显金黄色荧光，木质部尤为明显。

**2. 显微化学反应** 取粉末或薄切片置载玻片上，加95%乙醇1～2滴及30%硝酸1滴，加盖玻片放置片刻，镜检，有黄色针状或针簇状结晶析出。

**3. 薄层鉴别** 与黄连对照药材色谱相应位置上，显4个以上相同颜色的荧光斑点；与盐酸小檗碱对照品色谱相应的位置上，显相同颜色的荧光斑点。

【质量评价】

**1. 经验鉴别** 均以粗壮、坚实、断面红黄色者为佳。

**2. 检查** 重金属及有害元素 铅不得过5mg/kg，镉不得过1mg/kg，砷不得过2mg/kg，汞不得过0.2mg/kg，铜不得过20mg/kg。

**3. 含量测定** 按高效液相色谱法测定，味连含小檗碱（$C_{20}H_{17}NO_4$）不得少于5.5%，表小檗碱（$C_{20}H_{17}NO_4$）不得少于0.80%，黄连碱（$C_{19}H_{13}NO_4$）不得少于1.6%，巴马汀（$C_{21}H_{21}NO_4$）不得少于1.5%。雅连含小檗碱不得少于4.5%。云连含小檗碱不得少于7.0%。

【性味功效】性寒，味苦。清热燥湿，泻火解毒。

### 升麻 Shengma

### Cimicifugae Rhizoma

为毛茛科植物大三叶升麻 *Cimicifuga heracleifolia* Kom. 、兴安升麻 *C. dahurica*（Turcz.） Maxim. 或升麻 *C. foetida* L. 的干燥根茎。秋季采挖，除去泥沙，晒至须根干时，燎去或除去须根，晒干。呈不规则的长形块状，多分枝，呈结节状，长 10～20cm，直径 2～4cm。表面黑褐色或棕褐色，粗糙不平，有坚硬的细须根残留，上面有数个圆形空洞的茎基痕，洞内壁显网状沟纹；下面凹凸不平，具须根痕。体轻，质坚硬，不易折断，断面不平坦，有裂隙，纤维性，黄绿色或淡黄白色。气微，味微苦而涩。含有甾萜类成分。性微寒，味辛、微甘。发表透疹，清热解毒，升举阳气。

### 防己 Fangji

### Stephaniae Tetrandrae Radix

【来源】 为防己科植物粉防己 *Stephania tetrandra* S. Moore 的干燥根。秋季采挖，洗净，除去粗皮，晒至半干，切段，个大者再纵切，干燥。

【产地】 主产于浙江、安徽、湖北、湖南等省。

【性状鉴别】 呈不规则圆柱形、半圆柱形或块状，多弯曲，长 5～10cm，直径 1～5cm。表面淡灰黄色至灰褐色，在弯曲处常有深陷横沟而成结节状的瘤块样，形似猪大肠。体重，质坚实，断面平坦，灰白色至灰黄色，富粉性，有排列较稀疏的放射状纹理，有的有裂隙，习称"车轮纹"。气微，味苦。（图5-36）

饮片　呈类圆形或半圆形的厚片。余同药材。（图5-37）

图 5-36　防己药材

图 5-37　防己饮片

【显微鉴别】 根横切面　木栓层有时残存。栓内层散有石细胞群，常切向排列。韧皮部较宽。形成层成环。木质部占大部分，射线较宽；导管稀疏，呈放射状排列；导管旁有木纤维。薄壁细胞充满淀粉粒，并可见细小杆状草酸钙结晶。栽培品中栓内层石细胞群少见。

【化学成分】 含有异喹啉类生物碱，主要为粉防己碱（tetrandrine）、防己诺林碱（fangchinoline）、轮环藤酚碱（cyclanoline）、去甲基粉防己碱（demethyl-tetrandrine）。另外还含有黄酮苷、酚类、有机酸、挥发油、糖类等成分。

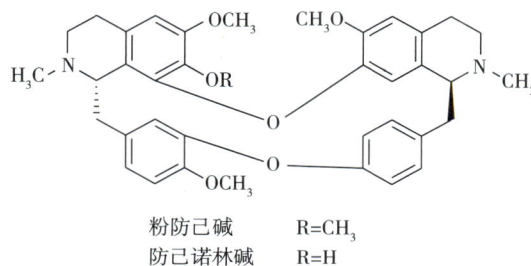

粉防己碱　　R=CH₃
防己诺林碱　　R=H

【质量评价】

**1. 经验鉴别**　以质坚实、粉性足、去净外皮者为佳。

**2. 含量测定**　按高效液相色谱法测定，含粉防己碱（$C_{38}H_{42}N_2O_6$）和防己诺林碱（$C_{37}H_{40}N_2O_6$）的总量不得少于1.6%，饮片不得少于1.4%。

【性味功效】　性寒，味苦。祛风止痛，利水消肿。

## 北豆根 Beidougen
## Menispermi Rhizoma

为防己科植物蝙蝠葛 *Menispermum dauricum* DC. 的干燥根茎。呈细长圆柱形，弯曲，有分枝，长可达50cm，直径0.3~0.8cm。表面黄棕色至暗棕色，多有弯曲的细根，并可见突起的根痕和纵皱纹，外皮易剥落。质韧，不易折断，断面不整齐，纤维细，木部淡黄色，呈放射状排列，中心有髓。气微，味苦。以粗大、味苦者为佳。含有蝙蝠葛苏林碱、蝙蝠葛碱等生物碱类成分。性寒、味苦；有小毒。清热解毒，祛风止痛。

### 知识拓展

山豆根 Shandougen；Sophorae Tonkinensis Radix et Rhizoma 为豆科植物越南槐 *Sophora Tonkinensis* Gagnep. 的干燥根及根茎。秋季采挖，除去杂质，洗净，干燥。根茎呈不规则结节状，顶端常残存茎基，其下着生根数条。根呈长圆柱形，常有分枝，长短不等，直径0.7~1.5cm。表面棕色至棕褐色，有不规则的纵皱纹及横长皮孔样突起。质坚硬，难折断，断面皮部浅棕色，木部淡黄色。有豆腥气，味极苦。含有苦参碱、氧化苦参碱等生物碱类成分。性寒，味苦；有毒。清热解毒，消肿利咽。

## 延胡索 Yanhusuo
## Corydalis Rhizoma

【来源】　为罂粟科植物延胡索 *Corydalis yanhusuo* W. T. Wang 的干燥块茎。夏初茎叶枯萎时采挖，除去须根，洗净，置沸水中煮或蒸至恰无白心时，取出，晒干。

【产地】　主产于浙江东阳、磐安。湖北、湖南、江苏等省亦产，多为栽培。

【性状鉴别】　呈不规则的扁球形，直径0.5~1.5cm。表面黄色或黄褐色，有不规则网状皱纹。顶端有略凹陷的茎痕，底部常有疙瘩状突起。质硬而脆，断面黄色，角质样，有蜡样光泽。气微，味苦。（图5-38）

饮片　呈不规则的圆形厚片。余同药材。（图5-39）

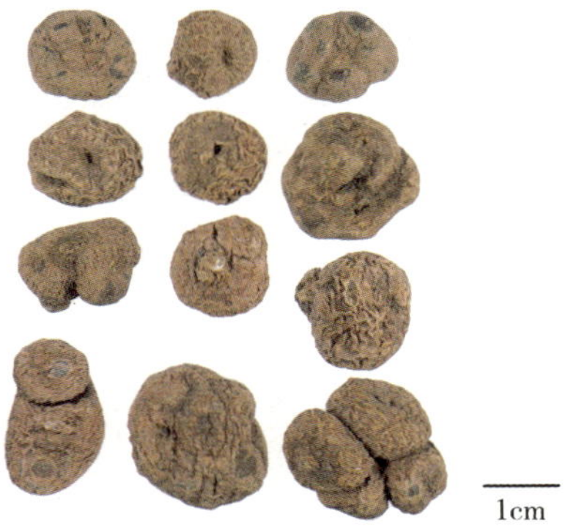

图5-38　延胡索药材

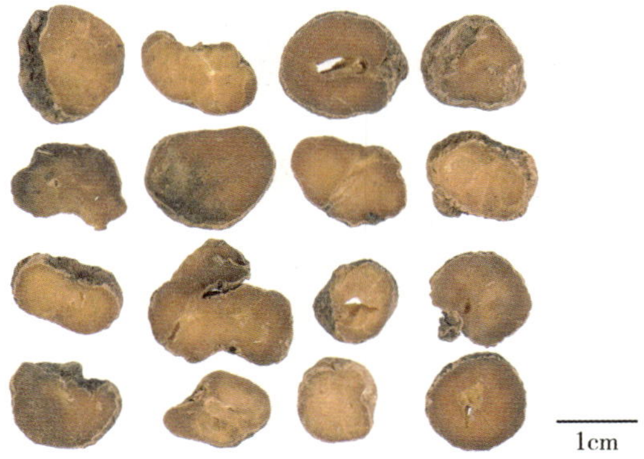

图5-39　延胡索饮片

【显微鉴别】粉末　绿黄色。①含糊化淀粉粒团块的薄壁细胞淡黄色或近无色。②下皮厚壁细胞绿黄色，细胞多角形、类方形或长条形，壁稍弯曲，木化，有的成连珠状增厚，纹孔细，常密集。③螺纹导管直径 $16 \sim 32 \mu m$。

【化学成分】含多种生物碱类成分，主要有 $d$ – 紫堇碱（延胡索甲素，$d$ – corydaline）、$dl$ – 四氢巴马亭（延胡索乙素，$dl$ – tetrahydropalmatine）、原鸦片碱（延胡索丙素，protopine）等。

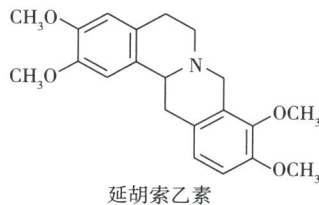

延胡索乙素

【质量评价】

**1. 经验鉴别**　以个大、饱满、质坚实、断面色黄者为佳。

**2. 含量测定**　按高效液相色谱法测定，药材含延胡索乙素（$C_{21}H_{25}NO_4$）不得少于 $0.050\%$，饮片不得少于 $0.040\%$。

**3. 检查**　黄曲霉毒素　每 1000g 含黄曲霉毒素 $B_1$ 不得过 $5\mu g$，黄曲霉毒素 $G_2$、黄曲霉毒素 $G_1$、黄曲霉毒素 $B_2$ 和黄曲霉毒素 $B_1$ 的总量不得过 $10\mu g$

【性味功效】性温，味辛、苦。活血，行气，止痛。

## 板蓝根 Banlangen
### Isatidis Radix

【来源】为十字花科（Cruciferae）植物菘蓝 *Isatis indigotica* Fort. 的干燥根。秋季采挖。除去泥沙，晒干。

【产地】主产于河北、江苏。河南、安徽等省亦有栽培。

【性状鉴别】呈圆柱形，稍扭曲，长 $10 \sim 20cm$，直径 $0.5 \sim 1cm$。表面淡灰黄色或淡棕黄色，有纵皱纹、横长皮孔样突起及支根痕。根头部略膨大，可见暗绿色或暗棕色轮状排列的叶柄残基和密集的疣状突起。体实，质略软，断面皮部黄白色，木部黄色。气微，味微甜而后苦涩。（图 5 – 40）

饮片　呈圆形的厚片。余同药材。（图 5 – 41）

图 5 – 40　板蓝根药材

图 5 – 41　板蓝根饮片

【显微鉴别】根横切面：①木栓层为数列细胞。②栓内层较窄。③韧皮部宽广，射线明显。形成层成环。木质部导管黄色，类圆形，直径约至 $80\mu m$；导管周围木纤维束。④薄壁细胞含淀粉粒。

【化学成分】根含靛玉红（indirubin）、靛蓝（indigotin）、$\beta$ – 谷甾醇、$\gamma$ – 谷甾醇以及多种氨基酸，如精氨酸、脯氨酸、谷氨酸、谷氨酸、缬氨酸、$\gamma$ – 氨基丁酸。还含靛苷（indoxyl – $\beta$ – glucoside）、黑芥子苷（sinigrin）、色胺酮（tryptanthrine）、1-硫氰酸-2-羟基-3-丁烯、表告伊春（epigoitrin）、腺苷、棕榈酸、蔗糖和含有12%氨基酸的蛋白多糖。

【质量评价】

**1. 经验鉴别**  以条长、粗大、体实者为佳。

**2. 含量测定**  按高效液相色谱法测定，药材含（$R,S$）-告依春（$C_5H_7NOS$）不得少于0.020%；饮片不得少于0.030%。

【性味功效】 性寒，味苦。清热解毒，凉血利咽。

### 知识拓展

南板蓝根 Baphicacanthis Cusiae Rhizoma et Radix 为爵床科植物马蓝 *Baphicacanthus cusia*（Nees）Bremek. 的干燥根茎及根。根茎呈类圆形，多弯曲，有分枝，长10～30cm，直径0.1～1cm。表面灰棕色，具细纵纹；节膨大，节上长有细根或茎残基；外皮易剥落，呈蓝灰色。质硬而脆，易折断，断面不平坦，皮部蓝灰色，木部灰蓝色至淡黄褐色，中央有髓。根粗细不一，弯曲有分枝。气微，味淡。性寒，味苦。清热解毒，凉血消斑。

### 地榆 Diyu
### Sanguisorbae Radix

为蔷薇科植物地榆 *Sanguisorba officinalis* L. 或长叶地榆 *S. officinalis* L. var. *longifolia*（Bert.）Yü et Li 的干燥根。后者习称"绵地榆"。春季将发芽时或秋季植株枯萎后采挖，除去须根，洗净，干燥，或趁鲜切片，干燥。地榆呈圆柱形或不规则纺锤形，稍弯曲，长5～25cm，直径0.5～2cm。表面灰褐色至暗棕色，粗糙，具纵纹。质硬，断面较平坦，粉红色或淡黄色，木部稍浅，略呈放射状排列。气微，味微苦涩。绵地榆呈长圆柱形，稍弯曲，着生于短粗的根茎上。表面红棕色或棕紫色，具细纵纹。质坚韧，断面黄棕色或红棕色，皮部有多数黄白色或黄棕色绵状纤维。含鞣质，主要为没食子酸、地榆素（sanguiin）$H_1$～$H_6$ 等；另含三萜皂苷，主要为地榆苷（ziyuglycoside）Ⅰ、Ⅱ及地榆皂苷（sanguisorbin）A、B、E 等。性微寒，味苦、酸、涩。凉血止血，解毒敛疮。

### 苦参 Kushen
### Sophorae Flavescentis Radix

为豆科植物苦参 *Sophora flavescens* Ait. 的干燥根。春、秋二季采挖，除去根头和小枝根，洗净，干燥，或趁鲜切片，干燥。呈长圆柱形，下部常有分枝，长10～30cm，直径1～6.5cm。表面灰棕色或棕黄色，有明显纵皱纹及横长皮孔样突起，外皮薄，多破裂反卷，易剥落，剥落处显黄色，光滑。质硬，不易折断。断面纤维性，切片厚3～6mm，切面黄白色，皮部与木部分层明显，具放射状纹理及裂隙，有的具异型维管束呈同心性环列或不规则散在。气微，味极苦。根含多种生物碱，主要为苦参碱（matrine）及氧化苦参碱（oxymatrine）。性寒，味苦。清热燥湿，杀虫，利尿。

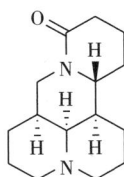
苦参碱

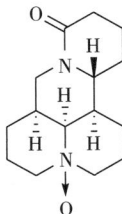
氧化苦参碱

## 葛根 Gegen
### Puerariae Lobatae Radix

**【来源】** 为豆科植物野葛 *Pueraria lobata*（Willd.）Ohwi 的干燥根。习称野葛。秋、冬二季采挖，趁鲜切成厚片或小块；干燥。

**【产地】** 主产于湖南、河南、广东、浙江等省。除新疆、西藏外，全国大部分地区均有分布。

**【性状鉴别】** 呈纵切的长方形厚片或小方块，厚片长 5～35cm，厚 0.5～1cm。外皮淡棕色至棕色，有纵皱纹，粗糙。切面黄白色至淡黄棕色，有的纹理明显。质韧，纤维性强。气微，味微甜。（图 5-42）

饮片 呈不规则的厚片、粗丝或方块。切面浅黄棕色至棕黄色。质韧，纤维性强。气微，味微甜。（图 5-43）

图 5-42 葛根药材

图 5-43 葛根饮片

**【显微鉴别】** 横切面 ①皮部已除去。若有残留，皮层有石细胞。②木部导管群与木纤维束相间排列，导管直径可达 300μm，纤维束周围的薄壁细胞含草酸钙方晶（晶纤维）。③射线宽 3～8 列细胞。薄壁细胞含少量淀粉粒。

粉末 淡棕色。淀粉粒单粒球形，直径 3～37μm，脐点点状、裂缝状或星状；复粒由 2～10 分粒组成。纤维多成束，壁厚，木化，周围细胞大多含草酸钙方晶，形成晶纤维，含晶细胞壁木化增厚。石细胞少见，类圆形或多角形，直径 38～70μm。具缘纹孔导管较大，具缘纹孔六角形或椭圆形，排列极为紧密。

**【化学成分】** 含大豆苷元（daidzein）、大豆苷（daidzin）、葛根素（puerarin）、4′-甲氧基葛根素（4′-methoxypuerarin）、大豆苷元-4′,7-二葡萄糖苷（daidzein-4′,7-diglucoside）、大豆苷元-7-（6-O-丙二酰基）-葡萄糖苷［daidzein-7-（6-O-malonyl）-glucoside］、刺芒柄花素（formononetin）等。葛根长霉后总黄酮含量显著下降。

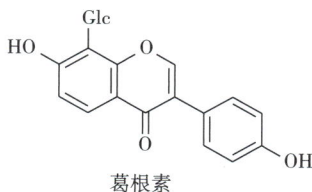

葛根素

**【理化鉴别】** 薄层鉴别 与葛根对照药材色谱和葛根素对照品色谱相应的位置上，显相同颜色的荧光条斑。

**【质量评价】**

**1. 经验鉴别** 以块大、质坚实者为佳。

**2. 检查** 重金属及有害元素 铅不得过 5mg/kg；镉不得过 1mg/kg；砷不得过 2mg/kg；汞不得过 0.2mg/kg；铜不得过 20mg/kg。

**3. 含量测定** 按高效液相色谱法测定，含葛根素（$C_{21}H_{20}O_9$）不得少于 2.4%。

【性味功效】性凉，味甘，辛。解肌退热，生津止渴，透疹，升阳止泻，通经活络，解酒毒。

🔗 **知识拓展** ------------------------------------------------------------

　　粉葛 Puerariae Thomsonii Radix 为豆科植物甘葛藤 *Pueraria thomsonii* Benth. 的干燥根。主产于广西、广东等省区，四川、云南亦产，多为栽培。呈圆柱形、类纺锤形或半圆柱形，长 12～15cm，直径 4～8cm；有的为纵切或斜切的厚片，大小不一。表面黄白色或淡棕色，未去外皮的呈灰棕色。体重，质硬，富粉性，横切面可见由纤维形成的浅棕色同心性环纹，纵切面可见由纤维形成的数条纵纹。气微，味微甜。导管较小，直径达 76μm；木纤维束较少；木薄壁细胞含众多淀粉粒。含大豆苷、葛根素、4′-甲氧基葛根素大豆苷元及痕量大豆苷元-4,7′-二葡萄糖苷。粉葛的总黄酮含量较葛根为低。同属植物中，部分地区亦作药用的还有：三裂叶野葛藤 *P. phaseoloides*（Roxb.）Benth.（浙江部分地区）；食用葛藤 *P. edulis* Pamp.（云南、四川、贵州）；峨眉葛藤 *P. omeiensis* Wang et Tang（贵州、四川部分地区）。

-----------------------------------------------------------------------

## 甘草 Gancao

### Glycyrrhizae Radix et Rhizoma

【本草考证】始载于《神农本草经》，列为上品。陶弘景谓："今出蜀汉中，悉从汶山诸地中来，赤皮断理，看之坚实者，是抱罕草，最佳。抱罕乃西羌地名。"苏颂谓："今陕西、河东州郡皆有之。春生青苗，高一二尺，叶如槐叶，七月开紫花似奈冬，结实作角，子如毕豆。根长者三四尺，粗细不定，皮赤色，上有横梁，梁下皆细跟也。采得去芦头及赤皮，阴干用。今甘草有数种，以坚实断理者为佳，其轻虚纵理及细韧者不堪。"古代主用甘草，现代包括新疆产的胀果甘草和光果甘草。本草所记载的与现今药用情况基本相符。

【来源】为豆科植物甘草 *Glycyrrhiza uralensis* Fisch.、胀果甘草 *G. inflata* Bat. 或光果甘草 *G. glabra* L. 的干燥根和根茎。

【植物形态】甘草：为多年生草本，高 30～80cm（1m）。根茎多横走，主根甚长，外皮红棕色。茎直立，有白色短毛和刺毛状腺体。奇数羽状复叶；小叶 7～17，卵形或宽卵形，长 2～5cm，宽 1～3cm，两面有短毛及腺体。总状花序腋生，花密集；花萼钟状，萼齿 5，外被短毛或刺毛状腺体；花冠淡紫堇色；雄蕊 10，9 枚基部联合；子房无柄。荚果扁平，呈镰刀状或环状弯曲，外面密生刺毛状腺体，种子 3～11 枚。花期 6～7 月，果期 7～9 月。

胀果甘草：常密被淡黄褐色鳞片状腺体，无腺毛；小叶 3～7，卵形至矩圆形，边缘波状；总状花序常与叶等长；荚果短小而直，膨胀，无腺毛；种子 1～4 枚；花期 7～8 月。

光果甘草：果实扁而直，多为长圆形，无毛；种子 2～8 枚；花期 6～8 月。

【产地】主产于内蒙古、宁夏、甘肃、新疆等省区，以内蒙古伊盟的杭锦旗一带、巴盟的磴口县及阿拉善盟临近甘肃、宁夏一带所产品质最佳，目前已有人工栽培；光果甘草及胀果甘草主产于新疆、甘肃等省区。

【采收加工】春、秋二季采挖，除去须根及茎基，晒干；亦有将外面红棕色栓皮刮去者，称"粉甘草"。

【性状鉴别】甘草：根呈圆柱形，长 25～100cm，直径 0.6～3.5cm。外皮松紧不一。表面红棕色或灰棕色，具明显的纵皱纹、沟纹、皮孔及稀疏的细根痕。质坚实而重，断面略显纤维性，黄白色，粉性，具明显的形成层环纹及放射状纹理，有的有裂隙。根茎呈圆柱形，表面有芽痕，断面中部有髓。气微，味甜而特殊。（图5-44）

胀果甘草：根和根茎粗壮，木质性强，有的分枝，外皮粗糙。表面灰棕色或灰褐色，质坚硬，木纤维多，粉性小。根茎不定芽多而粗大。

光果甘草：根及根茎质地较坚实，有的分枝，外皮不粗糙，多灰棕色，皮孔细而不明显。

饮片（甘草）　呈类圆形或椭圆形的厚片。外表皮红棕色或灰棕色，具纵皱纹。切面略显纤维性，中心黄白色，有明显放射状纹理及形成层环。质坚实，具粉性。气微，味甜而特殊。（图5-45）

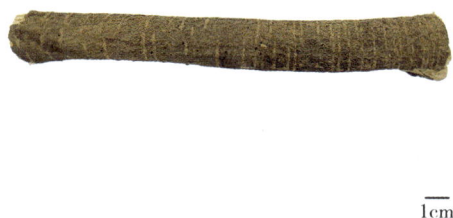

图5-44　甘草药材

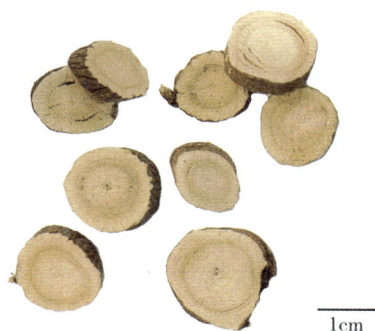

图5-45　甘草饮片

【显微鉴别】　横切面　①木栓层为数列棕色细胞。栓内层较窄。②韧皮射线宽广，多弯曲，常现裂隙；纤维多呈束，非木化或微木化；周围薄壁细胞中常含草酸钙方晶；筛管群常因压缩而变形。③束内形成层明显。④木质部射线宽3~5列细胞；导管较多，直径约至160μm；木纤维成束，周围薄壁细胞亦含草酸钙方晶。⑤根中心无髓，根茎中心有髓。（图5-46）

粉末　淡棕黄色。①纤维成束，直径8~14μm，壁厚，微木化，周围薄壁细胞含草酸钙方晶，形成晶纤维，草酸钙方晶多见。②具缘纹孔导管较大，稀有网纹导管。③木栓细胞多角形，红棕色，微木化。④淀粉粒多为单粒，卵圆形或椭圆形，长3~12（20）μm，脐点点状。⑤棕色块状物，形状不一。（图5-47）

【化学成分】　甘草主要含三萜类、黄酮类、生物碱类化合物等。三萜类化合物：甘草甜素（glycyrrhizin）是甘草酸（glycyrrhizic acid）的钾、钙盐，为甘草的甜味成分。甘草酸水解后产生2分子葡萄糖醛酸和1分子$18\beta$-甘草次酸（$18\beta$-glycyrrhetic acid）。尚含甘草次酸甲酯（methyl glycyrrhetate），甘草内酯（glabrolide）、甘草皂苷$A_3$、$B_2$、$C_2$、$D_3$、$F_3$、$G_2$、$H_2$、$J_2$和$K_2$等。黄酮类化合物：甘草苷（liquiritin）、甘草素（liquiritigenin）、异甘草苷（isoliquiritin）、异甘草素（isoliquiritigenin）、新甘草苷（neoliquiritin）、新异甘草苷（neoisoliquiritin）、甘草利酮（licoricone），尚有5-O-甲

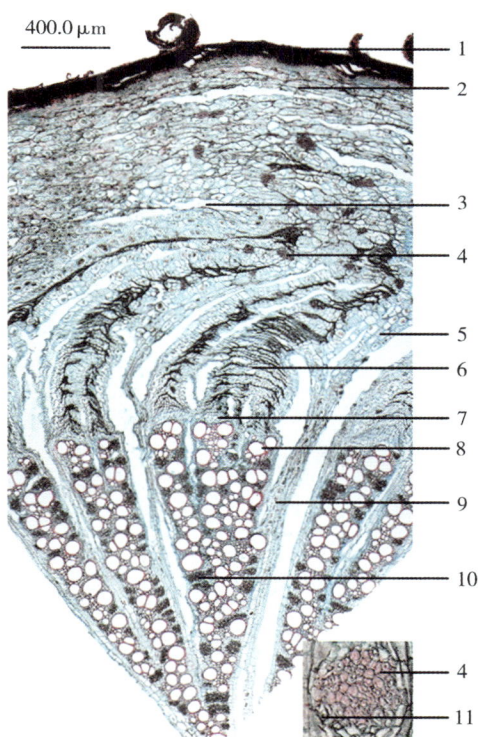

图5-46　甘草根横切面

1. 木栓层　2. 皮层　3. 裂隙　4. 韧皮纤维束
5. 韧皮射线　6. 韧皮部　7. 形成层　8. 导管
9. 木射线　10. 木纤维束　11. 草酸钙方晶

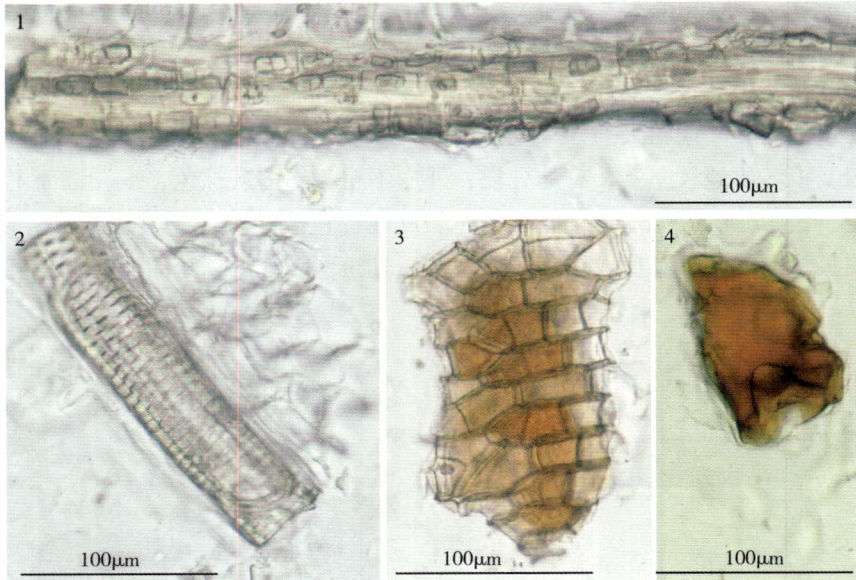

**图 5 - 47　甘草粉末**

1. 晶鞘纤维　2. 导管　3. 木栓细胞　4. 棕色块

基甘草西定（5 - O - methyllicoricidin）、芒柄花黄素、甘草西定（licoricidin）等。生物碱类：5,6,7,8 - 四氢 - 2,4 - 二甲基喹啉、5,6,7,8 - 四氢 - 4 - 甲基喹啉等。还含中性多糖、香豆素及少量挥发性成分。

胀果甘草主成分与甘草相似，另含 5′异戊烯基甘草二酮（5′ - prenyllicodione），胀果甘草二酮（glycyrdione）A 和 B，胀果甘草宁（glyinflanin）A、B、C、D 等。

光果甘草主成分与甘草相似，另含去氧甘草次酸 I、II（deoxyglycyrrhetic acid I、II），异甘草次酸（liquiritic acid）及黄酮类化合物光果甘草苷（liquiritoside）、异光果甘草苷、光果甘草苷元（liquiritogenine）、异光果甘草苷元和甘草查尔酮 A、B（licochalcone A，B）等。

甘草酸　　　　　　　　　　甘草苷

**【理化鉴别】**

**1. 荧光检查**　与甘草对照药材色谱相应的位置上，显相同颜色的荧光斑点；与甘草酸铵对照品色谱相应的位置上，显相同的橙黄色荧光斑点。

**【质量评价】**

**1. 经验鉴别**　以外皮细紧、色红棕、质坚实、体重、断面黄白色、粉性足、味甜者为佳。

**2. 含量测定**　按高效液相色谱法测定，药材含甘草酸（$C_{42}H_{62}O_{16}$）不得少于 2.0%，含甘草苷（$C_{21}H_{22}O_9$）不得少于 0.50%；饮片含甘草酸不得少于 1.8%，含甘草苷不得少于 0.50%。

【性味功效】性平，味甘。补脾益气，清热解毒，祛痰止咳，缓急止痛，调和诸药。

# 黄芪 Huangqi
## Astragali Radix

【本草考证】原为黄耆，始载于《神农本草经》，列为上品。《名医别录》陶弘景谓："第一出陇西洮阳，色黄白甜美，今亦难得。"《图经本草》苏颂谓："今河东、陕西州郡多有之。根长二三尺以来。独茎，或作丛生，枝干去地二三寸。其叶扶疏作羊齿状，又如蒺藜苗。七月中开黄紫花。其实作荚子，长寸许。八月中采根用。其皮折之如绵，谓之绵黄芪。"又谓："今人多以苜蓿根假作黄芪，折皮亦似绵，颇能乱真。"李时珍谓："耆，长也。黄耆色黄，为补药之长，故名。"据考证，古代本草所载黄芪之产地、形态、附图，均与膜荚黄芪及蒙古黄芪为主。

【来源】为豆科植物蒙古黄芪 *Astragalus membranaceus*（Fisch.）Bge. var. *mongholicus*（Bge.）Hsiao 或膜荚黄芪 *A. membranaceus*（*Fisch.*）Bge. 的干燥根。

【植物形态】蒙古黄芪：多年生草本，高 50～150cm。根直而长，圆柱形，稍带木质，长 20～50cm，表面淡棕黄色至深棕色。茎直立，上部有分枝，被长柔毛。奇数羽状复叶，互生；小叶 25～37 片，宽椭圆形，先端稍钝，有短尖，全缘，两面有白色长柔毛。总状花序腋生；花萼筒状，萼齿 5，有长柔毛；花冠黄色，蝶形；雄蕊 10，二体；子房有柄，无毛。荚果膜质，膨胀，卵状长圆形，先端有喙，有显著网纹。

膜荚黄芪：小叶 13～31 片，小叶片卵状披针形或椭圆形；花冠淡黄色；子房被疏柔毛。荚果被黑色短毛。

【采收加工】春、秋二季采挖，除去须根和根头，晒干。

【产地】主产于山西、内蒙古、黑龙江、甘肃等省区。产于山西绵山者，习称"绵芪"或"西黄芪"；产于黑龙江、内蒙古者，习称"北黄芪"。以栽培的蒙古黄芪质量为佳。

【性状鉴别】呈圆柱形，有的有分枝，上端较粗，长 30～90cm，直径 1～3.5cm。表面淡棕黄色或淡棕褐色，有不整齐的纵皱纹或纵沟。质硬而韧，不易折断，断面纤维性强，并显粉性，皮部黄白色，木部淡黄色，有放射状纹理和裂隙，习称"菊花心"；老根中心偶呈枯朽状，黑褐色或呈空洞。气微，味微甜，嚼之微有豆腥味。（图 5-48）

饮片 呈类圆形或椭圆形的厚片，外表皮黄白色至淡棕褐色，可见纵皱纹或纵沟。余同药材。（图 5-49）

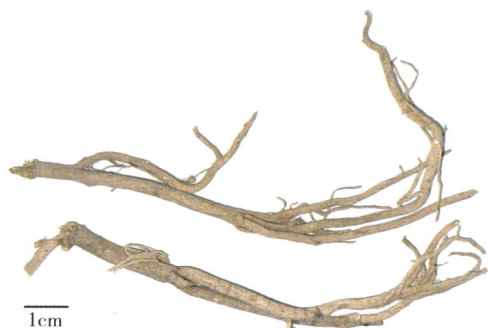

图 5-48 黄芪药材

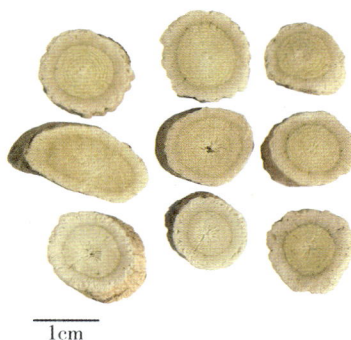

图 5-49 黄芪饮片

【显微鉴别】横切面 ①木栓细胞多列；栓内层为 3～5 列厚角细胞。②韧皮部射线外侧常弯曲，有裂隙；纤维成束，壁厚，木化或微木化，与筛管群交互排列；近栓内层处有时可见石细胞。③形成层成环。④木质部导管单个散在或 2～3 个相聚；导管间有木纤维；射线中有时可见单个或 2～4 个成群的石

细胞。⑤薄壁细胞含淀粉粒。(图 5 - 50)

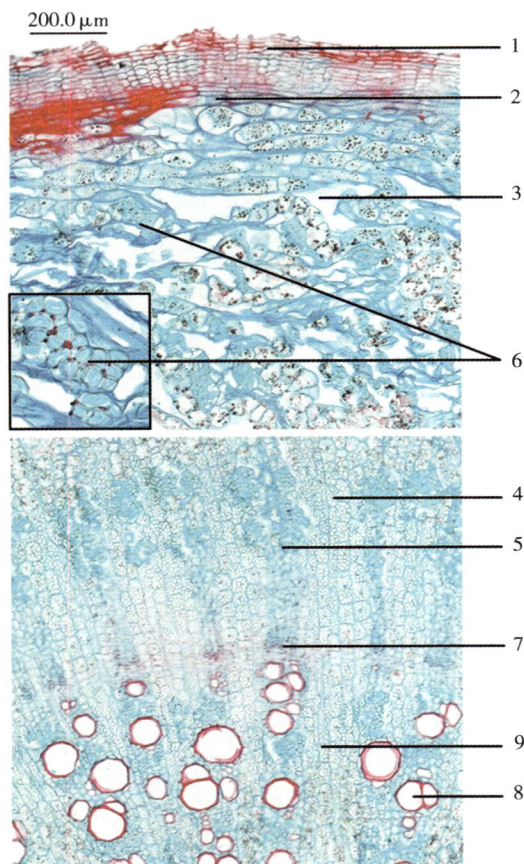

**图 5 - 50　黄芪根横切面组织特征图**

1. 木栓层　2. 栓内层　3. 裂隙　4. 韧皮射线　5. 韧皮部　6. 纤维束　7. 形成层　8. 木质部　9. 木射线

　　粉末　黄白色。①纤维成束或散离,直径 8～30μm,壁厚,表面有纵裂纹,初生壁常与次生壁分离,两端常断裂成须状,或较平截。②具缘纹孔导管无色或橙黄色,具缘纹孔排列紧密。③石细胞少见,圆形、长圆形或形状不规则,壁较厚。(图 5 - 51)

**图 5 - 51　黄芪粉末**

1. 纤维　2. 导管　3. 石细胞

　　**【化学成分】** 主要含有三萜皂苷类成分:黄芪皂苷(astragaloside) Ⅰ、Ⅱ、Ⅳ,其中黄芪皂苷Ⅳ

（即黄芪甲苷）为主要成分；黄酮类：毛蕊异黄酮（calycosin）、刺芒柄花黄素（formononetin）及其葡萄糖苷等；多糖类：黄芪多糖（astraglalan）Ⅰ、Ⅱ、Ⅲ等。此外还含有 20 多种微量元素，其中钙、磷、镁、铁等含量较高。

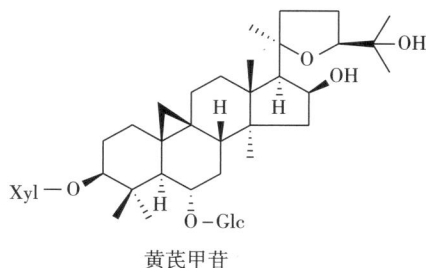

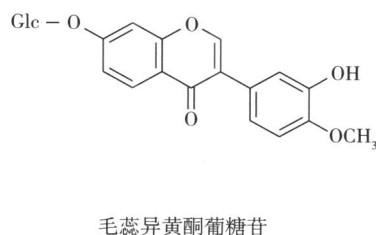

黄芪甲苷　　　　　　　　　　　　毛蕊异黄酮葡糖苷

**【理化鉴别】**

**1. 薄层鉴别**　与黄芪甲苷对照品色谱相应的位置上，日光下显相同的棕褐色斑点；紫外光（365nm）下显相同的橙黄色荧光斑点；与黄芪对照药材色谱相应位置上，紫外光（365nm）下显相同颜色的荧光主斑点。

**【质量评价】**

**1. 经验鉴别**　以条粗长、皱纹少、质坚而绵、断面色黄白、粉性足、味甜者为佳。

**2. 检查**　重金属及有害元素　铅不得过 5mg/kg；镉不得过 1mg/kg；砷不得过 2mg/kg；汞不得过 0.2mg/kg；铜不得过 20mg/kg。

五氯硝基苯　按气相色谱法测定，不得过 0.1mg/kg。

**3. 含量测定**　按高效液相色谱法测定，含黄芪甲苷（$C_{41}H_{68}O_{14}$）不得少于 0.080%；含毛蕊异黄酮葡萄糖苷（$C_{22}H_{22}O_{10}$）不得少于 0.020%。

**【性味功效】**　性微温，味甘。补气升阳，固表止汗，利水消肿，生津养血，行滞通痹，托毒排脓，敛疮生肌。

## 远志 Yuanzhi

### Polygalae Radix

为远志科植物远志 *Polygala tenuifolia* Willd. 或卵叶远志 *P. sibirica* L. 的干燥根。春、秋二季采挖，除去须根和泥沙，晒干或抽取木心晒干。呈圆柱形，略弯曲，长 2～30cm，直径 0.2～1cm。表面灰黄色至灰棕色，有较密并深陷的横皱纹、纵皱纹及裂纹，老根的横皱纹较密更深陷，略呈结节状。质硬而脆，易折断，断面皮部棕黄色，木部黄白色，皮部易与木部剥离，抽取木心者中空。气微，味苦、微辛，嚼之有刺喉感。含有三萜皂苷、山酮类化合物。性温，味苦、辛。安神益智，交通心肾，祛痰，消肿。

## 人参 Renshen

### Ginseng Radix Et Rhizoma

**【本草考证】**　始载于《神农本草经》，列为上品。《名医别录》载："人参生上党山谷及辽东。"李时珍谓："人参因根如人形而得名"。据考证，古代最早的人参即产于山西上党（潞州），至清代而以辽参为道地。

**【来源】**　为五加科植物人参 *Panax ginseng* C. A. Mey. 的干燥根和根茎。栽培的俗称"园参"；播种在山林野生状态下自然生长的称"林下山参"，习称"籽海"。

**【植物形态】**　多年生草本，高 30～70cm。主根肉质，圆柱形或纺锤形，末端多分枝，顶端有明显的根茎。茎单一，直立，无毛。叶为掌状复叶，具长柄，轮生茎端，一般一年生者生 1 片三出复叶，二年生者生 1 片五出复叶，三年生者生 2 片五出复叶，以后每年递增 1 片复叶，最多可达 6 片复叶。小叶片多为 5 枚，椭圆形至长椭圆形，边缘有锯齿，上面沿脉有稀疏刚毛。伞形花序单个顶生，花小，30～50 朵，淡黄绿色，花瓣 5，雄蕊 5，子房下位，2 室，花柱上部 2 裂。果实扁球形，熟时鲜红色。

【采收加工】秋季采挖，洗净，晒干或烘干。

【产地】主产于吉林、辽宁、黑龙江等省，主要为栽培品。

【性状鉴别】园参：主根呈纺锤形或圆柱形，长 3～15cm，直径 1～2cm。表面灰黄色，上部或全体有疏浅断续的粗横纹及明显的纵皱，下部有支根 2～3 条，并着生多数细长的须根，须根上常有不明显的细小疣状突出。根茎（芦头）长 1～4cm，直径 0.3～1.5cm，多拘挛而弯曲，具不定根（芋）和稀疏的凹窝状茎痕（芦碗）。质较硬，断面淡黄白色，显粉性，形成层环纹棕黄色，皮部有黄棕色的点状树脂道及放射状裂隙。香气特异，味微苦、甘。（图 5－52）

林下山参：主根多与根茎近等长或较短，呈圆柱形、菱角形或人字形，长 1～6cm。表面灰黄色，具纵皱纹，上部或中下部有环纹。支根多为 2～3 条，须根少而细长，清晰不乱，有较明显的疣状突起。根茎细长，少数粗短，中上部具稀疏或密集而深陷的茎痕。不定根较细，多下垂。（图 5－52）

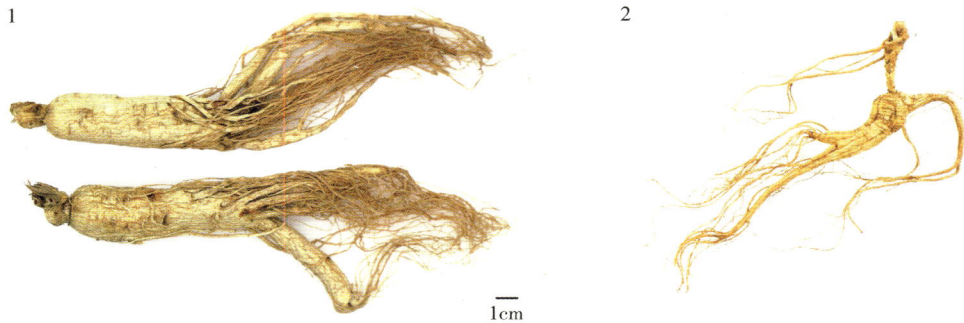

**图 5－52　人参药材**

1. 园参　2. 林下山参

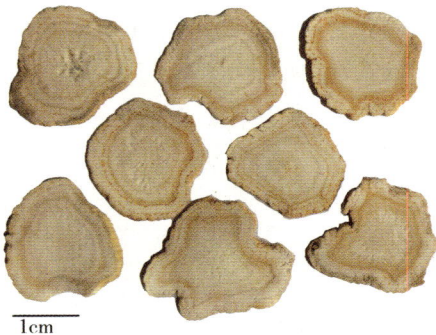

**图 5－53　人参（园参）饮片**

饮片　呈圆形或类圆形薄片。体轻，质脆。余同药材。（图 5－53）

【显微鉴别】横切面　①木栓层为数列细胞。栓内层窄。②韧皮部外侧有裂隙，内侧薄壁细胞排列较紧密，有树脂道散在，内含黄色分泌物。③形成层成环。④木质部射线宽广，导管单个散在或数个相聚，断续排列成放射状，导管旁偶有非木化的纤维。⑤薄壁细胞含草酸钙簇晶。（图 5－54）

粉末　淡黄白色。①树脂道碎片易见，含黄色块状分泌物。②草酸钙簇晶直径 20～68μm，棱角锐尖。③木栓细胞表面观类方形或多角形，壁细波状弯曲。④网纹导管和梯纹导管，直径 10～56μm。⑤淀粉粒甚多，单粒类球形、半圆形或不规则多角形，直径 4～20μm，脐点点状或裂缝状；复粒由 2～6 分粒组成。（图 5－55）

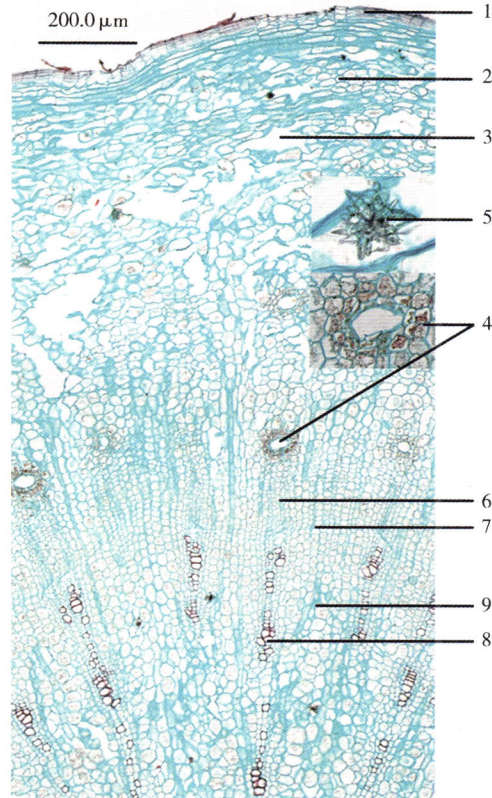

**图 5 – 54　人参根横切面组织特征图**

1. 木栓层　2. 皮层　3. 裂隙　4. 树脂道　5. 草酸钙簇晶　6. 韧皮部　7. 形成层　8. 木质部　9. 射线

**图 5 – 55　人参粉末图**

1. 树脂道　2. 草酸钙簇晶　3. 木栓细胞　4. 导管　5. 淀粉粒

【化学成分】主要含有三萜皂苷类：其中主要为达玛烷型四环三萜皂苷，如人参皂苷（ginsenoside）$Ra_1$、$Ra_2$、$Ra_3$、$Rb_1$、$Rb_2$、$Rb_3$、Rc、Rd、Re、Rf、$Rg_1$、$Rg_2$、$Rg_3$、$Rh_1$、$Rh_2$、20-葡萄糖人参皂苷Rf 等，水解可得到人参二醇或人参三醇；少数为齐墩果烷型五环三萜皂苷，如人参皂苷 $R_0$。挥发油：$\beta$-榄香烯、人参炔醇（panaxynol）等。糖类：单糖、双糖、人参三糖、人参多糖等。此外还含有人参多肽、有机酸、氨基酸、多种维生素等。

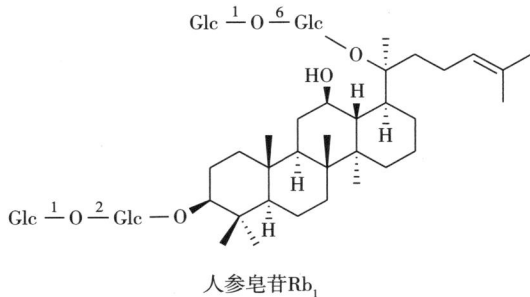

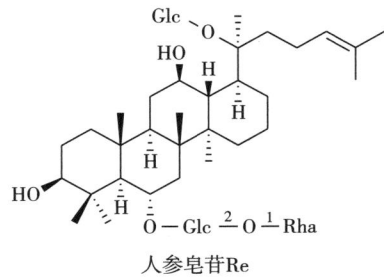

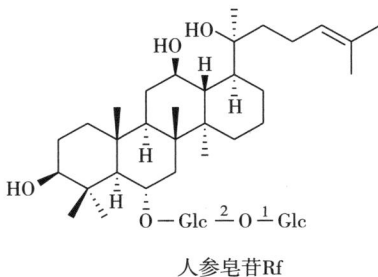

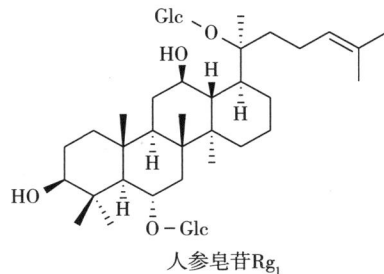

人参皂苷Rb₁

人参皂苷Re

人参皂苷Rf

人参皂苷Rg₁

【理化鉴别】薄层鉴别　与人参对照药材色谱和人参皂苷 $Rb_1$、Re、Rf、$Rg_1$ 对照品色谱相应位置上，分别显相同颜色的斑点或荧光斑点。

【质量评价】

**1. 经验鉴别**　以条粗、质硬、完整者为佳。

**2. 检查**　重金属及有害元素　铅不得过 5mg/kg，镉不得过 1mg/kg，砷不得过 2mg/kg，汞不得过 0.2mg/kg，铜不得过 20mg/kg。

五氯硝基苯　按气相色谱法测定，含五氯硝基苯不得过 0.1mg/kg。

**3. 含量测定**　按高效液相色谱法测定，含人参皂苷 $Rg_1$（$C_{42}H_{72}O_{14}$）和人参皂苷 Re（$C_{48}H_{82}O_{18}$）的总量不得少于 0.30%，饮片不得少于 0.27%；人参皂苷 $Rb_1$（$C_{54}H_{92}O_{23}$）不得少于 0.20%，饮片不得少于 0.18%。

【性味功效】性微温，味甘、微苦。大补元气，复脉固脱，补脾益肺，生津养血，安神益智。

### 知识拓展

红参 Ginseng Radix Et Rhizoma Rubra 为五加科植物人参的栽培品经蒸制后的干燥根和根茎。主根呈纺锤形、圆柱形或扁方柱形长，3~10cm，直径 1~2cm。表面半透明，红棕色，偶有不透明的暗黄褐色斑块，具纵沟、皱纹及细根痕；上部有时具断续的不明显环纹；下部有 2~3 条扭曲交叉的支根，并带弯曲的须根或仅具须根残迹。根茎（芦头）长 1~2cm，上有数个凹窝状茎痕（芦碗），有的带有 1~2 条完整或折断的不定根（艼）。质硬而脆，断面平坦，角质样。气微香而特异，味甘、微苦。在加工过程中成分略有变化，主要有 20（R）-人参皂苷 $Rg_2$、20（S）-人参皂苷 $Rg_3$、20（S）-人参皂苷 $Rh_1$、人参皂苷 $Rh_2$、人参皂苷 $Rs_1$、人参皂苷 $Rs_2$ 等。

### 西洋参 Xiyangshen
#### Panacis Quinquefolii Radix

【来源】　为五加科植物西洋参 *Panax quinquefolium* L. 的干燥根。均系栽培品，秋季采挖，洗净，晒干或低温干燥。

【产地】　原产加拿大和美国。我国东北、华北、西北等地引种栽培成功。

【性状鉴别】　呈纺锤形、圆柱形或圆锥形，长 3～12cm，直径 0.8～2cm。表面浅黄褐色或黄白色，可见横向环纹和线形皮孔状突起，并有细密浅纵皱纹和须根痕。主根中下部有一至数条侧根，多已折断。有的上端有根茎（芦头），环节明显，茎痕（芦碗）圆形或半圆形，具不定根（艼）或已折断。体重，质坚实，不易折断，断面平坦，浅黄白色，略显粉性，皮部可见黄棕色点状树脂道，形成层环纹棕黄色，木部略呈放射状纹理。气微而特异，味微苦、甘。（图 5－56）

饮片　呈长圆形或类圆形薄片。余同药材。（图 5－57）

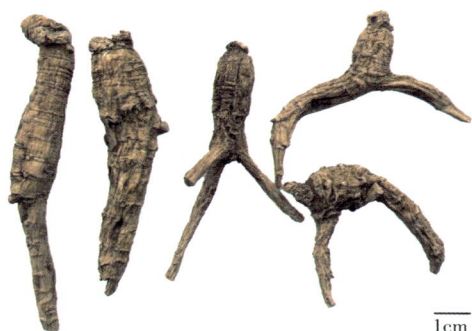

图 5－56　西洋参药材

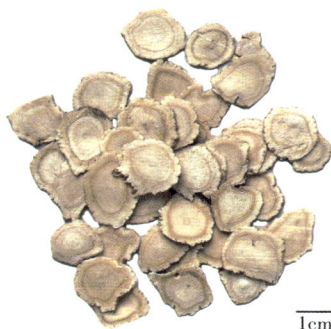

图 5－57　西洋参药饮片

【显微鉴别】　横切面　①木栓层由 4～6 列木栓细胞构成。②皮层细胞排列疏松，皮层外部有树脂道 6～14 个呈环状排列，扁平。③韧皮部占根半径 1/2～1/3，射线宽 2～3 列细胞，树脂道在韧皮部呈数层环状排列。④形成层明显。⑤次生木质部发达，初生木质部五原型。⑥薄壁细胞含淀粉粒，并常见草酸钙簇晶。

【化学成分】　含有三萜皂苷类成分，主要有人参皂苷 $R_0$、$Rb_1$、$Rb_2$、$Rb_3$、$Re$、$Rf$、$Rg_1$、$Rg_2$、$Rg_3$、$Rh_1$、$Rh_2$、$F_3$ 及西洋参皂苷 $L_1$、西洋参皂苷 $R_1$ 和拟人参皂苷 $F_{11}$ 等。另外还含有挥发油、氨基酸、多糖等成分。

【质量评价】

**1. 经验鉴别**　以条匀、质硬、表面横纹紧密、气清香、味浓者为佳。

**2. 检查**　人参　按薄层色谱法测定，不得显与对照药材完全相一致的斑点。

五氯硝基苯　按气相色谱法测定，含五氯硝基苯不得过 0.1mg/kg。

**3. 含量测定**　按高效液相色谱法测定，含人参皂苷 $Rg_1$（$C_{42}H_{72}O_{14}$）、人参皂苷 $Re$（$C_{48}H_{82}O_{18}$）和人参皂苷 $Rb_1$（$C_{54}H_{92}O_{23}$）的总量不得少于 2.0%。

【性味功效】　性凉，味甘、微苦。补气养阴，清热生津。

### 三七 Sanqi
#### Notoginseng Radix Et Rhizoma

【本草考证】　始载于《本草纲目》。李时珍谓："生广西南丹诸州番峒深山中，采根暴干，黄黑色。团结者，状略似白及；长者如老干地黄，有节。味微甘而苦，颇似人参之味。"考证古代本草所述与当今所用之三七相同。

【来源】 为五加科植物三七 *Panax notoginseng*（Burk.）F. H. Chen 的干燥根和根茎。

【植物形态】 多年生草本，高 20~60cm。根茎短，斜生。主根粗壮，肉质，倒圆锥形或圆柱形，常有疣状突起的分枝。茎直立，无毛。掌状复叶 3~6 片轮生于茎端，小叶通常 5~7 枚，长椭圆形至倒卵状长椭圆形，边缘有细锯齿，两面沿脉疏生刚毛。伞形花序单个顶生，花小，80~100 朵，淡黄绿色，花瓣 5，雄蕊 5，子房下位，2 室，花柱 2。核果浆果状，近肾形，熟时红色。

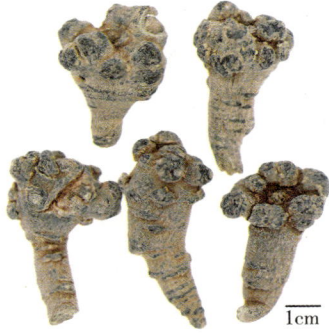

图 5-58 三七（主根）药材

【采收加工】 秋、冬二季采挖，洗净，分开主根、支根及根茎，干燥。支根习称"筋条"，根茎习称"剪口"。

【产地】 主产于云南文山，广西田阳、靖西、百色等地。主要为栽培品。

【性状鉴别】 主根：呈类圆锥形或圆柱形，长 1~6cm，直径 1~4cm。表面灰褐色或灰黄色，有断续的纵皱纹和支根痕。顶端有茎痕，周围有瘤状突起。体重，质坚实，断面灰绿色、黄绿色或灰白色，木部微呈放射状排列。气微，味苦回甜。（图 5-58）

筋条：呈圆柱形或圆锥形，长 2~6cm，上端直径约 0.8cm，下端直径约 0.3cm。

剪口：呈不规则的皱缩块状或条状，表面有数个明显的茎痕及环纹，断面中心灰绿色或白色，边缘深绿色或灰色。

【显微鉴别】 横切面 木栓层为数列细胞，栓内层不明显。韧皮部有树脂道散在。形成层成环。木质部导管 1~2 列径向排列。射线宽广。薄壁细胞含淀粉粒，草酸钙簇晶稀少。

粉末 灰黄色。①淀粉粒甚多，单粒圆形、半圆形或圆多角形，直径 4~30μm；复粒由 2~10 余分粒组成。②树脂道碎片含黄色分泌物。③梯纹导管、网纹导管及螺纹导管直径 15~55μm。④草酸钙簇晶少见，直径 50~80μm。（图 5-59）

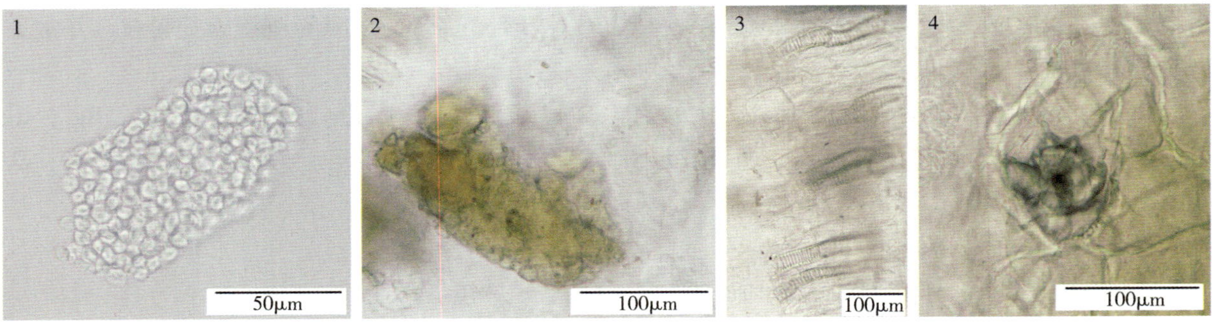

图 5-59 三七粉末图

1. 淀粉粒　2. 树脂道　3. 导管　4. 草酸钙簇晶

【化学成分】 主要含有达玛烷型四环三萜皂苷类：人参皂苷 Rb$_1$、Rb$_2$、Rc、Rd、Re、Rg$_1$、Rg$_2$、Rh$_1$ 及三七皂苷 R$_1$、R$_2$、R$_3$、R$_4$、R$_6$、Fa、K。氨基酸类：含有一种特殊氨基酸田七氨酸（dencinchine，即三七素），是三七的止血活性成分；尚含有 16 种氨基酸，其中 7 种为人体必需，总氨基酸的平均含量为 7.73%。黄酮类：三七黄酮、三七黄酮苷、槲皮素等。此外还含有多糖、挥发油等。

【理化鉴别】 薄层鉴别 与三七总皂苷对照提取物色谱相应的位置上，显相同颜色的斑点；置紫外光灯（365nm）下检视，显相同的荧光斑点。

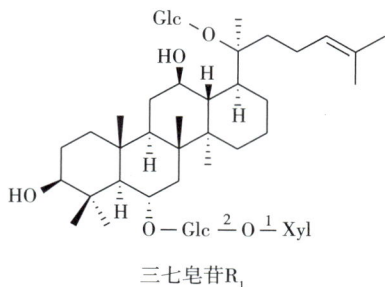

三七皂苷R<sub>1</sub>　　　　　　　　　　　　　田七氨酸

**【质量评价】**

**1. 经验鉴别**　以个大、体重、质坚实、表面光滑、断面灰绿色或灰黄色者为佳。

**2. 含量测定**　按高效液相色谱法测定，含人参皂苷 $Rg_1$（$C_{42}H_{72}O_{14}$）、人参皂苷 $Rb_1$（$C_{54}H_{92}O_{23}$）及三七皂苷 $R_1$（$C_{47}H_{80}O_{18}$）的总量不得少于6.0%。

**【性味功效】**　性温，味甘、微苦。散瘀止血，消肿定痛。

## 白芷 Baizhi

### Angelicae Dahuricae Radix

**【来源】**　为伞形科植物白芷 Angelica dahurica（Fisch. ex Hoffm.）Benth. et Hook. f. 或杭白芷 A. dahurica（Fisch. ex Hoffm.）Benth. et Hook. f. var. formosana（Boiss.）Shan et Yuan 的干燥根。夏、秋间叶黄时采挖，除去须根和泥沙，晒干或低温干燥。

**【产地】**　白芷产于河南长葛、禹县者习称"禹白芷"；产于河北安国者习称"祁白芷"。杭白芷产于浙江、四川，习称"杭白芷"和"川白芷"。

**【性状鉴别】**　白芷：呈长圆锥形，长 10～25cm，直径 1.5～2.5cm。表面灰棕色或黄棕色，根头部钝四棱形或近圆形，具纵皱纹、支根痕及皮孔样的横向突起，习称"疙瘩丁"，有的排列成四纵行。顶端有凹陷的茎痕。质坚实，断面白色或灰白色，粉性，形成层环棕色，近方形或近圆形，皮部散有多数棕色油点，木质部约占断面的1/3。气芳香，味辛、微苦。（图 5-60）

杭白芷：横向皮孔样突起多排列成四纵行，使全根呈类圆锥形而具四纵棱；形成层环略成方形，木质部约占断面的1/2。（图 5-60）

饮片　呈类圆形的厚片。余同药材。（图 5-61）

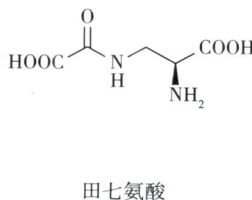

图 5-60　白芷药材
1. 白芷　2. 杭白芷

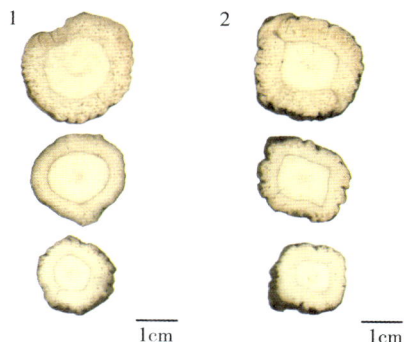

图 5-61　白芷饮片
1. 白芷　2. 杭白芷

**【显微鉴别】**　粉末　黄白色。①淀粉粒甚多，单粒圆球形、多角形、椭圆形或盔帽形，直径 3～25μm，脐点点状、裂缝状、十字状、三叉状、星状或人字状；复粒多由 2～12 分粒组成。②导管多为网纹导管，少见螺纹导管，直径 10～85μm。③木栓细胞多角形或类长方形，淡黄棕色。④油管多已破碎，含淡黄棕色分泌物。

【化学成分】 含多种香豆素类成分，主要有欧前胡素（imperatorin）、异欧前胡素（isoimperatorin）、佛手柑内酯、珊瑚菜素、氧化前胡素等。含挥发油类成分，主要榄香烯、十八醛、十六烷酸等。

【质量评价】

1. **经验鉴别** 以条粗壮、体重、粉性足、香气浓郁者为佳。

2. **含量测定** 按高效液相色谱法测定，含欧前胡素（$C_{16}H_{14}O_4$）不得少于 0.080%。

【性味功效】 性温，味辛。解表散寒，祛风止痛，宣通鼻窍，燥湿止带，消肿排脓。

## 当归 Danggui

### Angelicae sinensis Radix

【本草考证】 始载于《神农本草经》，列为中品。《名医别录》记载："当归生陇西川谷，二月、八月采根阴干。"明代《本草纲目》李时珍谓："今陕、蜀、秦州、汶州诸处多栽莳为货。以秦归头圆尾多色紫气香肥润者，名马尾归，最胜他处。"又谓："当归调血，为女人要药。"所指即本品。古今当归主产地和疗效基本相同。

【来源】 为伞形科植物当归 *Angelica sinensis* （Oliv.） Diels 的干燥根。

【植物形态】 多年生草本。茎带紫色，有纵直槽纹。叶为二至三回奇数羽状复叶，叶柄基部膨大成鞘，叶片卵形；小叶片呈卵形或卵状披针形，近顶端一对无柄，一至二回分裂，裂片边缘有缺刻。复伞形花序顶生，总苞无或有 2 片，伞幅 10～14；每一小伞形花序有花 12～36 朵，小总苞片 2～4；花白色。双悬果椭圆形，分果有 5 棱，侧棱有薄翅，每棱槽有 1 个油管，结合面 2 个油管。花期 6～7 月，果期 6～8 月。

【采收加工】 秋末采挖，除去须根和泥沙，待水分稍蒸发后，捆成小把，上棚，用烟火慢慢熏干；或晾晒，或低温烘干。

【产地】 主产于甘肃，以甘肃岷县产量高，质量最佳。湖北、云南、四川等省亦产。主为栽培。

【性状鉴别】 略呈圆柱形，下部有支根 3～5 条或更多，长 15～25cm。表面浅棕色至棕褐色，具纵皱纹和横长皮孔样突起。根头（归头）直径 1.5～4cm，具环纹，上端圆钝，或具数个明显突出的根茎痕，有紫色或黄绿色的茎和叶鞘的残基；主根（归身）表面凹凸不平；支根（归尾）直径 0.3～1cm，上粗下细，多扭曲，有少数须根痕。质柔韧，断面黄白色或淡黄棕色，皮部厚，有裂隙和多数棕色点状分泌腔，木部色较淡，形成层环黄棕色。有浓郁的香气，味甘、辛、微苦。（图 5-62）

柴性大、干枯无油或断面呈绿褐色者不可供药用。

饮片 呈类圆形、椭圆形或不规则薄片。切面浅棕黄色或黄白色，平坦，有裂隙，中间有浅棕色的形成层环，并有多数棕色的油点。余同药材。（图 5-63）

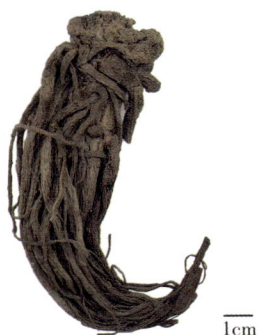

图 5-62  当归药材

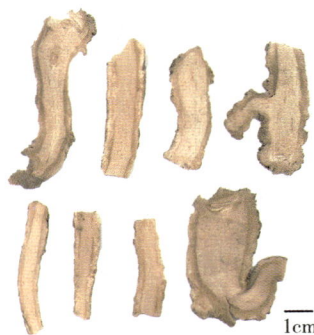

图 5-63  当归饮片

【**显微鉴别**】　**横切面**　①木栓层为数列细胞，栓内层窄，有少数油室。②韧皮部宽广，多裂隙，油室和油管类圆形，直径 25～160μm，外侧较大，向内渐小，周围分泌细胞 6～9 个。③形成层成环。④木质部射线宽 3～5 列细胞；导管单个散在或 2～3 个相聚，呈放射状排列；薄壁细胞含淀粉粒。（图5-64）

**图 5-64　当归横切面**
1. 木栓层　2. 皮层　3. 裂隙　4. 油室　5. 韧皮部　6. 韧皮射线　7. 形成层　8. 木射线　9. 木质部

**粉末**　淡黄棕色。①韧皮薄壁细胞纺锤形，壁略厚，表面有极微细的斜向交错纹理，有时可见菲薄的横隔。②梯纹导管和网纹导管多见，直径约 80μm。③有时可见油室碎片。（图5-65）

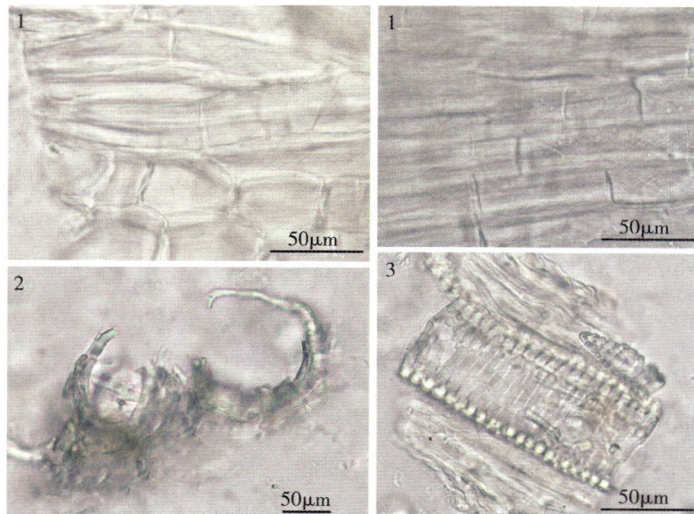

**图 5-65　当归粉末**
1. 韧皮薄壁细胞　2. 油室碎片　3. 导管

【化学成分】　含挥发油类成分，主要有藁本内酯（ligustilide）、正丁烯基酞内酯（n‑butylidene‑phthalide）、欧当归内酯 A 等。含有机酸类成分，主要有阿魏酸（ferulic acid）、丁二酸等。另含多种氨基酸和微量元素。

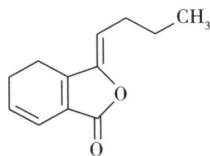

藁本内酯

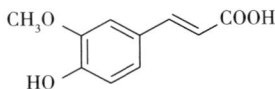

阿魏酸

【理化鉴别】　薄层鉴别　与阿魏酸、藁本内酯对照品、当归对照药材色谱相应的位置上，显相同颜色的荧光斑点。

【质量评价】

1. 经验鉴别　以主根粗长、油润、外皮色黄棕、断面色黄白、气味浓郁者为佳。柴性大、干枯无油或断面呈绿褐色者不可供药用。

2. 含量测定　按挥发油测定法测定，含挥发油不得少于 0.4%（ml/g）。按高效液相色谱法测定，含阿魏酸（$C_{10}H_{10}O_4$）不得少于 0.050%。

【性味功效】　性温，味甘、辛。补血活血，调经止痛，润肠通便。

**知识拓展**

1. 东当归　同属植物东当归 *Angilica acutiloba* Kitag.，吉林延边地区有栽培，东北地区以其根作当归入药。主根粗短，有多数支根，主要成分为藁本内酯、正丁烯基酞内酯等。

2. 欧当归　同科植物欧当归 *Levisticum officinale* Koch.，华北地区曾引种栽培。主根粗长，顶端常有数个茎痕。根外表浅黄棕色或灰棕色，干枯无油润感。香气浓郁而浊，味甘辛、微苦，麻舌。含有藁本内酯藁本内酯、正丁烯基酞内酯等成分，但含量低。不能作当归使用。

## 独活 Duhuo
### Angelicae Pubescentis Radix

为伞形科植物重齿毛当归 *Angelica pubescens* Maxim. f. *biserrata* Shan et Yuan 的干燥根。春初苗刚发芽或秋末茎叶枯萎时采挖，除去须根和泥沙，烘至半干，堆置 2～3 天，发软后再烘至全干。略呈圆柱形，下部 2～3 分枝或更多，长 10～30cm。根头部膨大，圆锥状，多横皱纹，直径 1.5～3cm，顶端有茎、叶的残基或凹陷。表面灰褐色或棕褐色，具纵皱纹，有横长皮孔样突起及稍突起的细根痕。质较硬，受潮则变软，断面皮部灰白色，有多数散在的棕色油室，木部灰黄色至黄棕色，形成层环棕色。有特异香气，味苦、辛、微麻舌。主要含蛇床子素、二氢欧山芹醇当归酸酯等成分。性微温，味辛、苦。祛风除湿，通痹止痛。

## 前胡 Qianhu
### Peucedani Radix

为伞形科植物白花前胡 *Peucedanum praeruptorum* Dunn 的干燥根。呈不规则圆锥形、圆柱形或纺锤形，稍扭曲，下部常有分枝，长 3～15cm，直径 1～2cm。外表面黑褐色或灰黄色，根头部中央多有茎痕及纤维状叶鞘残基，上部有密集的细环纹，下部有纵沟、纵纹及横向皮孔样突起。质硬，可折断，断面不整齐，淡黄白色，皮部散有多数棕黄色油点，形成层环纹棕色，射线放射状。气芳香，味微苦、辛。性微寒，味苦、辛。降气化痰，散风清热。

## 川芎 Chuanxiong

### Chuanxiong Rhizoma

【来源】　为伞形科植物川芎 *Ligusticum chuanxiong* Hort. 的干燥根茎。夏季当茎上的节盘显著突出，并略带紫色时采挖，除去泥沙，晒后烘干，再去须根。

【产地】　产于四川、江西、湖北、陕西等省。多为栽培。

【性状鉴别】　呈不规则结节状拳形团块，直径 2～7cm。表面灰褐色或褐色，粗糙皱缩，有多数平行隆起的轮节，顶端有凹陷的类圆形茎痕，下侧及轮节上有多数小瘤状根痕。质坚实，不易折断，断面黄白色或灰黄色，散有黄棕色的油室，形成层环呈波状。气浓香，味苦、辛，稍有麻舌感，微回甜。（图 5－66）

饮片　为不规则厚片。余同药材。（图 5－67）

图 5－66　川芎药材

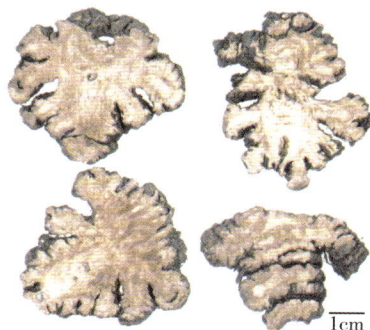

图 5－67　川芎饮片

【显微鉴别】　横切面　①木栓层为 10 余列细胞。②皮层狭窄，散有根迹维管束，其形成层明显。③韧皮部宽广，形成层环波状或不规则多角形。④木质部导管多角形或类圆形，大多单列或排成"V"形，偶有木纤维束。⑤髓部较大。⑥薄壁组织中散有多数油室，类圆形、椭圆形或形状不规则，淡黄棕色，靠近形成层的油室小，向外渐大；薄壁细胞中富含淀粉粒，有的薄壁细胞中含草酸钙晶体，呈类圆形团块或类簇晶状。

粉末　淡黄棕色或灰棕色。①淀粉粒较多，单粒椭圆形、长圆形、类圆形、卵圆形或肾形，直径 5～16μm，长约 21μm，脐点点状、长缝状或人字状；偶见复粒，由 2～4 分粒组成。②草酸钙晶体存在于薄壁细胞中，呈类圆形团块或类簇晶状，直径 10～25μm。③木栓细胞深黄棕色，表面观呈多角形，微波状弯曲。④油室多已破碎，偶可见油室碎片，分泌细胞壁薄，含有较多的油滴。⑤导管主为螺纹导管，亦有网纹导管及梯纹导管，直径 14～50μm。

【化学成分】　含有挥发油类成分，以苯酞及其二聚体类成分为主，如藁本内酯（ligustilide）、洋川芎内酯 A（senkyunolide A）、欧当归内酯 A（levistilide A）。另外还含有酚酸、多糖、微量碱性化合物等成分。

【质量评价】

1. 经验鉴别　以个大、质坚实、断面黄白、油性大、香气浓者为佳。

2. 检查　重金属及有害元素　铅不得过 5mg/kg；镉不得过 1mg/kg；砷不得过 2mg/kg；汞不得过 0.2mg/kg；铜不得过 20mg/kg。

3. 含量测定　按高效液相色谱法测定，含阿魏酸（$C_{10}H_{10}O_4$）不得少于 0.10%，含藁本内酯（$C_{12}H_{14}O_2$）不得少于 0.08%。

【性味功效】　性温，味辛。活血行气，祛风止痛。

## 柴胡 Chaihu
### Bupleuri Radix

【本草考证】柴胡原名茈胡，始载于《神农本草经》，列为上品。宋代《图经本草》苏颂谓："今关陕、江湖间近道皆有之，以银州者为胜。二月生苗甚香。茎青紫坚硬，微有细线。叶似竹叶而稍紧小，亦有似斜蒿者，亦有似麦门冬而短者。七月开黄花。根淡赤色，似前胡而强。"明代《本草纲目》李时珍谓："茈胡生山中，嫩则可茹，老则采而为柴，故苗有芸蒿、山菜、茹草之名，而根名柴胡也。"又谓："北地所产者，亦如前胡而软，今人谓之北柴胡是也，入药亦良，南土所产者不似前胡，正如蒿根，强硬不堪使用。其苗有如韭叶者、竹叶者，以竹叶者为胜。其如斜蒿者最下也。"据考证，古代本草所收柴胡有多种，多数为伞形科柴胡属植物，亦有其他科的混乱品种。

【来源】为伞形科植物柴胡 *Bupleurum chinense* DC. 或狭叶柴胡 *B. scorzonerifolium* Willd. 的干燥根。按性状不同，分别习称"北柴胡"和"南柴胡"。

【植物形态】柴胡：多年生草本，根常有分枝。茎丛生或单生，实心，上部多分枝，略呈"之"字形弯曲。基生叶倒披针形或狭椭圆形，早枯；中部叶倒披针形或宽条状披针形，长 3～11cm，宽 0.6～16cm，有平行脉 7～9 条，下面具粉霜。复伞形花序，伞梗 4～10，不等长；小总苞片 5，披针形；小伞梗 5～10，花鲜黄色。双悬果宽椭圆形，棱狭翅状。花期 8～9 月，果期 9～10 月。

狭叶柴胡：主根较发达，常不分枝。基生叶有长柄。叶片线形至线

状披针形，有平行脉 5～7 条。伞梗较多，小伞梗 10～20。

【采收加工】春、秋二季采挖，除去茎叶和泥沙，干燥。

【产地】北柴胡主产于河北、河南、辽宁、湖北等省。南柴胡主产于湖北、四川、安徽、黑龙江等省。

【性状鉴别】北柴胡：呈圆柱形或长圆锥形，长 6～15cm，直径 0.3～0.8cm。根头膨大，顶端残留 3～15 个茎基或短纤维状叶基，下部分枝。表面黑褐色或浅棕色，具纵皱纹、支根痕及皮孔。质硬而韧，不易折断，断面显纤维性，皮部浅棕色，木部黄白色。气微香，味微苦。（图 5-68）

南柴胡：根较细，圆锥形，顶端有多数细毛状枯叶纤维，下部多不分枝或稍分枝。表面红棕色或黑棕色，靠近根头处多具细密环纹。质稍软，易折断，断面略平坦，不显纤维性。具败油气。（图 5-69）

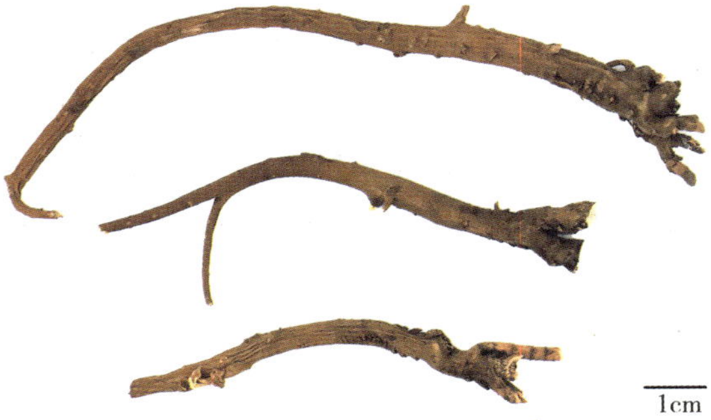

图 5-68　北柴胡药材

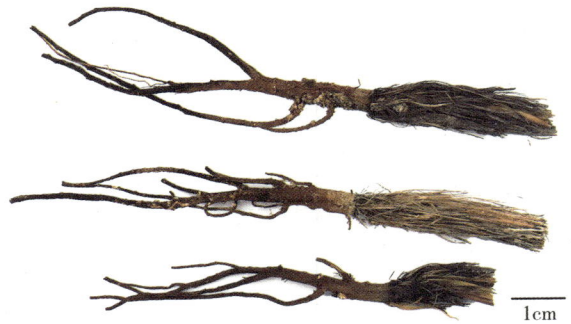

图 5-69　南柴胡药材

饮片　北柴胡：呈不规则厚片。切面淡黄白色，纤维性。质硬。余同药材。（图 5-70）

南柴胡：呈类圆形或不规则片。有时可见根头处具细密环纹或有细毛状枯叶纤维。切面黄白色，平坦。余同药材。（图 5-71）

【显微鉴别】横切面　北柴胡：①木栓层为数列细胞，其下为 7～8 层栓内层细胞。②皮层狭窄，散有油管和裂隙。③韧皮部有油管，射线宽，筛管不明显。④形成层环状。⑤木质部占大部分，大的导管切向排列；木纤维发达，与木薄壁细胞排成了多个环状。⑥纤维多角形，壁厚，木化。（图 5-72）

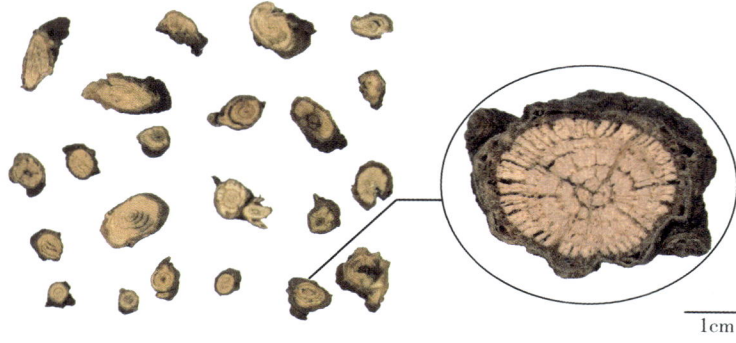

图 5－70　北柴胡饮片

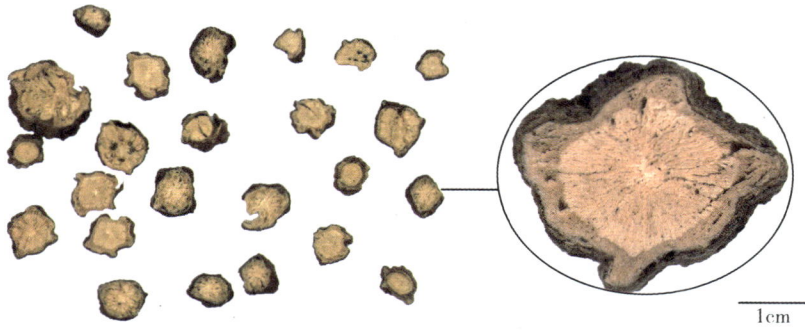

图 5－71　南柴胡饮片

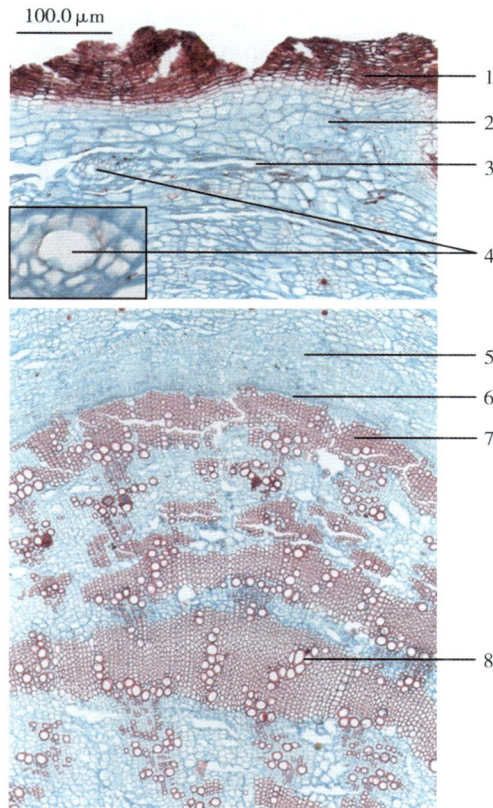

图 5－72　柴胡横切面

1. 木栓层　2. 皮层　3. 裂隙　4. 油管　5. 韧皮部　6. 形成层　7. 木纤维　8. 导管

南柴胡：①木栓层由 6～10 列左右的木栓细胞排列成整齐的帽顶状。②皮层油管多而大。③木质部导管多径向排列，木质部纤维群较少，散在，多位于木质部外侧。

粉末　北柴胡：灰棕色。①油管多碎断，管道中含黄棕色或黄绿色条状分泌物。②木栓细胞黄棕色，常数层重叠，表面观多角形，壁稍厚。③木纤维成束或散在，无色或淡黄色，呈长梭形，直径 8～17μm，初生壁破裂成短须状，纹孔稀疏。④导管多为网纹、双螺纹。（图 5－73）

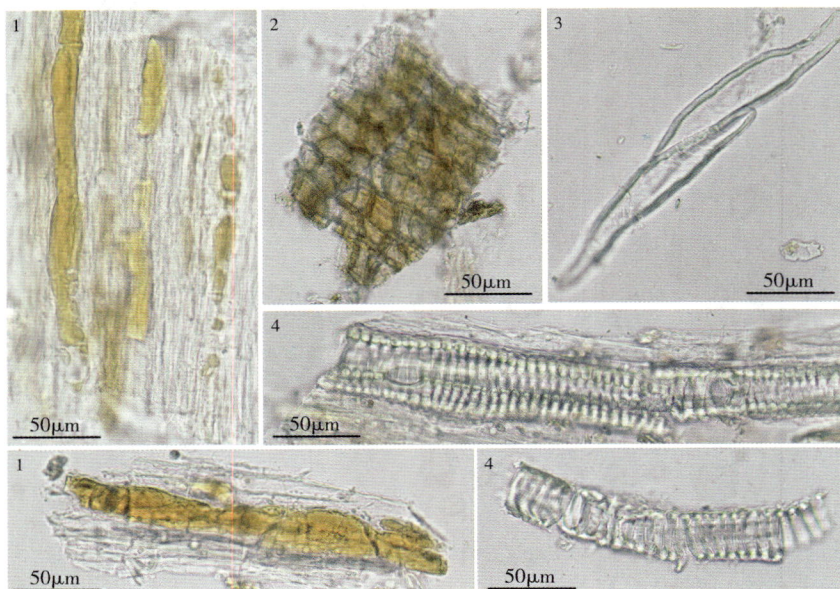

**图 5－73　北柴胡粉末**
1. 油管　2. 木栓细胞　3. 木纤维　4. 导管

南柴胡：黄棕色。①木纤维直径 8～26μm，有的初生壁破裂，并有稀疏螺纹裂缝。②油管含淡黄色条状分泌物。③双螺纹导管较多见。④叶基部纤维直径约至 51μm，有紧密螺状交错裂缝。

【化学成分】含三萜皂苷类成分，主要有柴胡皂苷（saikosaponin）a、b、c、d、$S_1$、$b_2$、$b_3$ 等。含挥发油类成分，主要为柠檬烯、月桂烯、右旋香荆芥酮、反式香苇醇、胡薄荷酮、桃金娘醇等。尚含多元醇、植物甾醇、香豆素、脂肪酸等多种成分。

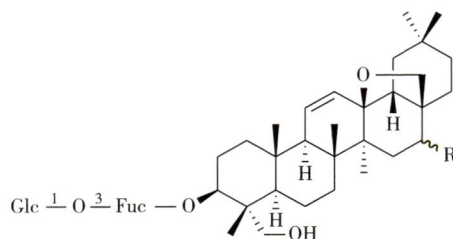

柴胡皂苷a　R＝β－OH
柴胡皂苷d　R＝α－OH

【理化鉴别】北柴胡薄层鉴别　与北柴胡对照药材、柴胡皂苷 a 和柴胡皂苷 d 对照品色谱相应的位置上，显相同颜色的斑点或荧光斑点。

【质量评价】

**1. 经验鉴别**　以条粗长、须根少者为佳。

**2. 含量测定**　按高效液相色谱法测定，北柴胡含柴胡皂苷 a（$C_{42}H_{68}O_{13}$）和柴胡皂苷 d（$C_{42}H_{68}O_{13}$）的总量不得少于 0.30%。

【性味功效】　性微寒，味辛、苦。疏散退热，疏肝解郁，升举阳气。

🧬 **知识拓展** -------------------------------------------------------------

1. 伞形科柴胡属植物在我国约有 30 多个种。如东北和华北地区用兴安柴胡 *Bupleurum sibiricum* Vest；西南地区用竹叶柴胡 *B. marginatum* Wall. ex DC.；陕西、甘肃、宁夏、内蒙古等省区用银州柴胡 *B. yinchowense* Shan et Y. Li，考证认为，古代本草记载的品质最佳的银州柴胡即为此种。

2. 大叶柴胡 *B. longiradiatun* Turcz.，分布于东北地区和河南、陕西、甘肃、安徽、江西、湖南等省。根茎表面密生环节，有毒，不可当柴胡使用。

-------------------------------------------------------------

# 防风 Fangfeng
## Saposhnikoviae Radix

【来源】　为伞形科植物防风 *Saposhnikovia divaricata*（Turcz.）Schischk. 的干燥根。春、秋二季采挖未抽花茎植株的根，除去须根和泥沙，晒干。

【产地】　主产于东北地区及内蒙古自治区东部。现有栽培。

【性状鉴别】　呈长圆锥形或长圆柱形，下部渐细，有的略弯曲，长 6～30cm，直径 0.5～2cm。表面淡黄色至棕褐色，粗糙，有纵皱纹、多数横长皮孔样突起及点状的细根痕。根头部有环纹，习称"蚯蚓头"，有的环纹上残存棕褐色毛状叶基。体轻，质松，易折断，断面不平坦，皮部淡黄色至棕色，有裂隙，木部黄色。气特异，味微甘。（图 5-74）

饮片　呈圆形或椭圆形的厚片。有的可见密集的环纹或残存的毛状叶基。余同药材。（图 5-75）

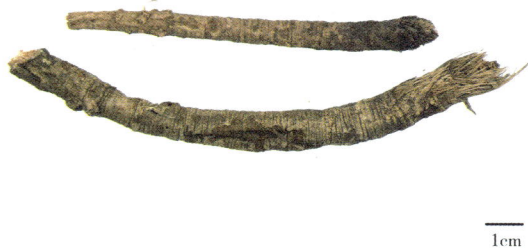

图 5-74　防风药材

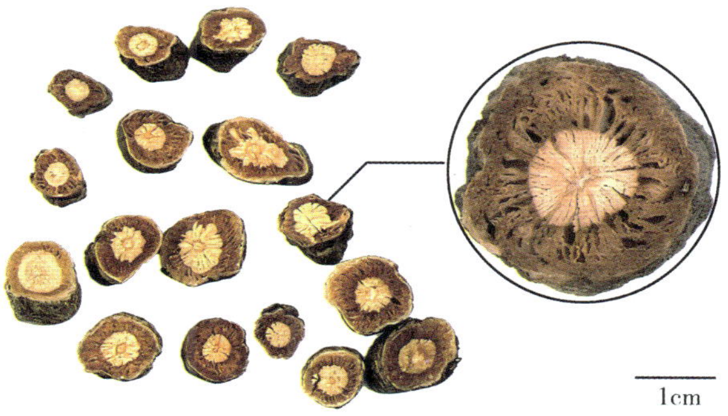

图 5-75　防风饮片

【显微鉴别】　粉末　淡棕色。①油管直径 17～60μm，充满金黄色分泌物。②叶基维管束常伴有纤维束。③导管多为网纹导管，直径 14～85μm。④石细胞少见，黄绿色，长圆形或类长方形，壁较厚。

【化学成分】　含色原酮类成分，主要有升麻素苷（prim-*O*-glucosylcimifugin）、5-*O*-甲基维斯阿米醇苷（5-*O*-methylvisanrminol）、升麻素（cimifyugin）、亥茅酚苷、5-*O*-甲基维斯阿米醇、亥茅酚等。含挥发油，主要成分为辛醛、壬醛、己醛、$\beta$-桉叶醇等。尚含香豆素类成分，如补骨脂素、佛手柑内酯、欧前胡素、珊瑚菜素等。

【质量评价】

**1. 经验鉴别**　以条粗壮，断面皮部色浅棕，木部浅黄色者为佳。

**2. 含量测定**　按高效液相色谱法测定，含升麻素苷（$C_{22}H_{28}O_{11}$）不得少于 0.21%，升麻素（$C_{16}H_{18}O_6$）和 3'-*O*-当归酰亥茅酚（$C_{20}H_{22}O_6$）的总含量不得少于 0.050%。

【性味功效】　性微温，味辛、甘。祛风解表，胜湿止痛，止痉。

## 北沙参 Beishashen
### Glehniae Radix

　　为伞形科植物珊瑚菜 *Glehnia littoralis* Fr. Schmidt ex Miq. 的干燥根。夏、秋二季采挖，除去须根，洗净，稍晾，置沸水中烫后，除去外皮，干燥；或洗净直接干燥。呈细长圆柱形，偶有分枝。表面淡黄白色，略粗糙，偶有残存外皮，未去外皮的表面黄棕色。全体有细纵皱纹和纵沟，并有棕黄色点状突起的细根痕及皮孔样突起；顶端常留有黄棕色根茎残基；上端稍细，中部略粗，下部渐细。质坚脆，易折断，断面皮部浅黄白色，形成层环棕黄色至深褐色，木部黄色。气特异，味微甘。主要含香豆素、生物碱及微量挥发油等化学成分。性微寒，味甘、微苦。养阴清肺，益胃生津。

## 龙胆 Longdan
### Gentianae Radix et Rhizoma

　　**【本草考证】** 始载于《神农本草经》。梁代陶弘景在《本草经集注》中记载："状似牛膝，味甚苦。"在《名医别录》中记载"叶如嫩蒜而细。"宋代苏颂在《图经本草》中记载："宿根黄白色，下抽根十余条，类牛膝，直上生苗，高尺余。四月生叶似柳叶而细，茎如小竹枝，七月开花如牵牛花，作铃铎形，青碧色，冬后结子，苗便枯……俗呼为草龙胆。"以上记载与条叶龙胆相符。五代时期《蜀本草》记载"叶似龙葵，味苦如胆。"以及清《植物名实图考》附图，均与植物龙胆相似。《滇南本草》《植物名实图考》记载的滇龙胆，与坚龙胆相符。

　　**【来源】** 为龙胆科植物条叶龙胆 *Gentiana manshurica* Kitag.、龙胆 *G. scabra* Bge.、三花龙胆 *G. triflora* Pall. 或坚龙胆 *G. rigescens* Franch. 的干燥根和根茎。前三种习称"龙胆"，后一种习称"坚龙胆"。

　　**【植物形态】** 龙胆：多年生草本，高 30～60cm。根茎短，簇生多数黄白色具横纹的细长根。茎直立，单生，黄绿色或紫红色，近圆形，具条棱。叶对生，下部叶膜质，中部及上部的叶革质，卵形或卵状披针形，长 2.5～8cm，宽 0.4～3.5cm，边缘粗糙，主脉 3～5 条，叶表面不明显，在叶背突起，粗糙。花常 2～5 朵簇生于茎顶及上部叶腋；苞片 2，披针形，花萼倒锥状筒形，先端 5 裂；花冠蓝紫色，钟形，5 裂，裂片之间有褶状三角形副冠片；雄蕊 5；雌蕊 1。蒴果宽椭圆形，种子两端具宽翅，表面有网纹。花期 9～10 月，果期 10 月。

　　条叶龙胆：叶片条形或线状披针形，宽 0.4～1.2cm，边缘微外卷，叶脉 1～3 条，光滑，仅中脉明显；花 1～2 朵，顶生或腋生，花冠裂片三角形，先端渐尖，褶偏斜，卵形。

　　三花龙胆：花多数，稀 3 朵，花冠裂片卵圆形，先端钝圆，褶偏斜，宽三角形。

　　坚龙胆：根近棕黄色，无横纹；茎粗壮，有分枝，基部木质化，上部草质，紫色或黄绿色；叶片倒卵形、卵形；种子表面有蜂窝状网隙，不具翅。

　　**【采收加工】** 春、秋二季采挖，洗净，干燥。以秋季采者质量较好。

　　**【产地】** 龙胆、条叶龙胆、三花龙胆主产于东北地区。坚龙胆主产于云南。

　　**【性状鉴别】** 龙胆：根茎呈不规则的块状，长 1～3cm，直径 0.3～1cm；表面暗灰棕色或深棕色，上端有茎痕或残留茎基，周围和下端着生多数细长的根。根圆柱形，略扭曲，长 10～20cm，直径 0.2～0.5cm；表面淡黄色或黄棕色，上部多有显著的横皱纹，下部较细，有纵皱纹及支根痕。质脆，易折断，断面略平坦，皮部黄白色或淡黄棕色，木部色较浅，呈点状环列。气微，味甚苦。（图 5 - 76）

　　坚龙胆：表面无横皱纹，外皮膜质，易脱落。木部黄白色，易与皮部分离。（图 5 - 77）

　　饮片　龙胆：呈不规则形的段。根茎呈不规则块片，表面暗灰棕色或深棕色。根圆柱形，表面淡黄色至黄棕色，有的有横皱纹，具纵皱纹。切面皮部黄白色至棕黄色，木部色较浅。气微，味甚苦。（图 5 - 78）

　　坚龙胆：呈不规则形的段。根表面无横皱纹，膜质外皮已脱落，表面黄棕色至深棕色。切面皮部黄棕色，木部色较浅。

PPT

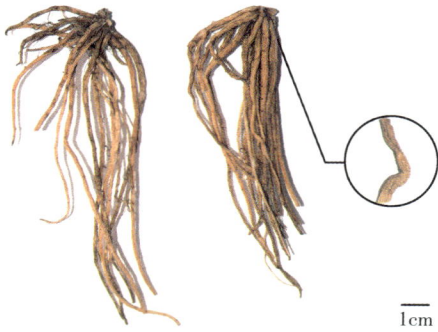

图 5 - 76 龙胆（龙胆）药材

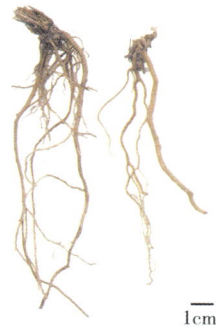

图 5 - 77 龙胆（坚龙胆）药材

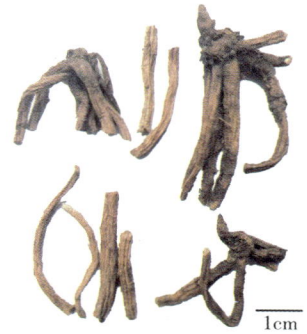

图 5 - 78 龙胆（龙胆）饮片

【显微鉴别】 横切面 龙胆：①表皮细胞有时残存，外壁较厚。②皮层窄，外皮层细胞类方形，壁稍厚，木栓化。③内皮层细胞切向延长，每一细胞由纵向壁分隔成数个类方形小细胞。④韧皮部宽广，有裂隙。⑤形成层不甚明显，木质部导管3～10个群束。⑥髓部明显。⑦薄壁细胞含细小草酸钙针晶。（图5-79）

坚龙胆：①内皮层以外组织多已脱落。②木质部导管发达，均匀密布。③无髓部。

粉末 龙胆：淡黄棕色。①外皮层细胞表面观类纺锤形，每一细胞由横壁分隔成数个扁方形的小细胞。②内皮层细胞表面观类长方形，甚大，平周壁显纤细的横向纹理，每一细胞由纵隔壁分隔成数个栅状小细胞，纵隔壁大多成连珠状增厚。③薄壁细胞含细小草酸钙针晶。④网纹导管及梯纹导管直径约至45μm。（图5-80）

坚龙胆：①无外皮层细胞。②内皮层细胞类方形或类长方形，平周壁的横向纹理较粗而密，有的粗达3μm，每一细胞分隔成多数栅状小细胞，隔壁稍增厚或呈连珠状。

【化学成分】 四种来源龙胆中主要含有环烯醚萜及裂环烯醚萜苷类成分，其中龙胆苦苷（gentiopicrin）含量最高，其在龙胆中含量高于坚龙胆。此外龙胆中还含有当药苦苷（swertiamarin）、当药苷（sweroside）、苦龙胆酯苷（amarogentin）、四乙酰龙胆苦苷（gentiopicroside tetraacetate）、三叶龙胆苷（trifloroside）、龙胆黄碱（gentioflavine）、龙胆碱（gentianine）和龙胆三糖（gentianose）等。坚龙胆中还含秦艽乙素（gentianidine）、秦艽丙素（gentianol）等。

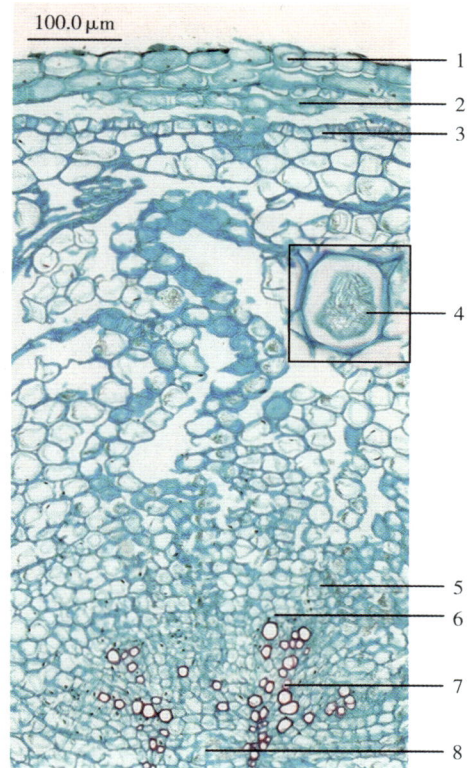

图 5 - 79 龙胆（根）横切面

1. 外皮层 2. 皮层 3. 内皮层 4. 草酸钙针晶
5. 韧皮部 6. 形成层 7. 木质部 8. 髓部

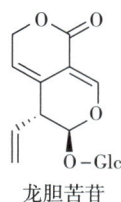

龙胆苦苷

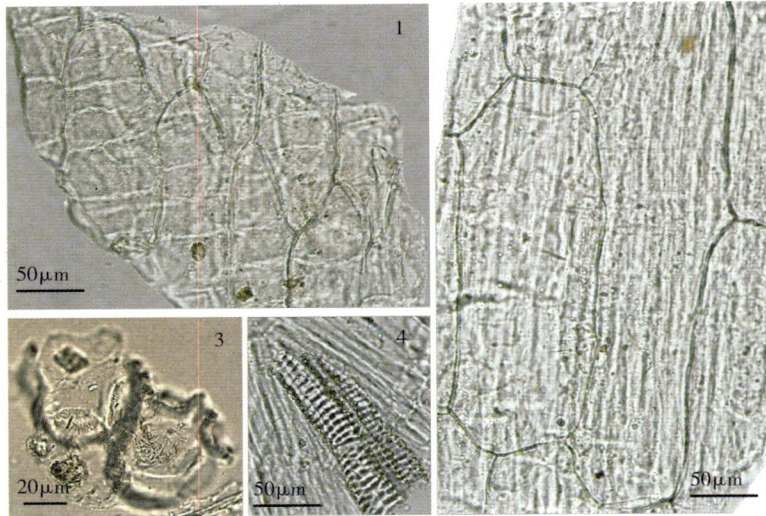

**图 5 - 80　龙胆粉末**
1. 外皮层细胞　2. 内皮层细胞　3. 薄壁细胞含细小草酸钙针晶　4. 导管

【理化鉴别】薄层鉴别　与龙胆苦苷对照品色谱相应的位置上，显相同颜色的斑点。

【质量评价】

**1. 经验鉴别**　以条粗长、色黄或黄棕者为佳。

**2. 含量测定**　按高效液相色谱法测定，龙胆药材含龙胆苦苷（$C_{16}H_{20}O_9$）不得少于 3.0%，饮片不得少于 2.0%；坚龙胆药材含龙胆苦苷不得少于 1.5%，饮片不得少于 1.0%。

【性味功效】性寒，味苦。清热燥湿，泻肝胆火。

**知识拓展**

红花龙胆 Gentianae Rhodanthae Herba 为龙胆科植物红花龙胆 *Gentiana rhodantha* Franch. 的干燥全草。为 2015 年版《中国药典》新增中药材品种。为我国特有植物，主要分布于西南地区，如云南、贵州等省。长 30~60cm，根茎短，具数条细根；根直径 1~2mm，表面浅棕色或黄白色。茎具棱，直径 1~2mm，黄绿色或带紫色，质脆，断面中空。花单生于枝顶及上部叶腋，花萼筒状，5 裂；花冠喇叭状，长 2~3.5cm，淡紫色或淡黄棕色，先端 5 裂，裂片间褶流苏状。蒴果狭长，2 瓣裂。种子扁卵形，长约 1mm，具狭翅。气微清香，茎叶味微苦，根味极苦。红花龙胆中龙胆苦苷含量甚微，而芒果苷含量较高。性寒，味苦。清热除湿，解毒，止咳。

## 秦艽 Qinjiao
### Gentianae Macrophyllae Radix

为龙胆科植物秦艽 *Gentiana macrophylla* Pall.、麻花秦艽 *G. straminea* Maxim.、粗茎秦艽 *G. crassicaulis* Duthie ex Burk. 或小秦艽 *G. dahurica* Fisch. 的干燥根。前三种按性状不同分别习称"秦艽"和"麻花艽"，后一种习称"小秦艽"。秦艽呈类圆柱形，上粗下细，扭曲不直，长 10~30cm，直径 1~3cm。表面黄棕色或灰黄色，有纵向或扭曲的纵皱纹。顶端有残存的茎基及纤维状叶鞘。质硬而脆，易折断，断面略显油性，皮部黄色或棕黄色，木部黄色。气特异，味苦、微涩。麻花艽呈类圆锥形，多由数个小根纠聚而膨大，直径可达 7cm。表面棕褐色，粗糙，有裂隙呈网状孔纹。质松脆，易折断，断面多呈枯朽状。小秦艽呈类圆锥形或类圆柱形，长 8~15cm，直径 0.2~1cm。表面棕黄色，有纵向扭曲的沟纹。主根通常一个，残存的茎基有纤维状叶鞘，下部多分枝。断面黄白色。气弱，味苦涩。主要含生物碱，有秦艽甲素（龙胆碱）、秦艽乙素（龙胆次碱）和秦艽丙素等，尚含龙胆苦苷、栎瘿酸（roburic acid）和马钱苷酸（loganic acid）。性平，味辛、苦。祛风湿，清湿热，止痹痛，退虚热。

## 紫草 Zicao
### Arnebiae Radix

为紫草科植物新疆紫草 *Arnebia euchroma*（Royle）Johnst. 或内蒙紫草 *A. guttata* Bunge 的干燥根。前者称为"软紫草"，后者称为"内蒙紫草"。软紫草呈不规则的长圆柱形，多扭曲，长7~20cm，直径1~2.5cm。顶端有的可见分歧的茎残基。表面紫红色或紫褐色，皮部疏松，呈条形片状，常10余层重叠，易剥落。体轻，质松软，易折断，断面不整齐，木部较小，黄白色或黄色。气特异，味微苦、涩。内蒙紫草呈圆锥形或圆柱形，扭曲，长6~20cm，直径0.5~4cm。根头部略粗大，顶端有残茎1个或多个，被短硬毛。表面紫红色或暗紫色，皮部略薄，常数层相叠，易剥离。质硬而脆，易折断，断面较整齐，皮部紫红色，木部较小，黄白色。气特异，味涩。含萘醌类，如紫草素（shikonin）、去氧紫草素（deoxyshikonin）、$\beta$，$\beta'$-二甲基丙烯酰阿卡宁（$\beta$，$\beta'$-dimethylacrylalkannin）等，此外还含多糖、黄酮、酚酸和萜类等。性寒，味甘、咸。清热凉血，活血解毒，透疹消斑。

## 丹参 Danshen
### Salviae Miltiorrhizae Radix et Rhizoma

【本草考证】始载于《神农本草经》。梁代陶弘景在《本草经集注》中记载："今近道处处有。茎方有毛，紫花。"宋代苏颂《图经本草》记载："今陕西、河东州郡及随州皆有之。二月生苗，高一尺许。茎秆方棱，青色。叶生相对，如薄荷而有毛。三月开花，红紫色，似苏花。根赤，大如指，长亦尺余，一苗数根。"明代李时珍《本草纲目》记载："处处山中有之。一枝五叶，叶如野苏而尖，青色，皱毛。小花成穗如蛾形，中有细子。其根皮丹而肉紫。"以上记载与现今所用丹参相符。

【来源】为唇形科植物丹参 *Salvia miltiorrhiza* Bge. 的干燥根及根茎。

【植物形态】多年生草本，根肉质，外表朱红色，内里白色。茎直立，高30~80cm，四棱形，密被柔毛。奇数羽状复叶，小叶3~5（7）对，卵圆形或宽披针形，边缘具圆齿，被疏柔毛。轮伞花序，上部密集，组成总状花序。苞片披针形；花萼钟形；花冠紫蓝色，二唇形。小坚果黑色。花期5~8月，果期8~9月。

【产地】主产于山东、四川、安徽、湖北等省。多为栽培品。

【采收加工】春、秋二季采挖，除去泥沙，干燥。

【性状鉴别】根茎短粗，顶端有时残留茎基。根数条，长圆柱形，略弯曲，有的分枝并具须状细根，长10~20cm，直径0.3~1cm。表面棕红色或暗棕红色，粗糙，具纵皱纹。老根外皮疏松，多显紫棕色，常呈鳞片状剥落。质硬而脆，断面疏松，有裂隙或略平整而致密，皮部棕红色，木部灰黄色或紫褐色，导管束黄白色，呈放射状排列。气微，味微苦涩。（图5-81）

栽培品　较粗壮，直径0.5~1.5cm。表面红棕色，具纵皱纹，外皮紧贴不易剥落。质坚实，断面较平整，略呈角质样。

饮片　呈类圆形或椭圆形的厚片。外表皮棕红色或暗棕红色，粗糙，具纵皱纹。切面有裂隙或略平整而致密，有的呈角质样，皮部棕红色，木部灰黄色或紫褐色，有黄白色放射状纹理。气微，味微苦涩。（图5-82）

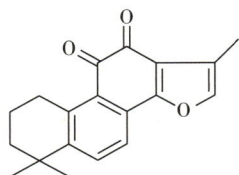

图 5-81 丹参药材

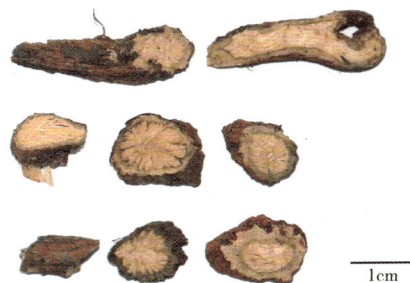

图 5-82 丹参饮片

【显微鉴别】 粉末 红棕色。①石细胞类圆形、类三角形、类长方形或不规则形，也有延长呈纤维状，边缘不平整，直径 14~70μm，长可达 257μm，孔沟明显，有的胞腔内含黄棕色物。②木纤维多为纤维管胞，长梭形，末端斜尖或钝圆，直径 12~27μm，具缘纹孔点状，纹孔斜裂缝状或十字形，孔沟稀疏。③网纹导管和具缘纹孔导管直径 11~60μm。（图 5-83）

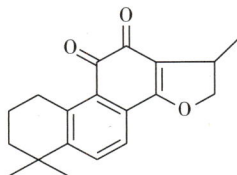

图 5-83 丹参粉末

1. 石细胞 2. 木纤维 3. 导管

【化学成分】 含二萜醌类化合物：丹参酮ⅡA（tanshinone ⅡA）、隐丹参酮（cryptotanshinone）、丹参酮Ⅰ、羟基丹参酮（hydroxytanshinone）、丹参酸甲酯（methyltanshinonate）、二氢丹参酮Ⅰ（dihydrotanshinone I）等，其中隐丹参酮是抗菌的主要有效成分。此外还含有酚酸类化合物：丹酚酸 A~G（salvianolic acid A~G），丹参酸 A（salvianic acid A），原儿茶醛（protocatechuic aldehyde），原儿茶酸（protocatechuic acid）等。

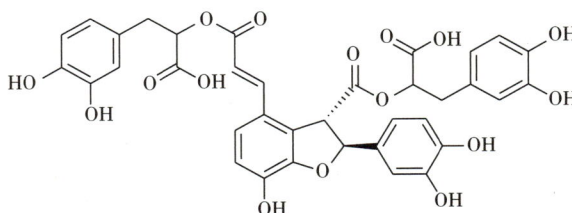

丹参酮ⅡA

隐丹参酮

丹酚酸B

【理化鉴别】 薄层鉴别 与丹参对照药材、丹参酮ⅡA、丹酚酸 B 对照品色谱相应的位置上，显相同颜色的斑点或荧光斑点。

【质量评价】

**1. 经验鉴别** 以条粗壮、紫红色者为佳。

**2. 含量测定** 按高效液相色谱法测定，含丹参酮ⅡA（$C_{19}H_{18}O_3$）、隐丹参酮（$C_{19}H_{20}O_3$）和丹参酮Ⅰ（$C_{18}H_{12}O_3$）的总量不得少于0.25%；含丹酚酸B（$C_{36}H_{30}O_{16}$）不得少于3.0%。

【性味功效】 性微寒，味苦。活血祛瘀，通经止痛，清心除烦，凉血消痈。

**知识拓展**

野生中药材人工栽培后会引起药材性状和显微特征的变化。丹参药材包括根及根茎两部分，有研究表明，在根的横切面中，有的野生丹参根的皮层可见石细胞单个散在或2~3个成群，而栽培品一般观察不到石细胞。但在根茎横切面中，野生和栽培丹参均可观察到石细胞。目前丹参药材以栽培品居多，且饮片中根的比例远大于根茎，因此若粉末鉴别未检出石细胞，需要考虑所鉴别样品的来源和药用部位。

## 黄芩 Huangqin

### Scutellariae Radix

【本草考证】 始载于《神农本草经》。梁代陶弘景在《本草经集注》中记载："圆者名子芩为胜，破者名宿芩，其腹中皆烂，故名腐肠，惟取深色坚实者为好。"宋代苏颂《图经本草》记载："今川蜀、河东、陕西近郡皆有之。苗长尺余，茎干粗如箸，叶从地四面作丛生，类紫草，高一尺许，亦有独茎者，叶细长青色，两两相对，六月开紫花，根如知母粗细，长四五寸，二月、八月采根暴干。"以上所述与现今所用黄芩基本一致。

【来源】 为唇形科植物黄芩 Scutellaria baicalensis Georgi 的干燥根。

【植物形态】 多年生草本。主根粗壮。茎高30~120cm，钝四棱形，具细条纹，绿色或带紫色，自基部多分枝。叶对生，叶片披针形，长1.5~4cm，宽0.3~1.2cm，下面密被下陷的腺点。总状花序顶生，常再于茎顶聚成圆锥花序，具叶状苞片。花偏向一侧；花冠紫色、紫红色至蓝色，二唇形，冠筒近基部向上弯曲。雄蕊4，稍露出。小坚果黑褐色，球形。花期7~8月，果期8~9月。

【产地】 主产于河北、山西、内蒙古、辽宁等省区。以山西产量较大，河北承德产者质量较好。

【采收加工】 春、秋二季采挖，除去须根和泥沙，晒后撞去粗皮，晒干。

【性状鉴别】 呈圆锥形，扭曲，长8~25cm，直径1~3cm。表面棕黄色或深黄色，有稀疏的疣状细根痕，上部较粗糙，有扭曲的纵皱纹或不规则的网纹，下部有顺纹和细皱纹。质硬而脆，易折断，断面黄色，中心红棕色；老根中央呈枯朽状或中空，暗棕色或棕黑色。气微，味苦。（图5-84）

栽培品 较细长，多有分枝。表面浅黄棕色，外皮紧贴，纵皱纹较细腻。断面黄色或浅黄色，略呈角质样。味微苦。

饮片 为类圆形或不规则形薄片。外表皮黄棕色或棕褐色。切面黄棕色或黄绿色，具放射状纹理，有的中心呈棕色或中空。味苦。（图5-85）

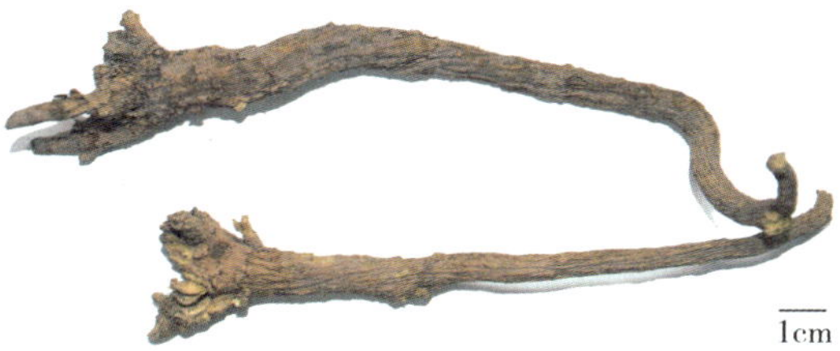

图5-84 黄芩药材

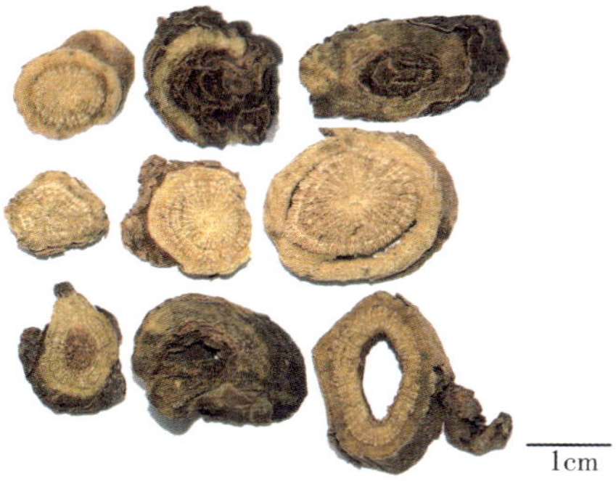

图5-85 黄芩饮片

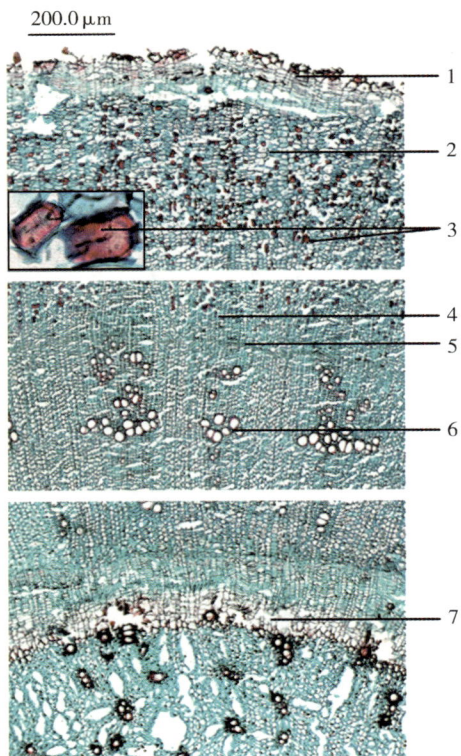

**图 5 - 86　黄芩横切面**

1. 木栓层　2. 皮层　3. 石细胞　4. 韧皮部
5. 形成层　6. 木质部　7. 木栓化细胞环

【**显微鉴别**】横切面　①木栓层外缘多破裂，木栓细胞中有少量石细胞散在。②皮层与韧皮部界限不明显，有多数石细胞与韧皮纤维，单个或成群散在，石细胞多分布于外侧，韧皮纤维多分布于内侧。③形成层成环。④老根中央的木质部有栓化细胞环形成，有单环或成数个同心环。（图 5 - 86）

粉末　黄色。①韧皮纤维单个散在或数个成束，梭形，长 60 ~ 250μm，直径 9 ~ 33μm，壁厚，孔沟细。②石细胞呈类圆形、类方形或长方形，壁较厚或甚厚。③木栓细胞棕黄色、多角形。④网纹导管多见，直径 24 ~ 72μm。⑤木纤维多碎断，直径 8 ~ 15μm，有稀疏斜纹孔。⑥淀粉粒甚多，单粒类球形，直径 2 ~ 10μm，有的脐点明显，复粒由 2 ~ 4 分粒组成。（图 5 - 87）

【**化学成分**】含黄酮类化合物，其中主要有黄芩苷（baicalin）、黄芩素（baicalein）、汉黄芩苷（wogonoside）、汉黄芩素（wogonin）、黄芩新素（neobaicalein）等，其中黄芩苷含量最高。并含有二氢黄酮、二氢黄酮醇、查尔酮和黄酮醇类化合物。

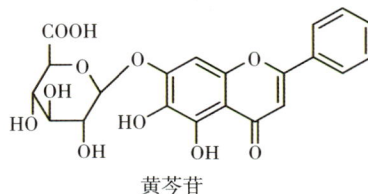

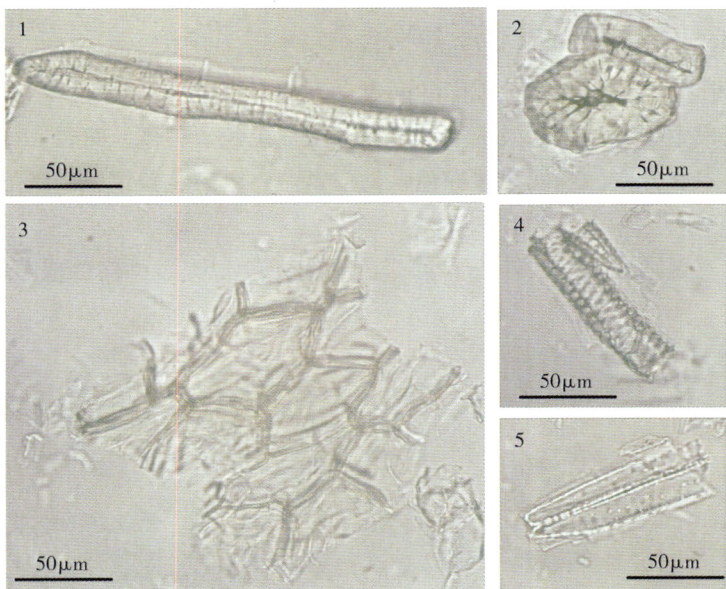

黄芩苷

**图 5 - 87　黄芩粉末**

1. 韧皮纤维　2. 石细胞　3. 木栓细胞　4. 导管　5. 木纤维

【理化鉴别】　薄层鉴别　与黄芩对照药材色谱相应的位置上，显相同颜色的斑点；与黄芩苷、黄芩素、汉黄芩素对照品色谱相应的位置上，显三个相同的暗色斑点。

【质量评价】

1. 经验鉴别　以条粗长、质坚实、色黄、除净外皮者为佳。

2. 含量测定　按高效液相色谱法测定，药材含黄芩苷（$C_{21}H_{18}O_{11}$）不得少于9.0%，饮片不得少于8.0%。

【性味功效】　性寒，味苦。清热燥湿，泻火解毒，止血，安胎。

### 知识拓展

黄芩常见伪品有：黏毛黄芩 *Scutellaria viscidula* Bunge 的干燥根，主产于河北、山西、内蒙古、山东等省区。甘肃黄芩 *S. rehderiana* Diels 的干燥根，主产于山西、甘肃、陕西等省。滇黄芩 *S. amoena* C. H. Wright 的干燥根，主产于云南、贵州、四川等省。

## 玄参 Xuanshen

### Scrophulariae Radix

【来源】　为玄参科植物玄参 *Scrophularia ningpoensis* Hemsl. 的干燥根。

【产地】　主产于湖北、浙江等省。主为栽培品。

【性状鉴别】　呈类圆柱形，中间略粗或上粗下细，有的微弯曲，长6～20cm，直径1～3cm。表面灰黄色或灰褐色，有不规则的纵沟、横长皮孔样突起及稀疏的横裂纹和须根痕。质坚实，不易折断。断面黑色，微有光泽。气特异似焦糖，味甘、微苦。（图5-88）

饮片　呈类圆形或椭圆形的薄片。外表皮灰黄色或灰褐色。切面黑色，微有光泽，有的具裂隙。气特异似焦糖，味甘、微苦。（图5-89）

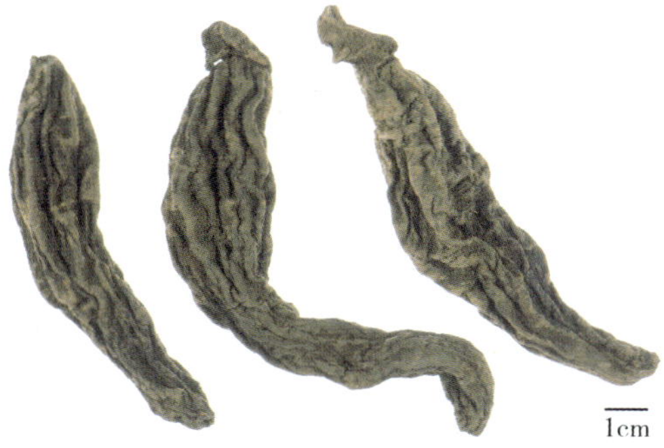

图5-88　玄参药材

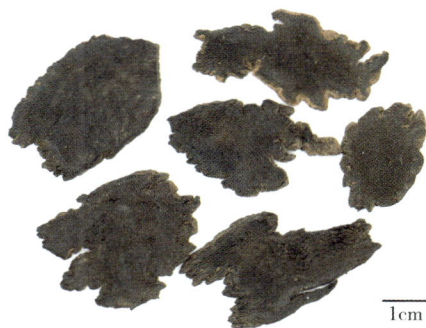

图5-89　玄参饮片

【显微鉴别】　横切面　①皮层较宽，石细胞单个散在或2～5个成群，多角形、类圆形或类方形，壁较厚，层纹明显。②韧皮射线多裂隙。③形成层成环。④木质部射线宽广，亦多裂隙；导管少数，类多角形，直径约至113μm，伴有木纤维。⑤薄壁细胞含核状物。

粉末　灰棕色。①石细胞多角形、类圆形或类方形，壁较厚，6～26μm，胞腔较大，层纹明显。②薄壁细胞含棕色核状物。③木纤维细长，壁微木化。④网纹及孔纹导管均可见。

【化学成分】　主含环烯醚萜苷类成分哈巴苷（harpagide）、哈巴俄苷（harpagoside）等。环烯醚萜苷类成分是使玄参药材加工后内部变乌黑色的主要成分。还含有苯丙素类、有机酸类、挥发油、生物碱、糖类等。

**【质量评价】**

**1. 经验鉴别** 以条粗壮、质坚实、断面乌黑色者为佳。

**2. 含量测定** 按高效液相色谱法测定，含哈巴苷（$C_{15}H_{24}O_{10}$）和哈巴俄苷（$C_{24}H_{30}O_{11}$）的总量不得少于 0.45%。

**【性味功效】** 性微寒，味甘、苦、咸。清热凉血，滋阴降火，解毒散结。

## 地黄 Dihuang
### Rehmanniae Radix

**【本草考证】** 始载于《神农本草经》。宋代苏颂《图经本草》记载："二月生叶，布地便出，似车前，叶上有皱纹而不光。高者尺余，低者三四寸。其花似油麻花而红紫色，亦有黄花者……根如人手指，通黄色，粗细长短不一。"明代李时珍《本草纲目》记载："今人惟以怀庆地黄为上，亦各处随时兴废不同尔。其苗初生塌地，叶如山白菜而毛涩，叶面深青色，又似小芥叶而颇厚，不叉丫，叶中撺茎，上有细毛。茎梢开小筒子花，红黄色。结实如小麦粒。根长三四寸，细如手指，皮赤黄色，如羊蹄根及胡萝卜根，曝干乃黑。"以上记载与现代应用的地黄相符。

**【来源】** 为玄参科植物地黄 *Rehmannia glutinosa* Libosch. 的新鲜或干燥块根。

**【植物形态】** 多年生草本，高 10～40cm，全株密被灰白色长柔毛及腺毛。根肉质，鲜时黄色。茎紫红色。叶通常在茎基部集成莲座状，向上逐渐缩小而在茎上互生；叶片卵形至长椭圆形，长 3～10cm，宽 1.5～6cm，先端钝，基部渐狭下延成叶柄，边缘有不整齐钝锯齿，叶面多皱。总状花序。花萼钟状，5 裂；花冠筒状，稍弯曲，顶部 5 裂，外面紫红色，内面黄色有紫斑。雄蕊 4，二强；雌蕊 1，子房上位，2 室。蒴果。花期 4～5 月，果期 5～7 月。

**【产地】** 主产于河南省温县、博爱、武陟、孟县等地，产量大，质量好。多为栽培。

**【采收加工】** 秋季采挖，除去芦头、须根及泥沙，鲜用，习称"鲜地黄"；或将地黄缓缓烘焙至约八成干，习称"生地黄"。

**【性状鉴别】** 鲜地黄：呈纺锤形或条状，长 8～24cm，直径 2～9cm。外皮薄，表面浅红黄色，具弯曲的纵皱纹、芽痕、横长皮孔样突起及不规则疤痕。肉质，易断，断面皮部淡黄白色，可见橘红色油点，木部黄白色，导管呈放射状排列。气微，味微甜、微苦。

生地黄：多呈不规则的团块状或长圆形，中间膨大，两端稍细，有的细小，长条状，稍扁而扭曲，长 6～12cm，直径 2～6cm。表面棕黑色或棕灰色，极皱缩，具不规则的横曲纹。体重，质较软而韧，不易折断，断面棕黄色至黑色或乌黑色，有光泽，具黏性。气微，味微甜。（图 5-90）

生地黄饮片　呈类圆形或不规则的厚片。外表皮棕黑色或棕灰色，极皱缩，具不规则的横曲纹。切面棕黄色至黑色或乌黑色，有光泽，具黏性。气微，味微甜。（图 5-91）

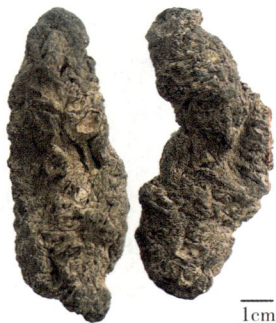

图 5-90　地黄（生地黄）药材

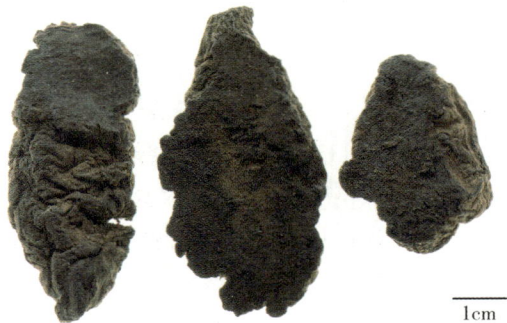

图 5-91　地黄（生地黄）饮片

【**显微鉴别**】横切面　①木栓细胞数列。②栓内层薄壁细胞排列疏松；散有较多分泌细胞，含橙黄色油滴；偶有石细胞。③韧皮部较宽，分泌细胞较少。④形成层成环。⑤木质部射线宽广；导管稀疏，排列成放射状。（图 5 - 92）

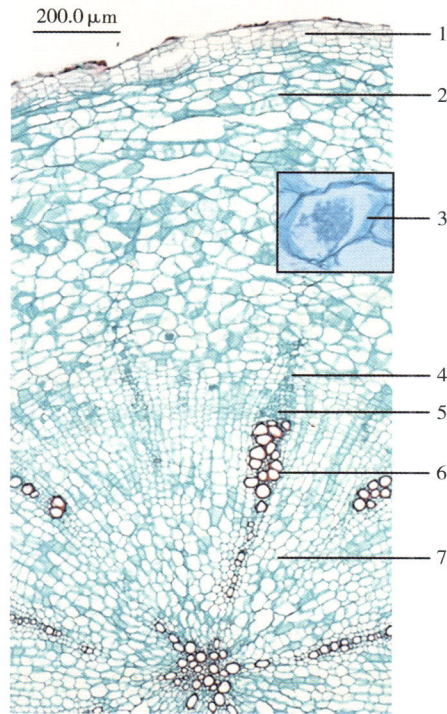

**图 5 - 92　地黄横切面**

1. 木栓层　2. 皮层　3. 分泌细胞　4. 韧皮部　5. 形成层　6. 木质部　7. 木射线

生地黄粉末　深棕色。①木栓细胞淡棕色。②薄壁细胞类圆形，内含类圆形核状物。③分泌细胞形状与一般薄壁细胞相似，内含橙黄色或橙红色油滴状物。④具缘纹孔导管和网纹导管直径约至 $92\mu m$。（图 5 - 93）

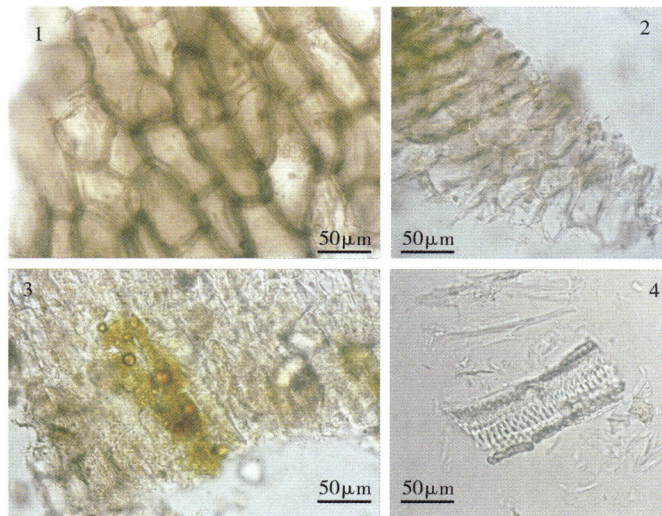

**图 5 - 93　地黄粉末**

1. 木栓细胞　2. 薄壁细胞　3. 分泌细胞　4. 导管

**【化学成分】** 主要含环烯醚萜苷类成分，包括梓醇（catalpol）、地黄苷（rehmannioside）A、B、C、D 等，环烯醚萜苷元在鲜地黄中极少，而在生地黄、熟地黄中均可检测到，环烯醚萜苷类成分在加工过程中降解形成苷元后发生缩合等反应，是生地黄、熟地黄变黑的原因。此外，地黄中还含有苯乙醇苷类成分，主要为毛蕊花糖苷（verbascoside）。还含有水苏糖（stachyose）等低聚糖以及多糖类成分。

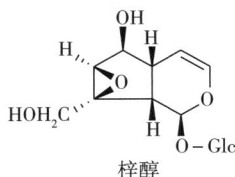

梓醇

**【理化鉴别】** 薄层鉴别　与梓醇对照品、毛蕊花糖苷对照品色谱相应的位置上，显相同颜色的斑点。

**【质量评价】**

**1. 经验鉴别**　鲜地黄以粗壮、色红、黄者为佳；生地黄以块大、体重、断面乌黑色者为佳。

**2. 含量测定**　按高效液相色谱法测定，生地黄含梓醇（$C_{15}H_{22}O_{10}$）不得少于 0.20%，含地黄苷 D（$C_{27}H_{42}O_{20}$）不得少于 0.10%。

**【性味功效】** 鲜地黄性寒，味甘、苦；清热生津，凉血，止血。生地黄性寒，味甘；清热凉血，养阴生津。

**知识拓展**

熟地黄 Rehmanniae Radix Praeparata 为生地黄的炮制加工品。加工方法有两种：①取生地黄，照酒炖法炖至酒吸尽，取出，晾晒至外皮黏液稍干时，切厚片或块，干燥，即得。②取生地黄，照蒸法蒸至黑润，取出，晒至约八成干时，切厚片或块，干燥，即得。呈不规则的块片、碎块，大小、厚薄不一。表面乌黑色，有光泽，黏性大。质柔软而带韧性，不易折断，断面乌黑色，有光泽。气微，味甜。在生地黄加工成熟地黄的过程中，环烯醚萜苷类成分有不同程度的降解，其中单糖苷如梓醇降解最为明显，可能是其药性发生转变的原因之一。性微温，味甘，补血滋阴，益精填髓。

## 巴戟天 Bajitian

### Morindae Officinalis Radix

**【本草考证】** 始载于《神农本草经》，列为上品。《本草经集注》记载："根状如牡丹而细，外赤内黑，用之打去心。"《新修本草》载："巴戟天苗，俗方名三蔓草。叶似茗，经冬不枯，根如连珠多者良。宿根青色，嫩根白紫，用之亦同，连珠肉厚者为胜。"《本草图经》载："叶似麦门冬而厚大，至秋结实，二八月采根，阴干。"历代本草中所用品种较为复杂，且基原植物描述形态相差较大，与现代所用品种不符。

**【来源】** 为茜草科植物巴戟天 *Morinda officinalis* How 的干燥根。

**【植物形态】** 藤木，肉质肥厚，圆柱形，呈结节状。老茎有纵棱，叶对生，叶片长圆形、卵状长圆形或倒卵状长圆形，长 6～13cm，宽 3～6cm，全缘，叶缘有时具稀疏短缘毛，下面中脉被短粗毛；托叶鞘状。头状花序有花 4～10 朵，排列于枝端。花冠白色，近钟状，稍肉质。雄蕊与花冠裂片同数，花柱外伸，柱头 2 裂。聚花核果，熟时红色，种子熟时黑色，略呈三棱形，无毛。花期 5～7 月，果期 10～11 月。

**【采收加工】** 全年均可采挖，洗净，除去须根，晒至六七成干，轻轻捶扁，晒干。

**【产地】** 主产于广东、广西、福建等省区。

【性状鉴别】呈扁圆柱形，略弯曲，长短不等，直径 0.5~2cm。表面灰黄色或暗灰色，具纵纹和横裂纹，有的皮部横向断离露出木部；质韧，断面皮部厚，紫色或淡紫色，易与木部剥离；木部坚硬，黄棕色或黄白色，直径 1~5mm。气微，味甘而微涩。（图 5-94）

饮片（巴戟肉）　呈扁圆柱形短段或不规则块。表面灰黄色或暗灰色，具纵纹和横裂纹。切面皮部厚，紫色或淡紫色，中空。气微，味甘而微涩。（图 5-95）

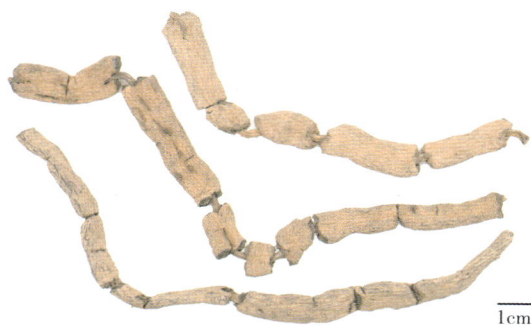

图 5-94　巴戟天药材

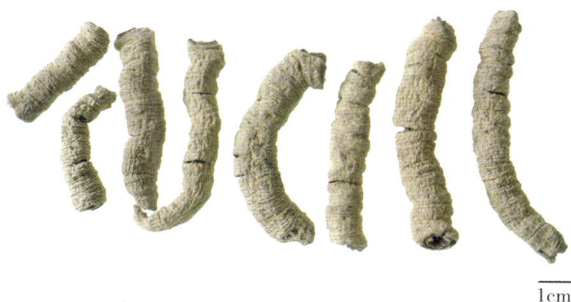

图 5-95　巴戟天饮片

【显微鉴别】横切面　①木栓层为数列细胞。②栓内层外侧石细胞单个或数个成群，断续排列成环；薄壁细胞含有草酸钙针晶束，切向排列。③韧皮部宽广，内侧薄壁细胞含草酸钙针晶束，轴向排列。④形成层明显。⑤木质部导管单个散在或 2~3 个相聚，呈放射状排列，直径至 105μm；木纤维较发达；木射线宽 1~3 列细胞；偶见非木化的木薄壁细胞群。（图 5-96）

粉末　淡紫色或紫褐色。①石细胞淡黄色，类圆形、类方形、类长方形、长条形或不规则形，有的一端尖，直径 21~96μm，壁厚至 39μm，有的层纹明显，纹孔和孔沟明显；有的石细胞形大，壁稍厚。②草酸钙针晶多成束存在于薄壁细胞中，针晶长至 184μm。③具缘纹孔导管淡黄色，直径至 105μm，具缘纹孔细密。④纤维管胞长梭形，具缘纹孔较大，纹孔口斜缝状或相交成人字形、十字形。（图 5-97）

【化学成分】含有蒽醌类化合物甲基异茜草素（rubiadin）、甲基异茜草素-1-甲醚、大黄素甲醚等。另有环烯醚萜类化合物水晶兰苷和四乙酰车叶草苷等，还有耐斯糖（nystose）等糖类。此外，还有萘甲酸甲酯类、五环三萜类、甾体类等。

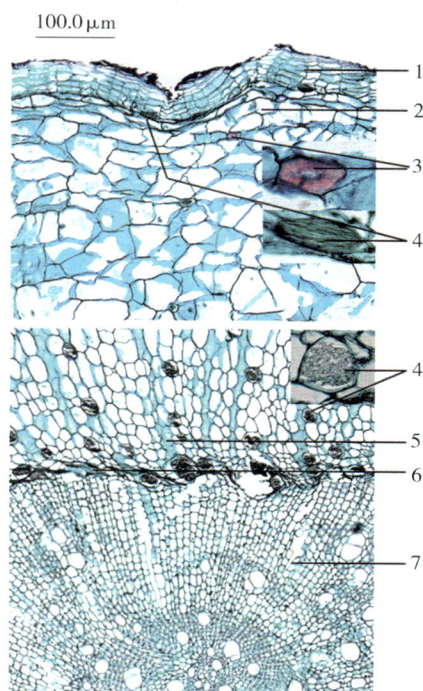

图 5-96　巴戟天横切面
1. 木栓层　2. 皮层　3. 石细胞　4. 草酸钙针晶束
5. 韧皮部　6. 形成层　7. 木质部

【理化鉴别】薄层鉴别　与巴戟天对照药材色谱相应的位置上，显相同颜色的斑点。

【质量评价】
1. 经验鉴别　以条粗大且呈连珠状、肉厚、色紫质软、木心细者、味微甜者为佳。
2. 含量测定　按高效液相色谱法测定，含耐斯糖（$C_{24}H_{42}O_{21}$）不得少于 2.0%。
【性味功效】性微温，味甘、辛。补肾阳，强筋骨，祛风湿。

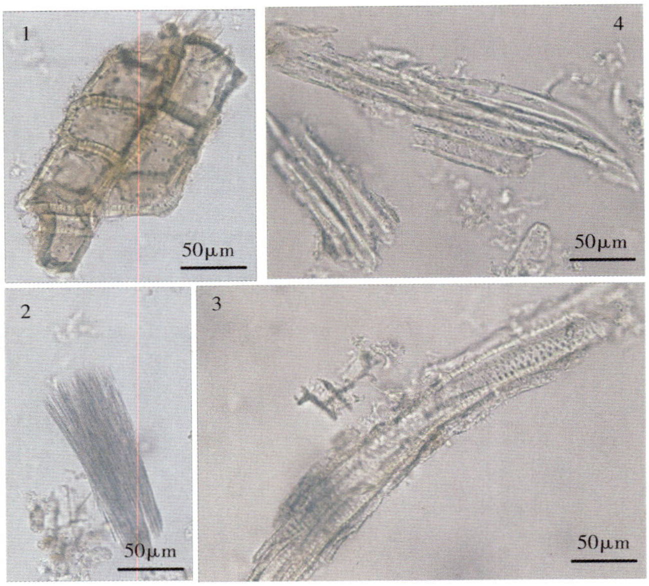

**图 5 – 97　巴戟天粉末**
1. 石细胞　2. 草酸钙针晶束　3. 导管　4. 纤维管胞

## 茜草 Qiancao

### Rubiae Radix et Rhizoma

为茜草科植物茜草 *Rubia cordifolia* L. 的干燥根及根茎。根茎呈结节状，丛生粗细不等的根。根呈圆柱形，略弯曲，长 10～25cm，直径 0.2～1cm；表面红棕色或暗棕色，具细纵皱纹和少数细根痕；皮部脱落处呈黄红色。质脆，易折断，断面平坦，皮部狭窄，紫红色，木部宽广，浅黄红色，导管孔多数。气微，味微苦，久嚼刺舌。含蒽醌类成分，如羟基茜草素（purpurin）、异茜草素（purpuroxanthin）、茜草素（alizarin）、茜草酸（munjistin）、茜草苷（rubian）等，还含有大叶茜草素（mollugin）、茜草萘酸苷 I 和 II 等。性寒，味苦。凉血，祛瘀，止血，通经。

## 天花粉 Tianhuafen

### Trichosanthis Radix

【来源】　为葫芦科植物栝楼 *Trichosanthes kirilowii* Maxim. 或双边栝楼 *T. rosthornii* Harms 的干燥根。

【产地】　栝楼主产于河南、山东、江苏、安徽等省。双边栝楼主产于四川省。

【性状鉴别】　呈不规则圆柱形、纺锤形或瓣块状，长 8～16cm，直径 1.5～5.5cm。表面黄白色或淡棕黄色，有纵皱纹、细根痕及略凹陷的横长皮孔，有的有黄棕色外皮残留。质坚实。断面白色或淡黄色，富粉性，横切面可见黄色木质部，略呈放射状排列，纵切面可见黄色条纹状木质部。气微，味微苦。（图 5 – 98）

饮片　呈类圆形、半圆形或不规则形的厚片。外表皮黄白色或淡棕黄色。切面可见黄色木质部小孔，略呈放射状排列。气微，味微苦。（图 5 – 99）

【显微鉴别】　粉末　类白色。①淀粉粒甚多，单粒类球形、半圆形或盔帽形，直径 6～48μm，脐点点状、短缝状或人字形，层纹隐约可见；复粒由 2～14 分粒组成，常由一个大的分粒和几个小分粒复合。②具缘纹孔导管大，多破碎，有的具缘纹孔呈六角形或方形，排列紧密。③石细胞黄绿色，长方形、椭圆形、类方形、多角形或纺锤形，直径 27～72μm，壁较厚，纹孔细密。

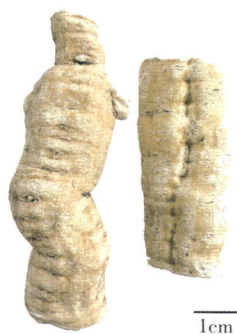

图 5 - 98　天花粉药材

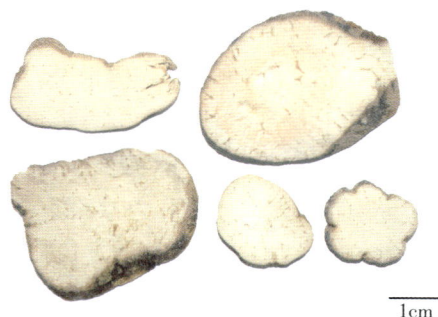

图 5 - 99　天花粉饮片

【化学成分】　含皂苷，天花粉蛋白（trichosanthin），瓜氨酸等多种氨基酸。天花粉蛋白经注射给药，具有中期妊娠引产作用。

【质量评价】

**1. 经验鉴别**　以色白、质坚硬、粉性足者为佳。

**2. 检查**　二氧化硫残留量　按二氧化硫残留量测定法测定，不得过 400mg/kg。

【性味功效】　性微寒，味甘、微苦。清热泻火，生津止渴，消肿排脓。

## 桔梗 Jiegeng

### Platycodonis Radix

【来源】　为桔梗科植物桔梗 *Platycodon grandiflorum*（Jacq.） A. DC. 的干燥根。

【产地】　全国大部分地区均产，以东北、华北产量大，华东地区产质量较好。多为栽培。

【性状鉴别】　呈圆柱形或略呈纺锤形，下部渐细，有的有分枝，略扭曲，长 7 ~ 20cm，直径 0.7 ~ 2cm。表面淡黄白色至黄色，不去外皮者表面黄棕色至灰棕色。具纵扭皱沟，并有横长的皮孔样斑痕及支根痕，上部有横纹。顶端有较短的根茎或不明显，其上有数个半月形茎痕。质脆，断面不平坦，形成层环棕色，皮部黄白色，有裂隙，木部淡黄色。气微，味微甜后苦。（图 5 - 100）

饮片　呈椭圆形或不规则厚片。外皮多已除去或偶有残留。切面皮部黄白色，较窄；形成层环纹明显，棕色；木部宽，有较多裂隙。气微，味微甜后苦。（图 5 - 101）

图 5 - 100　桔梗药材

图 5 - 101　桔梗饮片

【显微鉴别】　横切面　①木栓细胞有时残存，不去外皮者有木栓层，细胞中含草酸钙小棱晶。②栓内层窄。③韧皮部乳管群散在，乳管壁略厚，内含微细颗粒状黄棕色物。④形成层成环。⑤木质部导管单个散在或数个相聚，呈放射状排列。⑥薄壁细胞含菊糖。

粉末　黄白色。①菊糖众多（稀甘油装片），呈扇形或类圆形的结晶。②乳管互相连接，直径 14 ~

25μm。③具梯纹、网纹导管。

【化学成分】 主要含皂苷类成分，包括桔梗皂苷（platycodin）D、A、C 等。还含有黄酮、聚炔、甾体、酚酸、脂肪酸、菊糖、多糖等成分。

【质量评价】

**1. 经验鉴别** 以粗长、坚实、色白、味苦者为佳。

**2. 含量测定** 按高效液相色谱法测定，含桔梗皂苷 D（$C_{57}H_{92}O_{28}$）不得少于 0.10%。

【性味功效】 性平，味苦、辛。宣肺，利咽，祛痰，排脓。

## 党参 Dangshen
### Codonopsis Radix

【本草考证】 始见于清代《百草镜》，据载："党参，一名黄参，黄润者良，出山西潞安、太原……嫩而小枝者名上党参，老而大者名黄党参。"《本草从新》记载："参须上党者佳，今真党参久已难得，肆中所市党参，种类甚多，皆不堪用，唯防党性味和平足贵，根有狮子盘头者真，硬纹者伪也。"《植物名实图考》记载："山西多产。长根至二三尺，蔓生，叶不对，节大如手指，野生者根有白汁，秋开花如沙参，花色青白，土人种之为利，气极浊。"上述本草所载"根有狮子盘头者"及"花如沙参者"与现用党参相符。

【来源】 为桔梗科植物党参 *Codonopsis pilosula*（Franch.）Nannf.、素花党参 *C. pilosula* Nannf. var. *modesta*（Nannf.）L. T. Shen 或川党参 *C. tangshen* Oliv. 的干燥根。

【植物形态】 党参：多年生缠绕草本，有白色乳汁。根头具多数瘤状茎痕，根常肥大呈纺锤状或纺锤状圆柱形，较少分枝或中部以下略有分枝，长 15～30cm，表面灰黄色，上端 5～10cm 部分有细密环纹，而下部则疏生横长皮孔，肉质。茎长而多分枝，叶在主茎及侧枝上互生，在小枝上的近于对生，叶片卵形或狭卵形，长 1～6.5cm，宽 0.8～5cm，先端钝或微尖，基部近于心形，边缘呈波状钝锯齿，分枝上叶渐趋狭窄，基部圆或楔形，上面绿色，下面粉绿色，两面疏或密地被贴伏的长硬毛或柔毛。花单生于枝端；花冠阔钟状，淡黄绿色，内面有紫斑，浅裂；雄蕊 5，柱头 3 裂，子房半下位，3 室。蒴果圆锥形，种子细小，多数。花果期 7～10 月。

素花党参：与党参的主要区别为叶片长成时全体近于光滑无毛，花萼裂片较小。

川党参：与党参的主要区别为除叶两面密被微柔毛外，全体几近于光滑无毛。

【采收加工】 秋季采挖，洗净，晒干。

【产地】 党参（潞党）主产于山西省壶关、平顺、陵川等地。党参（白条党）主产于甘肃省定西市渭源、陇西、临洮等地。素花党参（又称纹党、西党参）主产于甘肃省陇南文县、礼县，四川平武县等地。川党参主产于湖北、湖南、四川等省。

【性状鉴别】 党参：呈长圆柱形，稍弯曲，长 10～35cm，直径 0.4～2cm。表面灰黄色、黄棕色或灰棕色，根头部有多数疣状突起的茎痕及芽，每个茎痕的顶端呈凹下的圆点状，集成球状，习称"狮子盘头"；根头下有致密的环状横纹，向下渐稀疏，有的达全长的一半，栽培品环状横纹少或无；全体有纵皱纹和散在的横长皮孔样突起，支根脱落处常有黑褐色胶状物。质稍柔软或稍硬而略带韧性，断面稍平坦，有裂隙或放射状纹理。皮部淡棕黄色至黄棕色，木部淡黄色至黄色。有特殊香气，味微甜。（图 5-102）

素花党参（西党参）：长 10～35cm，直径 0.5～2.5cm。表面黄白色至灰黄色，根头下致密的环状横纹常达全长的一半以上。断面裂隙较多，皮部灰白色至淡棕色。（图 5-102）

川党参：长 10～45cm，直径 0.5～2cm。表面灰黄色至黄棕色，有明显不规则的纵沟。质较软而结实，断面裂隙较少，皮部黄白色。

饮片  呈类圆形的厚片。外表皮灰黄色、黄棕色至灰棕色,有时可见根头部有多数疣状突起的茎痕和芽。切面皮部淡棕黄色至黄棕色,木部淡黄色至黄色,有裂隙或放射状纹理。有特殊香气,味微甜。(图 5 – 103)

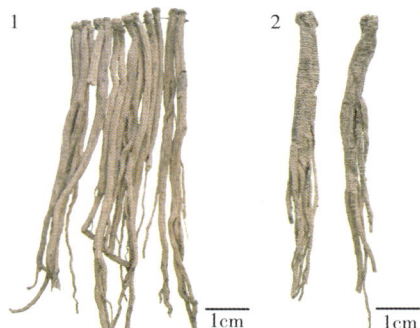

图 5 – 102  党参药材

1. 党参(白条党)  2. 党参(西党参/纹党)

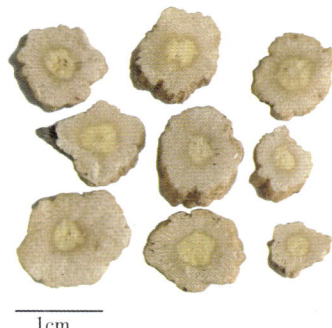

图 5 – 103  党参饮片

【显微鉴别】横切面  ①木栓层为数列至 10 数列细胞,外侧有石细胞,单个或成群。②栓内层窄。③韧皮部宽广,外侧常现裂隙,散有淡黄色乳汁管群,并常与筛管群交互排列。④形成层成环。⑤木质部导管单个散在或数个相聚,呈放射状排列。⑥薄壁细胞含菊糖。(图 5 – 104)

图 5 – 104  党参(党参)横切面

1. 石细胞  2. 木栓层  3. 皮层  4. 裂隙  5. 韧皮部乳管群  6. 韧皮部  7. 射线  8. 形成层  9. 木质部

粉末　淡黄色。①石细胞呈方形、长方形或多角形，壁不甚厚。②菊糖（水合氯醛冷装片），团块呈扇形有放射状纹理。③乳汁管碎片甚多，含淡黄色颗粒状物。另有网纹导管、木栓细胞。（图5－105）

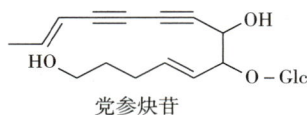

图5－105　党参（党参）粉末
1. 石细胞　2. 菊糖　3. 乳汁管　4. 网纹导管

【化学成分】　含聚炔类如党参炔苷（lobetyolin）等，还含多糖类，苯丙素类如党参苷等，三萜类如蒲公英萜醇、蒲公英萜醇乙酸酯等，还含有大量糖类如菊糖、果糖、葡萄糖、鼠李糖等。

党参炔苷

【理化鉴别】　薄层鉴别　与党参炔苷对照品色谱相应的位置上，显相同颜色的斑点或荧光斑点。

【质量评价】

**1. 经验鉴别**　以条粗壮、质柔润、气味浓、嚼之无渣者为佳。

**2. 检查**　二氧化硫残留量　按二氧化硫残留量测定法测定，不得过400mg/kg。

【性味功效】　性平，味甘。健脾益肺，养血生津。

## 南沙参 Nanshashen

### Adenophorae Radix

为桔梗科植物轮叶沙参 Adenophora tetraphylla（Thunb.）Fisch. 或沙参 A. stricta Miq. 的干燥根。药材呈圆锥形或圆柱形，略弯曲，长7～27cm，直径0.8～3cm。表面黄白色或淡棕黄色，凹陷处常有残留粗皮，上部多有深陷横纹，呈断续的环状，下部有纵纹和纵沟。顶端具1个或2个根茎。体轻，质松泡，易折断，断面不平坦，黄白色，多裂隙。气微，味微甘。含三萜类如蒲公英萜酮等，此外还含多糖、酚苷、香豆素、甾体、挥发油等。性微寒，味甘。养阴清肺，益胃生津，化痰，益气。

## 木香 Muxiang

### Aucklandiae Radix

【本草考证】　始载于《神农本草经》，列为上品。《名医别录》称蜜香、青木香。《唐本草》载：

PPT

"此有二种，当以昆仑来者为佳，西湖来者不善。"苏颂谓"今惟广州舶上来，他无所出。根窠大类茄子，叶似羊蹄而长大，亦有叶如山药而根大开紫花者……以其形如枯骨，味苦粘牙者为良。"李时珍谓"昔人谓之青木香。后人因呼马兜铃为青木香，乃呼此为南木香、广木香以别之。"从昆仑及广州舶上来者为广木香，与现今所用木香基本相符。

【来源】为菊科植物木香 *Aucklandia lappa* Decne. 的干燥根。

【植物形态】多年生草本，高 1～2m。主根粗壮，圆柱形，有特异香气。基生叶大型，具长柄；叶片三角状卵形或长三角形，长 30～100cm，基部心形，边缘具不规则的浅裂或呈波状，疏生短刺；基部下延成不规则分裂的翼，叶面被短柔毛；茎生叶较小，呈广椭圆形。头状花序 2～3 个丛生于茎顶，腋生者单一，总苞由 10 余层线状披针形的苞片组成，先端刺状；花全为管状花，暗紫色，花冠 5 裂；雄蕊 5，聚药；子房下位，柱头 2 裂。瘦果线形，有棱，上端着生一轮黄色直立的羽状冠毛，熟时脱落。花期 5～8 月，果期 9～10 月。

【采收加工】秋、冬二季采挖，除去泥沙和须根，切段，大的再纵剖成瓣，干燥后撞去粗皮。

【产地】主产于云南省，又称云木香。四川、西藏等省区亦产，为栽培品。

【性状鉴别】呈圆柱形或半圆柱形，长 5～10cm，直径 0.5～5cm。表面黄棕色至灰褐色，有明显的皱纹、纵沟及侧根痕。质坚，不易折断，断面灰褐色至暗褐色，周边灰黄色或浅棕黄色，形成层环棕色，有放射状纹理及散在的褐色点状油室。气香特异，味微苦。（图 5-106）

饮片　呈类圆形或不规则的厚片。外表皮黄棕色至灰褐色，有纵皱纹。切面棕黄色至棕褐色，中部有明显菊花心状的放射纹理，形成层环棕色，褐色油点（油室）散在。气香特异，味微苦。（图 5-107）

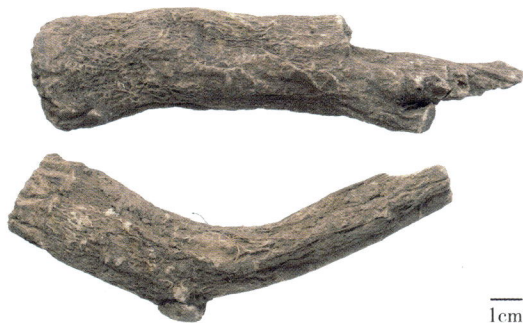

图 5-106　木香药材

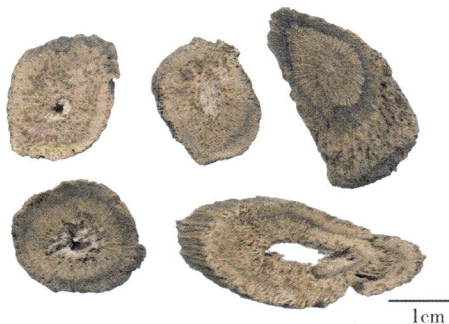

图 5-107　木香饮片

【显微鉴别】横切面　①木栓层有多列木栓细胞。②皮层狭窄。③韧皮部宽广，韧皮纤维束散在，射线明显。④木质部由导管、木纤维及木薄壁细胞组成，导管单列径向排列。根的中心为四原型初生木质部。⑤薄壁组织中有大型油室散在，常含有黄色分泌物。薄壁细胞中含有菊糖。

粉末　黄绿色。①菊糖多见，表面现放射状纹理。②木纤维多成束，长梭形，直径 16～24μm，纹孔口横裂缝状、十字状或人字状。③网纹导管多见，也有具缘纹孔导管，直径 30～90μm。④油室碎片有时可见，内含黄色或棕色分泌物。（图 5-108）

【化学成分】主含挥发油，油中主要成分为木香内酯（costuslactone）、去氢木香内酯（dehydrocostuslac-tone）、木香烃内酯（costunolide）、二氢木香内酯、α-木香酸、α-木香醇等。木香尚含有 α- 及 β- 环木香烯内酯（cyclocostunolide）、豆甾醇、白桦脂醇、棕榈酸、天台乌药酸（linderic acid）等。含氨基酸约 20 种。另含木香碱（saussurine）、菊糖等。

【理化鉴别】薄层鉴别　与去氢木香内酯、木香烃内酯对照品色谱相应的位置上，显相同颜色的斑点。

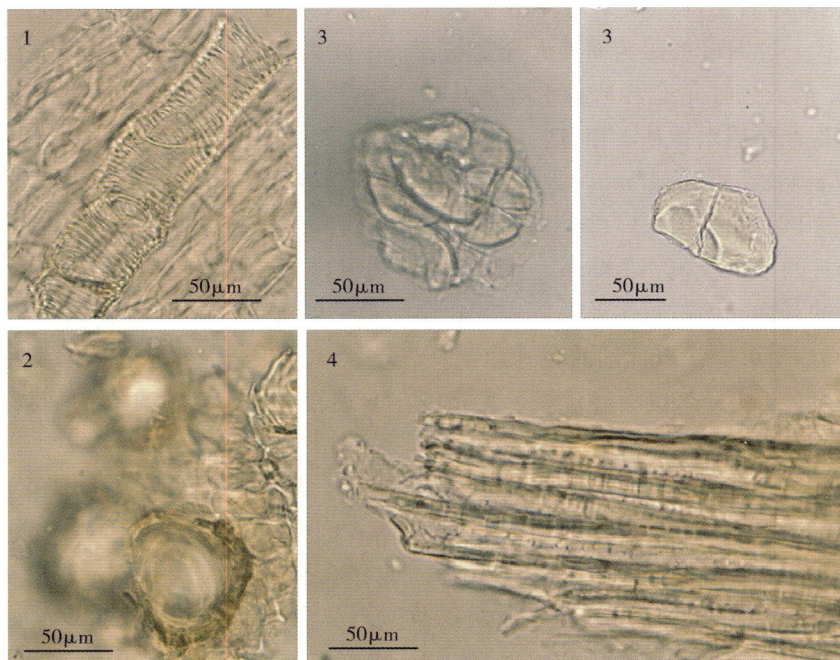

**图 5-108 木香粉末**

1. 导管 2. 油室碎片 3. 菊糖 4. 木纤维

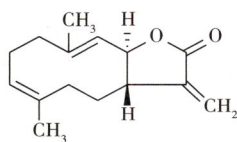

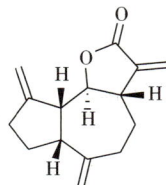

木香烃内酯      去氢木香内酯

【质量评价】

**1. 经验鉴别** 以质坚实、香气浓、油性大者为佳。

**2. 含量测定** 按高效液相色谱法测定，药材含木香烃内酯（$C_{15}H_{20}O_2$）和去氢木香内酯（$C_{15}H_{18}O_2$）的总量不得少于 1.8%，饮片不得少于 1.5%。

【性味功效】 性温，味辛、苦。行气止痛，健脾消食。

🔗 **知识拓展** ------------------------------------------------

川木香 Vladimiriae Radix 为菊科植物川木香 *Vladimiria souliei*（Franch.）Ling 或灰毛川木香 *V. souliei*（Franch.）Ling var. *cinerea* Ling 的干燥根。川木香主产于四川省及西藏自治区，灰毛川木香主产于四川省。药材呈圆柱形（习称铁杆木香）或有纵槽的半圆柱形（习称槽子木香），稍弯曲，长 10～30cm，直径 1～3cm。表面黄褐色或棕褐色，具纵皱纹，外皮脱落处可见丝瓜络状细筋脉。根头偶有黑色发黏的胶状物，习称"油头"。体较轻，质硬脆，易折断，断面黄白色或黄色，有深黄色稀疏油点及裂隙，木部宽广，有放射状纹理；有的中心呈枯朽状。气微香，味苦，嚼之粘牙。主要含挥发油，挥发油中含木香烃内酯（mokkolactone）、去氢木香内酯（alantolactone）。性温，味辛、苦。行气止痛。

## 白术 Baizhu

### Atractylodis Macrocephalae Rhizoma

【来源】　为菊科植物白术 *Atractylodes macrocephala* Koidz. 的干燥根茎。冬季下部叶枯黄、上部叶变脆时采挖，除去泥沙，烘干或晒干，再除去须根。

【产地】　主产于浙江、安徽、湖北、湖南等省。多为栽培。

【性状鉴别】　为不规则的肥厚团块，长 3～13cm，直径 1.5～7cm。表面灰黄色或灰棕色，有瘤状突起及断续的纵皱和沟纹，并有须根痕，顶端有残留茎基和芽痕。质坚硬不易折断，断面不平坦，黄白色至淡棕色，有棕黄色的点状油室散在；烘干者断面角质样，色较深或有裂隙。气清香，味甘、微辛，嚼之略带黏性。（图 5－109）

饮片　呈不规则的厚片。外表皮灰黄色或灰棕色。切面黄白色至淡棕色，散生棕黄色的点状油室，木部具放射状纹理；烘干者切面角质样，色较深或有裂隙。气清香，味甘、微辛，嚼之略带黏性。（图 5－110）

图 5－109　白术药材

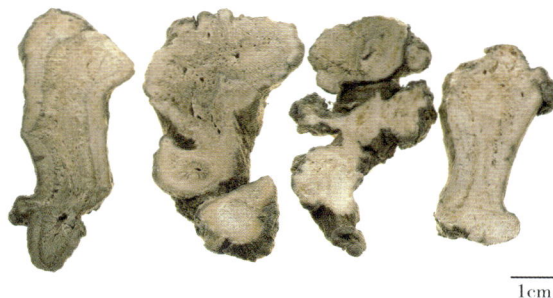

图 5－110　白术饮片

【显微鉴别】　粉末　淡黄棕色。①草酸钙针晶细小，长 10～32μm，存在于薄壁细胞中，少数针晶直径至 4μm。②纤维黄色，大多成束，长梭形，直径约至 40μm，壁甚厚，木化，孔沟明显。③石细胞淡黄色，类圆形、多角形、长方形或少数纺锤形，直径 37～64μm。④薄壁细胞含菊糖，表面显放射状纹理。⑤导管分子短小，为网纹导管及具缘纹孔导管，直径至 48μm。

【化学成分】　主要含挥发油，油中主要成分为苍术酮（atractylon），苍术醇（atractylol），白术内酯 A、B（butenolide A，B）等。

【质量评价】

**1. 经验鉴别**　以质坚实、断面色黄白、香气浓者为佳。

**2. 检查**　二氧化硫残留量　按二氧化硫残留量测定法测定，不得过 400mg/kg。

**3. 色度检查**　照溶液颜色检查法试验，与黄色 9 号标准比色液比较，不得更深。

【性味功效】　性温，味苦、甘。健脾益气，燥湿利水，止汗，安胎。

## 苍术 Cangzhu

### Atractylodis Rhizoma

【本草考证】　始载于《神农本草经》，列为上品，未分苍、白术。张仲景《伤寒论》方中皆用白术，《金匮》方中又用赤术，至陶弘景《名医别录》则分为二。寇宗奭谓："苍术长如大拇指。肥实，皮色褐，其气味辛烈。须米泔浸洗去皮用。"李时珍谓："苍术，山蓟也，处处山中有之。苗高二三尺，其叶抱茎而生，梢间叶似棠梨叶，其脚下叶有三五叉。皆有锯齿小刺。根如老姜之状，苍黑色，肉白有油膏。"上述苍术特征与现今药用苍术相符。

【来源】 为菊科植物茅苍术 *Atractylodes lancea*（Thunb.）DC. 或北苍术 *A. chinensis*（DC.）Koidz. 的干燥根茎。

【植物形态】 茅苍术：多年生草本，高达 80cm；根茎结节状圆柱形横走。茎直立，下部叶多为 3～5 深裂或半裂，顶端裂片较大，圆形，倒卵形，侧裂片 1～2 对，椭圆形。头状花序顶生。叶状苞片 1 列，羽状深裂，裂片刺状；总苞圆柱形，总苞片 6～8 层，卵形至披针形；花多数，两性，或单性多异株，全为管状花，白色或淡紫色；两性花雄蕊 5，子房密被柔毛；单性花一般为雌花，退化雄蕊 5 枚。瘦果有柔毛，冠毛长约 8mm，羽状。花期 8～10 月，果期 9～10 月。

北苍术：与茅苍术不同点在于，叶片较宽，卵形或狭卵形，一般羽状 5 深裂，茎上部叶 3～5 羽状浅裂或不裂。头状花序稍宽。

【采收加工】 春、秋二季采挖，除去泥沙，晒干，撞去须根。

【产地】 茅苍术主产于江苏、湖北、河南等省。北苍术主产于河北、山西、陕西、内蒙古等省区。

【性状鉴别】 茅苍术：呈不规则连珠状或结节状圆柱形，略弯曲，偶有分枝，长 3～10cm，直径 1～2cm。表面灰棕色，有皱纹、横曲纹及残留须根，顶端具茎痕或残留茎基。质坚实，断面黄白色或灰白色，散有多数橙黄色或棕红色油室，习称"朱砂点"，暴露稍久，可析出白色细针状结晶，习称"起霜"。气香特异，味微甘、辛、苦。

北苍术：呈疙瘩块状或结节状圆柱形，长 4～9cm，直径 1～4cm。表面黑棕色，除去外皮者黄棕色。质较疏松，断面散有黄棕色油室。香气较淡，味辛、苦。（图 5-111）

饮片 茅苍术：呈不规则类圆形或条形厚片。外表皮灰棕色至黄棕色，有皱纹，有时可见根痕。切面较平坦，黄白色或淡红棕色至红棕色，散有多数橙黄色或棕红色油室，有的可析出白色细针状结晶。气香特异，味微甘、辛、苦。（图 5-112）

北苍术：切面黄白色或灰白色，散有黄棕色油室。香气较淡，味辛、苦。（图 5-112）

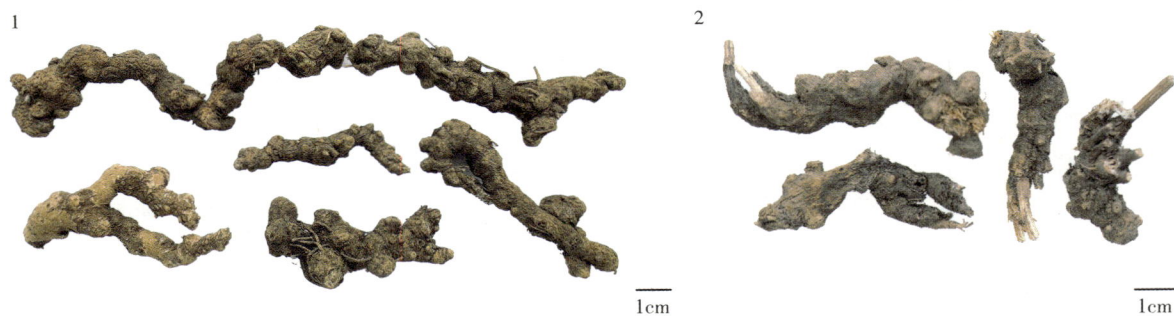

图 5-111　苍术药材
1. 茅苍术　2. 北苍术

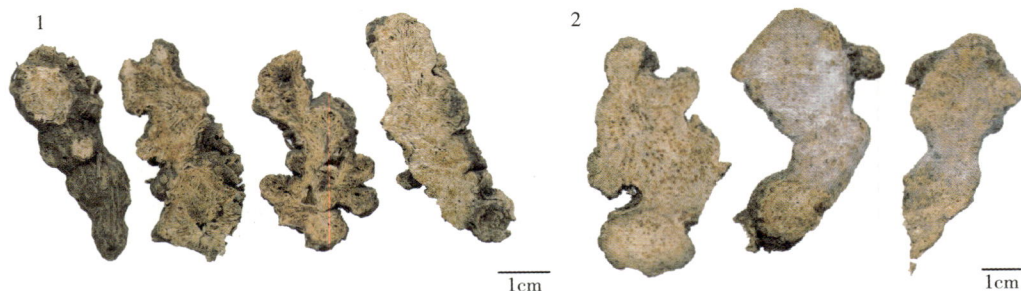

图 5-112　苍术饮片
1. 北苍术　2. 茅苍术

【显微鉴别】茅苍术横切面：①木栓层夹有石细胞带1至数条，每一石细胞带由2~3层类长方形的石细胞组成。②皮层宽广，其间散有大型油室，长径225~810μm，短径135~450μm。③韧皮部狭小。④木质部内侧有纤维束，和导管群相间排列。⑤射线较宽，射线和髓部均散有油室。⑥薄壁细胞含有菊糖和细小的草酸钙针晶。（图5-113）

北苍术：与茅苍术横切面的区别为皮层有纤维束。木质部纤维束较大，和导管群相间排列。

粉末　棕色。①草酸钙针晶细小，长5~30μm，不规则地充塞于薄壁细胞中。②纤维大多成束，长梭形，直径约至40μm，壁甚厚，木化。③石细胞甚多，有时与木栓细胞连结，多角形、类圆形或类长方形，直径20~80μm，壁极厚。④菊糖多见，表面呈放射状纹理。（图5-114）

【化学成分】茅苍术含挥发油5%~9%，油中主要成分为苍术素（atractylodin）、茅术醇（hinesol）、$\beta$-桉油醇（$\beta$-eudesmol）、榄香醇（elemol）、苍术醇（atractylol）、苍术酮。另含$\beta$-芹子烯（$\beta$-selinene）、苍术素醇（苍术定醇，atractylodinol）、乙酰苍术素醇。

**图5-113　苍术（茅苍术）横切面**

1. 木栓层　2. 石细胞环带　3. 皮层　4. 草酸钙针晶　5. 油室　6. 韧皮部　7. 形成层　8. 木质部　9. 木纤维束　10. 髓

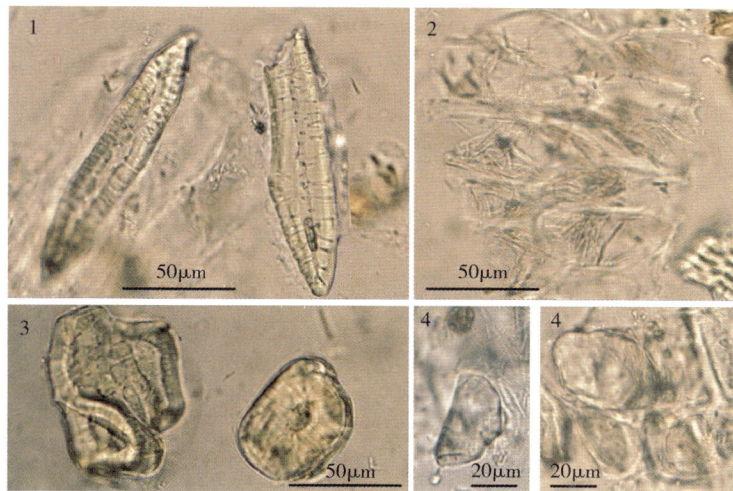

**图5-114　苍术粉末**

1. 纤维　2. 草酸钙针晶　3. 石细胞　4. 菊糖

北苍术含挥发油3%~5%，油中主要成分为苍术素、茅术醇、$\beta$-桉油醇、苍术醇。另含苍术酮、$\alpha$-没药醇（$\alpha$-bisabolol）、苍术定醇、乙酰苍术定醇等。

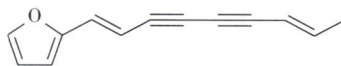

苍术素

【理化鉴别】

**1. 荧光检查** 茅苍术置紫外光灯下，横断面不显亮蓝色荧光，北苍术整个横断面显亮蓝色荧光。

**2. 薄层鉴别** 与苍术对照药材色谱、苍术素对照品色谱相应的位置上，显相同颜色的斑点。

【质量评价】

**1. 经验鉴别** 以个大、质坚实、断面朱砂点多、香气浓者为佳。

**2. 含量测定** 按挥发油测定法测定，茅苍术含挥发油不得少于1.4%（ml/g），北苍术不得少于0.60%（ml/g）；按高效液相色谱法测定，茅苍术含苍术素（$C_{13}H_{10}O$）不得少于0.15%，北苍术不得少于0.30%。

【性味功效】 性温，味辛、苦。燥湿健脾，祛风散寒，明目。

### 知识拓展

同属植物关苍术 *Atractylodes japonica* Koidz. ex Kitam. 的根茎，在东北地区曾作苍术入药，日本药局方作白术使用。主产于东北地区。根茎呈结节状圆柱形，长4～12cm，直径1～2.5cm。表面深棕色。质较轻，折断面不平坦，纤维性强。气特异，味辛、微苦。横切面皮层有大型纤维束；木质部导管疏列，最内侧纤维束发达，纤维束中夹杂少数石细胞；针晶较长，达40μm。挥发油含苍术酮、芹烷二烯酮、二乙酰苍术二醇、乙醛、糠醛、苍术烯内酯Ⅰ及少量苍术素，此种非正品苍术。

## 三棱 Sanleng

### Sparganii Rhizoma

为黑三棱科植物黑三棱 *Sparganium stoloniferum* Buch. – Ham. 的干燥块茎。药材商品称荆三棱。主产于江苏、河南、山东、江西等省。药材呈圆锥形，略扁，长2～6cm，直径2～4cm。表面黄白色或灰黄色，有刀削痕，须根痕小点状，略呈横向环状排列。体重，质坚实，断面黄白色。气微，味淡，嚼之微有麻辣感。粉末黄白色。淀粉粒甚多，单粒类圆形、类多角形或椭圆形，直径2～10μm，较大粒隐约可见点状或裂缝状脐点。分泌细胞内含红棕色分泌物。纤维多成束，壁较厚，微木化或木化，有稀疏单斜纹孔。木化薄壁细胞呈类长方形、长椭圆形或不规则形，壁呈连珠状，微木化。含挥发油、淀粉。性平，味辛、苦。破血行气，消积止痛。莎草科植物荆三棱 *Scirpus yagara* Ohwi 的块茎，商品称为"黑三棱"，主产于吉林、安徽、江苏。药材近圆形，长2～3cm，多带有黑色外皮。体轻而坚硬，入水中漂浮水面。

## 泽泻 Zexie

### Alismatis Rhizoma

【来源】 为泽泻科植物东方泽泻 *Alisma orientale*（Sam.）Juzep. 或泽泻 *A. plantago – aquatica* Linn. 的干燥块茎。冬季茎叶开始枯萎时采挖，洗净，干燥，除去须根和粗皮。

【产地】 主产于福建建阳、浦城及四川、江西等地，多系栽培。

【性状鉴别】 呈类球形、椭圆形或卵圆形，长2～7cm，直径2～6cm。表面淡黄色至淡黄棕色，有不规则的横向环状浅沟纹和多数细小突起的须根痕，底部有的有瘤状芽痕。质坚实，断面黄白色，粉性，有多数细孔。气微，味微苦。（图5-115）

饮片 呈圆形或椭圆形厚片。外表皮淡黄色至淡黄棕色，可见细小突起的须根痕。切面黄白色至淡黄色，粉性，有多数细孔。气微，味微苦。（图5-116）

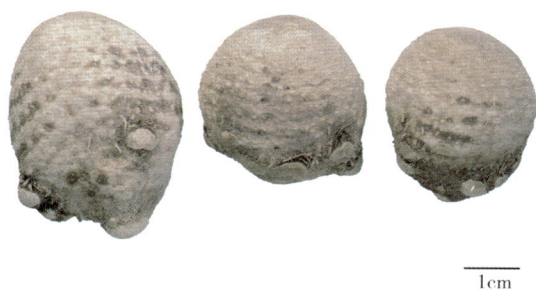

图 5 - 115　泽泻药材

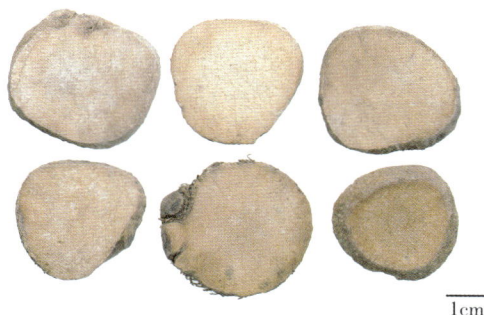

图 5 - 116　泽泻饮片

【显微鉴别】　粉末　淡黄棕色。①淀粉粒甚多，单粒长卵形、类球形或椭圆形，直径 3 ~ 14μm，脐点人字状、短缝状或三叉状；复粒由 2 ~ 3 分粒组成。②薄壁细胞类圆形，具多数椭圆形纹孔，集成纹孔群。③内皮层细胞垂周壁波状弯曲，较厚，木化，有稀疏细孔沟。④油室大多破碎，完整者类圆形，直径 54 ~ 110μm，分泌细胞中有时可见油滴。

【化学成分】　含多种四环三萜酮醇类衍生物，如泽泻醇 A、B、C（alisol A，B，C）及泽泻醇 A 乙酸酯（alisol A monoacetate）、泽泻醇 B 乙酸酯（alisol B monoacetate）、泽泻醇 C 乙酸酯（alisol C monoacetate）等。尚含胆碱、糖和钾、钙、镁等元素。

【质量评价】

**1. 经验鉴别**　以个大、色黄白、光滑、粉性足者为佳。

**2. 含量测定**　按高效液相色谱法测定，含 23 - 乙酰泽泻醇 B（$C_{32}H_{50}O_5$）和 23 - 乙酰泽泻醇 C（$C_{32}H_{48}O_6$）的总量不得少于 0.10%。

【性味功效】　性寒，味甘、淡。利水渗湿，泄热，化浊降脂。

## 天南星 Tiannanxing
### Arisaematis Rhizoma

【来源】　为天南星科植物天南星 *Arisaema erubescens*（Wall.）Schott、异叶天南星 *A. heterophyllum* Bl. 或东北天南星 *A. amurense* Maxim. 的干燥块茎。秋、冬二季茎叶枯萎时采挖，除去须根及外皮，干燥。

【产地】　天南星与异叶天南星产于全国大部分地区；东北天南星主产于东北及内蒙古、河北等省区。

【性状鉴别】　呈扁球形，高 1 ~ 2cm，直径 1.5 ~ 6.5cm。表面类白色或淡棕色，较光滑，顶端有凹陷的茎痕，周围有麻点状根痕，有的块茎周边有小扁球状侧芽。质坚硬，不易破碎，断面不平坦，白色，粉性。气微辛，味麻辣。（图 5 - 117）

【显微鉴别】　粉末　类白色。①淀粉粒以单粒为主，圆球形或长圆形，直径 2 ~ 17μm，脐点点状、裂缝状，大粒层纹隐约可见；复粒少数，由 2 ~ 12 分粒组成。②草酸钙针晶散在或成束存在于黏液细胞中，长 63 ~ 131μm。③草酸钙方晶多见于导管旁的薄壁细胞中，直径 3 ~ 20μm。

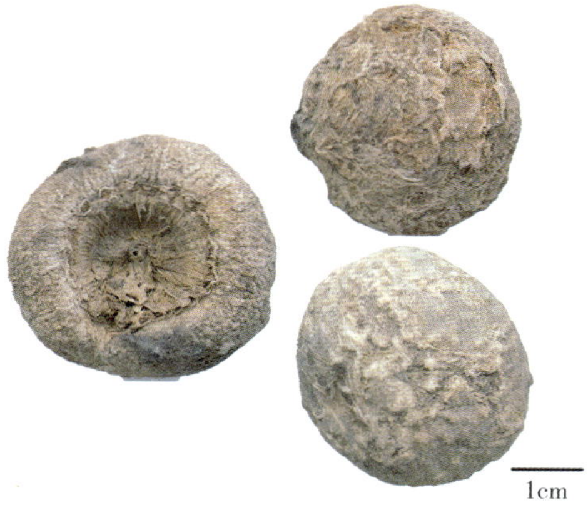

【化学成分】　含有氨基酸类、黄酮类成分，主要有鸟氨基、精氨基、芹菜素等。

【质量评价】

**1. 经验鉴别**　以个大、色白、粉性足者为佳。

**2. 含量测定**　按紫外 - 可见分光光度法测定，含总黄酮

图 5 - 117　天南星药材

以芹菜素（$C_{15}H_{10}O_5$）计，不得少于0.050%。

【性味功效】性温，味苦、辛；有毒。散结消肿。

## 知识拓展

1. 同科植物掌叶半夏 *Pinellia pedatisecta* Schott 的干燥块茎，商品作"虎掌南星"入药。主产于河南、山东、安徽等省。块茎呈扁平而不规则状，由主块茎及多数附着的小块茎组成，形似虎类脚掌，每一块茎中心都有一茎痕，周围有麻点状根痕。

2. 不同原植物天南星粉末特征区别点：天南星针晶长27～60μm，淀粉粒复粒少数，由2～5分粒组成。异叶天南星针晶长23～95μm，方晶3～12μm，另有簇晶及短小针晶，淀粉粒复粒2～12分粒。东北天南星针晶长38～131μm，偶有短小针晶，淀粉粒复粒2～8分粒。掌叶半夏针晶长13～96μm，淀粉粒复粒2～10分粒。

## 半夏 Banxia
### Pinelliae Rhizoma

【本草考证】始载于《神农本草经》，列为下品。苏恭谓："生平泽中者，名羊眼半夏，圆白为胜。然江南者大乃径寸，南人特重之，顷来互用，功状殊异。其苗似由跋，误以为半夏也。"苏颂谓："二月生苗，一茎，茎端三叶，浅绿色，颇似竹叶，而生江南者似芍药叶。"《植物名实图考》记载："有长叶、圆叶二种，同生一处，夏亦开花，如南星而小，其梢上翘如蝎尾。"历代本草多有记载，所述形态及附图的特征均与今所用半夏一致。《植物名实图考》所云长叶、圆叶应是半夏不同年龄的植株。本草中的由跋应是掌叶半夏。

【来源】为天南星科植物半夏 *Pinellia ternata*（Thunb.）Breit. 的干燥块茎。

【植物形态】多年生草本，高15～30cm。块茎球形，幼时单叶，2～3年后为三出复叶；叶柄长达20cm，近基部内侧和复叶基部生有珠芽。叶片卵状椭圆形，稀披针形，中间一片较大，长3～10cm，宽2～4cm，全缘；花单性同株，肉穗花序，花序下部为雌花，贴生于佛焰苞，中部不育，上部为雄花，花序先端延伸呈鼠尾状附属物，伸出佛焰苞外。浆果卵状椭圆形。花期5～7月，果期8～9月。

【采收加工】夏、秋二季采挖，洗净，除去外皮和须根，晒干。

【产地】主产于四川、湖北、河南、贵州等省。

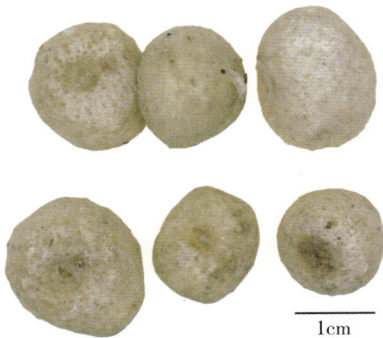

图5-118 半夏药材

【性状鉴别】呈类球形，有的稍偏斜，直径0.7～1.6cm。表面白色或浅黄色，顶端有凹陷的茎痕，周围密布麻点状根痕；下面钝圆，较光滑。质坚实，断面洁白，富粉性。气微，味辛辣、麻舌而刺喉。（图5-118）

【显微鉴别】粉末 类白色。①淀粉粒甚多，单粒类圆形、半圆形或圆多角形，直径2～20μm，脐点裂缝状、人字状或星状；复粒由2～6分粒组成。②草酸钙针晶束存在于椭圆形黏液细胞中，或随处散在，针晶长20～144μm。③螺纹导管直径10～26μm。（图5-119）

【化学成分】主含 ①有机酸：琥珀酸、黑尿酸（高龙胆酸）（homogentisic acid）、棕榈酸、没食子酸、油酸等；②氨基酸：精氨酸（arginine）、丙氨酸（alanine）、缬氨酸（valine）、亮氨酸（leucine）等。另含原儿茶醛、胡萝卜苷、胆碱、烟碱、微量挥发油及十八种微量元素等。原儿茶醛为半夏辛辣刺激性物质。

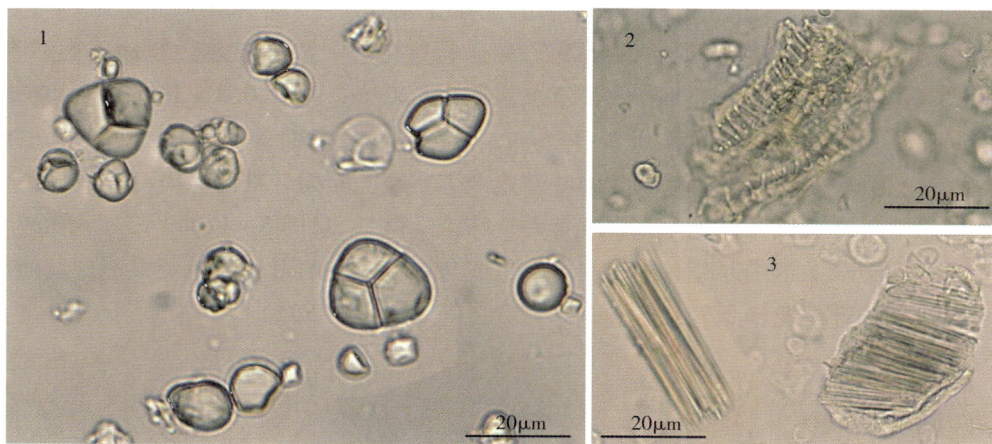

**图 5-119　半夏粉末**

1. 淀粉粒　2. 导管　3. 草酸钙针晶束

【理化鉴别】　薄层鉴别　与半夏对照药材色谱及精氨酸、丙氨酸、缬氨酸、亮氨酸混合对照品色谱在相应的位置上，显相同颜色的斑点。

【质量评价】　经验鉴别　以个大、色白、质坚实、粉性足者为佳。

【性味功效】　性温，味辛；有毒。燥湿化痰，降逆止呕，消痞散结。

📎 **知识拓展**

1. 水半夏为同科植物鞭檐犁头尖 *Typhonium flagelliforme*（Lodd.）Blume 的块茎。主产于广西贵县、横县。块茎呈椭圆形、圆锥形或半圆形，高 0.8~3cm，直径 0.5~1.5cm。表面类白色或淡黄色，不平滑，有多数隐约可见的点状根痕，上端类圆形，有凸起的芽痕，下端略尖。质坚实，断面白色，粉性。气微，味辛辣，麻舌而刺喉。与半夏粉末不同点：草酸钙针晶众多，一个细胞中常有数束呈不同方向交错排列，针晶长 14~72μm，直径 2μm。与半夏不同，不可代半夏使用。

2. 河北、河南、山西、江苏、四川等省个别地区曾用掌叶半夏 *Pinellia pedatisecta* Schott 的小型块茎作半夏入药，非正品。

## 石菖蒲 Shichangpu

### Acori Tatarinowii Rhizoma

【本草考证】　载于《神农本草经》，列为上品。苏颂谓："其叶中心有脊，状如剑。"李时珍谓："菖蒲凡五种：生于池泽，蒲叶肥，根高二三尺者，泥菖蒲，白菖也；生于溪涧，蒲叶瘦，根高二三尺者，水菖蒲，溪荪也；生于水石之涧，叶有剑脊，瘦根密节，高尺余者，石菖蒲也；人家以砂栽之一年，至春剪洗，愈剪愈细，高四五寸，叶如韭，根如匙柄粗者，亦石菖蒲也；甚则根长二三分，叶长寸许，谓之钱蒲是矣。服食入药须用二种石菖蒲，余皆不堪。"古代的泥菖蒲、白菖和水菖蒲即现在的水菖蒲。

【来源】　为天南星科植物石菖蒲 *Acorus tatarinowii* Schott 的干燥根茎。

【植物形态】　多年生草本，根茎横生，具分枝，有香气。叶基生，剑状线形，长 20~30cm，宽 3~6mm，无中脉，平行脉多数。花茎扁三棱形，肉穗花序圆柱形，长 3.5~10cm，直径 3~5mm，佛焰苞片叶状，较短，为肉穗花序长的 1~2 倍，花黄绿色，花被 6 枚，两列；雄蕊 6 枚。浆果倒卵形。花期 5~6 月，果期 7~8 月。

【采收加工】秋、冬二季采挖，除去须根和泥沙，晒干。

【产地】主产于四川、浙江、江西、江苏等省。

【性状鉴别】呈扁圆柱形，多弯曲，常有分枝，长 3～20cm，直径 0.3～1cm。表面棕褐色或灰棕色，粗糙，有疏密不匀的环节，节间长 0.2～0.8cm，具细纵纹。一面残留须根或圆点状根痕；叶痕呈三角形，左右交互排列，有的其上有毛鳞状的叶基残余。质硬，断面纤维性，类白色或微红色，内皮层环明显，可见多数维管束小点及棕色油点。气芳香，味苦、微辛。（图 5 – 120）

饮片　呈扁圆形或长条形的厚片。外表皮棕褐色或灰棕色，有的可见环节及根痕。切面纤维性，类白色或微红色，有明显环纹及油点。气芳香，味苦、微辛。（图 5 – 121）

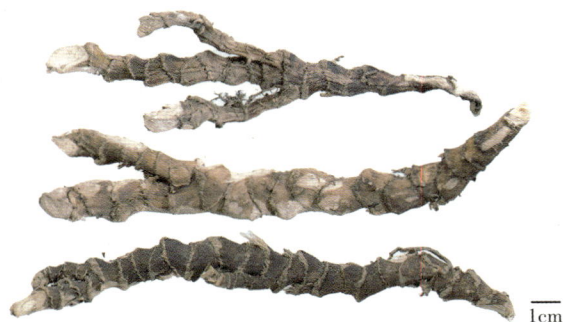

图 5 – 120　石菖蒲药材

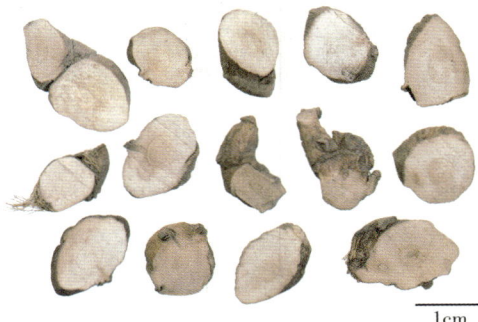

图 5 – 121　石菖蒲饮片

【显微鉴别】横切面　①表皮细胞外壁增厚，棕色，有的含红棕色物。②皮层宽广，散有纤维束和叶迹维管束；叶迹维管束外韧型，维管束鞘纤维成环，木化；内皮层明显。③中柱维管束周木型及外韧型，维管束鞘纤维较少。④纤维束和维管束鞘纤维周围细胞中含草酸钙方晶，形成晶纤维。⑤薄壁组织中散有类圆形油细胞；并含淀粉粒。（图 5 – 122）

粉末　灰棕色。①淀粉粒单粒球形、椭圆形或长卵形，直径 2～9μm；复粒由 2～20（或更多）分粒组成。②纤维束周围细胞中含草酸钙方晶，形成晶纤维。③草酸钙方晶呈多面形、类多角形、双锥形，直径 4～16μm。④分泌细胞呈类圆形或长圆形，胞腔内充满黄绿色、橙红色或红色分泌物。（图 5 – 123）

【化学成分】含挥发油，油中主要有 α –、β – 及 γ – 细辛醚（asarone），欧细辛醚（euasarone），顺 – 甲基异丁香酚（cis – methyl – isoeugenol），反 – 甲基异丁香酚（trans – methyl – isoeugenol），甲基丁香酚（methyleugenol），榄香脂素（elemicin），反式丁烯二酸，对羟基苯甲酸，石竹烯，石菖醚，菖蒲碱甲，菖蒲碱乙，细辛醛（asaronaldehyde），δ – 杜松烯（δ – cadinene），百里香酚（thymol），肉豆蔻酸（myristic acid）等。

【理化鉴别】薄层鉴别　与石菖蒲对照药材和 β – 细辛醚对照品色谱相应的位置上，显相同颜色的荧光斑点。

【质量评价】

1. 经验鉴别　以身干、条长、粗壮、节密、坚实、无须根、香气浓者为佳。

2. 含量测定　按挥发油测定法测定，药材含挥发油不得少于 1.3%（ml/g），饮片不得少于 1.0%（ml/g）；按高效液相色谱法测定，药材和饮片含 β – 细辛醚（$C_{12}H_{16}O_3$）不得少于 0.46%（ml/g）。

【性味功效】性温，味辛、苦。开窍豁痰，醒神益智，化湿开胃。

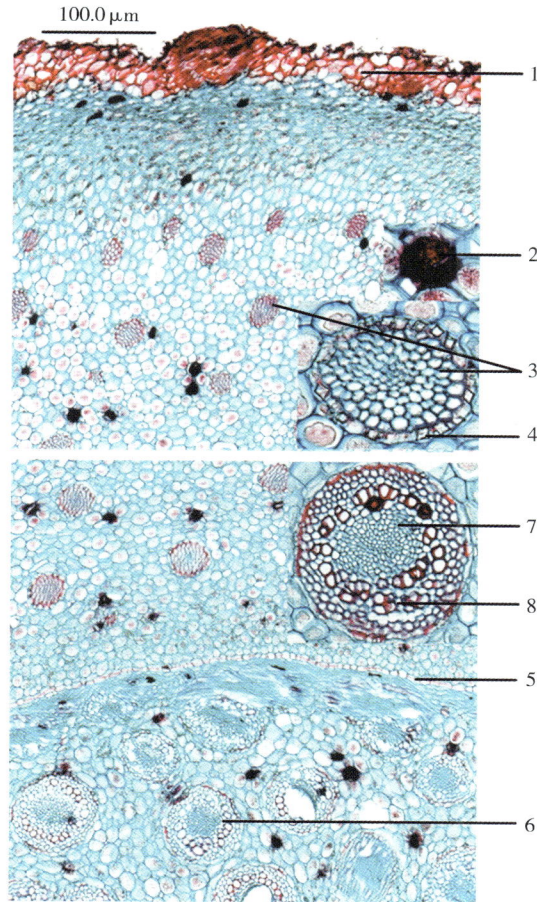

图 5－122　石菖蒲横切面

1. 表皮　2. 油细胞　3. 纤维束　4. 草酸钙方晶　5. 内皮层　6. 维管束　7. 韧皮部　8. 木质部

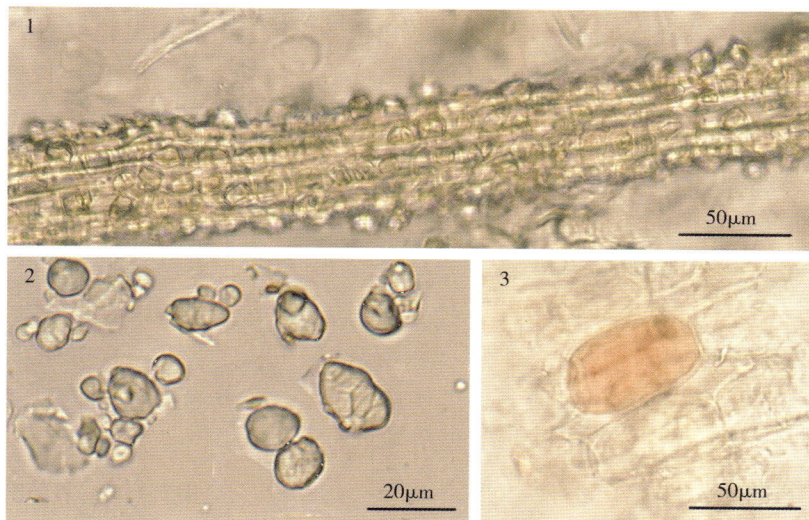

图 5－123　石菖蒲粉末

1. 晶鞘纤维　2. 淀粉粒　3. 油细胞

1. 毛茛科植物阿尔泰银莲花 Anemone altaica Fisch. ex C. A. Mey. 的干燥根茎，习称九节菖蒲或节菖蒲。根茎呈细长纺锤形，表面棕黄色，具多数半环状突起的节，断面白色，气微，味微酸而稍麻舌。其成分与石菖蒲不同，不能代石菖蒲用。

2. 天南星科植物菖蒲 Acorus calamus L. 的干燥根茎，药材名水菖蒲。主产于湖北、湖南、辽宁、四川等省。药材呈扁圆柱形，少有分枝，长 5～15cm，直径 1～1.5cm，表面黄棕色，具环节，节间距 1～3cm，上方有大型三角形的叶痕，左右交互排列，下方具多数凹陷的圆点状根痕。质硬，断面海绵样，类白色或淡棕色，内皮层环明显，有多数小空洞及维管束小点。气较浓而特异，味辛。主要含挥发油。性温，味辛，芳香开窍，和中辟浊。

## 百部 Baibu
### Stemonae Radix

【来源】 为百部科植物直立百部 Stemona sessilifolia（Miq.）Miq.、蔓生百部 S. japonica（Bl.）Miq. 或对叶百部 S. tuberosa Lour. 的干燥块根。春、秋二季采挖，除去须根，洗净，置沸水中略烫或蒸至无白心，取出，晒干。

【产地】 直立百部、蔓生百部主产于安徽、江苏、浙江、湖北等省；对叶百部主产于湖北、广东、福建、四川等省。

【性状鉴别】 直立百部：呈纺锤形，上端较细长，皱缩弯曲，长 5～12cm，直径 0.5～1cm。表面黄白色或淡棕黄色，有不规则深纵沟，间或有横皱纹。质脆，易折断，断面平坦，角质样，淡黄棕色或黄白色，皮部较宽，中柱扁缩。气微，味甘、苦。

蔓生百部：两端稍狭细，表面多不规则皱褶和横皱纹。

对叶百部：呈长纺锤形或长条形，长 8～24cm，直径 0.8～2cm。表面浅黄棕色至灰棕色，具浅纵皱纹或不规则纵槽。质坚实，断面黄白色至暗棕色，中柱较大，髓部类白色。（图 5-124）

饮片 呈不规则厚片或不规则条形斜片；表面灰白色、棕黄色，有深纵皱纹；切面灰白色、淡黄棕色或黄白色，角质样；皮部较厚，中柱扁缩。质韧软。气微，味甘、苦。（图 5-125）

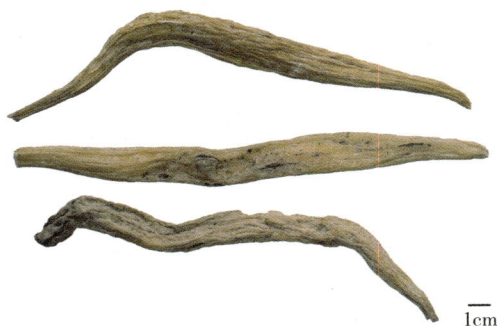

1cm

图 5-124　百部（对叶百部）药材

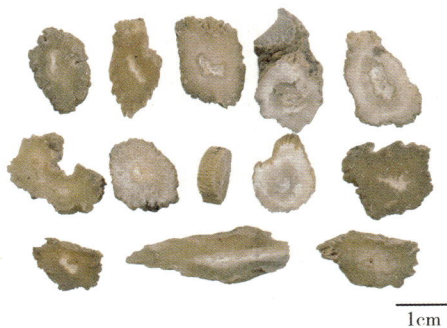

1cm

图 5-125　百部饮片

【显微鉴别】 横切面 直立百部：①根被为 3～4 列细胞，壁木栓化及木化，具致密的细条纹。②皮层较宽。③中柱韧皮部束与木质部束各 19～27 个，间隔排列，韧皮部束内侧有少数非木化纤维；木质部束导管 2～5 个，并有木纤维和管胞，导管类多角形，径向直径约至 48μm，偶有导管深入至髓部。④髓部散有少数细小纤维。

蔓生百部：①根被为 3 ~ 6 列细胞。②韧皮部纤维木化。③导管径向直径约至 184μm，通常深入至髓部，与外侧导管束作 2 ~ 3 轮排列。

对叶百部：①根被为 3 列细胞，细胞壁无细条纹，其最内层细胞的内壁特厚。②皮层外侧散有纤维，类方形，壁微木化。③中柱韧皮部束与木质部束各 32 ~ 40 个。木质部束导管圆多角形，直径至 107μm，其内侧与木纤维和微木化的薄壁细胞连接成环层。

【化学成分】　主含生物碱。直立百部含直立百部碱（sessilistemonine）、霍多林碱（hordonine）、对叶百部碱（tuberostemonine）、原百部碱（protostemonine）等。蔓生百部含百部碱（stemonine）、次百部碱（stemonidine）、异次百部碱（isostemonidine）、蔓生百部碱（stemonamine）、异蔓生百部碱（isostemonamine）及原百部碱等。对叶百部含对叶百部碱、异对叶百部碱、次对叶百部碱（hypotuberostemonine）、氧化对叶百部碱（oxytuberostemonine）、斯替明碱（stemine）及百部次碱（stenine）等。

【质量评价】　经验鉴别　以根粗壮、质坚实、色黄白者为佳。

【性味功效】　性微温，味甘、苦。润肺下气止咳，杀虫灭虱。

> ### 📖 知识拓展
>
> 百部混淆品较多，约 14 科 14 种植物的根曾混作百部用，百合科植物石刁柏 *Asparagus Ofificinalis* L. var. *altilis* L. 的块根称湖北大百部。同科植物羊齿天门冬 *A. flicinus* Buch. – Ham. ex D. Don 的块根在云南、四川个别地区作百部用，别名"滇百部""小百部"。

## 川贝母 Chuanbeimu
### Fritillariae Cirrhosae Bulbus

【本草考证】　始载于《神农本草经》，列为中品。陶弘景谓："形似聚贝子，故名贝母。"苏恭谓："其叶似大蒜，四月蒜熟时，采之良。"历代本草所载贝母并非一种，初期药用贝母的原植物无法考证，《证类本草》之峡州贝母应为百合科贝母属植物。

【来源】　为百合科植物川贝母 *Fritillaria cirrhosa* D. Don、暗紫贝母 *F. unibracteata* Hsiao et K. C. Hsia、甘肃贝母 *F. przewalskii* Maxim.、梭砂贝母 *F. delavayi* Franch.、太白贝母 *F. taipaiensis* P. Y. Li 或瓦布贝母 *F. unibracteata* Hsiao et K. C. Hsia var. *wabuensis*（S. Y. Tang et S. C. Yue）Z. D. Liu，S. Wang et S. C. Chen 的干燥鳞茎。按性状不同分别习称"松贝""青贝""炉贝"和"栽培品"。

【植物形态】　川贝母：为多年生草本，鳞茎圆锥形，茎直立，高 15 ~ 40cm。叶 2 ~ 3 对，常对生，少数在中部间有散生或轮生，披针形或线形，长 5 ~ 12cm，宽 2 ~ 10mm，上部叶先端常卷曲，无柄。花单生茎顶，钟状，下垂，具狭长形叶状苞片 3 枚，宽 2 ~ 4cm，先端多少弯曲成钩状。花被片 6，常紫色，具紫色斑点或小方格，蜜腺窝在背面明显突出；雄蕊 6，柱头 3 裂。蒴果具 6 纵翅。花期 5 ~ 7 月，果期 8 ~ 10 月。

暗紫贝母：叶除下面的 1 ~ 2 对为对生外，均为互生或近于对生，先端不卷曲。花被深紫色，略有黄色小方格，叶状苞片 1，蜜腺窝不明显。果棱上的翅很狭，宽约 1mm。花期 6 月，果期 8 月。

甘肃贝母：似暗紫贝母，叶通常最下面 2 枚对生，向上 2 ~ 3 枚散生，先端通常不卷曲。花 1（~2）朵，浅黄色，有黑紫色斑点，叶状苞片 1。花期 6 ~ 7 月，果期 8 月。

梭砂贝母：鳞茎粗大。叶互生，3 ~ 5 枚，较紧密地生于植株中部或上部，叶片狭卵状至卵状椭圆形，先端不卷曲。单花顶生，浅黄色，具红褐色斑点。蒴果成熟时，宿存的花被常多少包住蒴果。花期 6 ~ 7 月，果期 8 ~ 9 月。

太白贝母：似川贝母，叶条形至条状披针形，先端通常不卷曲，有时稍弯曲。花绿黄色，无方格斑，花被片先端边缘有紫色斑带，叶状苞片不卷曲，密腺窝不凸出或稍凸出。果棱翅宽 0.5 ~ 2mm。花期 5 ~ 6 月，果期 6 ~ 7 月。

瓦布贝母：似暗紫贝母，叶最下面常 2 枚对生，上面的轮生兼互生，狭披针形。花 1 ~ 2（3）朵，初开时黄色或绿黄色，内面常具紫色斑点，偶见紫色或橙色晕，叶状苞片 1 ~ 4 枚，蜜腺长 5 ~ 8mm。果棱翅宽约 2mm。花期 5 ~ 6 月；果期 7 ~ 8 月。

【采收加工】 夏、秋二季或积雪融化后采挖，除去须根、粗皮及泥沙，晒干或低温干燥。

【产地】 川贝母主产于四川、西藏、云南等省区。暗紫贝母主产于四川阿坝藏族自治州。甘肃贝母主产于甘肃、青海、四川等省。梭砂贝母主产于四川、云南、青海等省。太白贝母主产于陕西、甘肃、四川等省。瓦布贝母主产于四川西北部。

【性状鉴别】 松贝：呈类圆锥形或近球形，高 0.3 ~ 0.8cm，直径 0.3 ~ 0.9cm。表面类白色。外层鳞叶 2 瓣，大小悬殊，大瓣紧抱小瓣，未抱部分呈新月形，习称"怀中抱月"；顶部闭合，内有类圆柱形、顶端稍尖的心芽和小鳞叶 1 ~ 2 枚；先端钝圆或稍尖，底部平，微凹入，中心有 1 灰褐色的鳞茎盘，偶有残存须根。质硬而脆，断面白色，富粉性。气微，味微苦。（图 5 - 126）

青贝：呈类扁球形，高 0.4 ~ 1.4cm，直径 0.4 ~ 1.6cm。外层鳞叶 2 瓣，大小相近，相对抱合，顶端开裂，内有心芽和小鳞叶 2 ~ 3 枚及细圆柱形的残茎。（图 5 - 126）

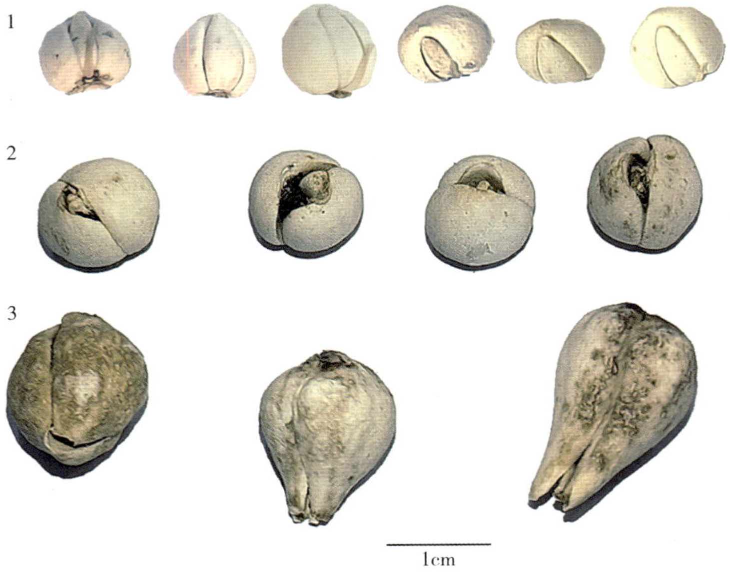

图 5 - 126　川贝母药材
1. 松贝　2. 青贝　3. 炉贝

炉贝：呈长圆锥形，高 0.7 ~ 2.5cm，直径 0.5 ~ 2.5cm。表面类白色或浅棕黄色，有的具棕色斑点，习称"虎皮斑"。外层鳞叶 2 瓣，大小相近，顶部开裂而略尖，习称"马牙嘴"；基部稍尖或较钝。（图 5 - 126）

栽培品　呈类扁球形或短圆柱形，高 0.5 ~ 2cm，直径 1 ~ 2.5cm。表面类白色或棕黄色，稍粗糙，有的具浅黄色斑点。外层鳞叶 2 瓣，大小相近，顶部多开裂而较平。

【显微鉴别】 粉末　松贝、青贝及栽培品：类白色或浅黄色。①淀粉粒甚多，广卵形、长圆形或不规则圆形，有的边缘不整齐或略作分枝状，直径 5 ~ 64μm，脐点短缝状、点状、人字状或马蹄状，层纹隐约可见。②表皮细胞类长方形，垂周壁微波状弯曲，偶见不定式气孔，圆形或扁圆形。③螺纹导管直径 5 ~ 24μm。

炉贝：①淀粉粒广卵形、贝壳形、肾形或椭圆形，直径约至 $60\mu m$，脐点人字形、星状或点状，层纹明显。②螺纹导管和网纹导管直径可达 $64\mu m$。（图 5-127）

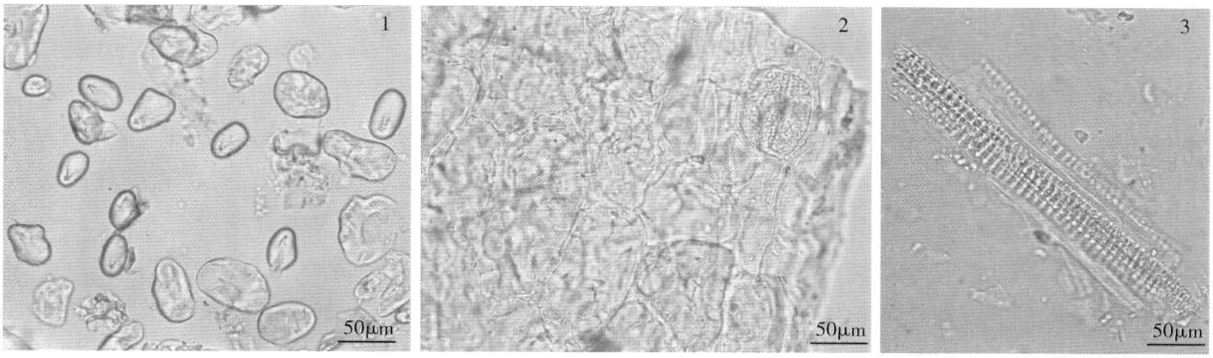

**图 5-127　川贝母（炉贝）粉末**
1. 淀粉粒　2. 表皮细胞与气孔　3. 导管

【化学成分】川贝母药材含多种甾体生物碱：均含有西贝母碱（imperialine）、贝母素乙（peiminine）、川贝母碱（fritimine）、贝母辛（peimisine）等。暗紫贝母尚含松贝辛（songbeisine）、松贝甲素（songbeinine）。还含蔗糖、硬脂酸、棕榈酸、 $\beta$ -谷甾醇等。甘肃贝母尚含岷贝母碱甲（minpeimine）、岷贝母碱乙（minpeiminine）等。梭砂贝母尚含梭砂贝母素甲（delavine）、梭砂贝母酮碱（delavinone）、梭砂贝母啶碱（delavidine）、川贝母酮碱（chuanbeinone）等。瓦布贝母尚含鄂贝乙素（ebeinone）、异贝母素甲（isopeimine）和西贝母碱氮氧化物等。

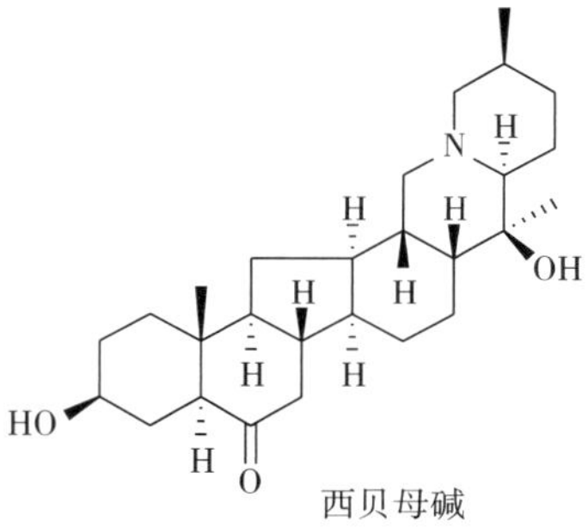

西贝母碱

【理化鉴别】薄层鉴别　与贝母素乙对照品色谱相应的位置上，显相同颜色的斑点。

【生物鉴别】分子生物鉴别　按聚合酶链式反应-限制性内切酶长度多态性方法，在与对照药材凝胶电泳图谱相应的位置上，在 $100 \sim 250bp$ 应有两条 DNA 条带。

【质量评价】经验鉴别　以质坚实、粉性足、色白者为佳。

【性味功效】性微寒，味苦、甘。清热润肺，化痰止咳，散结消痈。

**知识拓展**

1. 湖北贝母 Fritillariae Hupehensis Bulbus 为百合科植物湖北贝母 F. hupehensis Hsiao et K. C. Hsia. 的干燥鳞茎。主产于湖北。药材呈扁圆球形，高 0.8~2.2cm，直径 0.8~3.5cm。表面类白色至淡棕色。外层鳞叶 2 瓣，肥厚，略呈肾形，或大小悬殊，大瓣紧抱小瓣，顶端闭合或开裂。内有鳞叶 2~6 枚及干缩的残茎。内表面淡黄色至类白色。基部凹陷呈窝状，残留有淡棕色表皮及少数须根。外层单瓣鳞叶呈元宝状。质脆，断面类白色，富粉性。含贝母素乙（ $C_{27}H_{43}NO_3$ ）不得少于 0.16%。气微，味苦。性凉，味微苦。清热化痰，止咳，散结。

2. 平贝母 Fritillariae Ussuriensis Bulbus 为百合科植物平贝母 *F. ussuriensis* Maxim. 的干燥鳞茎。主产于东北。药材呈扁球形，高 0.5～1cm，直径 0.6～2cm。表面黄白色至浅棕色，外层鳞叶 2 瓣，肥厚，大小相近或一片稍大抱合，顶端略平或微凹入，常稍开裂；中央鳞片小。质坚实而脆，断面粉性。含总生物碱以贝母素乙计不得少于 0.050%。气微，味苦。性微寒，味苦、甘。清热润肺，化痰止咳。

3. 伊贝母 Fritillariae Pallidiflorae Bulbus 为百合科植物新疆贝母 *F. walujewii* Regel 或伊犁贝母 *F. pallidiflora* Schrenk 的干燥鳞茎。主产于新疆。新疆贝母药材呈扁球形，高 0.5～1.5cm。表面类白色，光滑，外层鳞叶 2 瓣，月牙形，肥厚，大小相近而紧靠。顶端平展而开裂，基部圆钝，内有较大的鳞片及残茎和心芽各 1 枚。质硬而脆，断面白色，富粉性。气微，味微苦。伊犁贝母药材呈圆锥形，较大。表面稍粗糙，淡黄白色。外层鳞叶 2 瓣，心形，肥大，一片较大或近等大，抱合。顶端稍尖，少有开裂，基部微凹陷。含西贝母碱苷（$C_{33}H_{53}NO_8$）和西贝母碱（$C_{27}H_{43}NO_3$）的总量不得少于 0.070%。性微寒，味苦、甘。清热润肺，化痰止咳。

4. 土贝母 Bolbostemmatis Rhizoma 为葫芦科植物土贝母 *Bolbostemma paniculatum*（Maxim.）Franquet 的干燥块茎。药材呈不规则的块，大小不等。表面淡红棕色或暗棕色，凹凸不平。质坚硬，不易折断，断面角质样。气微，味微苦。含土贝母苷甲（$C_{63}H_{98}O_{29}$）不得少于 1.0%。性微寒，味苦。解毒，散结，消肿。

## 浙贝母 Zhebeimu
### Fritillariae Thunbergii Bulbus

【本草考证】始载于《本草纲目拾遗》，赵学敏引《百花镜》谓："浙贝出象山，俗呼象贝母。"又引叶暗斋谓："宁波象山所出贝母，亦分两瓣，味苦而不甜，其顶平而不尖，不能如川贝之象荷花蕊也。"张璐的《本经逢原》曰："贝母川者味甘最佳，西产味薄次之，象山者味苦又次之。"以上所述与现今所用浙贝一致。

【来源】为百合科植物浙贝母 *Fritillaria thunbergii* Miq. 的干燥鳞茎。

【植物形态】多年生草本，茎单一，高 30～70cm。鳞茎扁球形，直径 1.5～4cm。叶无柄，最下面的对生或散生，渐向上常兼有散生、对生或轮生；叶片近条形至披针形，长 6～17cm，宽 0.5～1.5cm，先端稍弯曲。花 1 至数朵，生于茎顶或上部叶的叶腋，钟状，下垂，花被 6 片，淡黄色或黄绿色，内有紫色方格斑；雄蕊 6；雌蕊 1，子房 3 室，柱头 3 裂。蒴果卵圆形，具 6 棱，棱翅宽 6～8mm。种子多数。花期 3～4 月，果期 4～5 月。

【采收加工】初夏植株枯萎时采挖，洗净，大小分开，大者除去芯芽，习称"大贝"；小者不去芯芽，习称"珠贝"。分别撞擦，除去外皮，拌以煅过的贝壳粉，吸去擦出的浆汁，干燥。或取鳞茎，大小分开，洗净，除去芯芽，趁鲜切成厚片，洗净，干燥，习称"浙贝片"。

【产地】主产于浙江省。江苏、安徽、湖南亦产。多系栽培。

【性状鉴别】大贝：为鳞茎外层的单瓣鳞叶，略呈新月形，高 1～2cm，直径 2～3.5cm。外表面类白色至淡黄色，内表面白色或淡棕色，被有白色粉末。质硬而脆，易折断，断面白色至黄白色，富粉性。气微，味苦。（图 5-128）

珠贝：为完整的鳞茎，呈扁圆形，高 1～1.5cm，直径 1～2.5cm。表面黄棕色至黄褐色，有不规则的皱纹；或表面类白色至淡黄色，较光滑或被有白色粉末。质硬，不易折断，断面淡黄色或类白色，略带角质状或粉性；外层鳞叶 2 瓣，肥厚，略似肾形，互相抱合，内有小鳞叶 2～3 枚和干缩的残茎。（图 5-128）

浙贝片：为椭圆形或类圆形片，大小不一，长 1.5～3.5cm，宽 1～2cm，厚 0.2～0.4cm。外皮黄褐色或灰褐色，略皱缩；或淡黄色，较光滑。切面微鼓起，灰白色；或平坦，粉白色。质脆，易折断，断面粉白色，富粉性。（图 5-129）

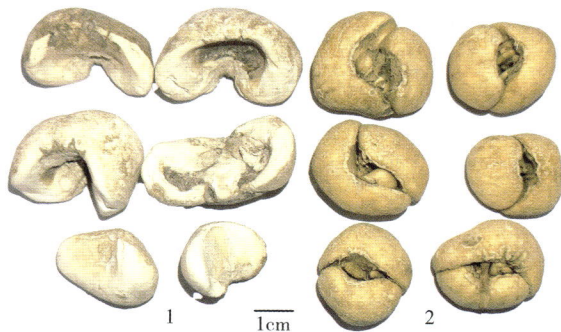

图 5-128　浙贝母药材
1. 大贝　2. 珠贝

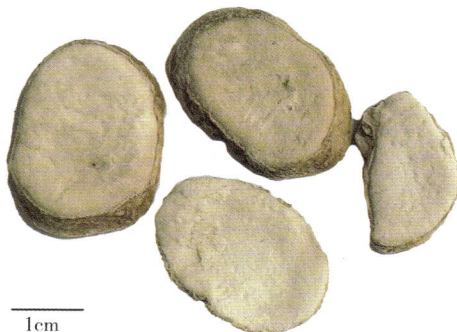

图 5-129　浙贝母饮片

【显微鉴别】粉末　淡黄白色。①淀粉粒甚多，单粒卵形、广卵形或椭圆形，直径 6~56μm；层纹可见。②表皮细胞类多角形或长方形，垂周壁连珠状增厚；气孔少见，副卫细胞 4~5 个。③草酸钙结晶少见，细小，多呈颗粒状，有的呈梭形、方形或细杆状。④导管多为螺纹，直径至 18μm。（图 5-57）

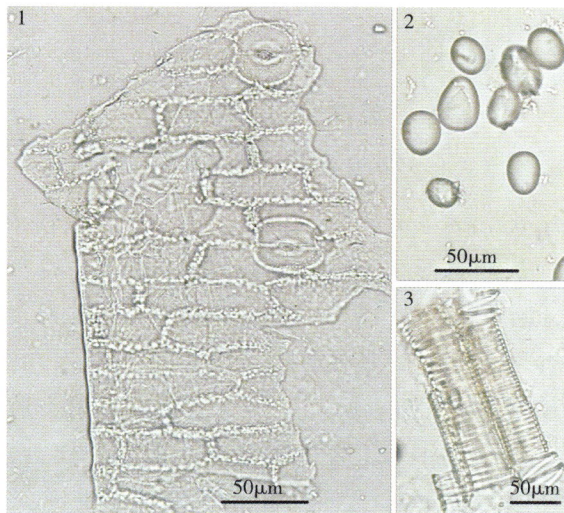

图 5-130　浙贝母粉末
1. 表皮细胞与气孔　2. 淀粉粒　3. 导管

【化学成分】含甾醇类生物碱，主要有贝母素甲（peimine）、贝母素乙、浙贝宁（zhebeinine）、浙贝丙素（zhebeirine）、贝母辛、异贝母素甲等多种生物碱。还含浙贝母素甲苷（perminoside），水解后产生贝母素甲和一分子葡萄糖。

【理化鉴别】薄层鉴别　与贝母素甲、贝母素乙对照品色谱相应的位置上，显相同颜色的斑点。

【质量评价】

**1. 经验鉴别**　以鳞叶肥厚、质坚实、粉性足、断面色白者为佳。

**2. 含量测定**　按高效液相色谱法测定，含贝母素甲（$C_{27}H_{45}NO_3$）和贝母素乙（$C_{27}H_{43}NO_3$）的总量，不得少于 0.080%。

【性味功效】性寒，味苦。清热化痰止咳，解毒散结消痈。

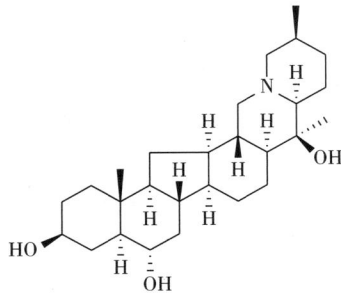

贝母素甲

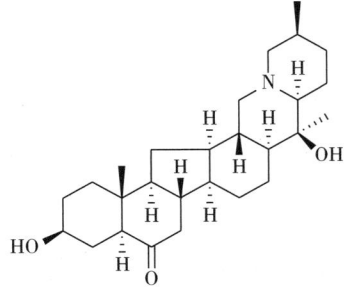

贝母素乙

**知识拓展**

1. 浙贝母花，3～4月当浙贝母植物开花时采摘，亦有止咳化痰作用。

2. 百合科植物东贝母 *F. thunbergii* Miq. var. *chekiangensis* Hsiao et K. C. Hisa 栽培于浙江东阳一带，干燥鳞茎在浙江亦作浙贝母用。东贝母植株较小，高15～30cm，叶以对生为主。鳞茎亦较小，略呈类梯形或倒卵圆形，顶端钝圆，微裂。质坚实，气微，味苦。其主要镇咳成分贝母甲素、贝母乙素含量高于浙贝母。应注意鉴别。

## 黄精 Huangjing
### Polygonati Rhizoma

为百合科植物滇黄精 *Polygonatum kingianum* Coll. et Hemsl.、黄精 *P. sibiricum* Red. 或多花黄精 *P. cyrtonema* Hua 的干燥根茎。按药材形状不同，习称"大黄精""鸡头黄精"和"姜形黄精"。大黄精呈肥厚肉质的结节块状，结节长可达10cm以上，宽3～6cm，厚2～3cm。表面淡黄色至黄棕色，具环节，有皱纹及须根痕，结节上侧茎痕呈圆盘状，圆周凹入，中部突出。质硬而韧，不易折断，断面角质，淡黄色至黄棕色。气微，味甜，嚼之有黏性。鸡头黄精呈结节状弯柱形，长3～10cm，直径0.5～1.5cm。结节长2～4cm，略呈圆锥形，常有分枝。表面黄白色或灰黄色，半透明，有纵皱纹，茎痕圆形，直径5～8mm。姜形黄精呈长条结节块状，长短不等，常数个块状结节相连。表面灰黄色或黄褐色，粗糙，结节上侧有突出的圆盘状茎痕，直径0.8～1.5cm。含多糖类化合物，如黄精多糖甲、乙、丙，此外还含皂苷类、黄酮类等。性平，味甘。补气养阴，健脾，润肺，益肾。

## 重楼 Chonglou
### Paridis Rhizoma

为百合科植物云南重楼 *Paris polyphylla* Smith var. *Yunnanensis*（Franch.）Hand. – Mazz. 或七叶一枝花 *P. polyphylla* Smith var. *Chinensis*（Franch.）Hara 的干燥根茎。呈结节状扁圆柱形，略弯曲，长5～12cm，直径1.0～4.5cm。表面黄棕色或灰棕色，外皮脱落处呈白色；密具层状突起的粗环纹，一面结节明显，结节上具椭圆形凹陷茎痕，另一面有疏生的须根或疣状须根痕。顶端具鳞叶和茎的残基。质坚实，断面平坦，白色至浅棕色，粉性或角质。气微，味微苦、麻。粉末白色。淀粉粒甚多，类圆形、长椭圆形或肾形，直径3～18μm。草酸钙针晶成束或散在，长80～250μm。梯纹导管及网纹导管直径 10～25μm。含皂苷，其皂苷元为薯蓣皂苷元。性微寒，味苦；有小毒。清热解毒，消肿止痛，凉肝定惊。

## 麦冬 Maidong
### Ophiopogonis Radix

【本草考证】原名麦门冬，始载于《神农本草经》，列为上品。《本草拾遗》记载："出江宁者小润，出新安者大白。其大者苗如鹿葱，小者如韭叶，大小有三四种，功效相似，其子圆碧。"《本草图经》记载："叶青似莎草，长及尺余，四季不凋。根黄白色有须，根作连珠形，似穬麦颗，故名麦门冬。四月开淡红花，如红蓼花。实碧而圆如珠。江南出者叶大者，苗如鹿葱，小者如韭，大小有三四种，功用相似。或云吴地者优胜。"可见本草所载麦冬品种较多，其中"叶似韭，产浙江"栽种者与现今所用麦冬较相符。

【来源】百合科植物麦冬 *Ophiopogon japonicus* （L. f） Ker － Gawl. 的干燥块根。

【植物形态】多年生草本，匍匐茎细长。须根前端或中部常膨大成椭圆形或纺锤形的小块根。叶基生成丛，禾叶状，长 10～50cm，宽 1.5～3.5mm，具 3～7 条脉，边缘具细锯齿。花葶通常比叶短，总状花序穗状，顶生，长 2～5cm，具几朵至几十朵花，花单生活成对生于苞片腋内，苞片披针形；花被片常稍下垂不开展，披针形，白色或淡紫色；浆果球形，早期绿色，成熟后暗紫色。花期 5～8 月，果期 8～9 月。

【采收加工】夏季采挖，洗净，反复暴晒、堆置，至七八成干，除去须根，干燥。

【产地】主产于四川、浙江等省。多为栽培。

【性状鉴别】呈纺锤形，两端略尖，长 1.5～3cm，直径 0.3～0.6cm。表面淡黄色或灰黄色，有细纵纹。质柔韧，断面黄白色，半透明，中柱细小。气微香，味甘、微苦。（图 5－131）

饮片　形如麦冬，或呈轧扁的纺锤形块片。余同药材。（图 5－132）

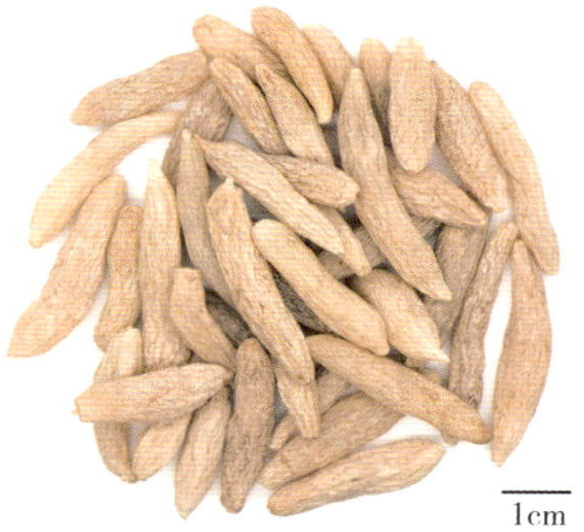

图 5－131　麦冬药材

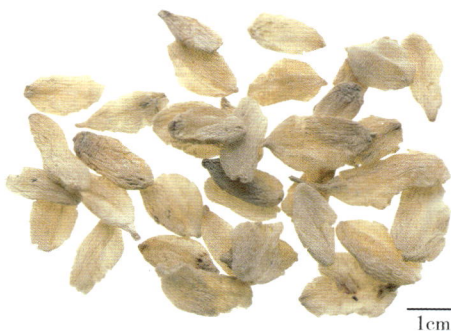

图 5－132　麦冬饮片

【显微鉴别】横切面　①表皮细胞 1 列或脱落，根被为 3～5 列木化细胞。②皮层宽广，散有含草酸钙针晶束的黏液细胞，有的针晶直径至 10μm；内皮层细胞壁均匀增厚，木化，有通道细胞，外侧为 1 列石细胞，其内壁及侧壁增厚，纹孔细密。③中柱较小，韧皮部束 16～22 个，木质部由导管、管胞、木纤维以及内侧的木化细胞连结成环层。④髓小，薄壁细胞类圆形。（图 5－133）

粉末　白色或黄白色。①草酸钙针晶散在或成束存在于黏液细胞中，针晶长 25～50μm。②石细胞常与内皮层细胞上下相叠。表面观类方形或类多角形，壁厚，有的一边甚薄，纹孔密，孔沟明显。③内皮层细胞呈长方形或长条形，木化，纹孔点状，较稀疏，孔沟明显。④木纤维细长，末端倾斜，壁稍厚，微木化，纹孔斜裂隙状，多相交成十字形或人字形。⑤管胞为孔纹及网纹管胞，亦有少数具缘纹孔

**图5-133　麦冬横切面**

1. 根被　2. 草酸钙针晶束　3. 皮层　4. 石细胞
5. 内皮层　6. 韧皮部　7. 木质部　8. 髓

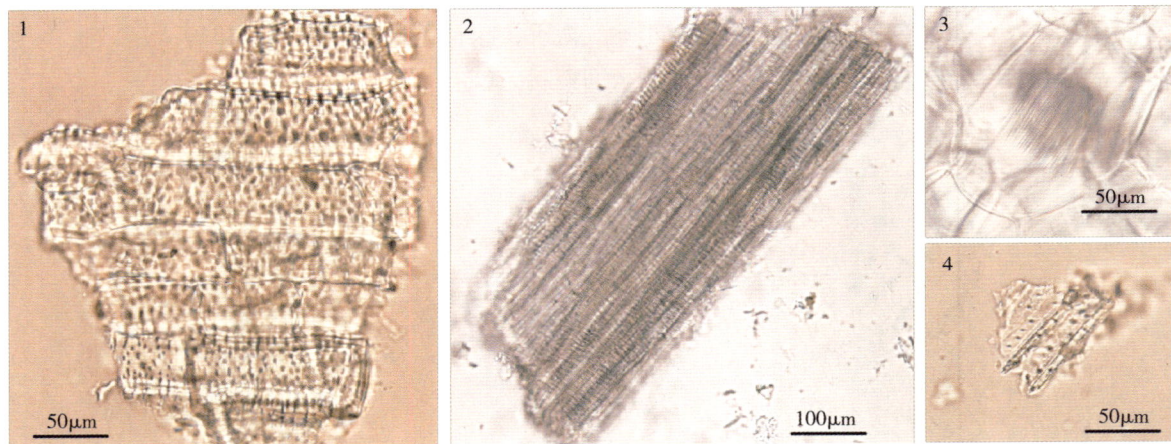

导管（图5-134）。

【化学成分】含有甾体皂苷如麦冬皂苷A、B、B′、C、C′、D、D′，其中以皂苷A的含量最高，皂苷B的含量次之，皂苷C及D含量均较低。麦冬皂苷A、B、C、D的苷元均为鲁斯可皂苷元（ruscogenin）；麦冬皂苷B′、C′、D′的苷元均为薯蓣皂苷元。还有高异黄酮类化合物，如麦冬黄烷酮（ophiopogonone）A、B，甲基麦冬黄烷酮A、B等。此外，还有挥发油如长叶烯，$\alpha-$、$\beta-$广藿香烯，香附子烯，愈创奥醇等成分。另外，还含有糖类及氨基酸类成分。

【理化鉴别】薄层鉴别　与麦冬对照药材色谱相应的位置上，显相同颜色的斑点。

【质量评价】

**1. 经验鉴别**　以粒大、饱满、色黄白、半透明、质滋润、不泛油、香气浓、嚼之发黏者为佳。

**2. 含量测定**　按紫外-可见分光光度法测定，含鲁斯可皂苷元（$C_{27}H_{42}O_4$）不得少于0.12%。

【性味功效】性微寒，味甘、微苦。养阴生津，润肺清心。

**图5-134　麦冬粉末**

1. 石细胞　2. 内皮层细胞　3. 草酸钙针晶束　4. 木纤维

---

🔖 **知识拓展** ⋯⋯⋯⋯⋯⋯⋯⋯⋯⋯⋯⋯⋯⋯⋯⋯⋯⋯⋯⋯⋯⋯⋯⋯⋯⋯⋯⋯⋯⋯⋯⋯⋯

　　天冬 Asparagi Radix 为百合科植物天冬 *Asparagus cochinchinensis*（Lour.）Merr. 的干燥块根。呈长纺锤形，略弯曲，长5~18cm，直径0.5~2cm。表面黄白色至淡黄棕色，半透明，光滑或具深浅不等的纵皱纹，偶有残存的灰棕色外皮。质硬或柔润，有黏性，断面角质样，中柱黄白色。气微，味甜、微苦。主要含天冬素、甾体皂苷等。性寒，味甘、苦。养阴润燥，清肺生津。

# 知母 Zhimu

## Anemarrhenae Rhizoma

【来源】 为百合科植物知母 *Anemarrhena asphodeloides* Bge. 的干燥根茎。春、秋二季采挖，除去须根和泥沙，晒干，习称"毛知母"；或鲜时剥去外皮，晒干，习称"知母肉（光知母）"。

【产地】 主产于河北省。山西、内蒙古、陕西等省亦产。

【性状鉴别】 毛知母：呈长条状，微弯曲，略扁，偶有分枝，长 3～15cm，直径 0.8～1.5cm。顶端有浅黄色的茎叶残痕，习称"金包头"。表面黄棕色至棕色，上面有一凹沟，具紧密排列的环状节，节上密生黄棕色的残存叶基，由两侧向根茎上方生长；下面隆起而略皱缩，并有凹陷或突起的点状根痕。质硬，易折断，断面黄白色。气微，味微甜、略苦，嚼之带黏性。（图 5－135）

知母肉：表面黄白色至黄棕色，有扭曲的沟纹，断面黄白色至黄色。

饮片 呈不规则类圆形、长条形或类方形的厚片。外表皮黄棕色或棕色，可见少量残存的黄棕色叶基纤维和凹陷或突起的点状根痕。切面黄白色至黄色。气微，味微甜、略苦，嚼之带黏性。（图5－136）

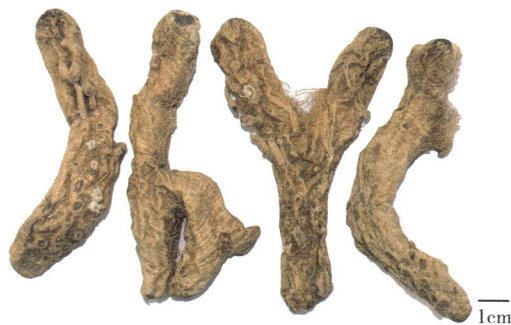

图 5－135 知母药材

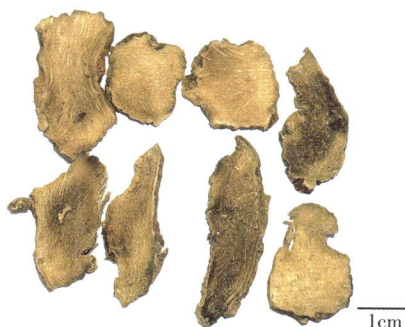

图 5－136 知母饮片

【显微鉴别】 粉末 黄白色。①用无水乙醇装片观察，完整的黏液细胞呈类圆形、椭圆形或梭形，直径53～247μm，壁不明显或较明显，胞腔内含草酸钙针晶束。②草酸钙针晶成束或散在，长 26～110μm。③木化厚壁细胞（鳞叶）呈类长方形、长多角形或延长作短纤维状。壁厚 5～8μm，木化，孔沟较密。④木栓细胞壁薄，常多层上下重叠。⑤纤维细长，直径 8～14μm，壁稍厚，木化，纹孔稀疏。⑥导管为具缘纹孔、网纹及螺纹。

【化学成分】 含知母皂苷（timosaponin）AⅠ、AⅡ、AⅢ、AⅣ、BⅠ、BⅡ等，其皂苷元有菝葜皂苷元（sarsasapongenin）、马尔可皂苷元（markogenin）和新吉托皂苷元（neogitogenin）。并含有黄酮类成分芒果苷（mangiferin）、异芒果苷，知母多糖A、B、C、D，烟酸，胆碱等。

【理化鉴别】 薄层鉴别 在聚酰胺薄层色谱上，与芒果苷对照品色谱相应的位置上，显相同颜色的荧光斑点。在硅胶 G 薄层色谱上，与知母皂苷 BⅡ 对照品色谱相应的位置上，显相同颜色的斑点。

【质量评价】

**1. 经验鉴别** 以条肥大，质坚实柔润，断面黄白色者为佳。

**2. 含量测定** 按高效液相色谱法测定，药材和饮片含新芒果苷（$C_{25}H_{28}O_{16}$）和芒果苷（$C_{19}H_{18}O_{11}$）的总量不得少于 1.20%；药材含知母皂苷 BⅡ（$C_{45}H_{76}O_{19}$）不得少于 3.0%，饮片不得少于 2.0%。

【性味功效】 性寒，味苦、甘。清热泻火，滋阴润燥。

## 山药 Shanyao
## Dioscoreae Rhizoma

【来源】 为薯蓣科植物薯蓣 *Dioscorea opposita* Thunb. 的干燥根茎。冬季茎叶枯萎后采挖，切去根头，洗净，除去外皮和须根，干燥，习称"毛山药"；或除去外皮，趁鲜切厚片，干燥，称为"山药片"；也有选择粗大顺直的干燥山药，置清水中，浸至无干心，闷透，切齐两端，用木板搓成圆柱状，晒干，打光，习称"光山药"。

【产地】 主产于河南、河北等省。均为栽培。

【性状鉴别】 毛山药：略呈圆柱形，弯曲而稍扁，长 15～30cm，直径 1.5～6cm。表面黄白色或淡黄色，有纵沟、纵皱纹及须根痕，偶有浅棕色外皮残留。体重，质坚实，不易折断，断面白色，粉性。气微，味淡、微酸，嚼之发黏。

光山药：呈圆柱形，两端平齐，长 9～18cm，直径 1.5～3cm。表面光滑，白色或黄白色。（图 5－137）

山药片：呈不规则的厚片，皱缩不平，切面白色或黄白色，质坚脆，粉性。气微，味淡、微酸。（图 5－138）

饮片 呈类圆形、椭圆形或不规则形的厚片。表面类白色或淡黄白色，质脆，易折断，切面类白色，富粉性。气微，味淡、微酸，嚼之发黏。（图 5－139）

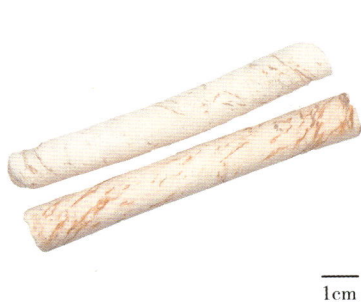

图 5－137 光山药　　　　图 5－138 山药片　　　　图 5－139 山药饮片

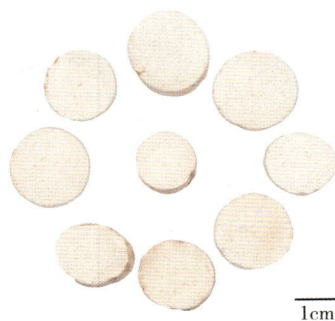

【显微鉴别】 粉末 类白色。①淀粉粒单粒扁卵形、三角状卵形、类圆形或矩圆形，直径 8～35mm，脐点点状、人字状、十字状或短缝状，可见层纹；复粒稀少，由 2～3 分粒组成。②草酸钙针晶束存在于黏液细胞中，长约至 240mm，针晶粗 2～5mm。③具缘纹孔导管、网纹导管、螺纹导管及环纹导管直径 12～48mm。

【化学成分】 含淀粉、多糖、氨基酸、脂肪酸、山药素类成分、尿囊素等。

【质量评价】

**1. 经验鉴别** 以条粗、质坚实、粉性足、色白者为佳。

**2. 二氧化硫残留量** 按二氧化硫残留量测定法测定，毛山药和光山药不得过 400mg/kg，山药片不得过 10mg/kg。

【性味功效】 性平，味甘。补脾养胃，生津益肺，补肾涩精。

## 射干 Shegan

## Belamcandae Rhizoma

为鸢尾科植物射干 *Belamcanda chinensis*（L.）DC. 的干燥根茎。呈不规则结节状，长 3～10cm，直径1～2cm。表面黄褐色、棕褐色或黑褐色，皱缩，有较密的环纹。上面有数个圆盘状凹陷的茎痕，偶有茎基残存；下面有残留细根及根痕。质硬，断面黄色，颗粒性。气微，味苦、微辛。粉末橙黄色。草酸钙柱晶较多，棱柱形，多已破碎，完整者长49～240（315）μm，直径约至49μm。淀粉粒单粒圆形或椭圆形，直径2～17μm，脐点点状；复粒极少，由2～5分粒组成。薄壁细胞类圆形或椭圆形，壁稍厚或连珠状增厚，有单纹孔。木栓细胞棕色，垂周壁微波状弯曲，有的含棕色物。主含异黄酮类成分，有野鸢尾黄素、鸢尾苷元、鸢尾黄酮等。性寒，味苦。清热解毒，消痰，利咽。

## 莪术 Ezhu
### Curcumae Rhizoma

【来源】　为姜科植物蓬莪术 *Curcuma phaeocaulis* Val.、广西莪术 *C. kwangsiensis* S. G. Lee et C. F. Liang 或温郁金 *C. wenyujin* Y. H. Chen et C. Ling 的干燥根茎。后者习称"温莪术"。冬季茎叶枯萎后采挖，洗净，蒸或煮至透心，晒干或低温干燥后除去须根和杂质。

【产地】　蓬莪术主产于四川、福建、广东等省；广西莪术主产于广西；温郁金主产于浙江、四川、江西等省。

【性状鉴别】　蓬莪术：呈卵圆形、长卵形、圆锥形或长纺锤形，顶端多钝尖，基部钝圆，长2～8cm，直径1.5～4cm。表面灰黄色至灰棕色，上部环节突起，有圆形微凹的须根痕或残留的须根，有的两侧各有1列下陷的芽痕和类圆形的侧生根茎痕，有的可见刀削痕。体重，质坚实，断面灰褐色至蓝褐色，蜡样，常附有灰棕色粉末，皮层与中柱易分离，内皮层环纹棕褐色。气微香，味微苦而辛。（图5－140）

广西莪术：环节稍突起，断面黄棕色至棕色，常附有淡黄色粉末，内皮层环纹黄白色。

温郁金：断面黄棕色至棕褐色，常附有淡黄色至黄棕色粉末。气香或微香。

饮片　呈类圆形或椭圆形的厚片。外表皮灰黄色或灰棕色，有时可见环节或须根痕。切面黄绿色、黄棕色或棕褐色，内皮层环纹明显，散在"筋脉"小点。气微香，味微苦而辛。（图5－141）

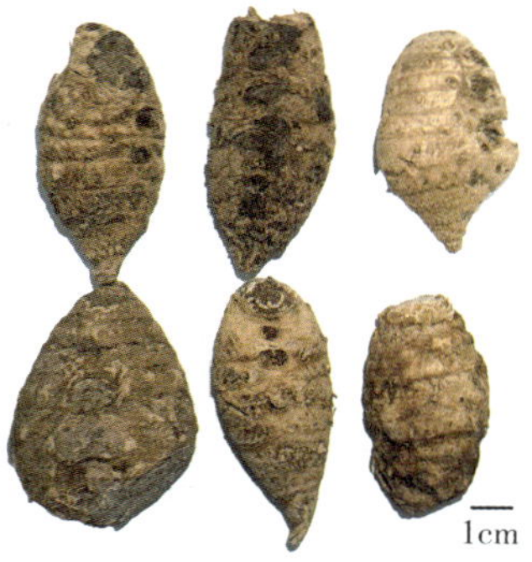

图5－140　莪术（蓬莪术）药材

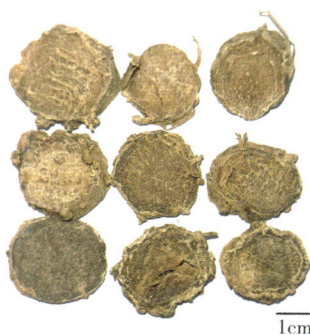

图5－141　莪术饮片

【显微鉴别】　横切面　①木栓细胞数列，有时已除去。②皮层散有叶迹维管束；内皮层明显。③中柱较宽，维管束外韧型，散在，沿中柱鞘部位的维管束较小，排列较密。④薄壁细胞充满糊化的淀粉粒团块，薄壁组织中有含金黄色油状物的细胞散在。

粉末　黄色或棕黄色。①油细胞多破碎，完整者直径62～110μm，内含黄色油状分泌物。②导管多为螺纹导管、梯纹导管，直径20～65μm。③纤维孔沟明显，直径15～35μm。④淀粉粒大多糊化。

【化学成分】　主含挥发油。油中主要含有单萜和倍半萜类化合物，其中单萜类有α－蒎烯（pinene）、β－蒎烯、柠檬烯（limonene）、龙脑（Borneol）、异龙脑（isoborneol）、樟烯（camphene）等，倍半萜类有莪术醇（curcumol）、莪术二酮（curdione）、莪术酮（curzerenone）、吉马酮（germacrone）、β-榄香烯（β-elemene）等。莪术醇、莪术二酮、β-榄香烯等为抗癌有效成分，吉马酮能镇咳、平喘。

不同来源莪术挥发油中的成分有所不同，蓬莪术中不含莪术二酮；广西莪术中β-榄香烯含量较高，而莪术酮和莪术醇含量甚微；温莪术中莪术二酮的含量比前两者中莪术二酮的含量高，尚含四甲基吡嗪。

【理化鉴别】薄层鉴别　与吉马酮对照品色谱相应的位置上，显相同颜色的斑点。

【质量评价】

**1. 经验鉴别**　以大小均匀、质坚实、香气浓者为佳。

**2. 吸光度**　按紫外-可见分光光度法测定，三氯甲烷提取液（3mg/ml）在242nm波长处有最大吸收，吸光度不得低于0.45。

**3. 含量测定**　按挥发油测定法测定，药材含挥发油不得少于1.5%（ml/g），饮片不得少于1.0%（ml/g）。

【性味功效】性温，味辛、苦。行气破血，消积止痛。

## 姜黄 Jianghuang
### Curcumae Longae Rhizoma

【来源】为姜科植物姜黄 *Curcuma longa* L. 的干燥根茎。冬季茎叶枯萎时采挖，洗净，煮或蒸至透心，晒干，除去须根。

【产地】主产于四川、福建等省。广东、广西、云南等省区亦产。

【性状鉴别】呈不规则卵圆形、圆柱形或纺锤形，常弯曲，有的具短叉状分枝，长2～5cm，直径1～3cm。表面深黄色，粗糙，有皱缩纹理和明显环节，并有圆形分枝痕及须根痕。质坚实，不易折断，断面棕黄色至金黄色，角质样，有蜡样光泽，内皮层环纹明显，维管束呈点状散在。气香特异，味苦、辛。（图5-142）

饮片　为不规则或类圆形的厚片。外表皮深黄色，有时可见环节。切面棕黄色至金黄色，角质样，内皮层环纹明显，维管束呈点状散在。气香特异，味苦、辛。（图5-143）

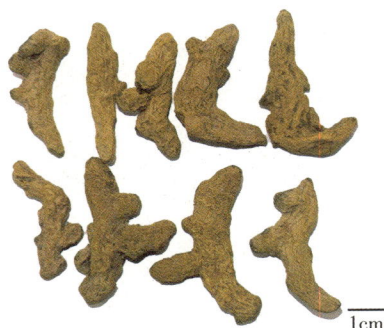

图5-142　姜黄药材

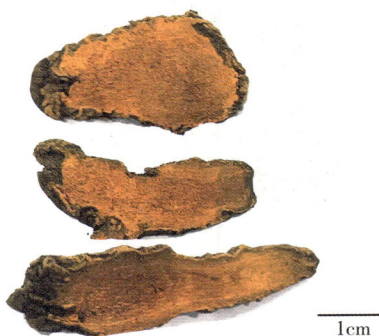

图5-143　姜黄饮片

【显微鉴别】横切面　①表皮细胞扁平，壁薄。②皮层宽广，有叶迹维管束；外侧近表皮处有6～8列木栓细胞，扁平；内皮层细胞凯氏点明显。③中柱鞘为1～2列薄壁细胞；维管束外韧型，散列，近中柱鞘处较多，向内渐减少。④薄壁细胞含油滴、淀粉粒及红棕色色素。

【化学成分】主要含挥发油，4%～6%，油中主要成分有龙脑、姜黄烯（curcumene）、莪术酮、莪术醇、莪术二酮等。另含酚性成分姜黄素（curcumin），是主要黄色物质。

【理化鉴别】薄层鉴别 与姜黄对照药材和姜黄素对照品色谱相应的位置上，分别显相同颜色的斑点或荧光斑点。

【质量评价】

1. 经验鉴别 以质坚实、断面金黄、香气浓厚者为佳。

2. 含量测定 按挥发油测定法测定，药材含挥发油不得少于 7.0%（ml/g），饮片不得少于 5.0%（ml/g）；按高效液相色谱法测定，药材含姜黄素（$C_{21}H_{20}O_6$）不得少于 1.0%，饮片不得少于 0.90%。

【性味功效】性温，味辛、苦。破血行气，通经止痛。

## 郁金 Yujin

## Curcumae Radix

【本草考证】始载于《药性论》。《唐本草》载："苗似姜黄，花白质红，末秋出茎心，无实。根黄赤，取四畔子根，去皮，火干之。"《本草纲目》云："其苗似姜，其根大小如指头，长者寸许，体圆有横纹如蝉腹状，外黄内赤。"以上所述说明在明末以前，药材郁金的来源为植物姜黄的根茎。《本草汇言》云："体圆无枝，两头尖长，宛如橄榄核也。"《植物名实图考》载："郁金，今广西罗城县出。其生蜀地者为川郁金。以根如螳螂肚者为真。其用以染黄者则姜黄也。"以上所述则说明从明末至清代，郁金为姜黄属多种植物的块根，与现金所用一致。

【来源】为姜科植物温郁金 *Curcuma wenyujin* Y. H. Chen et C. Ling、姜黄 *C. longa* L.、广西莪术 *C. kwangsiensis* S. G. Lee et C. F. Liang 或蓬莪术 *C. phaeocaulis* Val. 的干燥块根。前两者分别习称"温郁金"和"黄丝郁金"，其余按性状不同习称"桂郁金"或"绿丝郁金"。

【植物形态】温郁金：多年生草本，株高约 1m。根茎肉质，肥大，椭圆形或长椭圆形，黄色，芳香；根端膨大呈纺锤状。叶基生，叶片长圆形，长 30～60cm，宽 10～20cm，叶面、叶背均无毛；叶柄约与叶片等长。花葶单独由根茎抽出，穗状花序圆柱形；有花的苞片淡绿色，卵形，上部无花的苞片长圆形，白色而染淡红，被毛；花葶被疏柔毛；花冠管漏斗形，喉部被毛，裂片长圆形，纯白色，后方的一片较大，被毛；侧生退化雄蕊淡黄色，倒卵状长圆形；唇瓣黄色，倒卵形，顶微 2 裂；子房被长柔毛。花期 4～5 月。

姜黄：多年生草本，高达 1.5m。根茎发达，成丛，椭圆形或圆柱形，内部橙黄色，极香；根末端呈块状。叶长圆形或椭圆形，长 30～45（90）cm，两面无毛；叶柄长 20～45cm。花葶由顶部叶鞘内抽出，穗状花序圆柱形；苞片卵形或长圆形，淡绿色，上部无花的苞片较窄，白色，边缘有淡红晕；花萼白色，具不等 3 钝齿，被微柔毛；花冠淡黄色，花冠管长，上部膨大，裂片三角形，后方的 1 片较大，具细尖头；侧生退化雄蕊与花丝及唇瓣的基部连成管状；唇瓣倒卵形，淡黄色，中部深黄；子房被微毛。花期 8 月。

广西莪术：多年生草本。根茎卵圆形，节上有残存叶鞘，鲜时内部白色或微带淡乳黄色；须根末端常成近纺锤形块根，内部乳白色。叶基生，椭圆状披针形，长 14～39cm，宽 4.5～7（9.5）cm，两面被柔毛；叶舌边缘有长柔毛；叶柄长 2～11cm，被柔毛。穗状花序从根茎抽出；下部的苞片宽卵形，淡绿色，上部的苞片长圆形，淡红色，花生于下部和中部的苞片腋内；花萼白色，较宽，先端稍兜状；花冠管喇叭状，喉部密生柔毛，花冠裂片卵形，后方的 1 片较宽，先端尖，略成兜状；侧生退化雄蕊长圆形；唇瓣近圆形，淡黄色，先端 3 浅圆裂；子房被长柔毛。花期 5～7 月。

蓬莪术：多年生草本，株高约 1m。根茎圆柱形，肉质，具樟脑般香味，淡黄色或白色；根细长或末端膨大成块根。叶椭圆状长圆形至长圆状披针形，长 25～35（60）cm，宽 10～15cm，中部常有紫斑，无毛；叶柄较叶片长。花葶由根茎单独发出，被疏松、细长的鳞片状鞘数枚；穗状花序阔椭圆形；苞片卵形至倒卵形，下部呈绿色，顶端呈红色，上部的苞片较长，紫色；花萼白色，顶端3裂；花冠管裂片长圆形，黄色，后方的1片较大，顶端具小尖头；侧生退化雄蕊比唇瓣小；唇瓣黄色，近倒卵形，顶端微缺；子房无毛。花期4~6月。

【采收加工】冬季茎叶枯萎后采挖，除去泥沙和细根，蒸或煮至透心，干燥。

【产地】温郁金主产于浙江瑞安。姜黄主产于四川温江、乐山，广东亦产。广西莪术主产于广西，广东亦产。蓬莪术主产于四川。

【性状鉴别】温郁金：呈长圆形或卵圆形，稍扁，有的微弯曲，两端渐尖，长2.5~8.5cm，直径1~2.5cm。表面灰褐色或灰棕色，具不规则的纵皱纹，纵纹隆起处色较浅。质坚实，断面灰棕色，角质样；内皮层环明显。气微香，味微苦。（图5-144）

黄丝郁金：呈纺锤形，有的稍扁，有的一端细长，长2~5.5cm，直径0.5~1.5cm。表面棕灰色或灰黄色，具细皱纹。断面橙黄色，外周棕黄色至棕红色。气芳香，味辛辣。（图5-144）

桂郁金：呈长圆锥形或长圆形，长2~6.5cm，直径1~2cm。表面淡棕色至棕色或红棕色，具疏浅纵纹或较粗糙网状皱纹。断面淡棕色至棕色或呈棕褐色，角质样或半角质样。气微，味微辛、苦。

绿丝郁金：呈长椭圆形，有的稍扁，较粗壮，长1.5~4cm，直径1~1.5cm。表面灰色或灰黑色，具皱纹。断面棕色至棕褐色或显灰黑色，角质样或半角质样。气微，味淡。

饮片　呈椭圆形或长条形薄片。表皮棕色至棕褐色或灰褐色至灰棕色，具皱纹。切面橙黄色至棕褐色或灰褐色至灰棕色或呈灰黑色；角质样或半角质样。（图5-145）

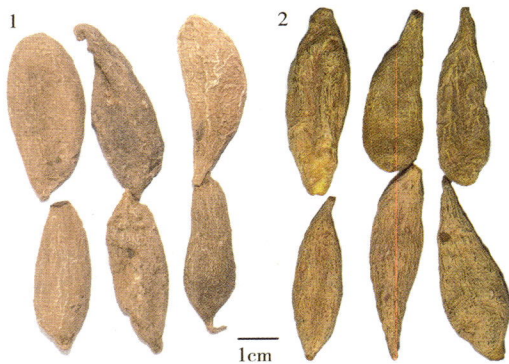

图5-144　郁金药材
1. 温郁金　2. 黄丝郁金

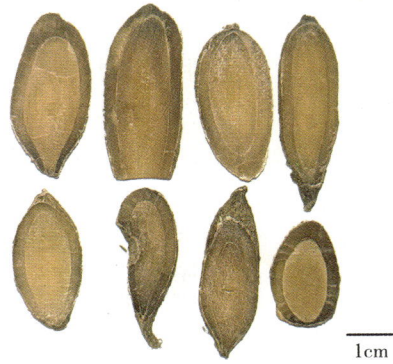

图5-145　郁金饮片

【显微鉴别】横切面　温郁金：①表皮细胞有时残存，外壁稍厚。②根被狭窄，为4~8列细胞，壁薄，略呈波状，排列整齐。③皮层宽约为根直径的1/2，油细胞难察见，内皮层明显。④中柱韧皮部束与木质部束各40~55个，间隔排列；木质部束导管2~4个，并有微木化的纤维，导管多角形，壁薄，直径20~90μm。⑤薄壁细胞中可见糊化淀粉粒。（图5-146）

黄丝郁金：①根被最内层细胞壁增厚。②中柱韧皮部束与木质部束各22~29，间隔排列；有的木质部导管与纤维连接成环。③油细胞众多。④薄壁组织中随处散有色素细胞。

桂郁金：①根被细胞偶有增厚，根被内方有1~2列厚壁细胞，成环，层纹明显。②中柱韧皮部束与木质部束各42~48个，间隔排列；导管类圆形，直径可达160μm。

绿丝郁金：①根被细胞无增厚。②中柱外侧的皮层处常有色素细胞。③韧皮部皱缩，木质部束64~72个，导管扁圆形。

【化学成分】主要含挥发油。油的主要成分为姜黄烯（65.5%）、倍半萜烯醇（22%）、樟脑（2.5%）、莰烯（0.8%）。此外，还有姜黄素、香豆素、阿魏酸等。其他成分与莪术类同。

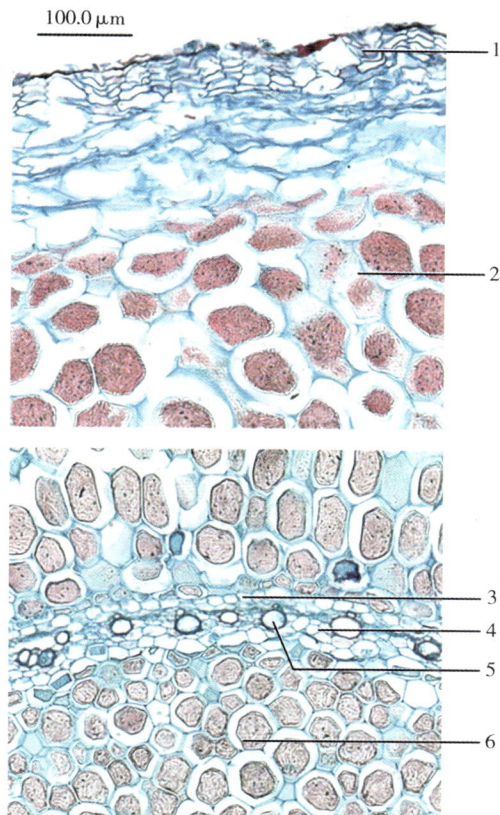

**图 5 - 146　郁金（温郁金）横切面**
1. 根被　2. 皮层　3. 内皮层　4. 韧皮部　5. 木质部　6. 髓

【理化鉴别】薄层鉴别　与对照药材色谱相应的位置上，显相同颜色的主斑点或荧光斑点。

【质量评价】经验鉴别　以质坚实、外皮皱纹细、断面色黄者为佳。一般认为黄丝郁金质量最佳。

【性味功效】性寒，味辛、苦。活血止痛，行气解郁，清心凉血，利胆退黄。

## 天麻 Tianma
## Gastrodiae Rhizoma

【本草考证】始载于《神农本草经》，列为上品。《本草衍义》寇宗奭谓："赤箭，天麻苗也"。苏颂谓："赤箭是芝类。茎是箭杆，赤色、上端有花，叶赤色，远看如箭有羽……其根皮肉质，大类天门冬，惟无心脉尔。去根五六寸，有十余子卫之，似芋，可生啖之。"历代本草记载与现代所用天麻相符。

【来源】为兰科植物天麻 *Gastrodia elata* Bl. 的干燥块茎。

【植物形态】为多年生寄生植物，寄主为密环菌 *Armillaria mellea*（Vahl. ex Fr.）Quel，以密环菌的菌丝或菌丝的分泌物为营养来源。块茎肉质肥厚，椭圆形至近哑铃形，茎直立，橙黄色或灰棕色等。叶退化成膜质鳞叶，互生，下部短鞘状抱茎。总状花序顶生，苞片长长圆状披针形，膜质，具细脉；花橙黄色或黄绿色，花被片下部合生成歪壶状。蒴果倒卵状椭圆形。种子多数，细小，呈粉状。花果期 5~7 月。

【采收加工】立冬后至次年清明前采挖，天麻花茎未抽薹出土，为冬麻。清明过后，天麻花茎已抽薹出土，为春麻。加工方法为采挖后，立即洗净，蒸透，敞开低温干燥。

【产地】主产于四川、云南、贵州等省。东北及华北各地亦产。

【性状鉴别】呈椭圆形或长条形，略扁，皱缩而稍弯曲，长 3~15cm，宽 1.5~6cm，厚 0.5~2cm。表面黄白色至黄棕色，有纵皱纹及由潜伏芽排列而成的横环纹多轮，有时可见棕褐色菌索。顶端有红棕色至深棕色鹰嘴状的芽，习称"鹦哥嘴"或"红小辫"；或为残留茎基。另端有圆脐形疤痕。质坚硬，

不易折断。断面较平坦，黄白色至淡棕色，角质样。气微，味甘。（图5-147）

饮片　呈不规则的薄片。外表皮淡黄色至黄棕色，有时可见点状排成的横环纹。切面黄白色至淡棕色。角质样，半透明。气微，味甘。（图5-148）

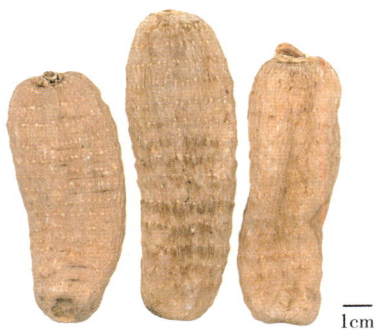

图5-147　天麻药材

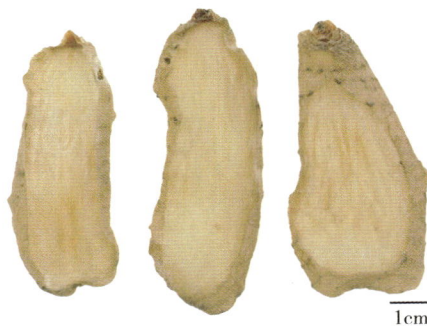

图5-148　天麻饮片

【显微鉴别】　横切面　①表皮有残留，下皮由2~3列切向延长的栓化细胞组成。②皮层为10数列多角形细胞，有的含草酸钙针晶束。较老块茎皮层与下皮相接处有2~3列椭圆形厚壁细胞，木化，纹孔明显。③中柱占绝大部分，有小型周韧维管束散在；薄壁细胞亦含草酸钙针晶束。（图5-149）

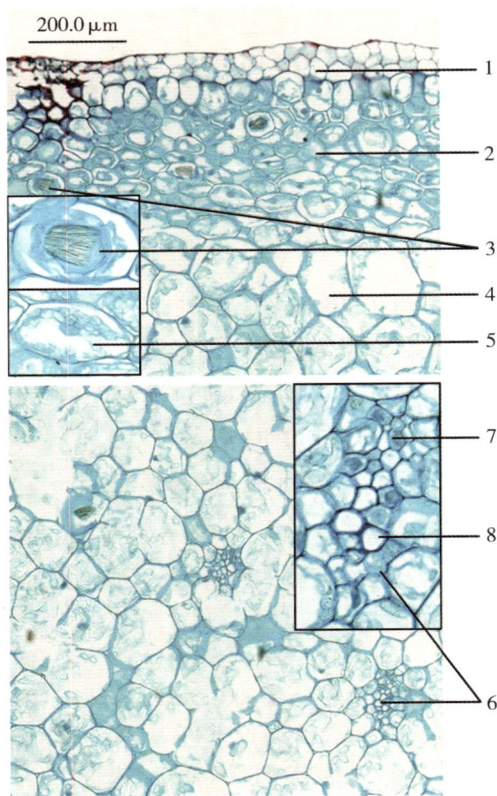

图5-149　天麻横切面

1. 下皮　2. 皮层　3. 草酸钙针晶束　4. 中柱基本组织　5. 多糖类团块状物　6. 维管束　7. 韧皮部　8. 木质部

粉末　黄白色至黄棕色。①厚壁细胞椭圆形或类多角形，直径70~180μm，壁厚3~8μm，木化，纹孔明显。②草酸钙针晶成束或散在，长25~75（93）μm。③用甘油醋酸试液装片观察含糊化多糖类物的薄壁细胞无色，有的细胞可见长卵形、长椭圆形或类圆形颗粒，遇碘液显棕色或淡棕紫色。④螺纹导

管、网纹导管及环纹导管直径 8 ~ 30μm。（图 5 - 150）

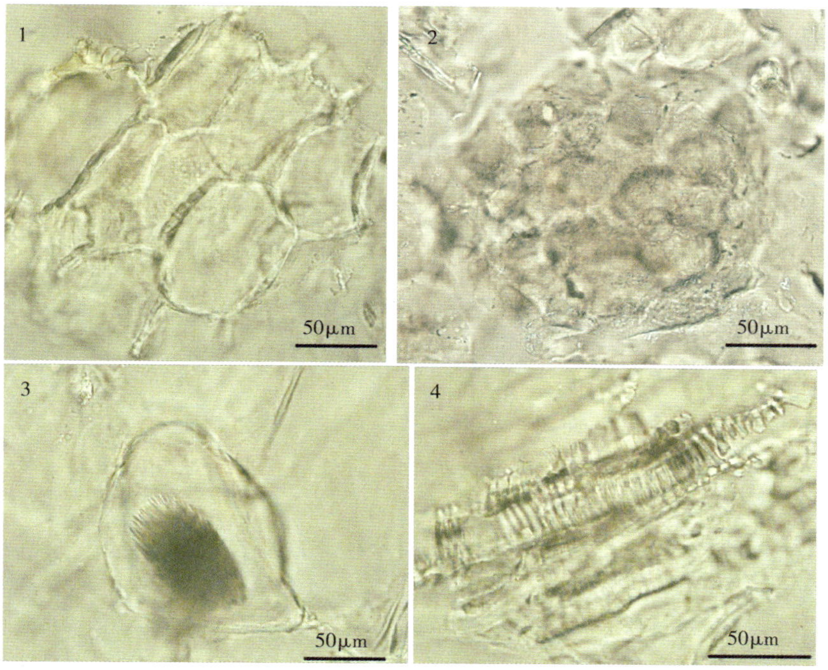
1
50μm
2
50μm
3
50μm
4
50μm

**图 5 - 150 天麻粉末**

1. 厚壁细胞 2. 含糊化多糖类物的薄壁细胞 3. 草酸钙针晶 4. 导管

**【化学成分】** 含酚性化合物及其苷类，如对羟基苯甲醇 - β - D - 吡喃葡萄糖苷，即天麻素（gastrodin），尚含赤剑苷（gastrodioside）、羟基苯甲醛、对羟基苯甲醇（天麻苷元）、香荚兰醇等。此外，还含有机酸类、多糖类及甾体类等。

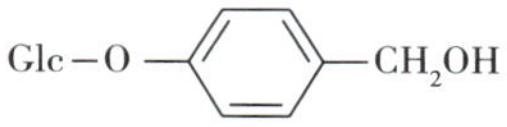
Glc－O
CH2OH

天麻素

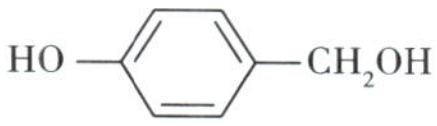
HO
CH2OH

对羟基苯甲醇

**【理化鉴别】** 薄层鉴别 与天麻对照药材、天麻素对照品色谱相应的位置上，显相同颜色的斑点。

**【特征图谱】** 按高效液相色谱法测定，供试品色谱中应呈现 6 个特征峰，并应与天麻对照药材色谱中的 6 个特征峰相对应。其中峰 1、峰 2 应与天麻素对照品和对羟基苯甲醇对照品参照物峰保留时间一致。

**【质量评价】**

**1. 经验鉴别** 以质坚实、色黄白、有鹦哥嘴、断面明亮、无空心者为佳。

**2. 含量测定** 按高效液相色谱法测定，含天麻素（$C_{13}H_{18}O_7$）和对羟基苯甲醇（$C_7H_8O_2$）的总量不得少于 0.25%。

**3. 检查** 二氧化硫残留量按二氧化硫残留量测定法测定，不得过 400mg/kg。

**【性味功效】** 性平，味甘。息风止痉，平抑肝阳，祛风通络。

## 白及 Baiji

## Bletillae Rhizoma

为兰科植物白及 *Bletilla striata*（Thunb.）Reichb. f. 的干燥块茎。呈不规则扁圆形，多有 2 ~ 3 个爪状分枝，少数具 4 ~ 5 个爪状分枝，长 1.5 ~ 6cm，厚 0.5 ~ 3cm。表面灰白色至灰棕色，或黄白色，有数圈同心环节和棕色点状须根痕，上面有突起的茎痕，下面有连接另一块茎的痕迹。质坚硬，不易折断，断面类白色，角质样。气微，味苦，嚼之有黏性。粉末淡黄白色。表皮细胞表面观垂周壁波状弯曲，略增厚，木化，孔沟明显。草酸钙针晶束存在于大的类圆形黏液细胞中，或随处散在，针晶长 18 ~ 88μm。纤维成束，直径 11 ~ 30μm，壁木化，具人字形或椭圆形纹孔；含硅质块细胞小，位于纤维周围，排列纵行。梯纹导管、具缘纹孔导管及螺纹导管直径 10 ~ 32μm。糊化淀粉粒团块无色。含有 1,4 – 二 [4 – （葡萄糖氧）苄基] – 2 – 异丁基苹果酸酯，白及甘露聚糖等。性微寒，味苦、甘、涩。收敛止血，消肿生肌。

## 思考题

答案解析

1. 请举例 3 种植物根茎的异常构造，并举出至少一种中药作为例子。

2. 现有 1 包 3 味药的未知混合粉末，可能为大黄、黄连、当归、柴胡、牛膝、白芍，请设计一个显微鉴定实验方法，确定此混合粉末包含哪 3 味药。

3. 现有 1 包饮品，可观察到的性状特征如下。一些饮片断面白色或灰白色，粉性，形成层环棕色，近方形或近圆形，皮部散有多数棕色油点，气芳香；一些饮片呈类圆形的薄片，表面淡棕红色或类白色，切面微带棕红色或类白色，形成层环明显，可见稍隆起的筋脉纹呈放射状排列，气微；一些饮片呈不规则薄片，外皮灰黄色或黄褐色，粗糙，有细小的须根。切面或碎断面鲜黄色或红黄色，具放射状纹理，气微；一些饮片断面平坦，灰白色，富粉性，可见"车轮纹"。请判断此包饮片有哪些饮片，写出饮片名称及其来源。

4. 川贝枇杷膏具有清热化痰、止咳的功效，用于治疗风热型咳嗽、喉咙肿痛、胸闷等症状。其组方中的川贝母价格较贵，《中华人民共和国药典》中也收载了其他贝母类药材，价格相对较便宜，所以中药材市场上时有用其他贝母充当川贝母的情况。请论述如何通过性状鉴别方法鉴别川贝母的真伪？除性状鉴别外，还可采用哪些方法鉴别？

5. 赵医师开具一补气方剂，由 3 味饮片组成。方中主药呈类圆形的厚片；外灰黄色，有时可见根头部有多数疣状突起；切面皮部淡棕黄色，木部淡黄色，有裂隙；味微甜。另有 1 味药材呈轧扁的纺锤形块片；表面淡黄色，有细纵纹；质柔韧，断面黄白色，半透明，中柱细小。还有 1 味药材呈类球形；表面紫红色，破开可见黄棕色种子 1 ~ 2 粒，气香；药材味酸、甘、辛、微苦。请说出赵医师所开方剂中含有的具体药材及其来源。

6. 李药师到中药材市场购买一药材，向卖方询问药材质量时，提到如下鉴别术语：鹦哥嘴、芦头蒂、蟾蜍皮。请问李药师购买的药材是什么？其来源是什么？除上述鉴别术语外，你认为还可以通过哪些方面鉴别该药材的质量？

**书网融合……**

本章小结　　　　习题

# 第六章　茎木类中药

PPT

## 学习目标

　　1. 通过本章学习，掌握木类药材三切面组织鉴别要点，常用茎木类中药的来源、性状鉴别特征、道地药材主产地，木通、鸡血藤、沉香的显微鉴别、理化鉴别特征及主要活性成分；熟悉常用茎木类中药的采收加工、理化鉴别方法、质量评价、质控指标成分等内容；了解常用茎木类中药的植物形态、含量测定方法、性味功效等内容。

　　2. 具有能够对茎木类中药的鉴别特征知识应用于实践，快速、准确地进行真伪鉴定和优劣评价的能力。

## 第一节　概　述

　　茎木类中药是茎（Caulis）类中药和木（Lignum）类中药的总称。

　　茎类中药指药用植物地上茎或茎的一部分，多数为木本植物的茎，少数是草本植物的茎。药用部位包括木本植物茎藤（Caulis），如海风藤、大血藤、鸡血藤等；茎枝（Ramulus），如桂枝、桑枝等；茎刺（Spina），如皂角刺；茎翅状附属物，如鬼箭羽；茎髓（Medulla），如通草、灯心草、小通草等。草本植物的茎，如苏梗；茎藤，如天仙藤等。

　　木类中药指木本植物茎形成层以内的部分，通称木材。木材又分为边材和心材。边材形成较晚，含水分较多，颜色较浅，亦称液材；心材形成较早，位于木质部内方，蓄积了较多的物质，如树脂、树胶、丹宁、油类等，颜色较深，质地较致密。因此，木类中药大多采用心材，如降香、苏木等。

### 一、性状鉴别

　　应注意其形状、大小、粗细、颜色、表面特征、质地、折断面及气、味等特征。

　　茎类中药多呈圆柱形或扁圆柱形，如木通。多有明显的节和节间。表面大多为棕黄色，少数具特殊颜色，如钩藤表面呈红棕色至紫红色。外表粗糙，可见深浅不一的裂纹及皮孔，节膨大，具叶痕及枝痕。质地坚实。断面纤维性或裂片状，木部占大部分，呈放射状排列；有的导管孔明显可见，如木通、青风藤；有的可见特殊环纹，如鸡血藤。气味常有助于鉴别，如海风藤味苦，有辛辣感，青风藤味苦而无辛辣感。草质藤茎较细长，多呈圆柱形，有的可见数条纵向的隆起棱线，也有呈类方柱形者。表面多呈浅黄绿色，也有的呈紫红褐色，如首乌藤；节和节间、叶痕均较明显；质脆，易折断，断面中央大多有髓部，有的呈空洞状。

　　木类中药多呈不规则的块状、厚片状或长条状。表面颜色不一。较坚硬。有的表面可见黑褐色树脂与木部黄白色相间的斑纹，如沉香；有的可见年轮，如苏木。此外，木类中药多具有特殊的气味及水试或火试现象，如檀香有特殊香味；苏木投于热水中，水染成桃红色；降香入水下沉；沉香燃烧时有浓烟及强烈香气，并有黑色油状物渗出；降香火烧有黑烟及油冒出，残留白色灰烬。

## 二、显微鉴别

### （一）茎类中药的组织构造

一般应制成横切片、纵切片、解离组织片、粉末制片等，观察其显微鉴别特征。双子叶植物木质茎自外而内包括周皮、皮层、中柱鞘、韧皮部、木质部和髓。

**1. 周皮或表皮** 应注意木栓细胞的形状、层数、增厚情况，落皮层有无等；幼嫩茎的周皮尚不发达，常可见表皮组织。草质茎最外方多为表皮，角质层的厚度、毛茸有无可作为主要鉴别特征。

**2. 皮层** 注意其存在与否及其在横切面中所占比例。木栓形成层如发生在皮层以内，则初生皮层就不存在，而由栓内层（次生皮层）所代替；木栓形成层如发生在皮层，则初生皮层部分存在，其外方常分化为厚角组织或厚壁组织。还应注意观察细胞的形态及内含物等，有的皮层外缘有石细胞，排成不连续的环带，如络石藤；有的皮层散有石细胞群，细胞内充满棕红色物，如鸡血藤。

**3. 中柱鞘** 是否明显存在，有无厚壁组织如石细胞或纤维分布。

**4. 维管束** 韧皮部应注意观察筛管群、韧皮薄壁组织、韧皮射线所占比例；有无分泌组织及厚壁组织的存在等；细胞中是否有内含物，如结晶体等；各种组织、细胞的形态及排列情况。形成层注意是否明显，一般成环状。木质部应注意导管、管胞、木纤维、木薄壁细胞及木射线细胞的形态和排列情况。

**5. 髓** 大多由薄壁细胞构成，多具明显的细胞间隙，有的细胞可见圆形单纹孔。有的髓周围具厚壁细胞，散在或形成环髓纤维或环髓石细胞。草质茎髓部较发达，木质茎髓部较小。

除注意以上各类组织的排列，各种细胞的分布，细胞内含物如各类结晶体、淀粉粒等特征的有无及形状外，有的需通过解离组织制片法，仔细观察各类厚壁组织的细胞形态、细胞壁的厚度和木化程度，有无壁孔、层纹和分隔。

双子叶植物木质茎藤，有的具有异常构造，其韧皮部和木质部层状排列成数轮，如鸡血藤。有的髓部具数个维管束，如海风藤。有的具有内生韧皮部，如络石藤。

### （二）木类中药的组织构造

一般分别制作三个方向的切片，即横切片、径向纵切片和切向纵切片。

另外还可配合制作解离组织片和粉末制片。观察时应注意下列组织的特征。

**1. 导管** 注意导管分子的形状、宽度及长度，导管壁上纹孔的类型。木类中药的导管大多为具缘纹孔及网纹导管；导管分子的末梢壁上的穿孔呈圆形或斜梯形，在解离组织及纵切面上易察见。此外应注意导管中有无侵填体，以及侵填体的形状和颜色。

松柏科植物无导管，只有管胞。管胞两端较狭细，无明显末梢壁（纤维状管胞），即使有斜形末梢壁，也无穿孔而只有纹孔，且纹孔的膜是完整的。管胞侧壁上的纹孔通常是具缘纹孔。

**2. 木纤维** 占木材的大部分，纵切面观为狭长的厚壁细胞，长度为宽度的30～50倍，细胞腔狭小，壁厚，有斜裂隙状的单纹孔（大多向左倾斜）；少数细胞腔较宽。有些纤维胞腔中具有中隔，称为分隔纤维。横切面观多呈类三角形，具胞腔。有的形成晶纤维，如苏木、降香等。

**3. 木薄壁细胞** 是贮藏养料的生活细胞，有时内含淀粉粒或草酸钙结晶。细胞壁有时增厚或有单纹孔，大多木质化。

**4. 木射线** 细胞形状与木薄壁细胞相似，但切面上的位置和排列形式则不同，射线细胞的长轴通常是半径向的，和导管及纤维的长轴相垂直。不同的切面，射线表现形式不一，横切面所见射线是从中心向四周发射的辐射状线条，显示射线的宽度。切向纵切面所见射线的轮廓略呈纺锤形，显示射线的宽度和高度，是射线的横切（其他组成细胞均系纵切）。径向纵切面所见各组成细胞均是纵切，所见射线是多列长形细胞，从中部向外周横叠着，显示射线的高度。射线细胞由薄壁细胞组成，细胞壁木化，有的可见壁孔，胞腔内常见淀粉粒或草酸钙结晶。此外，注意木类中药有时可见到内涵韧皮部，如沉香。

# 第二节　常用茎木类中药的鉴定

## 木通 Mutong
### Akebiae Caulis

【本草考证】始载于《药性论》。《神农本草经》言其能"通利九窍血脉关节"等；《本草纲目》记载"木通，上能通心清肺，治头痛，利九窍，下能泄湿热，利小便，通大肠，治遍身拘痛。"

【来源】为木通科植物木通 *Akebia quinata* （Thunb.）Decne.、三叶木通 *A. trifoliata* （Thunb.）Koidz. 或白木通 *A. trifoliata* （Thunb.）Koidz. var. *australis* （Diels）Rehd. 的干燥藤茎。

【植物形态】木通：落叶木质缠绕灌木，全株无毛。幼枝灰绿色，有纵纹。掌状复叶，小叶片5，倒卵形或椭圆形，长3~6cm，先端圆常微凹至具一细短尖，基部圆形或楔形，全缘。短总状花序腋生，花单性，雌雄同株；花序基部着生1~2朵雌花，上部着生密而较细的雄花；花被3；雄花具雄蕊6个；雌花较大，有离生雌蕊2~13。果肉质，浆果状，长椭圆形，或略呈肾形，两端圆，长约8cm，直径2~3cm，熟后紫色，柔软，沿腹缝线开裂。种子多数，长卵而稍扁，黑色或黑褐色。花期4~5月，果熟期8月。

三叶木通：叶为三出复叶；小叶卵圆形、宽卵圆形或长卵形，长宽变化很大，先端钝圆、微凹或具短尖，基部圆形或楔形，有时微呈心形，边缘浅裂或呈波状，侧脉5~6对。

白木通：本变种形态与三叶木通相近，但小叶全缘，质地较厚。

【采收加工】秋季采收，截取茎部，除去细枝，阴干。

【产地】木通主产于河南、山东、安徽、江苏等省；三叶木通主产于河北、山西、河南等省；白木通主产于江苏、浙江、江西、广西等省区。

【性状鉴别】呈圆柱形，常稍扭曲，长30~70cm，直径0.5~2cm。表面灰棕色至灰褐色，外皮粗糙而有许多不规则的裂纹或纵沟纹，具突起的皮孔。节部膨大或不明显，具侧枝断痕。体轻，质坚实，不易折断，断面不整齐，皮部较厚，黄棕色，可见淡黄色颗粒状小点，木部黄白色，射线呈放射状排列，髓小或有时中空，黄白色或黄棕色。气微，味微苦而涩。（图6-1）

饮片　呈圆形、椭圆形或不规则形片。外表皮灰棕色或灰褐色。切面射线呈放射状排列，髓小或有时中空。气微，味微苦而涩。（图6-2）

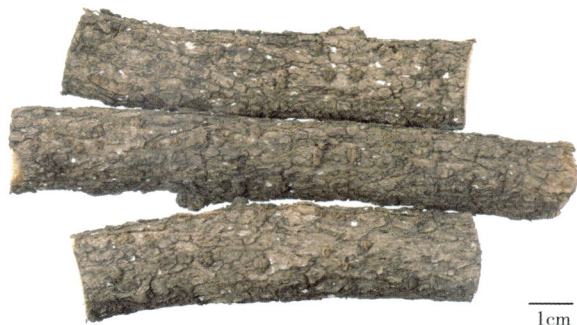

图6-1　木通（三叶木通）药材

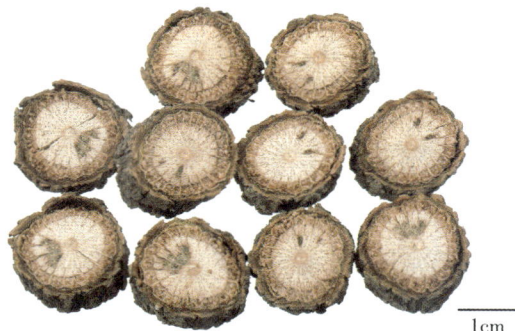

图6-2　木通（三叶木通）饮片

【显微鉴别】粉末　浅棕色或棕色。①含晶石细胞方形或长方形，胞腔内含1至数个棱晶；②中柱鞘纤维细长梭形，直径10~40μm，胞腔内含密集的小棱晶，周围常可见含晶石细胞；③木纤维长梭形，直径8~28μm，壁增厚，具裂隙状单纹孔或小的具缘纹孔；④具缘纹孔导管直径20~110（220）μm，纹

孔椭圆形、卵圆形或六边形。（图 6 – 3）

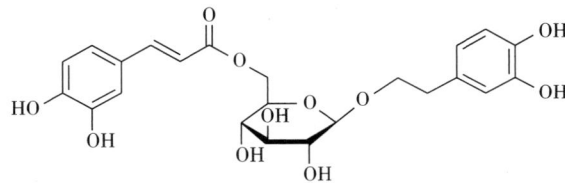

**图 6 – 3　木通粉末**
1. 石细胞　2. 中柱鞘纤维　3. 木纤维　4. 具缘纹孔导管

【化学成分】含苷类化合物，如木通苯乙醇苷 B（phenylethanoside B），木通皂苷（akeboside）Sta、Stb、Stc、Std、Ste、Stf、$Stg_1$、$Stg_2$、Sth、Stj、Stk 等。另含常春藤苷元、齐墩果酸等。

木通苯乙醇苷B

【理化鉴别】薄层鉴别　与木通苯乙醇苷 B 对照品色谱相应的位置上，显相同颜色的斑点。

【质量评价】

**1. 经验鉴别**　以条匀、断面色黄者为佳。

**2. 含量测定**　按高效液相色谱法测定，含木通苯乙醇苷 B（$C_{23}H_{26}O_{11}$）不得少于 0.15%。

【性味功效】性寒，味苦。利尿通淋，清心除烦，通经下乳。

**知识拓展**

1. 川木通为毛茛科植物小木通 Clematis armandii Franch. 或绣球藤 C. montana Buch. – Ham. 的干燥藤茎。呈长圆柱形，略扭曲，长 50 ~ 100cm，直径 2 ~ 3.5cm。表面黄棕色或黄褐色，有纵向凹沟及棱线；节处多膨大，有叶痕及侧枝痕；残余皮部易撕裂。质坚硬，不易折断。切片厚 0.2 ~ 0.4cm，边缘不整齐，残存皮部黄棕色，木部浅黄棕色或浅黄色，有黄白色放射状纹理及裂隙，其间布满导管孔，髓部较小，类白色或黄棕色，偶有空腔。气微，味淡。性寒，味苦。用于利尿通淋，清心除烦，通经下乳。

2. 经本草考证，中国历代本草所记载使用的木通来源于木通科植物，而非关木通（马兜铃科植物东北马兜铃 Aristolochia manshuriensis Kom. 的干燥藤茎）。关木通为中国东北地区习惯用药，1963 年版

《中国药典》正式收载。考虑到国内外有大量的有关关木通引起肾脏损害等不良反应的报道，2003 年已禁止使用关木通，2005 年版《中国药典》取消了关木通药用标准。

## 大血藤 Daxueteng

### Sargentodoxae Caulis

【来源】 木通科植物大血藤 *Sargentodoxa cuneata*（Oliv.）Rehd. et Wils. 的干燥藤茎。秋、冬二季采收，除去侧枝，截段，干燥。

【产地】 主产于湖北、江西、河南、江苏等省。

【性状鉴别】 呈圆柱形，略弯曲，长 30~60cm，直径 1~3cm。表面灰棕色，粗糙，外皮常呈鳞片状剥落，剥落处显暗红棕色，有的可见膨大的节和略凹陷的枝痕或叶痕。质硬，断面皮部红棕色，有数处向内嵌入木部，木部黄白色，有多数细孔状导管，射线呈放射状排列。气微，味微涩。（图 6-4）

饮片 类椭圆形的厚片。外表皮灰棕色，粗糙。切面皮部红棕色，有数处向内嵌入木部，木部黄白色，有多数导管孔，射线呈放射状排列。气微，味微涩。（图 6-5）

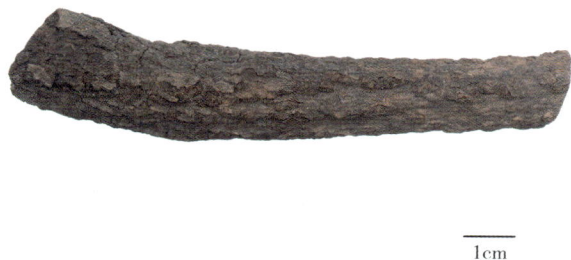

图 6-4 大血藤药材

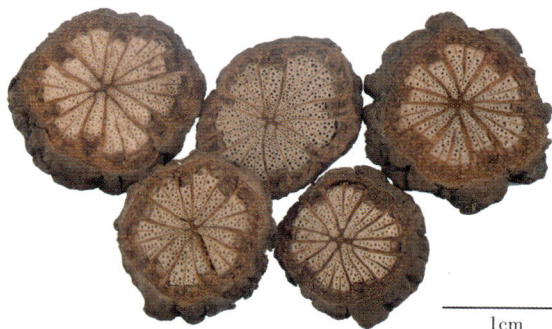

图 6-5 大血藤饮片

【显微鉴别】 横切面 木栓层为多列细胞，含棕红色物。皮层石细胞常数个成群，有的含草酸钙方晶。维管束外韧型。韧皮部分泌细胞常切向排列，与筛管群相间隔；有少数石细胞群散在。束内形成层明显。木质部导管多单个散在，类圆形，直径约至 400μm，周围有木纤维。射线宽广，外侧石细胞较多，有的含数个草酸钙方晶。髓部可见石细胞群。薄壁细胞含棕色或棕红色物。

【化学成分】 主含酚酸类成分，有香草酸（vanillic acid）、原儿茶酸（protocatechuic acid）、绿原酸（chlorogenic acid）、右旋二氢愈创木脂酸 [（+）- dihydroguaiaretic acid]、红景天苷（salidroside）等。

【质量评价】

**1. 经验鉴别** 以条匀、粗如指者为佳。

**2. 含量测定** 按紫外 - 可见分光光度法测定，含总酚以没食子酸（$C_7H_6O_5$）计不得少于 6.8%。按高效液相色谱法测定，含红景天苷（$C_{14}H_{20}O_7$）不得少于 0.040%，含绿原酸（$C_{16}H_{18}O_9$）不得少于 0.20%。

【性味功效】 性平，味苦。清热解毒，活血，祛风止痛。

## 苏木 Sumu

### Sappan Lignum

为豆科植物苏木 *Caesalpinia sappan* L. 的干燥心材。多于秋季采伐，除去白色边材，干燥。呈长圆柱形或对剖半圆柱形，长10~100cm，直径3~12cm。表面黄红色至棕红色，具刀削痕，常见纵向裂缝。质坚硬。断面略具光泽，年轮明显，有的可见暗棕色、质松、带亮星的髓部。气微，味微涩。以粗大、质坚实、色红黄者为佳。主要含原色素类，如巴西苏木素在空气中易氧化成巴西苏木色素，为苏木的红色色素成分。其次为原苏木素类，如原苏木素A、B、C等。性平，味甘、咸。活血祛瘀，消肿止痛。

## 鸡血藤 Jixueteng
Spatholobi Caulis   📱 微课

【本草考证】 始载于《本草备要》。《本草纲目拾遗》载："鸡血藤，产猛缅，去云南昆明记程一月有余，乃藤法也，土人取其汁，如割漆然，滤之殷红，似鸡血，作胶最良。云南省亦产，其藤长且蔓地上或山崖，一茎长数十里，土人得之以刀砍断，则汁出如血，每得一茎可得汁数升。彼处有店市之，干者极似山羊血，取药少许，投入滚汤中，有一线如鸡血走散者真。""云南顺宁府阿度里地方，有一山绵巨数十里，产薄甚异，粗类棒梁，细似芦苇，中空如竹，剖断流汁，色赤如血，土人名之鸡血藤。"古代描述的形态与现代应用的豆科植物密花豆相符。

【来源】 为豆科植物密花豆 Spatholobus suberectus Dunn 的干燥藤茎。

【植物形态】 攀援藤本，幼时呈灌木状长达数十米，老茎扁圆柱形，稍扭转。三出复叶互生，有长柄，小叶宽卵形，长10~20cm，宽7~15cm，先端短渐尖，基部圆形或浅心形，背脉腋间常有黄色柔毛，小托叶针状。大型圆锥花序生枝顶叶腋，花近无柄；花萼肉质筒状，被白毛；蝶形花冠白色，肉质。荚果扁平，刀状，长8~10.5cm，宽2.5~3cm，被绒毛，种子1枚，生荚果顶端。花期6~7月，果期8~12月。

【采收加工】 秋、冬二季采收，除去枝叶，切片，晒干。

【产地】 主产于广东、广西、云南等省区。

【性状鉴别】 呈椭圆形、长矩圆形或不规则的斜切片，厚0.3~1cm。栓皮灰棕色，有的可见灰白色斑，栓皮脱落处显红棕色。质坚硬。切面木部红棕色或棕色，导管孔多数；韧皮部有树脂状分泌物呈红棕色至黑棕色，与木部相间排列成数个同心性椭圆形环或偏心性半圆形环。髓部偏向一侧。气微，味涩。（图6-6，图6-7）

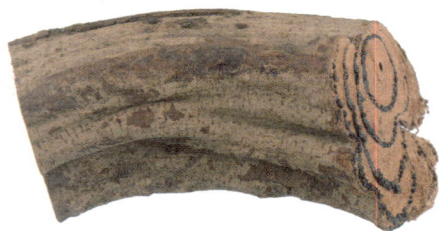

图6-6 鸡血藤药材

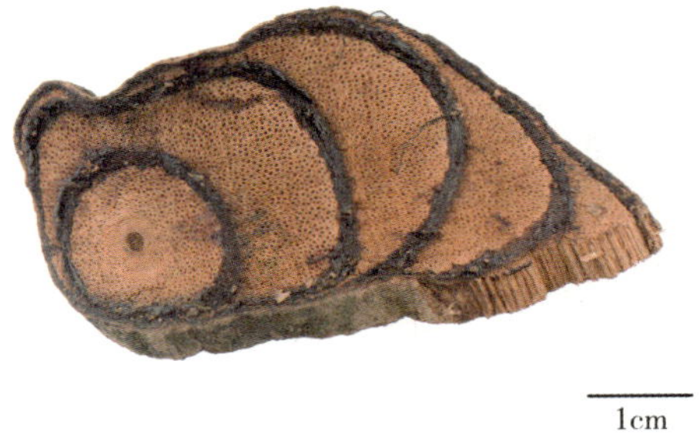

图6-7 鸡血藤饮片

【显微鉴别】 横切面 木栓细胞数列，含棕红色物；皮层狭窄，散有石细胞群，胞腔内充满棕红色物，薄壁细胞含草酸钙方晶；维管束异型，由韧皮部与木质部相间排列成数轮；韧皮部最外侧为石细胞与纤维组成的厚壁细胞层；射线多被挤压；分泌细胞甚多，充满红棕色物，常数个至10多个切向排列成带状；纤维束较多，非木化至微木化，周围细胞含草酸钙方晶，形成晶纤维，含晶细胞壁木化增厚；石细胞群散在；木质部射线有的含棕红色物；导管多单个散在，类圆形，直径约至400μm；木纤维束亦均形成晶纤维；木薄壁细胞少数含棕红色物。（图6-8）

粉末 棕黄色。①棕红色块散在，形状、大小及颜色深浅不一；②具缘纹孔导管为主，直径20~

**图 6 - 8　鸡血藤茎横切面**

1. 木栓层　2. 皮层　3. 石细胞群　4. 厚壁细胞层　5. 韧皮部　6. 分泌细胞　7. 韧皮射线　8. 导管　9. 木纤维束　10. 木射线

400μm，有的含黄棕色物；③石细胞单个散在或 2～3 个成群，淡黄色，呈长方形、类圆形、类三角形或类方形，直径 14～75μm，层纹明显；④纤维束周围的细胞含草酸钙方晶，形成晶纤维；⑤草酸钙方晶呈类双锥形或不规则形。（图 6 - 9）

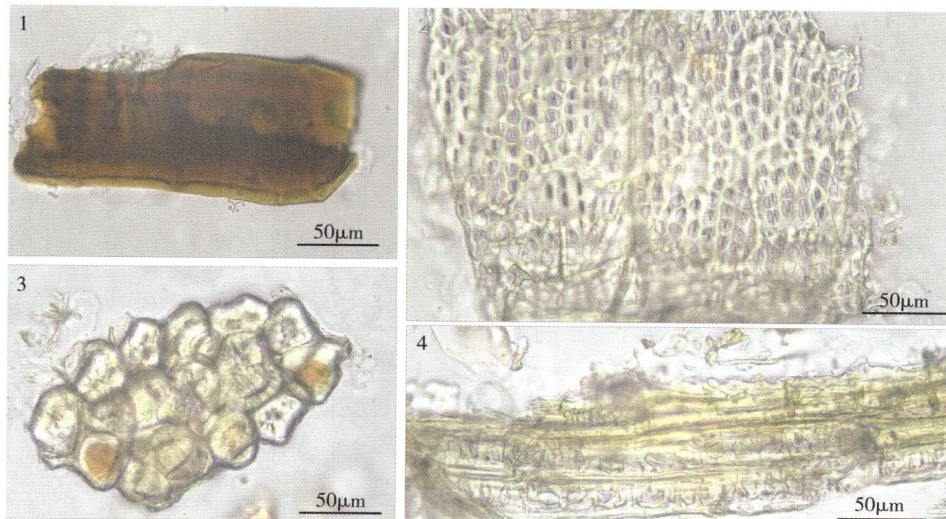

**图 6 - 9　鸡血藤粉末**

1. 棕色块　2. 具缘纹孔导管　3. 石细胞　4. 晶纤维

【化学成分】含多种异黄酮、二氢黄酮、查耳酮，如芒柄花素（formononetin）。另含拟雌内酯类、三萜类、甾醇类、鞣质类成分等。

【理化鉴别】薄层鉴别 与鸡血藤对照药材色谱相应的位置上，显相同颜色的荧光斑点；喷以5%香草醛硫酸溶液显色，与鸡血藤对照药材色谱相应的位置上，显相同颜色的斑点。

【质量评价】经验鉴别 以条匀、切面有赤褐色层圈、树脂状分泌物多者为佳。

【性味功效】性温，味苦、甘。活血补血，调经止痛，舒筋活络。

> **知识拓展**
>
> 鸡血藤因其熬制所得的膏而闻名，最早记载于雍正《顺宁府志》，根据本草考证，做鸡血藤膏的原植物可分为两类，其中光身者为五味子科植物异形南五味子 *Kadsura heteroclite*，而其有刺者基原为五味子科植物中间近缘五味子 *Spatholobus propinqua*。该两种仅作为鸡血藤膏的原料使用，较少作为药材入药。此外尚有香花崖豆藤 *Millettia dielsiana* 及其变种在不同地区作鸡血藤入药的情况。2010年版《中国药典》收录木兰科植物内南五味子 *K. interior*（异形南五味子 *K. heteroclite* 异名）为滇鸡血藤，性温，味苦、甘。活血补血，调经止痛，舒筋通络。

## 降香 Jiangxiang
### Dalbergiae Odoriferae Lignum

为豆科植物降香檀 *Dalbergia odorifera* T. Chen 树干和根的干燥心材。全年均可采收，除去边材，阴干。呈类圆柱形或不规则块状。表面紫红色或红褐色，切面有致密的纹理。质硬，有油性。气微香，味微苦。主含挥发油（1.76%～9.70%），并含黄酮类化合物等。性温，味辛。化瘀止血，理气止痛。

## 沉香 Chenxiang
### Aquilariae Lignum Resinatum

【本草考证】始载于《名医别录》，列为上品。《本草纲目》载："木之心节置水则沉，故名沉水，亦曰水沉。半沉者为栈香，不沉者为黄熟香。"苏恭谓："沉香、青桂、鸡骨、马蹄、煎香，同是一树，出天竺诸国，木似榉柳，树皮青色。叶似橘叶，经冬不凋。夏生花，白而圆。秋结实似槟榔，大如桑椹，紫而味辛。"

【来源】为瑞香科植物白木香 *Aquilaria sinensis*（Lour.）Gilg 含有树脂的木材。

【植物形态】为常绿乔木，小枝被柔毛，芽密被长柔毛。单叶互生，革质，叶片卵形或倒卵形至长圆形，先端渐尖，基部楔形，全缘。伞形花序，被灰色柔毛，小花梗长0.5～1.2cm；花被钟状，5裂，黄绿色，被柔毛，喉部具密被柔毛的鳞片10枚。蒴果木质，倒卵形，扁平，长2.5～3cm，密被灰色柔毛，基部有宿存略为木质的花被。种子卵形，基部有尾状附属体，长为种子的2倍。花期3～5月，果期6～7月。

【采收加工】全年均可采收，割取含树脂的木材，除去不含树脂的部分，阴干。

【产地】主产于广东、海南、广西等省区。我国台湾亦有栽培。

【性状鉴别】呈不规则块、片状或盔帽状，有的为小碎块。表面凹凸不平，有刀痕，偶有孔洞，可见黑褐色树脂与黄白色木部相间的斑纹，孔洞及凹窝表面多呈朽木状。质较坚实，断面刺状。气芳香，味苦。（图6-10）

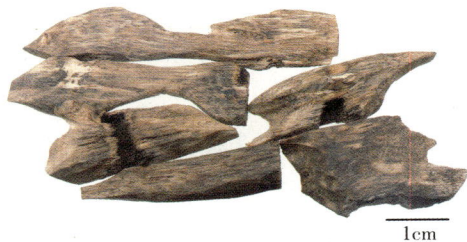

1cm

**图6-10 沉香药材**

　　**饮片**　呈不规则片状、长条形或类方形小碎块状，长 0.3～7.0cm，宽 0.2～5.5cm。表面凹凸不平，有的有刀痕，偶有孔洞，可见黑褐色树脂与黄白色木部相间的斑纹。质较坚实，刀切面平整，折断面刺状。气芳香，味苦。

　　**【显微鉴别】横切面**　射线宽 1～2 列细胞，充满棕色树脂。导管圆多角形，直径 42～128μm，有的含棕色树脂。木纤维多角形，直径 20～45μm，壁稍厚，木化。木间韧皮部扁长椭圆状或条带状，常与射线相交，细胞壁薄，非木化，内含棕色树脂；其间散有少数纤维，有的薄壁细胞含草酸钙柱晶。（图 6-11A）

　　**切向纵切面**　木射线细胞同型性，宽 1～2 列细胞，高 4～20 个细胞。多为具缘纹孔短节导管，两端平截，具缘纹孔排列紧密，互列，内含黄棕色树脂团块。纤维细长，壁较薄，有单纹孔。木间韧皮部细胞长方形。（图 6-11B）

　　**径向纵切面**　木射线排列成横向带状，高 4～20 层细胞，细胞为长方形或略长方形。纤维径向壁上有单纹孔，余同切向纵切面。（图 6-11C）

　　**粉末**　黑棕色。①纤维管胞长梭形，多成束，壁较薄，有具缘纹孔；②韧型纤维少见，径向壁上有单斜纹孔；③具缘纹孔导管多见，纹孔排列紧密，互列，导管内棕色树脂团块常破碎脱出；④木射线细胞单纹孔较密；⑤木间韧皮薄壁细胞含黄棕色物质，细胞壁非木化，有的可见纵斜交错纹理及菌丝；⑥可见黄棕色树脂团块及草酸钙柱晶。（图 6-12）

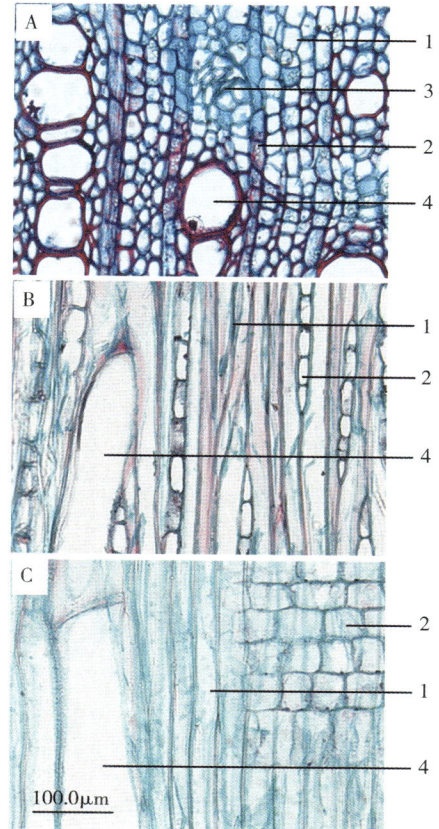

**图 6-11　沉香（木材）三切面**

A. 横切面　B. 切向纵切面　C. 径向纵切面

1. 木纤维　2. 木射线　3. 木间韧皮部　4. 导管

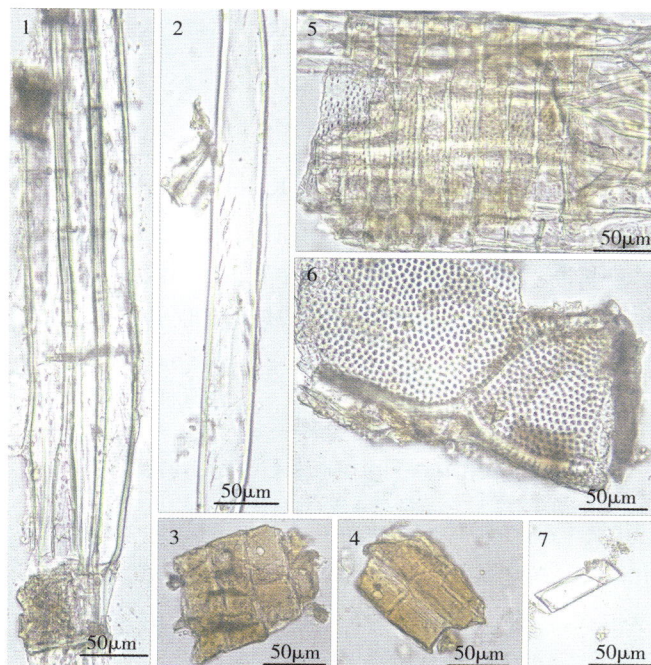

**图 6-12　沉香粉末**

1. 纤维管胞　2. 韧型纤维　3. 木间韧皮薄壁细胞　4. 树脂团块　5. 木射线细胞　6. 具缘纹孔导管　7. 草酸钙柱晶

【化学成分】含挥发油及树脂，油中含有沉香四醇（agarotetrol）、白木香酸、白木香醇、异白木香醇、白木香醛、沉香螺萜醇及沉香呋喃醇等。

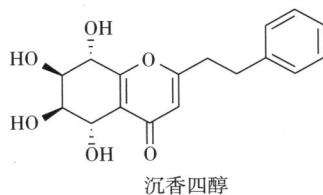

沉香四醇

【理化鉴别】

1. 燃烧时有油渗出，并有浓烟。

2. 薄层鉴别　与沉香对照药材色谱相应的位置上，显相同颜色的荧光斑点。

【特征图谱】按高效液相色谱法测定，供试品特征图谱中应呈现6个特征峰，并应与对照药材参照物色谱峰中的6个特征峰相对应，其中峰1应与对照品参照物峰保留时间相一致。

【质量评价】

1. 经验鉴别　以油润、体重、香气浓、能沉水者为佳。

2. 含量测定　按高效液相色谱法测定，含沉香四醇（$C_{17}H_{18}O_6$）不得少于0.10%。

【性味功效】性微温，味辛、苦。行气止痛，温中止呕，纳气平喘。

### 知识拓展

　　进口沉香为瑞香科植物沉香 *Aquilaria agallocha* Roxb. 含树脂的木材。主产于印度尼西亚、马来西亚、柬埔寨及越南等国。药材表面有刀削痕，密布断续的棕黑色细纵纹（含树脂的部分）。质坚硬而重，能沉水或半沉水。气味较浓烈。燃烧有油渗出，有浓烟，香气强烈。伪品常用它种木材加工的伪制品或混充品，呈不规则片状或块状，表面黄白色，可见刀劈痕、伪造的网状纹理及细小的孔洞，无树脂状物。气弱，味淡。沉香在受到外界的伤害后才能产生树脂，有自然伤害和人工干预进行结香。

## 通草 Tongcao

### Tetrapanacis Medulla

　　为五加科植物通脱木 *Tetrapanax papyrifer*（Hook.）K. Koch 的干燥茎髓。秋季割取茎，截成段，趁鲜取出髓部，理直，晒干。呈圆柱形，长20~40cm，直径1~2.5cm。表面白色或淡黄色，有浅纵沟纹。体轻，质松软，稍有弹性，易折断，断面平坦，显银白色光泽，中部有直径0.3~1.5cm的空心或半透明的薄膜，纵剖面呈梯状排列，实心者少见。气微，味淡。含肌醇（inositol），并含多聚戊糖、多聚甲基戊糖以及阿拉伯糖、果糖、乳糖、果胶、半乳糖醛酸等。性微寒，味甘、淡。清热利尿，通气下乳。

## 钩藤 Gouteng

### Uncariae Ramulus Cum Uncis

【来源】茜草科植物钩藤 *Uncaria rhynchophylla*（Miq.）Miq. ex Havil.、大叶钩藤 *U. macrophylla* Wall.、毛钩藤 *U. hirsuta* Havil.、华钩藤 *U. sinensis*（Oliv.）Havil. 或无柄果钩藤 *U. sessilifructus* Roxb. 的干燥带钩茎枝。秋、冬二季采收，去叶，切段，晒干。

【产地】主产于广西、广东、浙江、福建等省区。

【性状鉴别】呈圆柱形或类方柱形，长2~3cm，直径0.2~0.5cm。表面红棕色至紫红色者具细纵纹，光滑无毛；黄绿色至灰褐色者有的可见白色点状皮孔，被黄褐色柔毛。多数枝节上对生两个向下弯曲的钩（不育花序梗），或仅一侧有钩，另一侧为突起的疤痕；钩略扁或稍圆，先端细尖，基部较阔；钩基部的枝上可见叶柄脱落后的窝点状痕迹和环状的托叶痕。质坚韧，断面黄棕色，皮部纤维性，髓部黄白色或中空。气微，味淡。（图 6 - 13）

【显微鉴别】钩藤粉末：淡黄棕色至红棕色。①韧皮薄壁细胞成片，细胞延长，界限不明显，次生壁常与初生壁脱离，呈螺旋状或不规则扭曲状。②纤维成束或单个散在，多断裂，直径 10 ~ 26μm，壁厚 3 ~ 11μm。③具缘纹孔导管多破碎，直径可达 56μm，纹孔排列较密。④表皮细胞棕黄色，表面观呈多角形或稍延长，直径 11 ~ 34μm。⑤草酸钙砂晶存在于长圆形的薄壁细胞中，密集，有的含砂晶细胞连接成行。

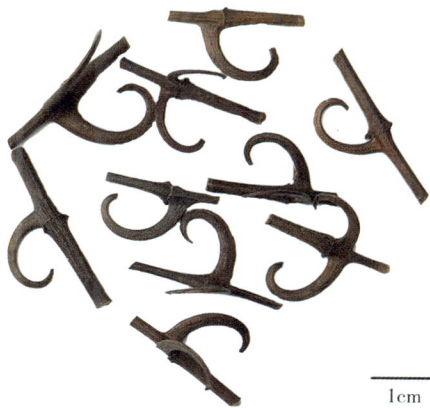
图 6 - 13　钩藤药材

华钩藤粉末：与钩藤相似。

大叶钩藤粉末：单细胞非腺毛多见，多细胞非腺毛 2 ~ 15 细胞。

毛钩藤粉末：非腺毛 1 ~ 5 细胞。

无柄果钩藤粉末：少见非腺毛，1 ~ 7 细胞。可见厚壁细胞，类长方形，长 41 ~ 121μm，直径 17 ~ 32μm。

【化学成分】均含生物碱类成分，如钩藤碱（rhynchophylline）、异钩藤碱（isorhynchophylline）、去氢钩藤碱（corynoxeine）、去氢异钩藤碱（isocorynoxeine）、柯南因碱（corynantheine）等。钩藤碱、异钩藤碱为降血压的有效成分。

【质量评价】经验鉴别　以双钩、茎细、钩结实、光滑、色紫红，无枯枝钩者为佳。

【性味功效】性凉，味甘。息风定惊，清热平肝。

## 思考题

答案解析

1. 如何从基原和性状特征方面区别中药木通、川木通、关木通？
2. 如何从基原和性状特征方面区别国产沉香和进口沉香？
3. 如何从性状特征方面区别鸡血藤和大血藤？

书网融合……

微课　　　　本章小结　　　　习题

# 第七章　皮类中药

## 学习目标

　　1. 通过本章学习，掌握皮类中药性状鉴定和显微鉴定的要点，牡丹皮、厚朴、肉桂、黄柏的来源、产地、采收加工、性状鉴别、显微鉴别、化学成分、理化鉴别和质量评价等内容；熟悉桑白皮、杜仲、地骨皮的来源、性状鉴别、显微鉴别、化学成分和质量评价等内容；了解白鲜皮、五加皮、秦皮、香加皮的来源、性状鉴别和经验鉴别等内容。

　　2. 具有鉴别常见皮类药材真伪和优劣的能力，能够根据药材和鉴别目的选择合适的鉴别方法。

# 第一节　概　述

　　药用部位为裸子植物或被子植物（其中主要是双子叶植物）的茎干、枝和根的形成层以外部位，这类中药称皮类中药。其中大多为木本植物茎干的皮，如黄柏、杜仲等；少数为根皮，如牡丹皮、桑白皮等；或为枝皮，如秦皮等。皮类中药的组织构造由外向内包括周皮、皮层、初生和次生韧皮部。

## 一、性状鉴定

　　皮类中药因植物来源、取皮部位、采集和加工干燥的方法不同，形成了外表形态上的变化特征。在鉴定时，要仔细观察，正确运用术语是十分重要的。现分述如下。

　　**（一）形状**

　　取自粗大老树的干皮，大多粗大而厚，呈长条状或板片状；枝皮则呈细条状或卷筒状；根皮多数呈短片状或筒状。一般描述术语如下。

　　**1. 平坦状**　皮片呈板片状，较平整。如杜仲、黄柏。

　　**2. 弯曲状**　皮片多向内表面弯曲，通常取自枝干或较小茎干的皮，易收缩而成弯曲状，由于弯曲的程度不同，又分：槽状或半管状，如企边桂；管状或筒状，如牡丹皮；单卷状，如桂通；双卷筒状，如厚朴；复卷筒状，如锡兰桂皮；反曲状，如石榴树皮。

　　**（二）表面**

　　**1. 外表面**　多为灰黑色、灰褐色、棕褐色或棕黄色等，有的树干皮外表面常有斑片状的地衣、苔藓等物附生，呈现不同颜色。有的常有片状剥离的落皮层和纵横深浅不同的裂纹，有时亦有各种形状的突起物，使外表面显示不同程度的粗糙。多数树皮尚可见到皮孔，通常是横向的，也有纵向延长的，皮孔的边缘略突起，中央略向下凹，皮孔的形状、颜色、分布的密度，常是鉴别皮类中药的特征之一。如合欢皮的皮孔呈红棕色，椭圆形；牡丹皮的皮孔呈灰褐色，横长略凹陷状；杜仲的皮孔呈斜方形。少数皮类中药的外表面有刺，如红毛五加皮；或有钉状物，如海桐皮等。部分皮类中药，木栓层已除去或部分除去而较光滑，如桑白皮、黄柏等。

　　**2. 内表面**　颜色各不相同，如肉桂呈红棕色，杜仲呈紫褐色，黄柏呈黄色，苦楝皮呈黄白色。有些含油的皮类中药，内表面经刻划，出现油痕，可根据油痕的情况结合气味等，判断该药材的质量，如肉桂、厚朴等。一般较平滑或具粗细不同的纵向皱纹，有的显网状纹理，如椿皮。

### （三）折断面

皮类中药横向折断面的特征和各组织的组成及排列方式有密切关系，因此是皮类中药的重要鉴别特征，折断面的性状特征主要如下。

**1. 平坦状** 组织中富有薄壁细胞而无石细胞群或纤维束的皮，折断面较平坦，无显著突起物，如牡丹皮。

**2. 颗粒状** 组织中富有石细胞群的皮，折断面常呈颗粒状突起，如肉桂。

**3. 纤维状** 组织中富含纤维的皮，折断面多显细的纤维状物或刺状物突出，如合欢皮。

**4. 层状** 组织构造中的纤维束和薄壁组织成环带状间隔排列，折断时形成明显的层片状，如苦楝皮、黄柏等。

有些皮的断面外层较平坦或颗粒状，内层显纤维状，说明纤维主要存在于韧皮部，如厚朴。有的皮类中药在折断时有胶质丝状物相连，如杜仲。亦有些皮在折断时有粉尘出现，这些皮的组织较疏松，含有较多的淀粉，如白鲜皮。

### （四）气味

气味也是鉴别皮类中药的重要方法，它和皮中所含成分有密切关系，各种皮的外形有时很相似，但其气味却完全不同。如香加皮和地骨皮，前者有特殊香气，味苦，后者气、味均较微弱；肉桂与桂皮外形亦较相似，但肉桂味甜而微辛，桂皮则味辛辣而凉。

## 二、显微鉴定

皮类中药的构造一般可分为周皮、皮层、韧皮部。首先观察横切面各部分组织的界限和宽厚度，然后再进行各组织的详细观察和描述，各部位在观察时应注意的特征分述如下。

### （一）周皮

周皮包括木栓层、木栓形成层与栓内层三部分。木栓层细胞多整齐地排列成行，细胞扁平，切向延长，壁薄，栓化或木化，黄棕色或含红棕色物质。有的木栓细胞壁均匀地或不均匀地增厚并木化，如杜仲木栓细胞内壁特厚，肉桂的最内一列木栓细胞的外壁特别增厚。木栓层发达的程度随植物的种类不同有较大的区别。木栓形成层细胞常为扁平而薄壁的细胞，在一般的皮类药材中不易区别。栓内层存在于木栓形成层的内侧，径向排列成行，细胞壁不栓化，亦不含红棕色物质，少数含叶绿体而显绿色，又称绿皮层。栓内层较发达时，其内方的细胞形态，多为不规则形，此时常不易与皮层细胞区别。

### （二）皮层

细胞大多是薄壁性的，略切向延长，常可见细胞间隙，靠近周皮部分常分化成厚角组织。皮层中常可见到纤维、石细胞和各种分泌组织，如油细胞、乳管、黏液细胞等，常见的细胞内含物有淀粉粒和草酸钙结晶。

### （三）韧皮部

韧皮部包括韧皮部束和射线两部分。韧皮部束外方，有的为初生韧皮部，其筛管群常呈颓废状而皱缩，最外方常有厚壁组织如纤维束、石细胞群形成环带或断续的环带（也称为中柱鞘纤维）。次生韧皮部占大部分，除筛管和伴胞外，常有厚壁组织、分泌组织等，应注意其分布位置、分布特点和细胞特征，有些薄壁细胞内常可见到各种结晶体或淀粉粒。

射线可分为髓射线和韧皮射线两种。髓射线较长，常弯曲状，外侧渐宽成喇叭口状；韧皮射线较短，两者都由薄壁细胞构成，不木化，细胞中常含有淀粉粒和草酸钙结晶。射线的宽度和形状在鉴别时较为重要。

粉末的显微观察，在鉴定皮类中药时经常应用，如各种细胞的形状、长度、宽度，细胞壁的性质、厚度、壁孔和壁沟的情况及层纹清楚与否，都是鉴定的重要依据。

# 第二节　常用皮类中药的鉴定

## 桑白皮 Sangbaipi
## Mori Cortex

【来源】为桑科植物桑 *Morus alba* L. 的干燥根皮。秋末叶落时至次春发芽前采挖根部，刮去黄棕色粗皮，纵向剖开，剥取根皮，晒干。

【产地】全国各地大都有野生或栽培。

【性状鉴别】呈扭曲的卷筒状、槽状或板片状，长短宽窄不一，厚1~4mm。外表面白色或淡黄白色，较平坦，有的残留橙黄色或棕黄色鳞片状粗皮；内表面黄白色或灰黄色，有细纵纹。体轻，质韧，纤维性强，难折断，易纵向撕裂，撕裂时有粉尘飞扬。气微，味微甘。（图7-1）

饮片　呈丝条状，外表面白色或淡黄白色，有的残留橙黄色或棕黄色鳞片状粗皮；内表面黄白色或灰黄色，有细纵纹。体轻，质韧，纤维性强。气微，味微甘。（图7-2）

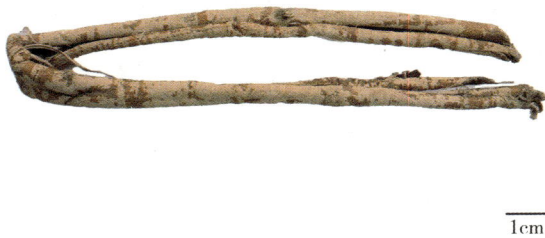

图7-1　桑白皮药材

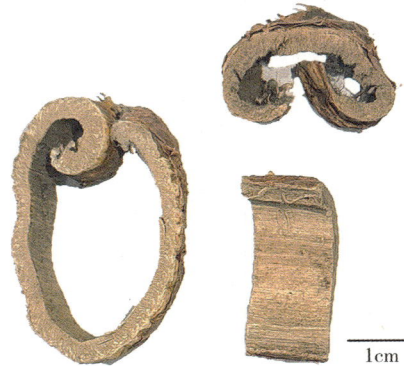

图7-2　桑白皮饮片

【显微鉴别】横切面　①韧皮部射线宽2~6列细胞；②散有乳管；③纤维单个或成束，非木化或微木化；④薄壁细胞含淀粉粒，有的细胞含草酸钙方晶。⑤较老的根皮中，散在夹有石细胞的厚壁细胞群，胞腔大多含方晶。

粉末　淡灰黄色。①纤维甚多，多断碎，直径13~26μm，壁厚，非木化至微木化；②草酸钙方晶直径11~32μm；③石细胞类圆形、类方形或不规则形，直径22~52μm，壁厚，纹孔及孔沟明显，有的胞腔内含方晶；④另有含晶厚壁细胞；⑤淀粉粒甚多，单粒类圆形，直径4~16μm；复粒由2~8分粒组成。

【化学成分】含黄酮类成分，包括桑皮素（mulberrin），桑皮色烯素（mulberrochromene），环桑皮素（cyclomulberrin），环桑皮色烯素（cyclomulberrochromene），桑酮A、B（kuwanon A，B），桑根酮C、D（sanggenon C，D）等。另含香豆素类化合物东莨菪素和伞形花内酯，三萜类化合物α-和β-香树素（amyrin）、桦皮酸（betulinic acid）等。尚含挥发油。

【理化鉴别】薄层鉴别　与对照药材色谱相应的位置上，显相同的两个荧光主斑点。

【质量评价】 经验鉴别 以色白、皮厚、粉性足者为佳。

【性味功效】 性寒，味甘。泻肺平喘，利水消肿。

### 知识拓展

1. 桑枝 Mori Ramulus 为桑科植物桑的干燥嫩枝。药材呈长圆柱形，少有分枝，长短不一，直径 0.5～1.5cm。表面灰黄色或黄褐色，有多数黄褐色点状皮孔及细纵纹，并有灰白色略呈半月形的叶痕和黄棕色的腋芽。质坚韧，不易折断。断面纤维性。切片厚 2～5mm，皮部较薄，木部黄白色，射线放射状，髓部白色或黄白色。气微，味淡。主要含桑木素（morin）、二氢桑木素（dihydromorin）、桑橙素（maclurin）及二氢山奈素（dihydrokaempferol）等。性平，味微苦。祛风湿，利关节。

2. 桑叶 Mori Folium 为桑科植物桑的干燥叶。药材多皱缩、破碎。完整者有柄，叶片展平后呈卵形或宽卵形，长 8～15cm，宽 7～13cm；先端渐尖，基部截形、圆形或心形，边缘有锯齿或钝锯齿，有的不规则分裂。上表面黄绿色或浅黄棕色，有时有小疣状突起；下表面颜色稍浅，叶脉突出，小脉网状，脉上被疏毛，脉基具簇毛。质脆。气微，味淡，微苦涩。主要含黄酮类成分，如芦丁（rutin）、桑苷（moracetin）、异槲皮苷（isoquercitrin）。性寒，味甘、苦。疏散风热，清肺润燥，清肝明目。

3. 桑椹 Mori Fructus 为桑科植物桑的干燥果穗。药材为聚花果，由多数小瘦果集合而成，呈长圆形，长 1～2cm，直径 0.5～0.8cm。黄棕色、棕红色至暗紫色，有短果序梗。小瘦果卵圆形，稍扁，长约 2mm，宽约 1mm，外具肉质花被片 4 枚。气微，味微酸而甜。主要含芦丁、花青素、胡萝卜素、糖类等，另含脂肪油，油中主要成分为亚油酸。性寒，味甘、酸。滋阴补血，生津润燥。

## 牡丹皮 Mudanpi
## Moutan Cortex

【本草考证】 始载于《神农本草经》。唐代《新修本草》记载："牡丹生汉中，剑南所出者，苗似羊桃，夏生白花，秋实圆绿，冬实赤色，凌冬不凋，根似芍药，肉白皮丹。"明代《本草纲目》记载："牡丹以色丹者为上，虽结子而根上生苗，故谓之牡丹。"结合《本草图经》《本草纲目》等著作中记载的植物图，与现代所用牡丹皮来源相符。

【来源】 为毛茛科植物牡丹 *Paeonia suffruticosa* Andr. 的干燥根皮。

【植物形态】 落叶小灌木，高 1～2m。主根粗而长，外皮灰褐色或棕色，有香气。茎有分枝，短而粗壮。叶互生，通常为二回三出复叶，顶生小叶宽卵形，3 裂至中部；侧生小叶狭卵形或长圆状卵形，不等 2 裂至 3 浅裂或不裂；叶表面绿色，无毛，背面有时具白粉。花单生于枝顶，直径 10～20cm；萼片 5，绿色，大小不等；花瓣 5 或为重瓣，玫瑰色、红紫色、粉红色至白色，变异很大，倒卵形，顶端呈不规则的波状；花盘革质，杯状，紫红色，顶端裂片完全包住心皮，在心皮成熟时开裂；心皮 5。蓇葖果长圆形，表面密生黄褐色短毛。花期 5～7 月，果期 7～8 月。

【采收加工】 秋季采挖根部，除去细根和泥沙，剥取根皮，晒干；或刮去粗皮，除去木心，晒干。前者习称"连丹皮"，后者习称"刮丹皮"。

【产地】 主产于安徽、河南、四川、陕西等省。主要为栽培品，全国各地均有栽培。

【性状鉴别】 连丹皮：呈筒状或半筒状，有纵剖开的裂缝，略向内卷曲或张开，长 5～20cm，直径 0.5～1.2cm，厚 1～4mm。外表面灰褐色或黄褐色，有多数横长皮孔样突起和细根痕，栓皮脱落处粉红色；内表面淡灰黄色或浅棕色，有明显的细纵纹，常见发亮的结晶。质硬而脆，易折断，断面较平坦，淡粉红色，粉性。气芳香，味微苦而涩。（图 7-3）

刮丹皮：外表面有刮刀削痕，外表面红棕色或淡灰黄色，有时可见灰褐色斑点状残存外皮。

　　饮片　呈圆形或卷曲形的薄片。连丹皮外表面灰褐色或黄褐色，栓皮脱落处粉红色；刮丹皮外表面红棕色或淡灰黄色。内表面有时可见发亮的结晶。切面淡粉红色，粉性。气芳香，味微苦而涩。（图7-4）

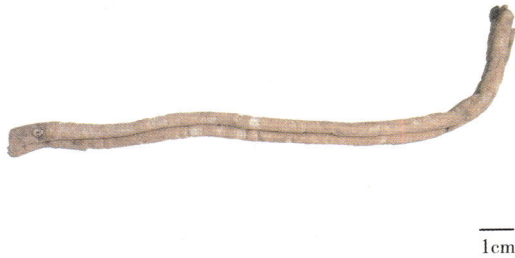

1cm

图7-3　牡丹皮药材

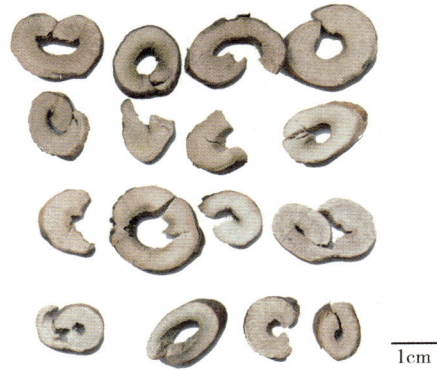

1cm

图7-4　牡丹皮饮片

　　【显微鉴别】　粉末　淡红棕色。①淀粉粒甚多，单粒类圆形或多角形，直径3~16μm，脐点点状、裂缝状或飞鸟状；复粒由2~6分粒组成。②草酸钙簇晶直径9~45μm，有时含晶细胞连接，簇晶排列成行，或一个细胞含数个簇晶。③连丹皮可见木栓细胞长方形，壁稍厚，浅红色。

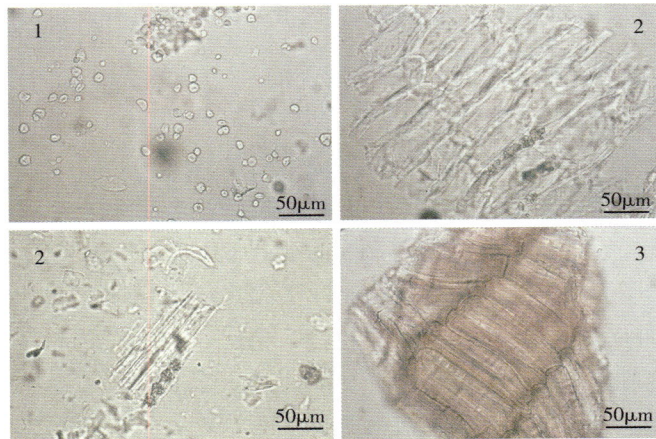

图7-5　牡丹皮粉末
1. 淀粉粒　2. 草酸钙簇晶　3. 木栓细胞

　　【化学成分】　含丹皮酚（paeonol）、芍药苷（paeoniflorin）、挥发油（0.15%~0.4%）以及苯甲酸、植物甾醇、苯甲酰芍药苷和苯甲酰氧化芍药苷等。

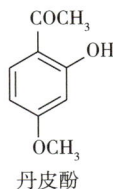

丹皮酚

　　【理化鉴别】　薄层鉴别　与丹皮酚对照品色谱相应的位置上，显相同颜色的斑点。

　　【质量评价】

　　1. 经验鉴别　以条粗长、皮厚、无木心、断面白色，粉性足、结晶多、香气浓者为佳。

**2. 含量测定**　按高效液相色谱法测定，含丹皮酚（$C_9H_{10}O_3$）不得少于 1.2%。

【**性味功效**】性微寒，味苦、辛。清热凉血，活血化瘀。

# 厚朴 Houpo
## Magnoliae Officinalis Cortex

【**本草考证**】始载于《神农本草经》，列为中品。陶弘景谓："厚朴出建平、益都。极厚，肉紫色为好，壳白而薄者不佳。"《证类本草》绘有商州厚朴和归州厚朴之图，前者为厚朴，后者属木莲属植物。《本草纲目》载："朴树肤白肉紫，叶如槲叶……5～6 月开细花，结实如冬青子。"

【**来源**】为木兰科植物厚朴 *Magnolia officinalis* Rehd. et Wils. 或凹叶厚朴 *M. officinalis* Rehd. et Wils. var. biloba Rehd. et Wils. 的干燥干皮、根皮及枝皮。

【**植物形态**】厚朴：为落叶乔木，高 7～15m；冬芽由托叶包被，开放后托叶脱落。单叶互生，密集小枝顶端，叶片椭圆状倒卵形，长 20～45cm，宽 10～25cm，革质，先端钝圆或具短尖，基部楔形或圆形，全缘或微波状，背面幼时被灰白色短绒毛，老时呈白粉状。花与叶同时开放，单生枝顶，白色，有香气，直径约 15cm，花梗粗壮被棕色毛，花被 9～12 片，雄蕊多数，雌蕊心皮多数，排列于延长的花托上。聚合果卵状椭圆形，木质。每室种子常 1 枚。花期 4～5 月，果期 9～10 月。

凹叶厚朴：与厚朴极相似，唯叶片先端凹缺成 2 钝圆浅裂片（但幼树叶先端圆形），裂深 2～3.5cm。

【**采收加工**】4～6 月剥取，根皮和枝皮直接阴干；干皮置沸水中微煮后，堆置阴湿处，"发汗"至内表面变紫褐色或棕褐色时，蒸软，取出，卷成筒状，干燥。

【**产地**】主产于四川、湖北、浙江、江西等省。陕西、甘肃、贵州、云南等省亦产，多为栽培。

【**性状鉴别**】**干皮**　呈卷筒状或双卷筒状，长 30～35cm，厚 0.2～0.7cm，习称"筒朴"；近根部的干皮一端展开如喇叭口，长 13～25cm，厚 3～8mm，习称"靴筒朴"。外表面灰棕色或灰褐色，粗糙，有时呈鳞片状，较易剥落，有明显椭圆形皮孔和纵皱纹，刮去粗皮者显黄棕色。内表面紫棕色或深紫褐色，较平滑，具细密纵纹，划之显油痕。质坚硬，不易折断，断面颗粒性，外层灰棕色，内层紫褐色或棕色，有油性，有的可见多数小亮星。气香，味辛辣、微苦。（图 7-6）

**根皮（根朴）**　呈单筒状或不规则块片；有的弯曲似鸡肠，习称"鸡肠朴"。质硬，较易折断，断面纤维性。

**枝皮（枝朴）**　呈单筒状，长 10～20cm，厚 0.1～0.2cm。质脆，易折断，断面纤维性。

**饮片**　呈弯曲的丝条状或单、双卷筒状。外表面黄棕色、灰棕色或灰褐色，有时可见椭圆形皮孔或纵皱纹。内表面紫棕色或深紫褐色，较平滑，具细密纵纹，划之显油痕。切面颗粒性，有油性，有的可见小亮星。气香，味辛辣、微苦。（图 7-7）

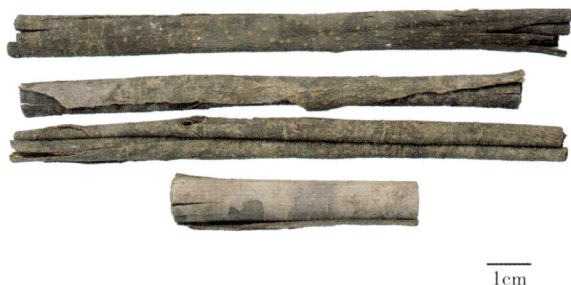

1cm

图 7-6　厚朴（厚朴）药材

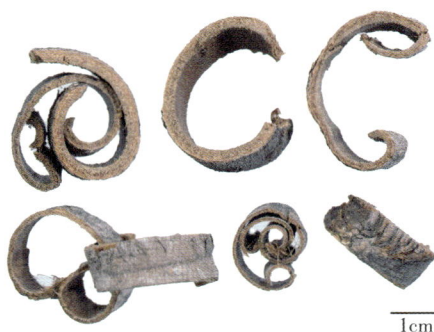

1cm

图 7-7　厚朴饮片

【**显微鉴别**】横切面　①木栓层为 10 余列细胞；有的可见落皮层。②皮层外侧有石细胞环带，内侧散有多数油细胞和石细胞群。③韧皮部射线宽 1 ~ 3 列细胞；纤维多数个成束；亦有油细胞散在。（图 7 - 8）

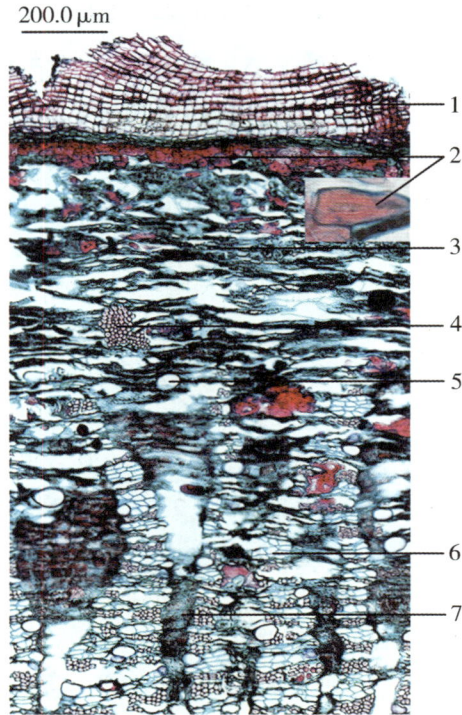

图 7 - 8　厚朴横切面

1. 木栓层　2. 石细胞环带　3. 皮层　4. 纤维束　5. 油细胞　6. 韧皮部　7. 韧皮射线

粉末　棕色。厚朴：①纤维甚多，直径 15 ~ 32μm，壁甚厚，有的呈波浪形或一边呈锯齿状，木化，孔沟不明显。②石细胞类方形、椭圆形、卵圆形或不规则分枝状，直径 11 ~ 65μm，有时可见层纹，呈不规则分枝状者一般较大，长可至 326μm。③油细胞椭圆形或类圆形，直径 50 ~ 100μm，含黄棕色油状物。（图 7 - 9）

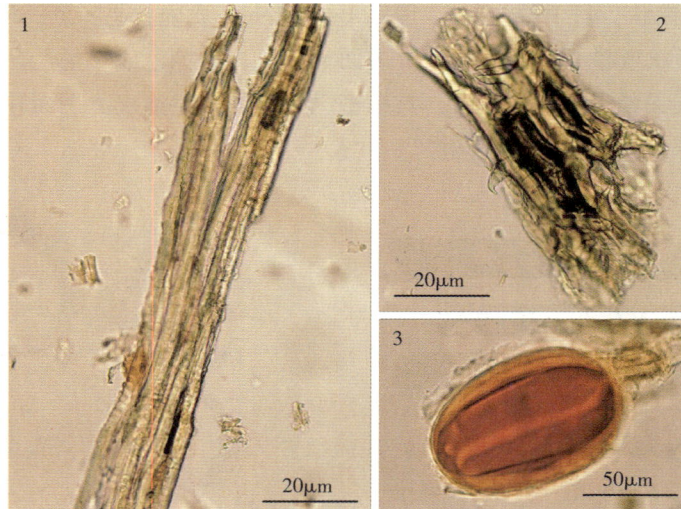

图 7 - 9　厚朴粉末

1. 纤维　2. 分支状石细胞　3. 油细胞

凹叶厚朴：与厚朴粉末的区别点为纤维一边呈齿状凹凸，油细胞直径 27 ~ 75μm，木栓细胞壁菲薄而平直，常多层重叠。

【化学成分】主含挥发油约 0.3%。油中主要含 $\alpha$ -、$\beta$ - 桉油醇，占挥发油 94% ~ 98%，有镇静作用。另含厚朴酚（magnolol），有抗菌作用，及其异构体和厚朴酚（honokiol）。此外尚含三羟基厚朴酚、去氢三羟基厚朴酚、三羟基厚朴醛、木兰箭毒碱、氧化黄心树宁碱及鞣质等。

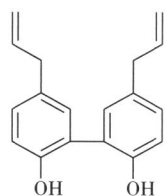
厚朴酚

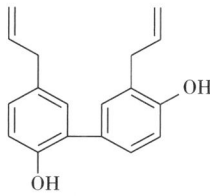
和厚朴酚

【理化鉴别】薄层鉴别　与厚朴酚、和厚朴酚对照品色谱相应的位置上，显相同颜色的斑点。

【质量评价】

**1. 经验鉴别**　以皮厚、肉细、油性足、内表面紫棕色且有发亮结晶物、香气浓者为佳。

**2. 含量测定**　按高效液相色谱法测定，药材含厚朴酚（$C_{18}H_{18}O_2$）与和厚朴酚（$C_{18}H_{18}O_2$）的总量不得少于 2.0%，饮片不得少于 1.6%。

【性味功效】性温，味苦、辛。燥湿消痰，下气除满。

### 知识拓展

长喙厚朴 *Magnolia rostrata* W. W. Sm. 的树皮已收入部颁标准。表面灰白或灰棕色。断面颗粒状，阳光下可见点状闪光结晶，气微香，味微苦。栓内层为排列整齐的非木化细胞，其内方有石细胞环，皮层散有强木化的石细胞和油细胞。纤维束和筛管群相间排列。

## 肉桂 Rougui
### Cinnamomi Cortex

【本草考证】原名箘桂、牡桂，始载于《神农本草经》，列为上品。肉桂之名至唐代才出现，多以"桂心"之名入药。从历代所记载的植物形态及其附图，结合历代所述的产地分布情况，历代入药主流植物与现用肉桂 *Cinnamomum cassia* 相符，但还有其他肉桂属植物亦作为肉桂入药，如浙江桂 *C. chekiangensis*、钝叶桂 *C. bejolghota*、川桂 *C. wilsonii* 等。

【来源】为樟科植物肉桂 *Cinnamomum cassia* Presl 的干燥树皮。

【植物形态】中等大乔木。树皮灰褐色，幼枝略呈四棱，被褐色短茸毛，全株有芳香气。叶互生或近对生，革质，长椭圆形或近广披针形，长 8 ~ 16(34)cm，宽 4 ~ 5.5(9.5)cm，全缘，上面绿色，平滑而有光泽，下面粉绿色，微被柔毛，离基三出脉于下面隆起，细脉横向平行。圆锥花序被短柔毛，花小，两性，黄绿色，花托肉质。浆果椭圆形，直径 0.7 ~ 0.8(0.9)cm，熟时黑紫色，基部有浅杯状宿存花被。花期 6 ~ 8 月，果期 10 ~ 12 月。

【采收加工】每年分两期采收，第一期于 4 ~ 5 月间，第二期于 9 ~ 10 月间，以第二期产量大，香气浓，质量佳。采收时选取适龄肉桂树，按一定的长度、阔度剥下树皮，放于阴凉处，按各种规格修整，或置于木质的"桂夹"内压制成型，阴干或先放置阴凉处 2 ~ 3 天后，于弱光下晒干。根据采收加工方法不同，有如下加工品。

桂通（官桂）：将剥取的肉桂树皮薄皮制成单筒状或双筒状卷起的桂皮。

企边桂：从肉桂大树主干上环状剥取经加工制成竖向两边向内对称卷起的桂皮。

板桂：剥取老树最下部近地面的干皮，夹在木制的桂夹内，晒至九成干，经纵横堆叠，加压，约1个月完全干燥，成为扁平板状。

桂碎：在桂皮加工过程中的碎块。

【产地】 主产于我国广西、广东等省区和越南等地。多为栽培。

【性状鉴别】 呈槽状或卷筒状，长30~40cm，宽或直径为3~10cm，厚2~8mm。外表面灰棕色，稍粗糙，有不规则的细皱纹及横向突起的皮孔，有时可见灰白色的地衣斑；内表面红棕色，略平坦，有细纵纹，划之显油痕。质硬而脆，易折断。断面不平坦，外层棕色而较粗糙，内层红棕色而油润，两层间有一条黄棕色的线纹。气香浓烈，味甜、辣。（图7-10，图7-11）

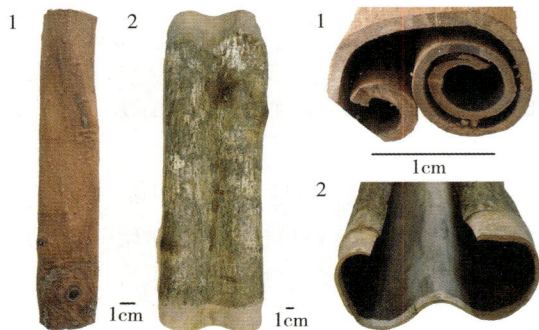

图7-10 肉桂药材

1. 桂通 2. 企边桂

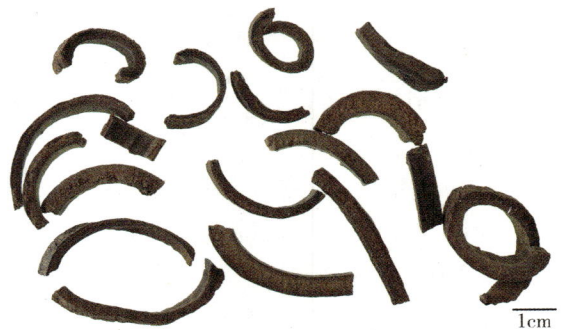

图7-11 肉桂饮片

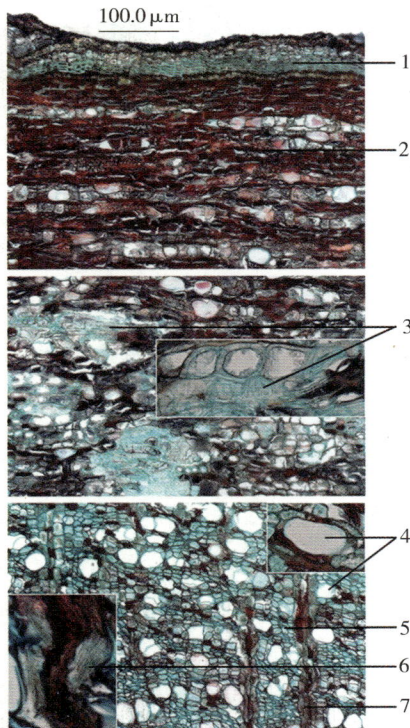

图7-12 肉桂（树皮）横切面

1. 木栓层 2. 皮层 3. 石细胞群 4. 油细胞
5. 韧皮部 6. 草酸钙针晶束 7. 射线

【显微鉴别】 横切面 ①木栓细胞数列，最内层细胞外壁增厚，木化。②皮层散有石细胞和分泌细胞。③中柱鞘部位有石细胞群，断续排列成环，外侧伴有纤维束，石细胞通常外壁较薄。④韧皮部射线宽1~2列细胞，含细小草酸钙针晶；纤维常2~3个成束；油细胞随处可见。⑤薄壁细胞含淀粉粒。（图7-12）

粉末 红棕色。①纤维大多单个散在，长梭形，长195~920μm，直径约至50μm，壁厚，木化，纹孔不明显。②石细胞类方形或类圆形，直径32~88μm，壁厚，有的一面菲薄。③油细胞类圆形或长圆形，直径45~108μm。④草酸钙针晶细小，散在于射线细胞中。⑤木栓细胞多角形，含红棕色物质。（图7-13）

【化学成分】 含挥发油1%~2%，油中主成分为桂皮醛（cinnamic aldehyde），其他成分包括肉桂醇、邻甲氧基肉桂醛和邻甲氧基肉桂酸等。此外，还含多糖类、黄烷醇类、多酚类、萜类、糖苷类等。

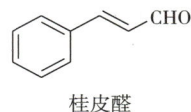

桂皮醛

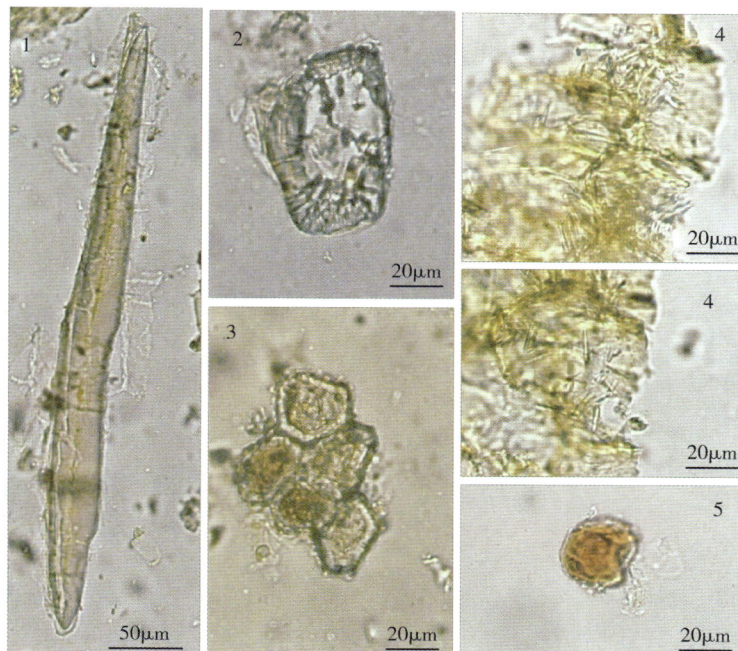

**图7-13 肉桂粉末**
1. 纤维　2. 石细胞　3. 木栓细胞　4. 草酸钙针晶　5. 油细胞

**【理化鉴别】**

**1. 显微化学反应** 取粉末少许，加三氯甲烷振摇后，吸取三氯甲烷液2滴于载玻片上，待干，再滴加10%的盐酸苯肼液1滴，加盖玻片镜检，可见桂皮醛苯腙的杆状结晶。

**2. 薄层色谱** 与桂皮醛对照品色谱相应的位置上，显相同颜色的斑点。

**【质量评价】**

**1. 经验鉴别** 以肉厚、皮细而坚实、断面紫红色、富油性、香气浓厚、味甜而微辛者为佳。

**2. 含量测定** 按挥发油测定法测定，含挥发油不得少于1.2%（ml/g）。按高效液相色谱法测定，含桂皮醛（$C_9H_8O$）不得少于1.5%。

**【性味功效】** 性大热，味辛、甘。补火助阳，引火归元，散寒止痛，温通经脉。

⚙ **知识拓展**

1. 阴香为肉桂常见伪品。为樟科植物阴香 *Cinnamomum burmannii*（C. G. et Th. Nees）BI. 的干燥树皮。皮较薄，厚1~6mm，内表面较干燥，划之油痕不明显。横切面中间无黄棕色的线状环带。略具樟木香气。味微甜、辛辣。

2. 柴桂为肉桂常见伪品。为樟科植物柴桂 *C. tamala*（Buch. – Ham）Nees et Eberm. 的干燥树皮。皮较厚，厚4~12mm，内表面带油性，划之油痕稍明显。横切面中间无黄棕色的线状环带。略具樟木香气，味微甜、辛辣。

# 杜仲 Duzhong
## Eucommiae Cortex

**【来源】** 为杜仲科植物杜仲 *Eucommia ulmoides* Oliv. 的干燥树皮。

**【产地】** 主产于四川、贵州、湖北等省。多为栽培。

【性状鉴别】呈板片状或两边稍向内卷，大小不一，厚 3~7mm。外表面淡棕色或灰褐色，有明显的皱纹或纵裂槽纹，有的树皮较薄，未去粗皮，可见明显的皮孔。内表面暗紫色，光滑。质脆，易折断。断面有细密、银白色、富弹性的橡胶丝相连。气微，味稍苦。（图 7-14）

饮片　呈小方块或丝状。外表面淡棕色或灰褐色，有明显的皱纹。内表面暗紫色，光滑。断面有细密、银白色、富弹性的橡胶丝相连。气微，味稍苦。（图 7-15）

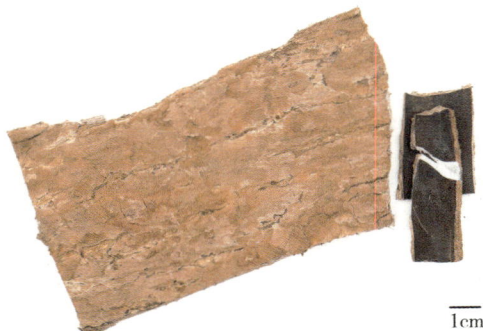

图 7-14　杜仲药材

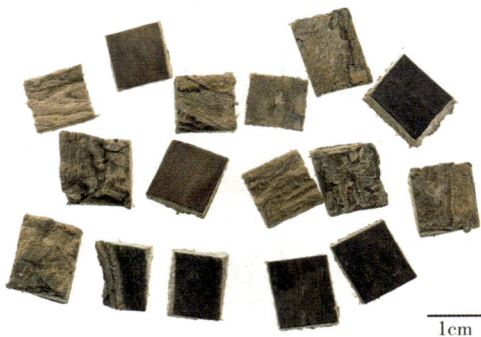

图 7-15　杜仲饮片

【显微鉴别】横切面　①落皮层残存，内侧有数个木栓组织层带，每层为排列整齐、内壁特别增厚且木化的木栓细胞，两层带间为颓废的皮层组织，细胞壁木化。②韧皮部有 5~7 条石细胞环带，每环有 3~5 列石细胞并伴有少数纤维。射线 2~3 列细胞，近栓内层时向一方偏斜。③白色橡胶质（丝状或团块状）随处可见，以韧皮部为多，此橡胶丝存在于乳汁细胞内。

粉末　棕色。①橡胶丝成条或扭曲成团，表面显颗粒性。②石细胞甚多，大多成群，类长方形、类圆形、长条形或形状不规则，长约至 180μm，直径 20~80μm，壁厚，有的胞腔内含橡胶团块。③木栓细胞表面观呈多角形，直径 15~40μm，壁不均匀增厚，木化，有细小纹孔；侧面观长方形，壁三面增厚，一面薄，孔沟明显。

【化学成分】含木脂素类成分，如松脂醇二葡萄糖苷（pinoresinol diglucoside）。另含环烯醚萜苷类，如京尼平苷（geniposide）等。还含黄酮类、酚酸类、多糖、甾体和萜类等。杜仲皮折断后有银白色的杜仲胶（gutta-percha），为一种硬质橡胶。

【质量评价】

1. 经验鉴别　以皮厚、块大、去净粗皮、断面丝多者为佳。

2. 含量测定　按高效液相色谱法测定，含松脂醇二葡萄糖苷（$C_{32}H_{42}O_{16}$）不得少于 0.10%。

【性味功效】性温，味甘。补肝肾，强筋骨，安胎。

## 黄柏 Huangbo
### Phellodendri Chinensis Cortex

[] 微课

【本草考证】原名檗木，始载于《神农本草经》，列为中品。《名医别录》释名黄檗。以后历代本草均有记载，从本草记述的产地、植物形态及《证类本草》所附黄檗和商州黄檗图看，均是黄皮树。

【来源】为芸香科植物黄皮树 *Phellodendron chinensis* Schneid. 的干燥树皮。习称"川黄柏"。

【植物形态】黄皮树为落叶乔木，高 10~12m。树皮开裂，外层木栓较薄，内层黄色。单数羽状复叶对生，小叶 7~15，矩圆状披针形至矩圆状卵形，长 9~15cm，宽 3~5cm，顶端长渐尖，基部宽楔形或圆形，不对称，上面仅中脉密被短毛，下面密被长柔毛。花单性，雌雄异株，排成顶生圆锥花序，花序轴密被短毛，萼片 5，花瓣 5~8，雄花有雄蕊 5~6，退化雌蕊钻形，雌花有退化雄蕊 5~6。果轴及果枝粗大，常密被短毛，浆果状核果球形，熟时黑色，有种子 5~6 颗，花期 5~6 月，果期 10 月。

【采收加工】 剥取树皮后，除去粗皮，晒干。

【产地】 主产于四川、贵州等省，陕西、湖北、云南、湖南等省亦产。

【性状鉴别】 呈板片状或浅槽状，长宽不等，厚1～6mm。外表面黄褐色或黄棕色，平坦或具纵沟纹，有的可见皮孔痕及残存的灰褐色粗皮；内表面暗黄色或淡棕色，具细密的纵棱纹。体轻，质硬，断面纤维性，呈裂片状分层，深黄色。气微，味极苦，嚼之有黏性。（图7－16）

饮片 呈丝条状。外表面黄褐色或黄棕色。内表面暗黄色或淡棕色，具纵棱纹。切面纤维性，呈裂片状分层，深黄色。气微，味极苦，嚼之有黏性。（图7－17）

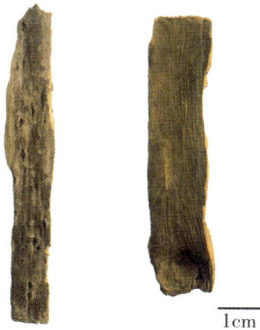

图7－16 黄柏药材
1. 外表面 2. 内表面

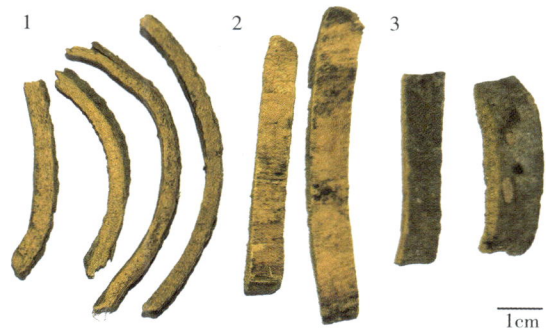

图7－17 黄柏饮片
1. 断面 2. 内表面 3. 外表面

【显微鉴别】 横切面 ①未去净栓皮者，木栓层由多列长方形细胞组成，内含棕色物质；栓内层细胞中含草酸钙方晶。②皮层较狭窄，散有纤维群及石细胞群，石细胞大多分枝状，壁极厚，层纹明显。③韧皮部占树皮的极大部分，外侧有少数石细胞，纤维束切向排列呈断续的层带（又称硬韧部），纤维束周围薄壁细胞中常含草酸钙方晶。④射线宽2～4列细胞，常弯曲而细长。⑤薄壁细胞中含有细小的淀粉粒和草酸钙方晶，黏液细胞随处可见。（图7－18）

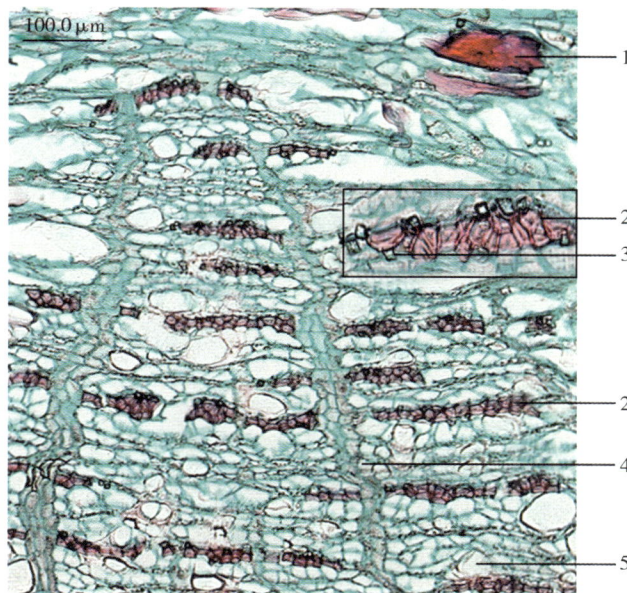

图7－18 黄柏（干皮）横切面
1. 石细胞 2. 纤维束 3. 草酸钙方晶 4. 韧皮射线 5. 黏液细胞

粉末　鲜黄色。①纤维鲜黄色，直径 16~38μm，常成束，周围细胞含草酸钙方晶，形成晶鞘纤维；含晶细胞壁木化增厚。②石细胞鲜黄色，类圆形或纺锤形，直径 35~128μm，有的呈分枝状，枝端锐尖，壁厚，层纹明显；有的可见大型纤维状的石细胞，长可达 900μm。③草酸钙方晶众多。（图7-19）

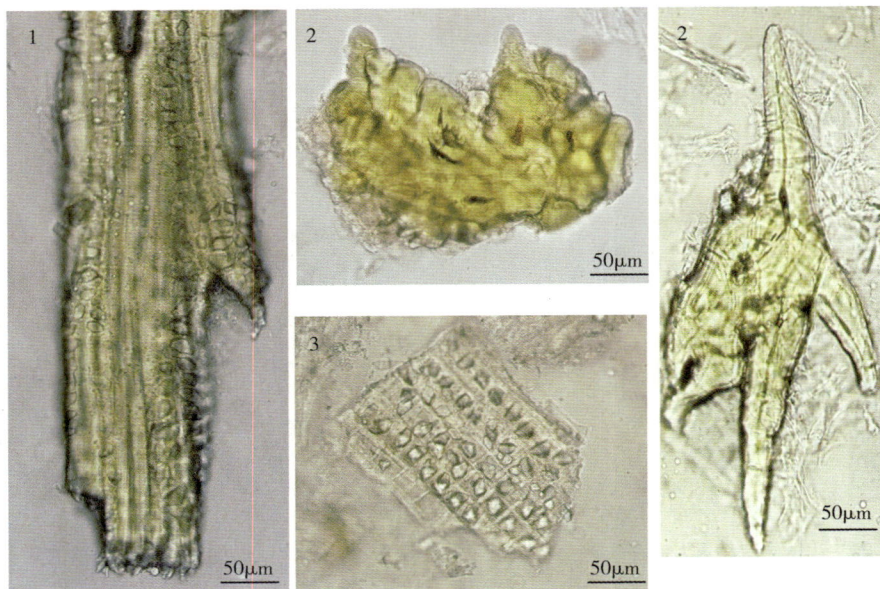

**图7-19　黄柏粉末**
1. 晶鞘纤维　2. 石细胞　3. 草酸钙方晶

【化学成分】　含多种生物碱，主要为小檗碱（berberine），含少量黄柏碱（phellodendrine）、木兰碱（magnoflorine）、掌叶防己碱（palmatine）等。另含三萜苦味质黄柏酮（obacunone）、黄柏内酯（即柠檬苦素，limonin）、黄柏酮酸（obacunonic acid）等。尚含 $\beta$ - 谷甾醇、豆甾醇和黏液质等。

【理化鉴别】

**1. 荧光检查**　黄柏断面置紫外光灯下观察，显亮黄色荧光。

**2. 薄层鉴别**　与黄柏对照药材和盐酸黄柏碱对照品色谱相应的位置上，显相同颜色的斑点。

【质量评价】

**1. 经验鉴别**　以皮厚、断面色黄者为佳。

**2. 含量测定**　按高效液相色谱法测定，含小檗碱以盐酸小檗碱（$C_{20}H_{17}NO_4 \cdot HCl$）计，不得少于 3.0%；含黄柏碱以盐酸黄柏碱（$C_{20}H_{23}NO_4 \cdot HCl$）计，不得少于 0.34%。

【性味功效】　性苦，味寒。清热燥湿，泻火除蒸，解毒疗疮。

**知识拓展**

关黄柏 Phellodendri Amurensis Cortex 为芸香科植物黄檗 *Phellodendron amurense* Rupr. 的干燥树皮。习称"关黄柏"。主产于吉林、辽宁等省。药材呈板片状或浅槽状，长宽不等，厚 2~4mm。外表面黄绿色或淡黄棕色，较平坦，具不规则的纵裂纹，皮孔痕小而少见，偶有灰白色的粗皮残留；内表面黄色或黄棕色。体轻，质较硬，断面纤维性，有的呈裂片状分层，鲜黄色或黄绿色。气微，味极苦，嚼之有黏性。药材横切面组织构造与川黄柏相似，不同点是关黄柏射线较平直，石细胞略少，硬韧部不甚发达。含盐酸小檗碱不得少于 0.6%，盐酸巴马汀（$C_{21}H_{21}NO_4 \cdot HCl$）不得少于 0.3%。性寒，味苦。清热燥湿，泻火除蒸，解毒疗疮。

## 白鲜皮 Baixianpi

### Dictamni Cortex

为芸香科植物白鲜 *Dictamnus dasycarpus* Turcz. 的干燥根皮。呈卷筒状，长 5 ~ 15cm，直径 1 ~ 2cm，厚 2 ~ 5mm。外表面灰白色或淡灰黄色，具细纵皱纹及细根痕，常有突起的颗粒状小点；内表面类白色，有细纵纹。质脆，折断时有粉尘飞扬，断面不平坦，略呈层片状，剥去外层，迎光可见闪烁的小亮点。有羊膻气，味微苦。含黄柏酮、梣酮等成分。性寒，味苦。清热燥湿，祛风解毒。

## 五加皮 Wujiapi

### Acanthopanacis Cortex

为五加科植物细柱五加 *Acanthopanax gracilistylus* W. W. Smith 的干燥根皮。呈不规则卷筒状，长 5 ~ 15cm，直径 0.4 ~ 1.4cm，厚约 2mm。外表面灰褐色，有稍扭曲的纵皱纹和横长皮孔样斑痕；内表面淡黄色或灰黄色，有细纵纹。体轻，质脆，易折断，断面不整齐，灰白色。气微香，味微辣而苦。粉末灰白色，草酸钙簇晶直径 8 ~ 64μm，有时含晶细胞连接，簇晶排列成行。木栓细胞长方形或多角形，壁薄；老根皮的木栓细胞有时壁不均匀增厚，有少数纹孔。分泌道碎片含无色或淡黄色分泌物。淀粉粒甚多，单粒多角形或类球形，直径 2 ~ 8μm；复粒由 2 分粒至数十分粒组成。含异贝壳杉烯酸等成分。性温，味辛、苦。祛风除湿，补益肝肾，强筋壮骨，利水消肿。

## 秦皮 Qinpi

### Fraxini Cortex

为木犀科植物苦枥白蜡树 *Fraxinus rhynchophylla* Hance、白蜡树 *F. chinensis* Roxb.、尖叶白蜡树 *F. szaboana* Lingelsh. 或宿柱白蜡树 *F. stylosa* Lingelsh. 的干燥枝皮或干皮。枝皮呈卷筒状或槽状，长 10 ~ 60cm，皮厚 1.5 ~ 3mm。外表面灰白色、灰棕色至黑棕色或相间呈斑状，平坦或稍粗糙，并有灰白色圆点状皮孔及细斜皱纹，有的具分枝痕。内表面黄白色或棕色，平滑。质硬而脆，断面纤维性，黄白色。气微，味苦。干皮为长条状块片，厚 3 ~ 6mm。外表面灰棕色，具龟裂状沟纹及红棕色圆形或横长的皮孔。质坚硬，断面纤维性较强。水浸出液在日光下可见蓝紫色荧光。含秦皮甲素、秦皮乙素、秦皮素等成分。性寒，味苦、涩。清热燥湿，收涩止痢，止带，明目。

## 香加皮 Xiangjiapi

### Periplocae Cortex

为萝藦科植物杠柳 *Periploca sepium* Bge. 的干燥根皮。呈卷筒状或槽状，少数呈不规则片状，长 3 ~ 10cm，直径 1 ~ 2cm，厚 2 ~ 4mm。外表面灰棕色或黄棕色，栓皮松软常呈鳞片状，易剥落。内表面淡黄色或淡黄棕色，较平滑，有细纵纹。体轻，质脆，易折断，断面不整齐，黄白色。有特异香气，味苦。粉末淡棕色。草酸钙方晶直径 9 ~ 20μm。石细胞长方形或类多角形，直径 24 ~ 70μm。乳汁管含无色油滴状颗粒。木栓细胞棕黄色，多角形。淀粉粒甚多，单粒类圆形或长圆形，直径 3 ~ 11μm；复粒由 2 ~ 6 分粒组成。含系列北五加皮苷（即杠柳新苷）、杠柳苷、杠柳次苷、杠柳毒苷等甾苷类成分，其中杠柳毒苷（periplocin），为强心苷类成分；杠柳新苷 A ~ F、杠柳苷 A ~ E、杠柳次苷 A、B 等为 $C_{21}$ 甾苷类成分。还含有香气成分 4 - 甲氧基水杨醛。性温，味辛、苦；有毒。利水消肿，祛风湿，强筋骨。

## 地骨皮 Digupi

### Lycii Cortex

【来源】　为茄科植物枸杞 *Lycium chinese* Mill. 或宁夏枸杞 *L. barbarum* L. 的干燥根皮。

【产地】枸杞主产于河北、河南、山西等省，多为野生。宁夏枸杞主产于宁夏、甘肃等省区，多为栽培。

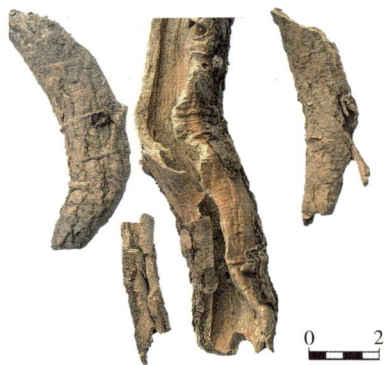

图7-20 地骨皮药材

【性状鉴别】呈筒状或槽状，长3~10cm，直径0.5~1.5cm，厚1~3mm。外表面灰黄色至棕黄色，粗糙，有不规则纵裂纹，易成鳞片状剥落。内表面黄白色至灰黄色，较平坦，有细纵纹。体轻，质脆，易折断，断面不平坦，外层黄棕色，内层灰白色。气微，味微甘而后苦。（图7-20）

【显微鉴别】枸杞根皮横切面：①木栓层为4~10余列细胞，其外有较厚的落皮层。②韧皮射线大多宽1列细胞，纤维单个散在或2至数个成束。③薄壁细胞含草酸钙砂晶，并含多数淀粉粒。

枸杞根皮粉末：米黄色。①草酸钙砂晶随处可见，结晶极细小，略呈箭头形，有的薄壁细胞充满砂晶。②纤维多散在，长110~230μm，木化或微木化，可见稀疏斜纹孔，腔内有时含黄棕色物。③石细胞稀少，呈类圆形、纺锤形或类长方形，直径45~72μm，长至110μm。④淀粉粒众多，单粒呈圆形、类圆形及椭圆形，长度至14μm，复粒由2~4分粒组成。⑤木栓细胞表面观呈多角形，垂周壁平直或微波状，有的微木化，胞腔中含黄色物。

宁夏枸杞：根皮构造与枸杞根皮相似，唯组织中无石细胞和纤维。

【化学成分】主含桂皮酸和多数酚类成分。此外尚含亚油酸（linoleic acid）、亚麻酸（linolenic acid）、蜂花酸（melissic acid）、3,4-二羟基苯丙酸、枸杞酰胺（lyciumamide）、苦柯胺（kukoamine）A、东莨菪内酯、甜菜碱（betaine）、维生素B等。

【质量评价】经验鉴别 以块大、肉厚、无木心者为佳。

【性味功效】性寒，味甘。凉血除蒸，清肺降火。

## 思考题

答案解析

1. 中成药二妙丸主治湿热下注证。方中主药为苍术和黄柏。为保障该中成药的质量，应采用哪些方法鉴别原料药材或饮片的真伪和优劣？

2. 某药材公司需要新采购一批药材，包括牡丹皮、厚朴、肉桂和杜仲，如果你是采购员，可采取哪些鉴别方法保证采购药材的质量？请结合具体药材说出鉴别过程。

书网融合……

微课　　　　本章小结　　　　习题

# 第八章　叶类中药

📖 **学习目标**

1. 通过本章学习，掌握常用叶类中药的来源、性状鉴别特征、道地药材主产地，大青叶、番泻叶的显微鉴别、理化鉴别特征及主要活性成分；熟悉常用叶类中药的采收加工、理化鉴别方法、质量评价、质控指标成分等内容；了解常用叶类中药的植物形态、含量测定方法、性味功效等内容。

2. 具有能够将叶类中药的鉴别特征知识应用于实践，快速、准确地进行真伪鉴定和优劣评价的能力。

# 第一节　概　述

叶类（folium）中药是以药用植物的叶入药的药材的总称。大多采自双子叶植物的叶，多数为完整而成熟的叶，如大青叶、枇杷叶、罗布麻叶等；少数为嫩叶，如苦竹叶；也有带嫩枝的，如侧柏叶。多数以单叶入药，少数为复叶的小叶，如番泻叶。

## 一、性状鉴别

叶类中药的鉴定首先应观察叶片的颜色和状态，如是完整的还是破碎的，是单叶还是复叶上的小叶。多数叶片质地较薄，一般会皱缩或破碎，在鉴定时应选择完整的、有代表性的样品进行观察，观察时常需将样品浸泡在水中使湿润展开后才能识别。一般应注意叶的形状、大小、长度及宽度；叶端、叶缘及叶基的情况；叶片上下表面的色泽及有无毛茸和腺点；叶脉的类型、凹凸和分布情况；叶片的质地；叶柄的有无及长短；叶翼、叶轴、叶鞘、托叶及茎枝的有无；气味等。在观察叶的表面特征时，可借助解剖镜或放大镜仔细观察，或对光透视。

## 二、显微鉴别

主要观察叶的表皮、叶肉及叶中脉三个部分的特征。通常除制作叶中脉部分的横切片外，还应制作叶片的上下表面制片或粉末制片。

叶横切面：主要观察上、下表皮细胞特征及附属物，如角质层、蜡被、结晶体、毛茸的种类和形态、细胞内含物等；叶肉主要观察栅栏组织和海绵组织的特点，根据栅栏组织的分布位置和分化程度判断其为等面叶或异面叶；中脉是叶片的维管束，其类型、数目等均是鉴别叶类中药的依据。

**1. 表皮**　分为上、下表皮，多为1层排列整齐的细胞，外壁稍厚，上表皮外平周壁常具角质层，常显不同的纹理，有的呈波状、放射状、点状、条状等；垂周壁顶面观可呈波状弯曲或平直或念珠状增厚。有的为多层细胞，称为复表皮，如夹竹桃叶。禾本科植物叶的上表皮细胞有较大的"运动细胞"，如淡竹叶等；桑科植物如桑叶的表皮细胞较大，内含葡萄状钟乳体，而爵床科穿心莲叶的表皮细胞内含螺旋状钟乳体；唇形科薄荷叶的表皮细胞内含簇状橙皮苷结晶体；豆科番泻叶表皮细胞内则含黏液质。

均有一定的鉴定意义。

表皮上可见腺毛、非腺毛和气孔等。腺毛和非腺毛的形态、细胞组成、排列情况、表面状况、壁是否木化、分布密度及气孔类型、分布状况等也是叶类中药重要的鉴定特征。气孔有各种类型，它与植物的科、属、种之间有一定的关系，有的植物的叶片可能有不止一种类型的气孔。气孔数目在植物不同种间差别较大，同一植物的上、下表皮气孔数目也可不同，通常下表皮较多。一种植物叶的单位面积上气孔数与表皮细胞数的比例有一定的范围且较为恒定，这种比例关系称为气孔指数。气孔指数常可用来区别不同种的植物和中药。

**2. 叶肉**　通常分化为栅栏组织和海绵组织。

（1）栅栏组织　通常由一至数列长柱形细胞组成，一般分布在上表皮细胞下方，细胞内含大量叶绿体。仅上表皮下方有栅栏组织的叶称为异面叶，如薄荷叶。上下表皮细胞内方均有栅栏组织，或栅栏组织与海绵组织分化不明显的叶称为等面叶，如番泻叶。栅栏组织一般不通过主脉，有些叶类中药的栅栏组织通过主脉，如穿心莲叶。栅栏细胞与表皮细胞之间有一定的关系，一个表皮细胞下的平均栅栏细胞数目称为"栅表比"。同种植物叶的栅表比相对恒定，在同属不同种的叶的鉴定上具有一定的意义。

（2）海绵组织　常占叶肉组织的大部分，内有侧脉维管束分布。叶肉组织中是否含有晶体如钟乳体、草酸钙结晶，有无分泌组织如油细胞、黏液细胞、油室、间隙腺毛（广藿香）以及异形细胞的存在，其形状及分布等都是重要的鉴别特征。

**3. 中脉**　叶片中脉横切面上下表皮的凹凸程度在叶类的鉴定上有其特殊性。一般叶的中脉上下表皮内侧大多有数层厚角组织，但也有少数叶的中脉上方有栅栏组织通过，如番泻叶。中脉维管束通常为外韧型，木质部位于上方，排列呈槽状或新月形至半月形，韧皮部在木质部的下方。有的叶中脉维管束分裂成2~3个或更多，叶维管束的外围有时有纤维等厚壁组织包围，如蓼大青叶。有的为双韧维管束，如罗布麻叶。

叶类药材还可通过测定脉岛（叶脉中最微细的叶脉所包围的叶肉单位为一个脉岛）数目来帮助鉴定。"脉岛数"是指每平方毫米面积中脉岛的数目。同种植物的叶上单位面积的脉岛数目是固定不变的，且不随植物生长的年龄和叶片的大小而变化，因此可作为叶类中药的鉴别特征之一。

# 第二节　常用叶类中药的鉴定

## 石韦 Shiwei
### Pyrrosiae Folium

【来源】为水龙骨科植物庐山石韦 *Pyrrosia sheareri*（Bak.）Ching、石韦 *P. lingua*（Thunb.）Farwell 或有柄石韦 *P. petiolosa*（Christ）Ching 的干燥叶。前两者习称"大叶石韦"，后者习称"小叶石韦"。

【产地】庐山石韦主产于江西、湖南、贵州、四川等省。石韦主产于长江以南各地。有柄石韦主产于东北、华东、华中等地。

【性状鉴别】庐山石韦：叶片略皱缩，展平后呈披针形，长10~25cm，宽3~5cm。先端渐尖，基部耳状偏斜，全缘，边缘常向内卷曲；上表面黄绿色或灰绿色，散布有黑色圆形小凹点；下表面密生红棕色星状毛，有的侧脉间布满棕色圆点状的孢子囊群。叶柄具四棱，长10~20cm，直径1.5~3mm，略扭曲，有纵槽。叶片革质。气微，味微涩苦。

石韦：叶片呈披针形或长圆披针形，长8~12cm，宽1~3cm。基部楔形，对称。孢子囊群紧密而整齐地排列在侧脉间。叶柄长5~10cm，直径约1.5mm。

有柄石韦：叶片多卷曲呈筒状，展平后呈长圆形或卵状长圆形，长3~8cm，宽1~2.5cm。基部楔

形，对称；下表面侧脉不明显，布满孢子囊群。叶柄长 3 ~ 12cm，直径约 1mm。（图 8 - 1）

饮片　呈丝条状。上表面黄绿色或灰褐色，下表面密生红棕色星状毛。孢子囊群着生侧脉间或下表面布满孢子囊群。叶全缘。叶片革质。气微，味微涩苦。（图 8 - 2）

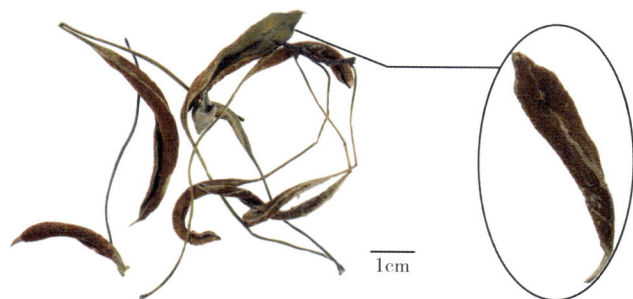

图 8 - 1　石韦（石韦）药材

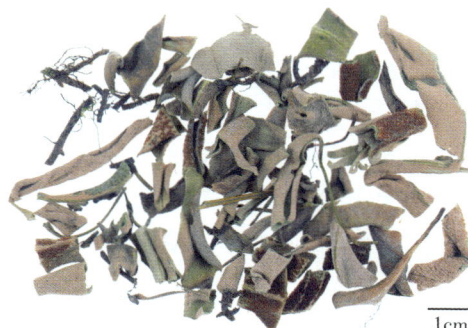

图 8 - 2　石韦饮片

【显微鉴别】　粉末　黄棕色或灰绿色。①星状毛体部 7 ~ 12 细胞，辐射状排列成上、下两轮，每个细胞呈披针形，顶端急尖，有的表面具纵向或不规则网状纹理；柄部 1 ~ 9 细胞。②孢子囊环带细胞黄色或棕黄色，表面观扁长方形。③孢子极面观椭圆形，赤道面观肾形，外壁具疣状突起。④叶下表皮细胞多角形，垂周壁连珠状增厚，气孔类圆形。⑤纤维长梭形，胞腔内充满红棕色或棕色块状物。

【化学成分】　含有机酸类成分，如绿原酸（chlorogenic acid）等。另外还含有呫吨酮类成分，如芒果苷（mangiferin）、异芒果苷（isomangiferin）等。

【质量评价】

1. 经验鉴别　以叶厚、完整者为佳。

2. 含量测定　按高效液相色谱法测定，含绿原酸（$C_{16}H_{18}O_9$）不得少于 0.20%。

【性味功效】　性微寒，味甘、苦。利尿通淋，清肺止咳，凉血止血。

## 侧柏叶 Cebaiye
### Platycladi Cacumen

为柏科植物侧柏 Platycladus orientalis （L.）Franco 的干燥枝梢和叶。药材多为带叶枝梢，多分枝，小枝扁平。叶细小鳞片状，交互对生，贴伏于枝上，深绿色或黄绿色。质脆，易折断。气清香，味苦涩、微辛。粉末黄绿色。叶上表皮细胞长方形，壁略厚。下表皮细胞类方形；气孔甚多，凹陷型，保卫细胞较大，侧面观呈哑铃状。薄壁细胞含油滴。纤维细长，直径约 18μm。具缘纹孔管胞有时可见。含黄酮类成分，如槲皮素、槲皮苷等。性寒，味苦、涩。凉血止血，化痰止咳，生发乌发。

## 蓼大青叶 Liaodaqingye
### Polygoni Tinctorii Folium

为蓼科植物蓼蓝 Polygonum tinctorium Ait. 的干燥叶。药材多皱缩、破碎，完整者展平后呈椭圆形，长 3 ~ 8cm，宽 2 ~ 5cm。蓝绿色或黑蓝色，先端钝，基部渐狭，全缘。叶脉浅黄棕色，于下表面略突起。叶柄扁平，偶带膜质托叶鞘。质脆。气微，味微涩而稍苦。叶表面观：表皮细胞多角形，垂周壁平直或微波状弯曲。气孔多为平轴式，少数不等式。腺毛头部 4 ~ 8 细胞，柄 2 个细胞并列，亦有多细胞构成多列的。非腺毛多列性，壁木化增厚，常见于叶片边缘和主脉处。叶肉组织含多量蓝色至蓝黑色色素颗粒。草酸钙簇晶多见，直径 12 ~ 80μm。新鲜全草含靛青苷（indican），酸水解后生成吲哚酚，在空气中被氧化成靛蓝（indigo），另含靛玉红（indirubin）。性寒，味苦。清热解毒，凉血消斑。

## 淫羊藿 Yinyanghuo
## Epimedii Folium

【来源】 为小檗科植物淫羊藿 *Epimedium brevicornu* Maxim.、箭叶淫羊藿 *E. sagittatum*（Sieb. et Zucc.）Maxim.、柔毛淫羊藿 *E. pubescens* Maxim. 或朝鲜淫羊藿 *E. koreanum* Nakai 的干燥叶。夏、秋季茎叶茂盛时采收，晒干或阴干。

【产地】 淫羊藿主产于陕西、山西、河南、广西等省。箭叶淫羊藿主产于湖北、四川、浙江。柔毛淫羊藿主产于四川。朝鲜淫羊藿主产于东北地区。

【性状鉴别】 淫羊藿：二回三出复叶；小叶片卵圆形，长 3~8cm，宽 2~6cm；先端微尖，顶生小叶基部心形，两侧小叶较小，偏心形，外侧较大，呈耳状，边缘具黄色刺毛状细锯齿；上表面黄绿色，下表面灰绿色，主脉 7~9 条，基部有稀疏细长毛，细脉两面突起，网脉明显；小叶柄长 1~5cm。叶片近革质。气微，味微苦。

箭叶淫羊藿：一回三出复叶，小叶片长卵形至卵状披针形，长 4~12cm，宽 2.5~5cm；先端渐尖，两侧小叶基部明显偏斜，外侧多呈箭形。下表面疏被粗短伏毛或近无毛。叶片革质。

柔毛淫羊藿：一回三出复叶，叶下表面及叶柄密被绒毛状柔毛。

朝鲜淫羊藿：二回三出复叶，小叶较大，长 4~10cm，宽 3.5~7cm，先端长尖。叶片较薄。（图 8-3）

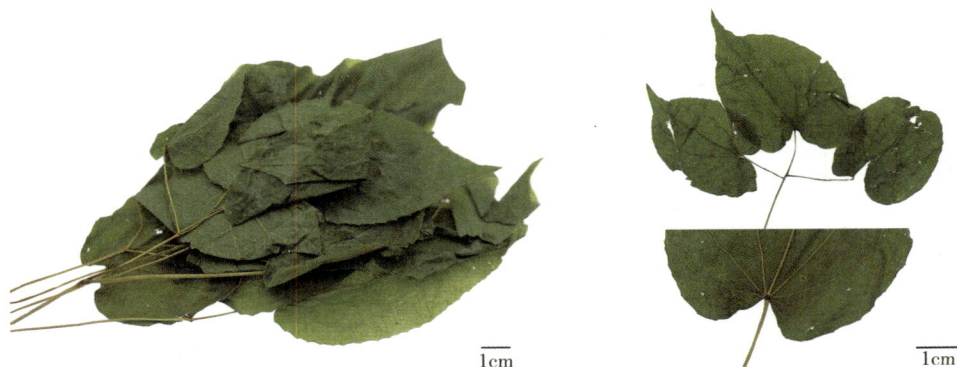

图 8-3　淫羊藿（淫羊藿）药材

饮片　呈丝片状。上表面绿色、黄绿色或浅黄色，下表面灰绿色，网脉明显，中脉及细脉凸出，边缘具黄色刺毛状细锯齿。叶片近革质。气微，味微苦。（图 8-4）

【显微鉴别】 叶表面观　淫羊藿：①上、下表皮细胞垂周壁深波状弯曲，沿叶脉均有异细胞纵向排列，内含 1 至多个草酸钙柱晶。②下表皮气孔众多，不定式，有时可见非腺毛。

箭叶淫羊藿：①上、下表皮细胞较小。②下表皮气孔较密，具有多数非腺毛脱落形成的疣状突起，有时可见非腺毛。

柔毛淫羊藿：下表皮气孔较稀疏，具有多数细长的非腺毛。

朝鲜淫羊藿：下表皮气孔和非腺毛均易见。

【化学成分】 主含黄酮类成分。淫羊藿含淫羊藿苷（icariin）、淫羊藿次苷、淫羊藿新苷、宝藿苷及朝藿定 A、

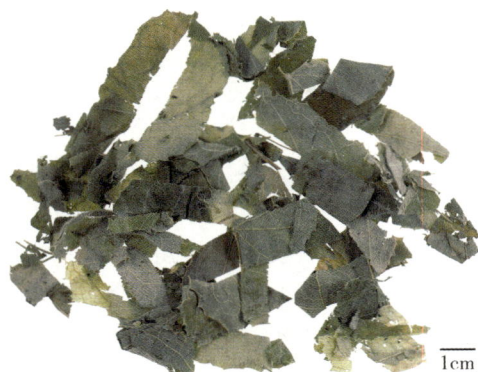

图 8-4　淫羊藿饮片

B、C等。箭叶淫羊藿含淫羊藿苷、淫羊藿次苷、异槲皮素、金丝桃苷、箭叶淫羊藿苷、箭叶淫羊藿素、宝藿苷及朝藿定A、B、C等。柔毛淫羊藿含淫羊藿苷、淫羊藿次苷、宝藿苷、柔藿苷、金丝桃苷及朝藿定C等。朝鲜淫羊藿含淫羊藿苷、淫羊藿新苷、朝鲜淫羊藿苷、宝藿苷及朝藿定A、C等。

【理化鉴别】 薄层鉴别 与淫羊藿苷对照品色谱相应的位置上，显相同的暗红色斑点；喷以三氯化铝试液，紫外光灯（365nm）下检视，显相同的橙红色荧光斑点。

【质量评价】

**1. 经验鉴别** 以色青绿、无枝梗、叶整齐不碎者为佳。

**2. 含量测定** 按紫外–可见分光光度法测定，含总黄酮以淫羊藿苷（$C_{33}H_{40}O_{15}$）计，不得少于5.0%。按高效液相色谱法测定，含朝藿定A（$C_{39}H_{50}O_{20}$）、朝藿定B（$C_{38}H_{48}O_{19}$）、朝藿定C（$C_{39}H_{50}O_{19}$）和淫羊藿苷（$C_{33}H_{40}O_{15}$）的总量，朝鲜淫羊藿药材不得少于0.50%，饮片不得少于0.40%；淫羊藿、箭叶淫羊藿、柔毛淫羊藿药材均不得少于1.5%，饮片均不得少于1.20%；淫羊藿、箭叶淫羊藿、柔毛淫羊藿、朝鲜淫羊藿的饮片含宝藿苷不得少于0.030%。

【性味功效】 性温，味辛、甘。补肾阳，强筋骨，祛风湿。

### 🔗 知识拓展

巫山淫羊藿 Epimedii wushanensis Folium 为小檗科植物巫山淫羊藿 *Epimedium wushanense* T. S. Ying 的干燥叶。为三出复叶，小叶片披针形至狭披针形，长9～23cm，宽1.8～4.5cm，先端渐尖或长渐尖，边缘具刺齿，侧生小叶基部的裂片偏斜，内边裂片小，圆形，外边裂片大，三角形，渐尖。下表面被绵毛或秃净。近革质。气微，味微苦。含黄酮类成分，如朝藿定C等。性温，味辛、甘。补肾阳，强筋骨，祛风湿。

## 大青叶 Daqingye
### Isatidis Folium

【本草考证】 始载于《神农本草经》列为上品，原名为"蓝实"。《名医别录》中始用大青叶之名。陶弘景谓："此即今染襟碧所用者，以尖叶者为胜。"李时珍谓："大青，其茎叶皆深青，故名。"

【来源】 为十字花科植物菘蓝 *Isatis indigotica* Fort. 的干燥叶。

【植物形态】 二年生草本。主根深长，圆柱形，稍弯曲，外皮灰黄色。茎直立，高40～100cm，上部多分枝，稍带粉霜，光滑无毛。单叶互生，基生叶较大，叶片长圆状椭圆形，长5～20cm，宽2～9cm，有柄；茎生叶长圆形或长圆状披针形，长5～7cm，宽1～4cm，先端钝，基部箭形，半抱茎，全缘或有不明显锯齿。复总状花序生于枝端，萼片4，绿色，花瓣4，黄色。短角果矩圆形，扁平，边缘翅状，紫色。种子1枚，椭圆形，褐色。花期4～5月，果期6月。

【采收加工】 夏、秋二季分2～3次采收，除去杂质，晒干。

【产地】 主产于河北、江苏、浙江、安徽等省。大多为栽培品。

【性状鉴别】 叶片多皱缩卷曲，有的破碎。完整叶片展平后呈长椭圆形至长圆状倒披针形，长5～20cm，宽2～6cm。上表面暗灰绿色，有的可见色较深稍突起的小点。先端钝，全缘或微波状，基部狭窄下延至叶柄呈翼状。叶柄长4～10cm，淡棕黄色。质脆。气微，味微酸、苦、涩。（图8–5）

饮片 为不规则的碎段。余同药材。（图8–6）

【显微鉴别】 横切面 ①上、下表皮均为1列切向延长的细胞，外被角质层。②叶肉组织栅栏细胞3～4列，近长方形，与海绵组织分化不明显。③主脉维管束4～9个，外韧型，中间1个较大，每个维管束的上、下侧均有厚壁组织。④薄壁组织中分泌细胞类圆形，略小于周围的薄壁细胞，内含棕黑色颗

粒状物质。（图8-7）

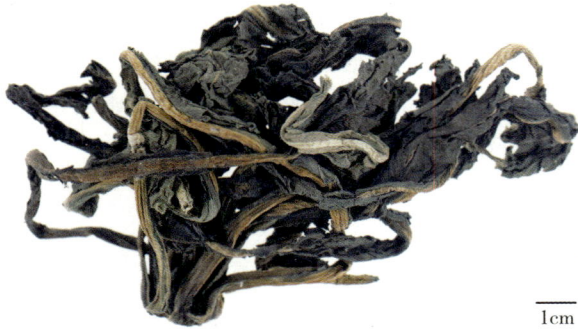

图8-5　大青叶药材

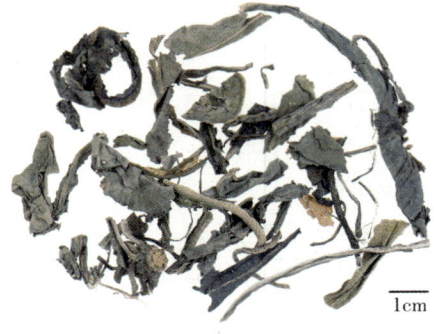

图8-6　大青叶饮片

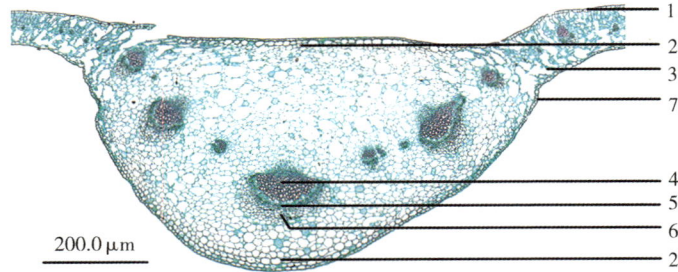

图8-7　大青叶横切面

1. 上表皮　2. 厚角组织　3. 叶肉组织　4. 木质部　5. 韧皮部　6. 纤维束　7. 下表皮

粉末　绿褐色。①下表皮细胞垂周壁稍弯曲，略成连珠状增厚。②气孔不等式，副卫细胞3~4个。③叶肉组织分化不明显；叶肉细胞中含蓝色细小颗粒状物，亦含橙皮苷样结晶。④厚角细胞较多。⑤导管网纹及螺纹。（图8-8）

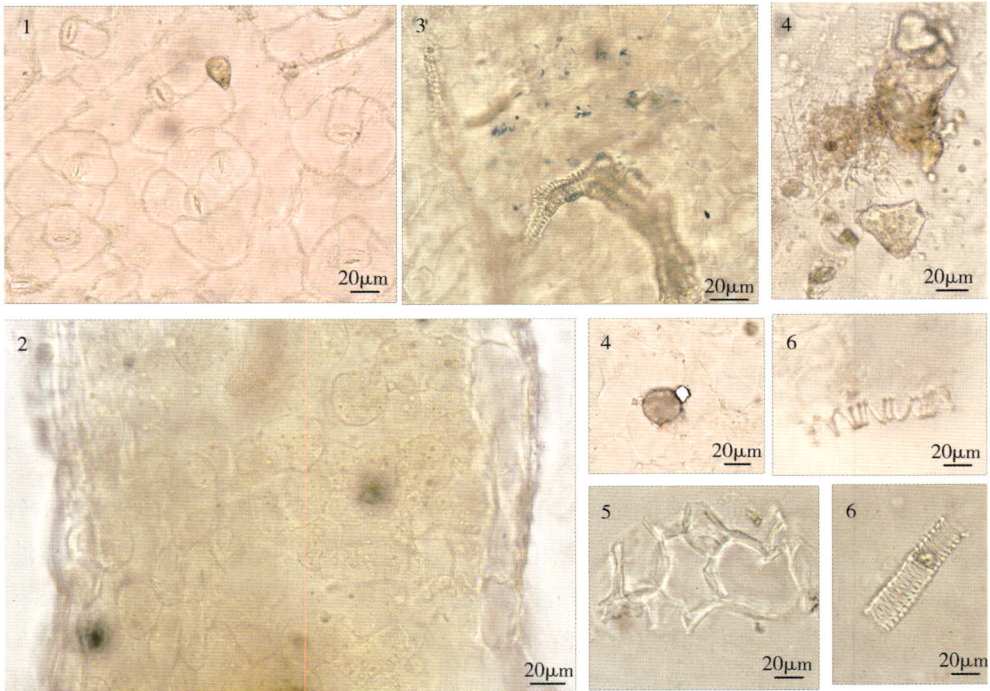

图8-8　大青叶粉末

1. 下表皮细胞　2. 叶肉组织　3. 蓝色颗粒状物　4. 橙皮苷样结晶　5. 厚角细胞　6. 导管

【化学成分】 叶含菘蓝苷（isatan B，又叫大青素B）约1%，易水解生成靛蓝、靛玉红。另含芥苷、新芥苷、黑芥子苷等。

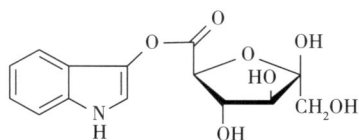 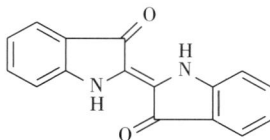 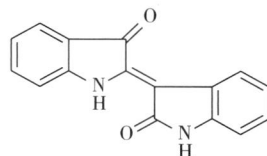

大青素B（菘蓝苷）　　　　　　　　靛蓝　　　　　　　　　　靛玉红

【理化鉴别】

**1. 微量升华**　粉末微量升华，可得蓝色或紫红色细小针状、片状或簇状结晶。

**2. 薄层鉴别**　与靛蓝、靛玉红对照品色谱相应的位置上，显相同的蓝色斑点和浅紫红色斑点。

【质量评价】

**1. 经验鉴别**　以叶片完整、色暗灰绿者为佳。

**2. 含量测定**　按高效液相色谱法测定，含靛蓝（$C_{16}H_{10}N_2O_2$）和靛玉红（$C_{16}H_{10}N_2O_2$）的总量不得少于0.050%。

【性味功效】　性寒，味苦。清热解毒，凉血消斑。

**📎 知识拓展** - - - - - - - - - - - - - - - - - - - - - - - - - - - - - - - - - - - - - - - - - - - - - - - -

福建、四川、广西等省区用爵床科植物马蓝 *Baphicacanthus cusia*（Nees）Bremek. 的叶，江西、湖南、湖北、广西等省区用马鞭草科植物路边青 *Clerodendrum cyrtophyllum* Turcz. 的叶。这两个品种，药典尚未收载作大青叶药用。

- - - - - - - - - - - - - - - - - - - - - - - - - - - - - - - - - - - - - - - - - - - - - - - - - - - - - - - - - - -

## 枇杷叶 Pipaye
### Eriobotryae Folium

为蔷薇科植物枇杷 *Eriobotrya japonica*（Thunb.）Lindl. 的干燥叶。呈长圆形或倒卵形，长12 ~ 30cm，宽4 ~ 9cm。先端尖，基部楔形，边缘上部有疏锯齿，近基部全缘。上表面灰绿色、黄棕色或红棕色，较光滑；下表面密被黄色绒毛，主脉于下表面显著突起，侧脉羽状。叶柄极短，被棕黄色绒毛。革质而脆，易折断。气微，味微苦。含皂苷、熊果酸、齐墩果酸等成分。性微寒，味苦。清肺止咳，降逆止呕。

## 番泻叶 Fanxieye
### Sennae Folium

【本草考证】　原产国外，清代以后引入我国药用。早期著作中称为㕃那叶、泻叶。番泻叶之名见于《饮片新参》（1935年），依据产地和功能得名。

【来源】　为豆科植物狭叶番泻 *Cassia angustifolia* Vahl 或尖叶番泻 *C. acutifolia* Delile 的干燥小叶。

【植物形态】　狭叶番泻：矮小灌木，高约1m。叶互生，偶数羽状复叶，小叶4 ~ 8 对，卵状披针形至线状披针形，长2 ~ 6cm，宽0.4 ~ 1.5cm，先端急尖，且有锐刺，基部稍不对称，无毛或几无毛；具托叶，卵状披针形。总状花序腋生或顶生，花略不整齐；萼片5，长卵形，稍不等长；花瓣5，倒卵形，黄色，下面两枚较大；雄蕊10，不等长；雌蕊弯曲如镰，子房具柄，被疏毛。荚果呈扁平长方形，长4 ~ 6cm，宽1 ~ 1.7cm，背缝线顶端具清楚的尖突；种子8枚，棕绿色，呈长方形而扁。花期9 ~ 12月，果期次年3月。

尖叶番泻：与狭叶番泻相似，但小叶 4~5 对，多为长卵形，长 2~4cm，宽 0.7~1.2cm，先端急尖或有棘尖，叶基不对称。荚果较宽，2~2.5cm，先端的尖突微小而不明显，含种子 6~7 枚。

【采收加工】狭叶番泻叶在开花前摘取叶片，阴干，分级，用水压机打包。尖叶番泻叶在 9 月果实将成熟时，剪取枝条，摘下叶片晒干，按全叶与碎叶分别包装。

【产地】狭叶番泻叶主产于红海以东至印度一带，现以印度南端的丁内未利产量最大，又称为"印度番泻叶"或"丁内未利番泻叶"。埃及、苏丹亦产。尖叶番泻叶主产于埃及尼罗河上游，由埃及的亚历山大港输出，故又称"埃及番泻叶"或"亚历山大番泻叶"。现我国广东、海南及云南西双版纳等地也有栽培。

【性状鉴别】狭叶番泻：呈长卵形或卵状披针形，长 1.5~5cm，宽 0.4~2cm，叶端急尖，叶基稍不对称，全缘。上表面黄绿色，下表面浅黄绿色，无毛或近无毛，叶脉稍隆起。革质。气微弱而特异，味微苦，稍有黏性。

尖叶番泻：呈披针形或长卵形，略卷曲，叶端短尖或微突，叶基不对称，两面均有细短毛茸。质地较薄脆，微呈革质状。气味同上（图 8-9）

饮片　同药材。

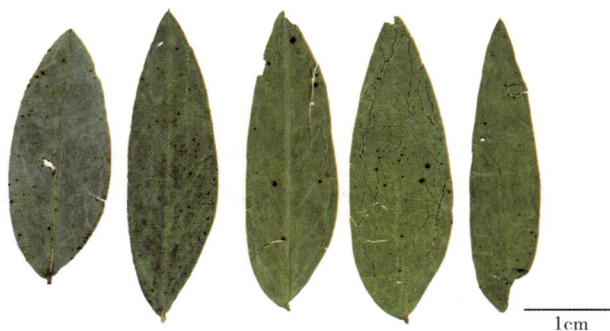

图 8-9　番泻叶药材

【显微鉴别】两种番泻叶主脉横切面显微特征相似：①上表皮细胞中含黏液质，上下表皮均有气孔；单细胞非腺毛壁厚，多疣状突起，基部常弯曲。②叶肉组织为等面叶型，上下均有 1 列栅栏细胞，上面的栅栏组织通过主脉，下面的栅栏组织不通过主脉。③主脉维管束外韧型，上下两侧均有微木化的中柱鞘纤维束，纤维外侧的薄壁细胞中含草酸钙方晶，形成晶鞘纤维。④薄壁细胞中可见草酸钙簇晶。（图 8-10）

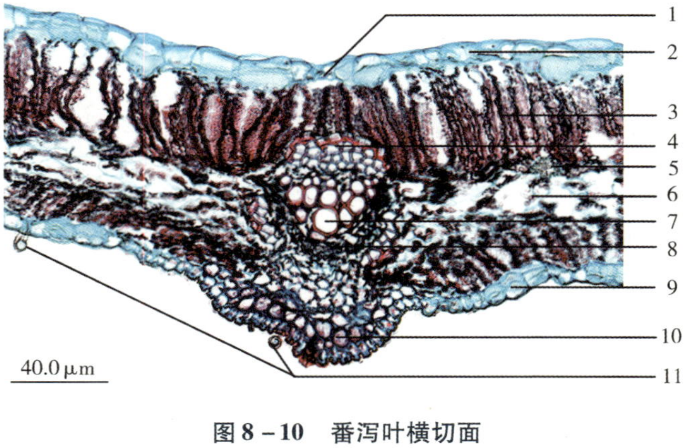

图 8-10　番泻叶横切面

1. 气孔　2. 上表皮　3. 栅栏组织　4. 中柱鞘纤维　5. 草酸钙簇晶　6. 海绵组织
7. 木质部　8. 韧皮部　9. 下表皮　10. 厚角组织　11. 非腺毛

粉末 淡绿色或黄绿色。①上下表皮细胞表面观呈多角形，垂周壁平直。②上下表皮均有气孔，主为平轴式，副卫细胞多为 2 个，也有 3 个。③非腺毛单细胞，长 $100 \sim 350 \mu m$，直径 $12 \sim 25 \mu m$，壁厚，具疣状突起。④晶纤维多，草酸钙方晶直径 $12 \sim 15 \mu m$。⑤草酸钙簇晶存在于叶肉薄壁细胞中，直径 $9 \sim 20 \mu m$。（图 8-11）

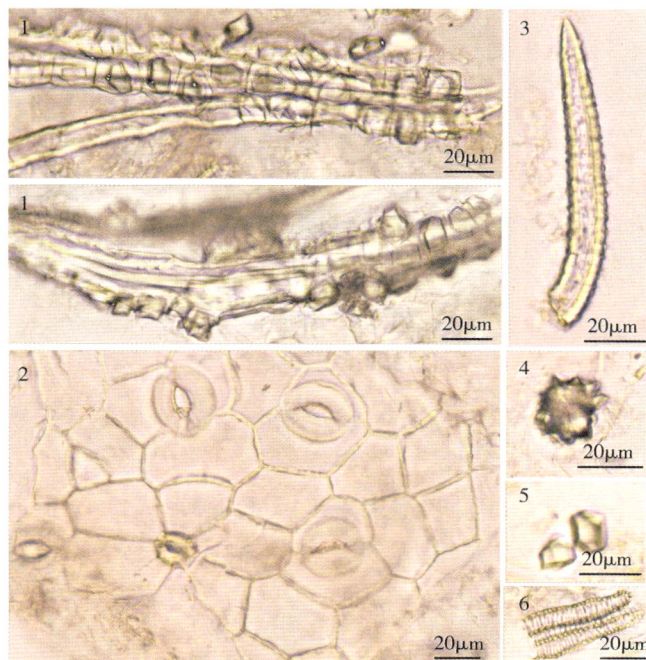

**图 8-11 番泻叶粉末**

1. 晶鞘纤维 2. 表皮细胞及气孔 3. 单细胞非腺毛 4. 草酸钙簇晶 5. 草酸钙方晶 6. 导管

【化学成分】 主含蒽醌类成分，如双蒽酮苷类化合物番泻苷 A ~ D（sennoside A ~ D），其中以番泻苷 A、B 为主。另含游离蒽醌及其苷类，如大黄酸葡萄糖苷、芦荟大黄素葡萄糖苷及少量的大黄酸、芦荟大黄素、大黄酚等。

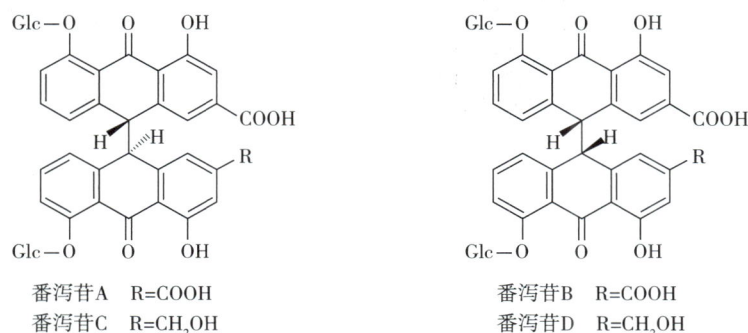

番泻苷A R=COOH
番泻苷C R=CH₂OH

番泻苷B R=COOH
番泻苷D R=CH₂OH

【理化鉴别】

**1. 粉末** 加氢氧化钠溶液呈红色。（检查蒽醌衍生物）

**2. 薄层鉴别** 与番泻叶对照药材色谱相应的位置上，显相同颜色的斑点。

【质量评价】

**1. 经验鉴别** 以叶片大、完整、色绿、梗少、无泥沙杂质者为佳。

**2. 含量测定** 按高效液相色谱法测定，含番泻苷 A（$C_{42}H_{38}O_{20}$）和番泻苷 B（$C_{42}H_{38}O_{20}$）的总量，不得少于 1.1%。

【性味功效】 性寒，味甘、苦。泻热行滞，通便，利水。

🔗 **知识拓展** - - - - - - - - - - - - - - - - - - - - - - - - - - - - - - - - - - - - - - - - - - - - - - - - - - - - - - - - - - - - - - - - - - - - - - - - - - - - - - - - - - - - - - - - -

1. 耳叶番泻叶为番泻叶常见伪品。为同属植物耳叶番泻 *Cassia auriculata* L. 的干燥小叶，常混在进口的狭叶番泻叶中。小叶片卵圆形或倒卵圆形，先端圆钝或微凹陷，或具刺凸，叶基不对称或对称，表面灰绿色或红棕色，被有极多灰白色短毛。显微特征为上表皮内有栅栏细胞 2 列，而下表皮内无典型的栅栏组织，非腺毛细长，甚密，长 240～650μm，表面较光滑。含蒽醌苷量极微。

2. 卵叶番泻叶为番泻叶常见伪品。为同属植物卵叶番泻 *C. obovate* Colladon 的干燥小叶，主产于埃及、意大利，又称意大利番泻叶。叶片呈倒卵形，具棘刺，被短毛。显微特征为下表皮细胞呈乳头状突出，栅栏细胞 1 列通过主脉，下面栅栏细胞类方形或近圆形。

- - - - - - - - - - - - - - - - - - - - - - - - - - - - - - - - - - - - - - - - - - - - - - - - - - - - - - - - - - - - - - - - - - - - - - - - - - - - - - - - - - - - - - - - - - - - - - - - - - - - - -

# 紫苏叶 Zisuye
## Perillae Folium

【来源】 为唇形科植物紫苏 *Perilla frutescens* (L.) Britt. 的干燥叶（或带嫩枝）。

【产地】 主产于江苏、浙江、河北等省，多栽培。

【性状鉴别】 叶片多皱缩卷曲、破碎，完整者展平后呈卵圆形，长 4～11cm，宽 2.5～9cm。先端长尖或急尖，基部圆形或宽楔形，边缘具圆锯齿。两面紫色或上表面绿色，下表面紫色，疏生灰白色毛，下表面有多数凹点状的腺鳞。叶柄长 2～7cm，紫色或紫绿色。质脆。带嫩枝者，枝的直径 2～5mm，紫绿色，断面中部有髓。气清香，味微辛。（图 8－12）

饮片 为皱缩卷曲的叶或为不规则的碎段。余同药材（图 8－13）

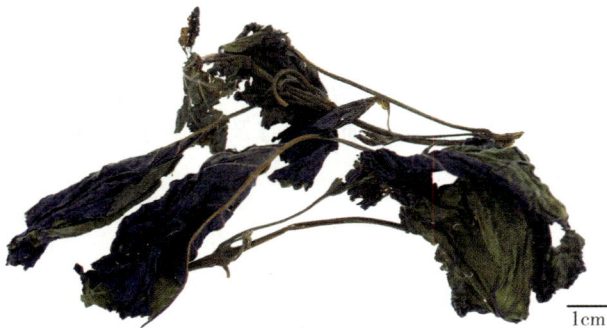

图 8－12 紫苏叶药材

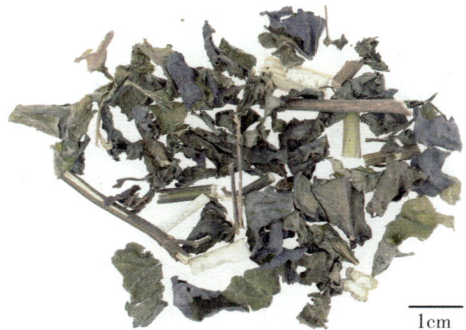

图 8－13 紫苏叶饮片

【显微鉴别】 粉末 棕绿色。①非腺毛 1～7 细胞，直径 16～346μm，表面具线状纹理，有的细胞充满紫红色或粉红色物。②腺毛头部多为 2 细胞，直径 17～36μm，柄单细胞。③腺鳞常破碎，头部 4～8 细胞。④上、下表皮细胞不规则形，垂周壁波状弯曲，气孔直轴式，下表皮气孔较多。⑤草酸钙簇晶细小，存在于叶肉细胞中。

【化学成分】 主含挥发油，油中主要成分为紫苏醛（perillaldehyde，占 40%～55%），具有特殊香气。叶中还含红色色素（perillanin），为花青素－3－(6－对香豆酰－β－D－葡萄糖)－5－β－D－葡萄糖苷。

【质量评价】

**1. 经验鉴别** 以叶完整、色紫、香气浓者为佳。

**2. 含量测定** 按挥发油测定方法测定，含挥发油不得少于 0.40%（ml/g），饮片含挥发油不得少于

0.20%（ml/g）。

【性味功效】性温，味辛。解表散寒，行气和胃。

### 知识拓展

1. 紫苏梗 Perillae Caulis 为唇形科植物紫苏的干燥茎。呈方柱形，四棱钝圆，长短不一，直径0.5～1.5cm。表面紫棕色或暗紫色，四面有纵沟及细纵纹，节部稍膨大，具对生的枝痕和叶痕。体轻，质硬，断面裂片状。切片厚2～5mm，常呈斜长方形，木部黄白色，射线细密，呈放射状，髓部白色，疏松或脱落。气微香，味淡。含挥发油及迷迭香酸等。性温，味辛。理气宽中，止痛，安胎。

2. 紫苏子 Perillae Fructus 为唇形科植物紫苏的干燥成熟果实。呈卵圆形或类球形，直径约1.5mm。表面灰棕色或灰褐色，具微隆起的暗紫色网纹，基部稍尖，有灰白色点状果梗痕。果皮薄而脆，易压碎。种子黄白色，种皮膜质，子叶2，类白色，有油性。压碎有香气，味微辛。种子含脂肪油及迷迭香酸等。性温，味辛。降气化痰，止咳平喘，润肠通便。

## 艾叶 Aiye
### Artemisiae Argyi Folium

为菊科植物艾 *Artemisia argyi* Lévl. et Vant. 的干燥叶。多皱缩、破碎，有短柄。完整叶片展平后呈卵状椭圆形，羽状深裂、半裂或浅裂，裂片卵形、卵状披针形或披针形，边缘有不规则的粗锯齿；上表面灰绿色或深黄绿色，有稀疏的柔毛和腺点；下表面密生灰白色绒毛。质柔软。气清香，味苦。粉末绿褐色。非腺毛为T形毛，柄2～5细胞，两臂不等长。一种顶细胞长梭形而弯曲，细胞壁厚，表面较光滑；另一种顶细胞细丝状，扁平且扭曲，极长，细胞壁薄。腺毛表面观鞋底形，由4或6个细胞相对叠合而成，常无柄。草酸钙簇晶，直径3～7μm，存在于叶肉细胞中。主含挥发油，油中含桉油精、龙脑等。性温，味辛、苦；有小毒。温经止血，散寒止痛；外用祛湿止痒。

## 思考题

答案解析

1. 现有一批番泻叶药材，请问如何通过性状鉴别的方法区分出其来源是狭叶番泻叶还是尖叶番泻？

2. 老师交给同学1包叶类药材，请问应如何着手对其进行性状鉴别与显微鉴别？

3. 现有3包未知粉末，可能为大青叶、番泻叶、紫苏叶3味中药，请你设计一个显微鉴定实验方法，如何将其一一鉴别。

书网融合……

本章小结　　　　　习题

# 第九章　花类中药

PPT

## 学习目标

　　1. 通过本章学习，掌握常用花类中药的来源、性状鉴别特征、道地药材主产地，丁香、金银花、红花、西红花的显微鉴别、理化鉴别特征及主要活性成分；熟悉常用花类中药的采收加工、理化鉴别方法、质量评价、质控指标成分等内容；了解常用花类中药的植物形态、含量测定方法、性味功效等内容。

　　2. 具有能够将花类中药的鉴别特征知识应用于实践，快速、准确地进行真伪鉴定和优劣评价的能力。

## 第一节　概　述

　　花类（flos）中药，即以植物的花、花序或花的某一部分入药。完整花入药的，以花蕾较多，如丁香、金银花、辛夷、槐米等；也有已开放的，如红花、洋金花等。花序也有已开放的或是未开放的情况，前者如菊花、旋覆花，后者如款冬花；还有使用带花果穗的，如夏枯草。以花的某一部分入药的，有西红花（柱头）、松花粉（花粉粒）、蒲黄（花粉粒）等。

### 一、性状鉴别

　　花类中药在性状鉴别时首先应注意观察样品的全形、颜色、大小、气味。常见的形状有圆锥状、棒状、团簇状、丝状、粉末状等；颜色、气味较新鲜时淡。以完整花入药者，应注意观察花托（receptacle）、花萼（calyx）、花冠（corolla）、雄蕊群（androecium）和雌蕊群（gynoecium）的数目及其着生位置、形状、颜色、被毛与否、气味等；如以花序入药，还需注意花序类别、总苞（involucre）或苞片（bract）等。花类中药经过采制干燥，常干缩破碎而改变了形状，在鉴别时，常将药材放在温水中软化，以便观察它们的构造，必要时需借助放大镜、解剖镜进行观察。

### 二、显微鉴别

　　花类中药的显微鉴别除花梗、膨大的花托等需制作横切片外，一般只制作表面制片和粉末片观察。

　　**1. 花萼和苞片**　花萼和苞片在构造上与叶相似，通常叶肉组织分化不明显，故鉴定时以观察表面特征为主。注意上、下表皮细胞的形态，有无气孔及毛茸，气孔和毛茸的类型、形状及分布情况等。叶肉组织常不分化，大多呈海绵组织状，需注意有无分泌组织、草酸钙晶体以及它们的类型和分布，如洋金花花萼薄壁组织中有草酸钙砂晶。

　　**2. 花冠（花瓣）**　花瓣构造与花萼近似，但气孔小而常退化。上表皮细胞常呈乳头状或毛茸状突起，无气孔，如密蒙花花冠裂片顶端的表皮细胞呈乳突状，红花则呈短绒毛状；下表皮细胞的垂周壁常呈波状弯曲，具内脊或向胞腔内弯曲而形成小囊状胞间隙，有时有少数毛茸及气孔存在。叶肉组织几乎不分化，由数层排列疏松的薄壁组织构成，有时可见分泌组织及贮藏物质，如丁香花瓣中有油室，红花的花冠中有管状分泌组织且内贮红色物质。维管束细小，仅见少数螺纹导管。

**3. 雄蕊** 雄蕊（stamen）由花丝（filament）和花药（anther）两部分组成。花丝结构简单，其表皮有时被表皮毛，如闹羊花花丝下部被两种非腺毛。花药主要观察花粉囊（pollen sac）和花粉粒（pollen grains）。花粉囊内壁细胞的壁常不均匀增厚，呈网状、条状、螺旋状、环状或点状，且大多木化。花粉粒的形状、大小以及外壁上雕纹和萌发孔，常是科、属至种的特征，是花类中药重要的鉴别依据。花粉粒的形状有圆形的，如金银花、洋金花、红花等；三角形如丁香、木棉花等；椭圆形如槐米、油菜；四分体如闹羊花等。花粉粒表面有的光滑，如西红花、槐米等；有的有粗细不等的刺状突起，如红花、金银花等；有的具放射状纹理，如洋金花；有的具网状纹理，如蒲黄。一般双子叶植物花粉粒的萌发孔为3个或3个以上，单子叶植物和裸子植物花粉粒的萌发孔为1个。花粉粒的形状和萌发孔数常因观察面（极面观或赤道面观）的不同而有差异，应加以辨别。

**4. 雌蕊** 雌蕊（pistil）由子房（ovary）、花柱（style）和柱头（stigma）组成。子房的表皮多为薄壁细胞，表皮细胞层常有毛茸和各种形状的突起，有的表皮细胞分化成多细胞束状毛，如闹羊花；有的表皮细胞含有草酸钙柱晶，如旋覆花。花柱表皮细胞一般无特殊变化，少数分化成毛状物，如红花。柱头表皮细胞常呈乳头状突起，如金银花；或呈毛茸状，如西红花；也有不作毛茸状突起的，如洋金花。

**5. 花梗和花托** 有些花类中药常带有部分花梗（pedicel）和花托（receptacle）。其横切面构造与茎相似，鉴定时注意表皮、皮层、内皮层、维管束及髓部是否明显，有无厚壁组织、分泌组织存在，有无草酸钙结晶、淀粉粒等。

# 第二节 常用花类中药的鉴定

## 松花粉 Songhuafen

### Pini Pollen

为松科植物马尾松 *Pinus massoniana* Lamb.、油松 *P. tabulieformis* Carr. 或同属数种植物的干燥花粉。春季花刚开时，采摘雄花穗，晒干，收集花粉，除去杂质。本品为淡黄色细粉。体轻，易飞扬，手捻有滑润感，入水不沉。气微，味淡。以体轻、色淡黄者为佳。显微镜下，松花粉的花粉粒椭圆形，长 $45 \sim 55\mu m$，直径 $29 \sim 40\mu m$，表面光滑，两侧各有一个膨大的气囊，气囊壁具明显的网状纹理，网眼多角形。主要含有脂肪油、油脂及黄酮类成分。性温，味甘。收敛止血，燥湿敛疮。

## 辛夷 Xinyi

### Magnoliae Flos

【来源】 为木兰科植物望春花 *Magnolia biondii* Pamp.、玉兰 *M. denudata* Desr. 或武当玉兰 *M. sprengeri* Pamp. 的干燥花蕾。冬末春初花未开放时采收，除去枝梗，阴干。

【产地】 主产于河南、安徽、湖北、四川、陕西等省。

【性状鉴别】 望春花：呈长卵形，似毛笔头，长 1.2～2.5cm，直径 0.8～1.5cm。基部常具短梗，长约 5mm，梗上有类白色点状皮孔。苞片 2～3 层，每层 2 片，两层苞片之间有小鳞芽；苞片外表面密被灰白色或灰绿色茸毛，内表面类棕色、无毛。花被片 9，棕色，外轮花被片 3，条形，约为内两轮长的 1/4，呈萼片状，内两轮花被片 6，每轮 3，轮状排列。雄蕊和雌蕊多数，螺旋状排列。体轻、质脆。气芳香，味辛凉而稍苦。

玉兰：长 1.5～3cm，直径 1～1.5cm。基部枝梗较粗壮，皮孔浅棕色。苞片外表密被灰白色或灰绿色茸毛。花被片 9，内外轮同型。

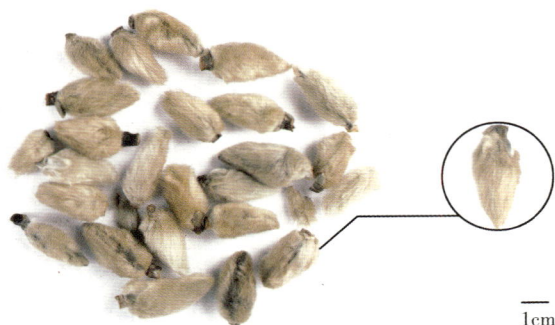

图 9-1 辛夷药材

武当玉兰：长 2~4cm，直径 1~2cm。基部枝梗粗壮，皮孔红棕色。苞片外表密被淡黄色或淡黄绿色茸毛，有的最外层苞片茸毛已脱落而呈黑褐色。花被片 10~12（15），内外轮无显著差异。（图 9-1）

【显微鉴别】粉末　灰绿色或淡黄绿色。①非腺毛有单细胞毛和多细胞毛两种，多破碎，壁厚 4~13μm，单细胞毛基部表皮细胞圆形；多细胞毛由 2~4 个细胞组成，基部细胞短粗膨大，细胞壁极度增厚似石细胞，其周围有时可见十数个表皮细胞集成的球状体。②石细胞多成群，呈椭圆形、不规则形或分枝状，壁厚 4~20μm，孔沟不甚明显，胞腔中可见棕黄色分泌物。③油细胞众多，类圆形，有的可见微小油滴。④苞片表皮细胞扁方形，垂周壁连珠状。

【化学成分】望春花含挥发油 1%~5%，油中主要成分为桉油精（cineole）、丁香酚（eugenol）、胡椒酚甲醚（chavicol methyl ether）、β-蒎烯（β-pinene）、α-油松醇（α-terpineol）等。木脂素类成分，为木兰脂素（magnolin）、松脂素二甲醚（pinoresinol dimethyl ether）、里立脂素二甲醚（lirioresinol dimethyl ether）和辛夷脂素（fargesin）。此外，尚含生物碱类成分。

【质量评价】

**1. 经验鉴别**　以完整、内瓣紧密、无枝梗、香气浓者为佳。

**2. 含量测定**　按挥发油测定法测定，含挥发油不得少于 1.0%（ml/g）。按高效液相色谱法测定，含木兰脂素（$C_{23}H_{28}O_7$）不得少于 0.40%。

【性味功效】性温，味辛。散风寒，通鼻窍。

## 槐花 Huaihua
## Sophorae Flos

【来源】为豆科植物槐 Sophora japonica L. 的干燥花及花蕾。夏季花开放或花蕾形成时采收，及时干燥，除去枝、梗及杂质。前者习称"槐花"，后者习称"槐米"。

【产地】主产于河北、山东、河南、江苏等省。

【性状鉴别】

**1. 槐花**　皱缩而卷曲，花瓣多散落。完整者花萼钟状，黄绿色，先端 5 浅裂，花瓣 5，黄色或黄白色，1 片较大，近圆形，先端微凹，其余 4 片长圆形。雄蕊 10，其中 9 个基部连合，花丝细长；雄蕊圆柱形，弯曲。体轻。气微，味微苦。（图 9-2）

**2. 槐米**　呈卵形或椭圆形，长 2~6mm，直径约 2mm。花萼下部有数条纵纹。萼的上方为黄白色未开放的花瓣。花梗细小。体轻，手捻即碎。气微，味微苦涩（图 9-3）。

【显微鉴别】粉末　黄绿色。①花粉粒类球形或钝三角形，直径 14~19μm，具 3 个萌发孔。②萼片表皮表面观呈多角形。③非腺毛 1~6 细胞，长 86~660μm，多细胞者大多顶端细胞甚长，尖端渐尖或短尖，基部细胞短。④气孔不定式，副卫细胞 4~8 个。⑤草酸钙方晶较多。

【化学成分】主要含有黄酮类成分如芸香苷（芦丁，rutin），异鼠李素（isorhamnetin）、槲皮素（quercetin）及其芸香糖苷等。皂苷类成分如赤豆皂苷（azukisaponic）Ⅰ、Ⅱ、Ⅴ，大豆皂苷（soyasaponin）Ⅰ、Ⅲ，槐花皂苷（kaikasaponin）Ⅰ、Ⅱ、Ⅲ等。尚含脂肪酸类、甾体类等。

【质量评价】

**1. 经验鉴别**　槐花以身干、色黄白、整齐不碎、无枝梗杂质者为佳；槐米以身干、花蕾饱满、花萼色绿、无枝梗杂质者为佳。

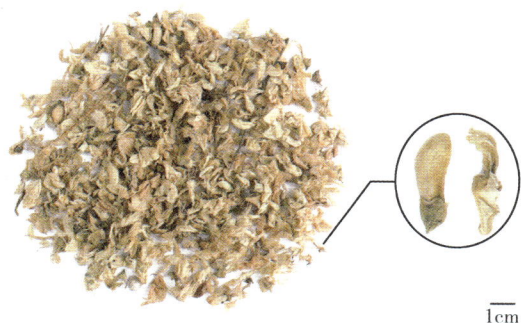

图 9-2 槐花药材

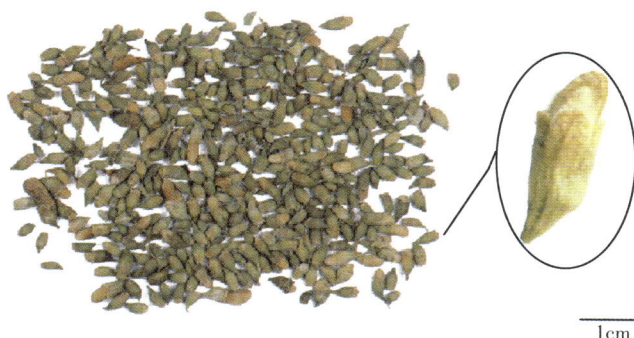

图 9-3 槐米药材

**2. 含量测定** 按紫外 - 可见分光光度法测定，含总黄酮以芦丁（$C_{27}H_{30}O_{16}$）计，槐花不得少于 8.0%；槐米不得少于 20.0%。按高效液相色谱法测定，含芦丁（$C_{27}H_{30}O_{16}$）槐花不得少于 6.0%；槐米不得少于 15.0%。

【性味功效】 性微寒，味苦。凉血止血，清肝泻火。

📎 **知识拓展**

槐角 Sophorae Fructus 为豆科植物槐 *S. japonica* L. 的干燥成熟果实。呈连珠状，长 1~6cm，直径 0.6~1cm。表面黄绿色或黄褐色，皱缩而粗糙，背缝线一侧呈黄色。质柔润，干燥皱缩，易在收缩处折断，断面黄绿色，有黏性。种子 1~6 粒，肾形，表面光滑，棕黑色，一侧有灰白色圆形种脐；质坚硬，子叶 2，黄绿色。果肉气微，味苦，种子嚼之有豆腥气。粉末深灰棕色。果皮表皮细胞表面观呈多角形，可见环式气孔。种皮栅状细胞侧面观呈柱状，壁较厚，光辉带位于顶端边缘处；顶面观多角形，壁呈紧密连珠状增厚；底面观类圆形，内含灰棕色物。种皮支持细胞侧面观呈哑铃状，有的胞腔内含灰棕色物。草酸钙方晶菱形或棱柱形。石细胞类长方形、类圆形、类三角形或贝壳形，孔沟明显。性寒，味苦。清热泻火，凉血止血。

## 丁香 Dingxiang

### Caryophylli Flos

【本草考证】 始载于《名医别录》，原名鸡舌香。《本草拾遗》载，"鸡舌香和丁香同种，花实丛生，其心最大者为鸡舌香乃母丁香也"。马志谓："丁香生交、广、南番，按广东图上丁香，树高丈余，木类桂，叶似栎叶。花圆细，黄色，凌冬不凋。其子出枝蕊上如钉，长三四分，紫色。其中有粗大如山茱萸者，俗呼为母丁香。"

【来源】 为桃金娘科植物丁香 *Eugenia caryophyllata* Thunb. 的干燥花蕾。

【植物形态】 常绿乔木，高达 10m。单叶对生，革质，叶片长卵形，长 5~10cm，宽 2.5~5cm，先端尖，基部渐窄，侧脉多数，平行状，具多数透明小油点。花芳香，聚伞圆锥花序顶生；萼筒长 1~1.5cm，先端四裂，齿状，肥厚，绿色，后转紫色，有油腺；花冠白色稍带紫色，短管状，具四裂片；雄蕊多数，成四束与萼片互生；雌蕊 1 枚，子房下位，2 室，具多数胚珠。浆果红棕色，顶端有宿存萼片，香气强烈。花期 9 月至翌年 3 月。

【产地】 主产于马来西亚、印度尼西亚及东非沿岸国家。以桑给巴尔岛产量大，质量佳。现我国海南、广东等省有栽培。

【采收加工】当花蕾由绿转红时采摘，除去花梗，晒干。

【性状鉴别】略呈研棒状，长1～2cm。花冠圆球形，直径0.3～0.5cm，花瓣4，复瓦状抱合，呈棕褐色至褐黄色，花瓣内为雄蕊和花柱，搓碎后可见众多黄色细粒状的花药。萼筒圆柱形，略扁，有的稍弯曲，长0.7～1.4cm，直径0.3～0.6cm，红棕色或棕褐色，上部有4枚三角状的萼片，十字状分开。质坚实，富油性。气芳香浓烈，味辛辣，有麻舌感。入水则萼管下沉（与已去油的丁香区别）。（图9-4）

【显微鉴别】萼筒中部横切面　①表皮细胞1列，具较厚的角质层。②皮层外侧散有2～3列径向延长的椭圆形的油室，长150～200μm；其下有20～50个小型双韧维管束，断续排列成环，维管束外围有少数中柱鞘纤维，壁厚，木化。内侧为数列薄壁细胞组成的通气组织，有大型腔隙。③中心轴柱薄壁组织间散有多数细小维管束，环列，薄壁细胞含众多细小的草酸钙簇晶。（图9-5）

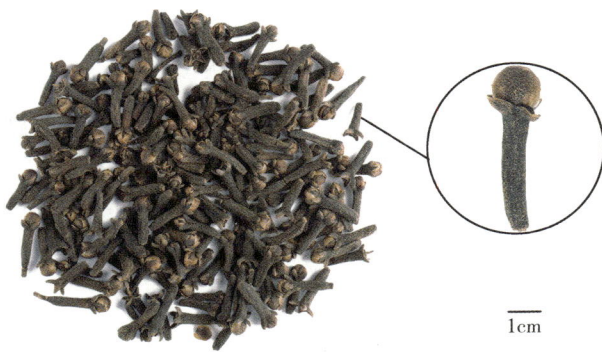

图9-4　丁香药材

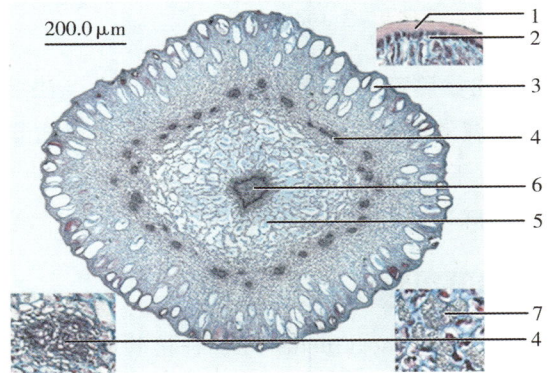

图9-5　丁香（萼筒中部）横切面

1. 角质层　2. 表皮　3. 油室　4. 维管束
5. 通气组织　6. 中央轴柱　7. 草酸钙簇晶

粉末　暗红棕色。①纤维梭形，顶端钝圆，壁较厚。②花粉粒众多，极面观三角形，赤道表面观双凸镜形，具3副合沟。③草酸钙簇晶众多，直径4～26μm，存在于较小的薄壁细胞中。④油室多破碎，分泌细胞界限不清，含黄色油状物。（图9-6）

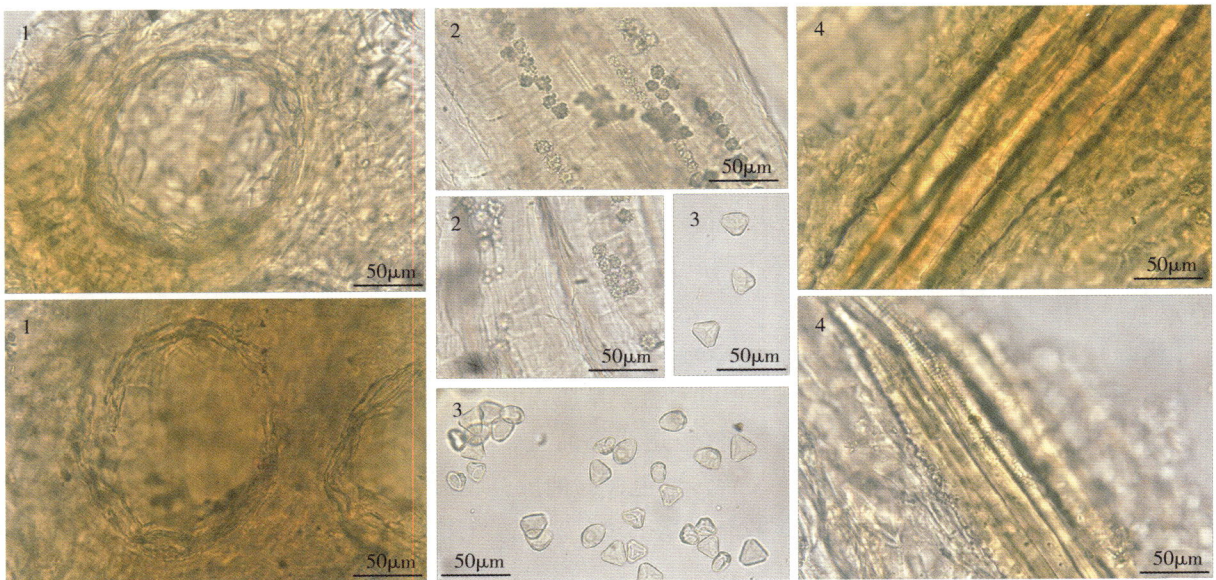

图9-6　丁香粉末

1. 油室　2. 草酸钙簇晶　3. 花粉粒　4. 纤维

【化学成分】含挥发油 14% ~ 21% ，油中主要成分为丁香酚（eugenol，含量为 80% ~ 87%）、β - 丁香烯、乙酰基丁香酚等。并含鞣质、齐墩果酸、苯并吡酮、豆甾醇、谷甾醇等。

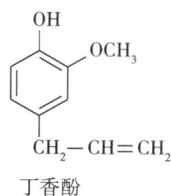

丁香酚

【理化鉴定】

**1. 定性鉴别**　粉末三氯甲烷浸液，加 3% 氢氧化钠的氯化钠饱和液，镜检，有簇状细针形丁香酚钠结晶产生。

**2. 薄层鉴别**　与丁香酚对照品色谱相应的位置上，显相同颜色的斑点。

【质量评价】

**1. 经验鉴别**　以完整、个大、油性足、颜色深红、香气浓郁、入水下沉者为佳。

**2. 含量测定**　按气相色谱法测定，含丁香酚（$C_{10}H_{12}O_2$）不得少于 11.0% 。

【性味功效】性温，味辛。温中降逆，补肾助阳。

### 🔗 知识拓展

母丁香 Caryophylli Fructus 为桃金娘科植物丁香 *Eugenia caryophyllata* Thunb. 的干燥近成熟果实，又名"鸡舌香"。呈卵圆形或长椭圆形；长 1.5 ~ 3cm，直径 0.5 ~ 1cm。顶端有齿状萼片 4 枚，向中央弯曲；基部具果梗痕。表面黄棕色或褐棕色，有细皱纹。果皮与种仁可剥离，种仁由两片子叶合抱而成，子叶形如鸡舌，棕色或暗棕色，显油性，中央具一明显的纵沟；内有胚，呈细杆状。质较硬，难折断。气香，味麻辣。粉末棕褐色，纤维较多，成束或单个散在，淡黄棕色，多呈长梭形；石细胞单个散在或数个成群，淡黄棕色，呈长条形、类三角形或不规则形，偶有分枝状，层纹较密，孔沟明显；草酸钙簇晶存在于薄壁细胞中，直径 7 ~ 43μm；偶见草酸钙小方晶；油室多破碎。含丁香酚、母丁香酚及少量挥发油。性温，味辛。温中降逆，补肾助阳。

## 洋金花 Yangjinhua
### Daturae Flos

【来源】为茄科植物白花曼陀罗 *Datura metel* L. 的干燥花。习称"南洋金花"。4 ~ 11 月花初开时采收，晒干或低温干燥。

【产地】主产于江苏、浙江、广东等省，多为栽培。

【性状鉴别】通常皱缩成条状，完整者长 9 ~ 15cm。花萼筒状，长为花冠的 2/5，灰绿色或灰黄色，先端 5 裂，基部具纵脉纹 5 条，表面微有茸毛；花冠喇叭状，淡黄色或黄棕色，先端 5 浅裂，裂片有短尖，短尖下有明显的纵脉纹 3 条，两裂片之间微凹；雄蕊 5，花丝贴于花冠筒内，长为花冠的 3/4；雌蕊 1，柱头棒状。烘干品质柔韧，气特异；晒干品质脆，气微，味微苦。（图 9 - 7）

【显微鉴别】粉末　淡黄色。①花粉粒类球形或扁球形，直径 42 ~ 65μm，表面有条纹状雕纹，自两极向四周

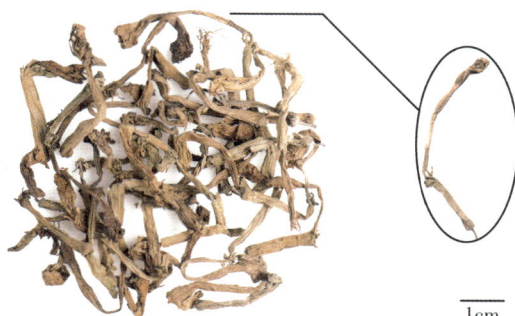

图 9 - 7　洋金花药材

呈放射状排列。②腺毛有两种，短腺毛头部 2 ~ 6 细胞，柄 1 ~ 4 细胞；长腺毛头部单细胞，柄 2 ~ 6 细胞。③非腺毛 1 ~ 5 细胞，稀有 10 个以上细胞，有的基部细胞膨大，有的中间细胞皱缩，壁具疣突。④花萼、花冠薄壁细胞中有草酸钙砂晶、方晶及簇晶。

【化学成分】含莨菪烷类生物碱，主要为东莨菪碱（scopolamine），约占总碱的 85%，另含少量 $l$ - 莨菪碱（$l$ - hyoscyamine）及阿托品（atropine）等。含醉茄内酯类（一类天然存在的具有麦角甾烷骨架的 $C_{28}$ 类固醇）如 daturametelin A、C、E 等。此外尚含黄酮类，以山奈酚和槲皮素为主。

【质量评价】

**1. 经验鉴别** 以朵大、不破碎，花冠肥厚者佳。

**2. 含量测定** 按高效液相色谱法测定，含东莨菪碱（$C_{17}H_{21}NO_4$）不得少于 0.15%。

【性味功效】性温，味辛；有毒。平喘止咳，解痉定痛。

### 知识拓展

1. 同属植物毛曼陀罗 Datura innoxia Mill. 的花，习称北洋金花。花萼为花冠 1/2，常宿存，密被毛茸；花冠长 9 ~ 10.5cm，边缘 5 裂片，先端丝状，两裂片间稍突起呈三角形；花丝与花冠近等长，柱头戟形。花粉粒表面有放射状雕纹。长腺毛较多，有分枝状非腺毛。簇晶直径 8 ~ 26μm。含总生物碱 0.19% ~ 0.53%，东莨菪碱含量为 0.17% ~ 0.51%，莨菪碱含量为 0.01% ~ 0.14%。

2. 同属植物曼陀罗 Datura stramonium L. 的花，习称野洋金花。花较小，长 5 ~ 8cm，花冠上常有紫色脉纹，花冠裂片间微凹陷，柱头头状。

## 金银花 Jinyinhua

### Lonicerae Japonicae Flos

【本草考证】始载于《名医别录》。陶弘景谓："藤生，凌冬不凋，故名忍冬。"金银花一名始见于《苏沈良方》，曰："四月开花，……初开色白，数日则变黄。每黄白相间，故一名金银花"。早期忍冬多以茎、叶入药，至宋朝始以花入药，至明清愈加受到重视。李时珍谓："忍冬在处有之，附树延蔓，茎微紫色，对节生叶。……三四月开花，长寸许，一蒂两花二瓣，……。花初开者，蕊瓣俱色白；经二三日，则色变黄。新旧相参，黄白相映，故呼金银花，气甚芳香，四月采花阴干；藤叶不拘时采。阴干。"

【来源】为忍冬科植物忍冬 Lonicera japonica Thunb. 的干燥花蕾或带初开的花。

【植物形态】多年生半常绿藤本。茎中空，多分枝，老枝外表棕褐色，栓皮常呈条状剥离；幼枝绿色，密生短柔毛。叶对生，卵圆形至长卵圆形，全缘，嫩叶两面有柔毛，老叶上面无毛。花成对腋生，苞片叶状，卵形至椭圆形，2 枚，长 1 ~ 3cm；萼筒短小，先端 5 齿裂；花冠二唇形，长 3 ~ 5cm，初开时白色，有时稍带紫色，后渐变黄色，外被柔毛和腺毛，花冠筒细长，上唇 4 浅裂，下唇不裂，稍反转；雄蕊 5；雌蕊 1，花柱棒状，与雄蕊同伸出花冠外；子房下位。浆果球形，黑色。花期 5 ~ 7 月，果期 7 ~ 10 月。

【采收加工】夏初 5 ~ 6 月采收未开放的花蕾，置通风处阴干或摊成薄层晒干。

【产地】主产于山东、河南，多为栽培，全国大部分地区均产。

【性状鉴别】呈棒状，上粗下细，略弯曲，长 2 ~ 3cm，上部直径约 3mm，下部直径约 1.5mm。表面黄白色或绿白色（贮久色渐深），密被短柔毛。偶见叶状苞片。花萼绿色，先端 5 裂，裂片有毛，长约 2mm。开放者花冠筒状，先端二唇形；雄蕊 5，附于筒壁，黄色；雌蕊 1，子房无毛。气清香，味淡、微苦。（图 9 - 8）

【显微鉴别】　粉末　浅黄棕色或黄绿色。①腺毛较多，头部倒圆锥形、类圆形或略扁圆形，4～33细胞，排成2～4层，直径30～64～108μm，柄部1～5个细胞，长可达700μm。②非腺毛有两种：一种为厚壁非腺毛，单细胞，长可达900μm，表面有微细疣状或泡状突起，有的具螺纹；另一种为薄壁非腺毛，单细胞，甚长，弯曲或皱缩，表面有微细疣状突起。③草酸钙簇晶直径6～45μm。④花粉粒类圆形或三角形，表面具细密短刺及细颗粒状雕纹，具3孔沟。（图9-9）

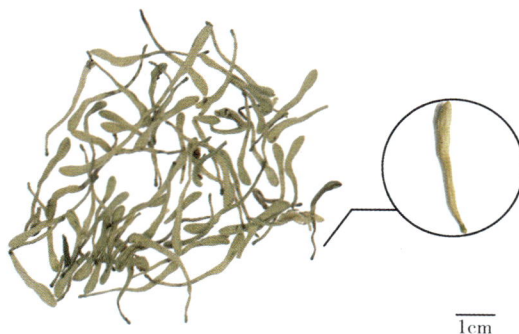

图9-8　金银花药材

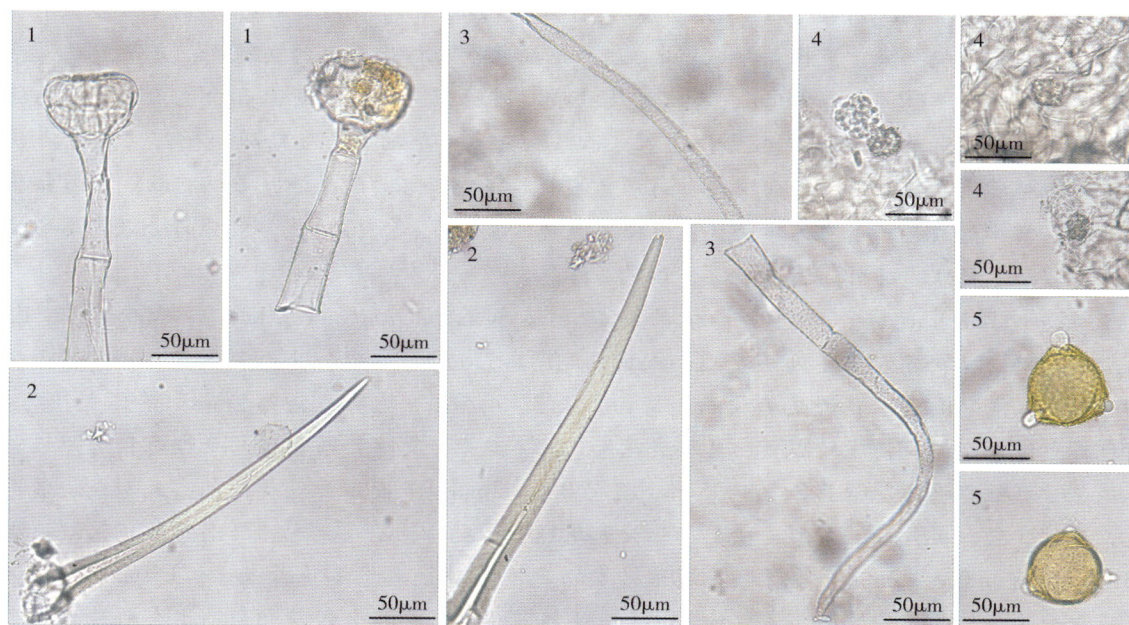

图9-9　金银花粉末
1. 腺毛　2. 厚壁非腺毛　3. 薄壁非腺毛　4. 草酸钙簇晶　5. 花粉粒

【化学成分】　含有机酸类，如绿原酸（chlorogenic acid）、异绿原酸（isochlorogenic acid）、3,5-二-O-咖啡酰基奎宁酸、4,5-二-O-咖啡酰基奎宁酸及其异构体等。环烯醚萜苷类，如断氧化马钱苷（secoxyloganin）、獐牙菜苷（sweroside）等。此外尚含黄酮类，如木犀草素-7-O-葡萄糖苷（luteolin-7-O-glucoside，木犀草苷）、木犀草素（luteolin）等。挥发油类有芳樟醇、双花醇、香叶醇等。

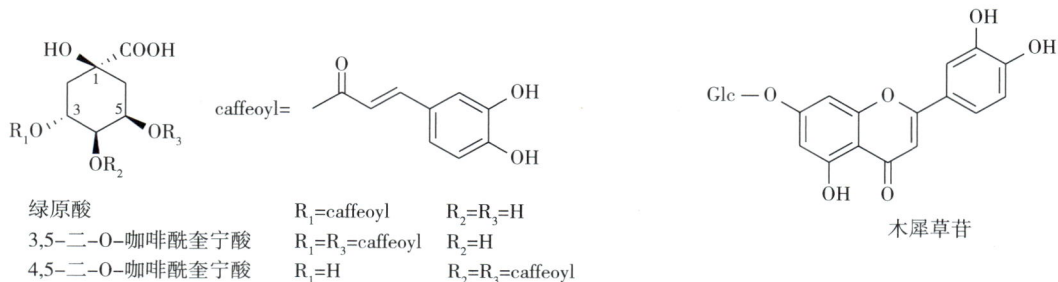

绿原酸　　　　　　　　　　　R₁=caffeoyl　R₂=R₃=H
3,5-二-O-咖啡酰奎宁酸　　　R₁=R₃=caffeoyl　R₂=H
4,5-二-O-咖啡酰奎宁酸　　　R₁=H　R₂=R₃=caffeoyl

木犀草苷

【理化鉴别】　薄层鉴别　与绿原酸对照品色谱相应的位置上，显相同颜色的荧光斑点。

【质量评价】

**1. 经验鉴别**　以花蕾多、色淡、质柔软、气清香者为佳。

**2. 检查** 重金属及有害元素 铅不得过5mg/kg；镉不得过1mg/kg；砷不得过2mg/kg；汞不得过0.2mg/kg；铜不得过20mg/kg。

**3. 含量测定** 按高效液相色谱法测定，含绿原酸（$C_{16}H_{18}O_9$）不得少于1.5%，含酚酸类以绿原酸（$C_{16}H_{18}O_9$）、3,5 - 二 - $O$ - 咖啡酰奎宁酸（$C_{25}H_{24}O_{12}$）和4,5 - 二 - $O$ - 咖啡酰奎宁酸（$C_{25}H_{24}O_{12}$）的总量计，不得少于3.8%；含木犀草苷（$C_{21}H_{20}O_{11}$）不得少于0.050%。

【特征图谱】按高效液相色谱法测定，供试品特征图谱中应呈现7个特征峰。

【性味功效】性寒，味甘。清热解毒，疏散风热。

### 🔗 知识拓展 ----------------------------------------

1. *忍冬藤 Lonicerae Japonicae Caulis* 为忍冬科植物忍冬 *Lonicera japonica* Thunb. 的干燥茎枝。呈长圆柱形，多分支，常缠绕呈束，直径1.5~6mm。表面棕红色至暗棕色，有的灰绿色，光滑或被茸毛；外皮易剥落。枝上多节，节间长6~9cm，有残叶及叶痕。质脆，易折断，断面黄白色，中空。气微，老枝味微苦，嫩枝味淡。粉末浅棕黄色至黄棕色。非腺毛较多，单细胞，多断碎，壁厚，表面有疣状突起。表皮细胞棕黄色至棕红色，表面观类多角形，常有非腺毛脱落后的痕迹，石细胞状。薄壁细胞内含草酸钙簇晶，常排列成行，也有的单个散在，棱角较钝，直径5~15μm。化学成分与金银花类似，以环烯醚萜苷类较多。性寒，味甘。清热解毒，疏风通络。

2. *山银花 Lonicerae Flos* 为忍冬科植物灰毡毛忍冬 *L. macranthoides* Hand. - Mazz. 、红腺忍冬 *L. hypoglauca* Miq. 、华南忍冬 *L. confusa* DC. 或黄褐毛忍冬 *L. fulvotomentosa* Hsu et S. C. Cheng 的干燥花蕾或带初开的花。灰毡毛忍冬花蕾呈棒状而稍弯曲，长3~4.5cm，上部直径约2mm，下部直径约1mm，表面黄色或黄绿色。总花梗集结成簇，开放者花冠裂片不及全长之半。质稍硬，手捏之稍有弹性。气清香，味微苦甘。红腺忍冬花蕾长2.5~4.5cm，直径0.8~2mm，表面黄白至黄棕色，无毛或疏被毛，萼筒无毛，先端5裂，裂片长三角形，被毛，开放者花冠下唇反转，花柱无毛。华南忍冬花蕾较瘦小，长1.6~3.5cm，直径0.5~2mm，萼筒和花冠密被灰白色毛。黄褐毛忍冬花蕾长1~3.4cm，直径1.5~2mm，花表面淡黄棕色或黄棕色，密被黄色茸毛。山银花化学成分与金银花相似，主含酚酸类成分，如绿原酸等；此外还含三萜皂苷类成分，如川续断皂苷乙、灰毡毛忍冬皂苷甲、乙等。性寒，味甘。清热解毒，疏散风热。

----------------------------------------

## 款冬花 Kuandonghua
### Farfarae Flos

为菊科植物款冬 *Tussilago farfara* L. 的干燥未开放头状花序。呈长圆棒状，单生或2~3个花序基部连生（习称"连三朵"），长1~2.5cm，直径0.5~1cm。顶端稍膨大，下端渐细或带有残留的短梗，外面被有多数鱼鳞状苞片。总苞片数层，略呈三角形，表面紫红色或淡红色，内表面及边缘有白色绵毛。体轻，质软韧，折断后，有白色橡胶丝样棉毛外露。气香，味微苦而辛。以蕾大、肥壮、色紫红鲜艳、花梗短者为佳。木质老梗及已开花者不可供药用。粉末棕色，非腺毛较多，单细胞，扭曲盘绕成团。腺毛略呈棒槌形，头部4~8个细胞，柄部细胞2列。花粉粒细小，类球形，表面具尖刺，萌发孔3。冠毛分支状，各分支单细胞，先端渐尖。分泌细胞含黄色分泌物。花蕾含山金车二醇（arnidiol）、款冬二醇（faradiol）、千里光碱（senecionine）等；此外尚含黄酮类、皂苷类、挥发油、鞣质等多类成分。性温，味辛、微苦。润肺下气、止渴化痰。

## 菊花 Juhua
## Chrysanthemi Flos

【来源】 为菊科植物菊 *Chrysanthemum morifolium* Ramat. 的干燥头状花序。药材按产地和加工方法不同，分为"亳菊""滁菊""贡菊""杭菊""怀菊"。

【产地】 主产于安徽、浙江、河南、四川等省。安徽亳州、涡阳产者，习称亳菊；安徽全椒、滁州产者，习称滁菊；安徽歙县产者，习称贡菊；浙江桐乡、海宁、嘉兴等产者，习称杭菊；河南产者，习称怀菊。

【性状鉴别】 亳菊：呈倒圆锥形或圆筒形，有时稍压扁呈扇形，直径 1.5～3cm，多离散。总苞碟状；总苞片 3～4 层，卵形或椭圆形，草质，黄绿色或褐绿色，外面被柔毛，边缘膜质。花托半球形，无托片或托毛。外方为舌状花数层，雌性，位于外围，类白色，劲直，上举，纵向折缩，散生金黄色腺点；管状花多数，两性，位于中央，为舌状花所隐藏，黄色，顶端 5 齿裂。瘦果不发育，无冠毛。体轻，质柔润，干时松脆。气清香，味甘、微苦。（图 9-10）

滁菊：呈不规则球形或扁球形，直径 1.5～2.5cm。舌状花类白色，不规则扭曲，内卷，边缘皱缩，有时可见淡褐色腺点；管状花大多隐藏。

贡菊：呈不规则球形或扁球形，直径 1.5～2.5cm。舌状花白色或类白色，斜升，上部反折，边缘稍内卷且皱缩，通常无腺点；管状花少，外露。（图 9-11）

杭菊：呈碟形或扁球形，直径 2.5～4cm，常数个连成片。舌状花类白色或黄色，平展或微折叠，彼此粘连，通常无腺点；管状花多数，外露。（图 9-12）

怀菊：呈不规则球形或扁球形，直径 1.5～2.5cm。多数为舌状花，类白色或黄色，不规则扭曲，内卷，边缘皱缩，有时可见腺点；管状花大多隐藏。（图 9-13）

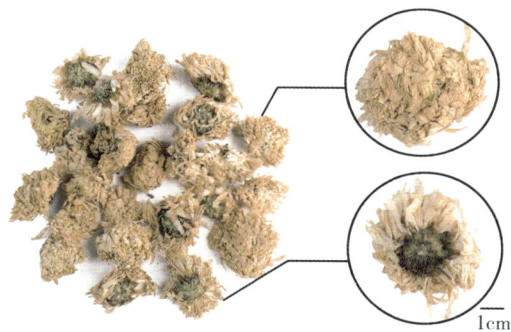

图 9-10 菊花（亳菊）药材

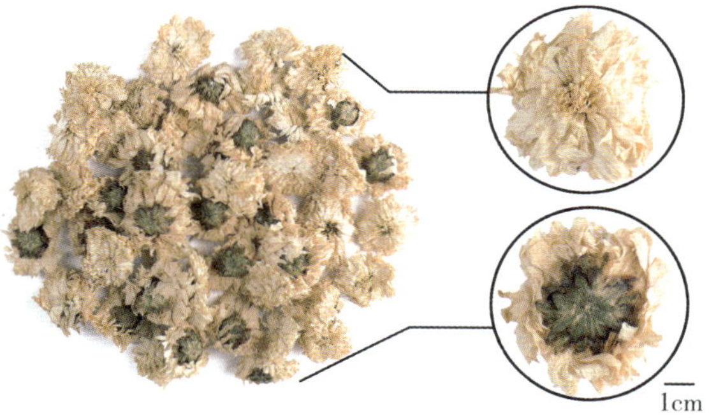

图 9-11 菊花（贡菊）药材

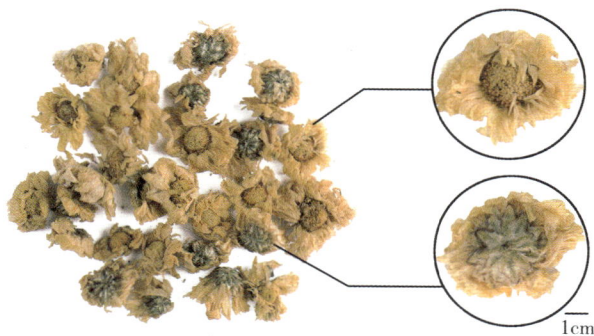

图 9-12 菊花（杭菊）药材

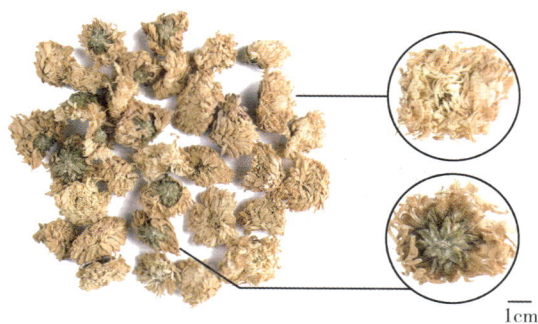

图 9-13 菊花（怀菊）药材

【显微鉴别】　粉末　黄白色。①花粉粒类球形，直径 $22\sim38\mu m$，表面有网孔纹及短刺，具3孔沟。②T形毛较多，顶端细胞长大，两臂近等长，柄 $2\sim4$ 细胞。③腺毛头部鞋底状，$6\sim8$ 细胞两两相对排列。④草酸钙簇晶较多，细小。

【化学成分】　含有机酸类，如绿原酸、二咖啡酰基奎宁酸等。含挥发油约 $0.2\%$，油中主为菊花酮、龙脑、龙脑乙酸酯等。另含黄酮类，如木犀草苷、刺槐苷、大波斯菊苷等。

【质量评价】

**1. 经验鉴别**　均以花朵完整、颜色新鲜、气清香、少梗叶者为佳。

**2. 含量测定**　按高效液相色谱法测定，含绿原酸（$C_{16}H_{18}O_9$）不得少于 $0.20\%$，含木犀草苷（$C_{21}H_{20}O_{11}$）不得少于 $0.080\%$，含 $3,5-O-$ 二咖啡酰基奎宁酸（$C_{25}H_{24}O_{12}$）不得少于 $0.70\%$。

【性味功效】　性微寒，味甘、苦。散风清热，平肝明目，清热解毒。

### 知识拓展

野菊花 Chrysanthemi Indici Flos 为菊科植物野菊 *Chrysanthemum indicum* L. 的干燥头状花序。呈类球形，直径 $0.3\sim1cm$，棕黄色。总苞由 $4\sim5$ 层苞片组成，外层苞片卵形或条形，外表面中部灰绿色或浅棕色，通常被白毛，边缘膜质；内层苞片长椭圆形，膜质，外表面无毛。总苞基部有时有残留的总花梗。舌状花1轮，雌性，黄色至棕黄色，皱缩卷曲，中央有多数管状花，深黄色，基部无鳞片。体轻。气芳香，味苦。含黄酮类成分，如蒙花苷（buddleoside）等。另含挥发油，油中含白菊醇、白菊酮等。此外还有野菊花内酯等。性微寒，味苦、辛。清热解毒，泻火平肝。

## 红花 Honghua

### Carthami Flos

【本草考证】　原名红蓝花，始载于《开宝本草》。马志谓："红篮花即红花也，生梁汉及西域。博物志云：张骞得种于西域。今魏地亦种之。"苏颂谓："其花红色，叶颇似蓝，……花下作梂猬多刺，花出梂上。……梂中结实，白颗如小豆大。其花暴干，以染真红，又作胭脂。"李时珍谓："其叶如小蓟叶。至五月开花，如大蓟花而红色。"

【来源】　为菊科植物红花 *Carthamus tinctorius* L. 的干燥花。

【植物形态】　一年生草本，高 $30\sim100cm$。茎直立，上部多分枝。叶互生，卵形或卵状披针形，先端渐尖，边缘具不规则锯齿，齿端有锐刺，几无柄，微抱茎。头状花序顶生，直径 $3\sim4cm$，总苞片多层，外层苞片边缘具尖刺，内层苞片卵形，白色，膜质，上部边缘稍有短刺，最内侧数列为条形，鳞片状透明薄膜质；全为管状花，两性，花冠初时黄色，渐变为橘红色，成熟时成深红色；雄蕊5；雌蕊1，柱头2裂。瘦果白色，倒卵形，具4棱，无冠毛。花期 $5\sim7$ 月，果期 $7\sim9$ 月。

【采收加工】　夏季花由黄变红时采摘，阴干或晒干。

【产地】　主产于河南、河北、浙江、四川、新疆等省区。均为栽培。

【性状鉴别】　呈不带子房的管状花，长 $1\sim2cm$。表面红黄色或红色。花冠筒细长，先端5裂，裂片呈狭条形，长 $5\sim8mm$；雄蕊5，花药聚合成筒状，黄白色；柱头长圆柱形，顶端微分叉。质柔软。气微香，味微苦。（图 9-14）

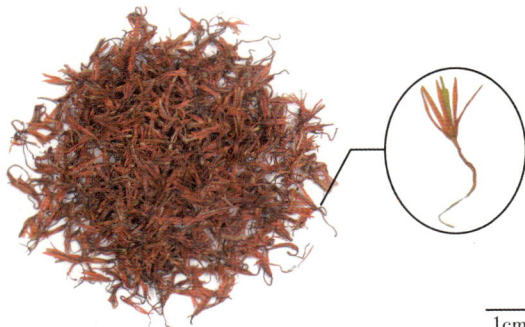

1cm

图 9-14　红花药材

【显微鉴别】粉末 橙黄色。①花冠、花丝、柱头碎片多见，各部均有长管状分泌细胞，常位于导管旁，直径约至66μm，含黄棕色至红棕色分泌物。②花冠裂片顶端表皮细胞外壁突起呈短绒毛状。③柱头及花柱上部表皮细胞分化成圆锥形单细胞毛，先端尖或稍钝。④花粉粒类圆形、椭圆形或橄榄形，直径约至60μm，具3个萌发孔，外壁有齿状突起。草酸钙方晶存在于薄壁细胞中，直径2～6μm。（图9-15）

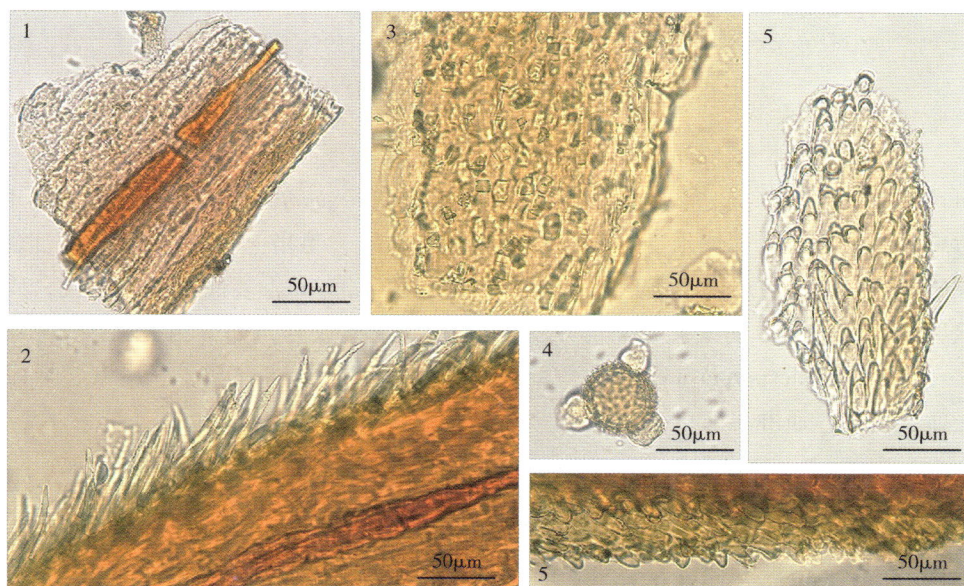

**图9-15 红花粉末**
1. 分泌细胞 2. 花柱表皮细胞 3. 草酸钙方晶 4. 花粉粒 5. 花冠裂片顶端表皮细胞

【化学成分】含黄酮类成分，水溶性黄色素成分中羟基红花黄色素A（hydroxysafflor yellow A）为主要成分，另含红花黄色素A、B、C（safflor yellow A，B，C）；红色素（红花苷carthamin）由黄色素类成分氧化而产生；黄酮类成分还包括山奈酚、槲皮素等。此外还含有多糖、含氮化合物、腺苷和有机酸。

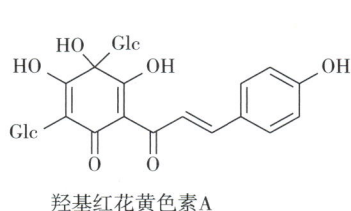

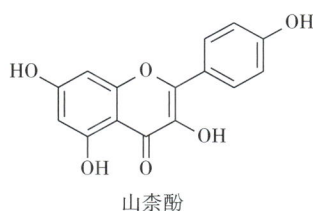

羟基红花黄色素A          山奈酚

【理化鉴别】

**1. 颜色反应** 花浸水中，水染成金黄色。或取其稀乙醇浸出液，于浸出液内悬挂一滤纸条，5分钟后把滤纸条放入水中，随即取出，滤纸条上部显淡黄色，下部显淡红色。（检查红花苷）

**2. 薄层鉴别** 与对照药材色谱相应的位置上，显相同颜色的斑点。

【质量评价】

**1. 经验鉴别** 以花冠色红而鲜艳、质柔润、手握软如茸毛者为佳。

**2. 检查** 按紫外-可见分光光度法测定，在518nm的波长处测定吸光度，不得低于0.20。

**3. 含量测定** 按高效液相色谱法测定，含羟基红花黄色素A（$C_{27}H_{32}O_{16}$）不得少于1.0%；含山奈酚（$C_{15}H_{10}O_6$）不得少于0.050%。

【性味功效】性温，味辛。活血通经，散瘀止痛。

**知识拓展** - - - - - - - - - - - - - - - - - - - - - - - - - - - - - - - - - - - - - - - - - - - - - - - - - - - - - - -

同属植物无刺红花 *Carthamus tinctorius* L. var. *glabrus* Hort. 在华北和新疆地区栽培药用。无刺红花植株较高，达 1.3m 左右，叶缘及总苞片边缘均无刺，花深红色。花含红花苷 0.48% ~ 0.83%（红花为 0.3% ~ 0.6%）。因其无刺，采摘花朵方便；但其茎秆较软，易倒伏，抗病力弱。

- - - - - - - - - - - - - - - - - - - - - - - - - - - - - - - - - - - - - - - - - - - - - - - - - - - - - - - - - - - - - - -

## 蒲黄 Puhuang
### Typhae Pollen

为香蒲科植物水烛香蒲 *Typha angustifolia* L.、东方香蒲 *T. orientalis* Presl 或同属植物的干燥花粉。为黄色粉末，体轻，放入水中则漂浮水面。手捻有滑腻感，易附着手指上。气微，味淡。以粉细、质轻、色鲜黄、滑腻感强者为佳。花粉粒类圆形或椭圆形，直径 17 ~ 35μm，表面有网状雕纹，周边轮廓线光滑，呈凸波状或齿轮状，具单萌发孔，不甚明显。主含黄酮类成分，如异鼠李素 - 3 - O - 新橙皮苷（isorhamnetin - 3 - O - neohesperidoside）、香蒲新苷（trphanoside）、芸香苷、槲皮素、异鼠李素等。性平，味甘。止血，化痰，通淋。

## 西红花 Xihonghua
### Croci Stigma

【本草考证】始载于元代《饮膳正要》，以"咱夫兰"之名入食馔用。后有别名洎夫蓝，撒法即，皆为音译。番红花之名首见于明《本草品汇精要》。李时珍谓："番红花出西番回回地面及天方国，即彼地红蓝花也。"由此得名。

【来源】为鸢尾科植物番红花 *Crocus sativus* L. 的干燥柱头。

【植物形态】多年生草本。球茎扁圆球形，直径约 3cm，外有黄褐色的膜质包被。叶基生，9 ~ 15 枚，条形，灰绿色，长 15 ~ 20cm，宽 2 ~ 3mm，边缘反卷；叶丛基部包有 4 ~ 5 片膜质的鞘状叶。花茎甚短，不伸出地面；花 1 ~ 2 朵，淡蓝色、红紫色或白色，有香味，直径 2.5 ~ 3cm；花被裂片 6，2 轮排列，内、外轮花被裂片皆为倒卵形，顶端钝，长 4 ~ 5cm；雄蕊直立，长 2.5cm，花药黄色，顶端尖，略弯曲；花柱橙红色，长约 4cm，上部 3 分枝，分枝弯曲而下垂，柱头略扁，顶端楔形，有浅齿，较雄蕊长，子房狭纺锤形。蒴果椭圆形，长约 3cm。种子多数，圆球形。花期 10 ~ 11 月，果期 12 月。

【采收加工】开花期晴天的早晨采花，摘下柱头，摊放在竹匾内，上盖一张薄吸水纸后，晒干，或在 40 ~ 50℃烘干，或在通风处晾干。

【产地】主产于西班牙、希腊、法国、伊朗等国。我国浙江、江苏、上海、北京等地有栽培。

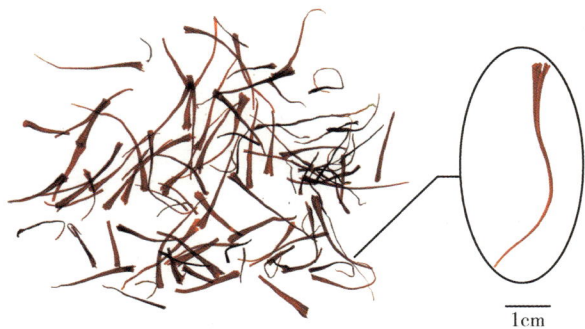

图 9 - 16 西红花药材

【性状鉴别】呈线形，单独或三枚柱头连于一枚花柱上，长 2 ~ 3.5cm，略弯曲，下端易断。暗红色，上部较宽而略扁平，顶端边缘显不整齐的齿状，内侧有一短裂隙，下端有时残留一小段黄色花柱。体轻，质松软，无油润光泽，干燥后质脆易断。气特异，微有刺激性，味微苦。（图 9 - 16）

【显微鉴别】粉末　橙红色。①表皮细胞表面观长条形，壁薄，微弯曲，有的外壁凸出呈乳头状或绒毛状，表面隐约可见纤细纹理。②柱头顶端表皮细胞绒毛状，直径 26 ~ 56μm，表面有稀疏纹理。③草酸钙结晶聚集于薄壁细胞中，呈颗粒状、圆簇状、梭形或类方形，直径 2 ~ 14μm。④花粉粒较少，呈圆球形，红黄色，直径约 10μm，外壁近光滑，内含颗粒状物质。⑤导管多为环纹及螺纹导管。（图 9 - 17）

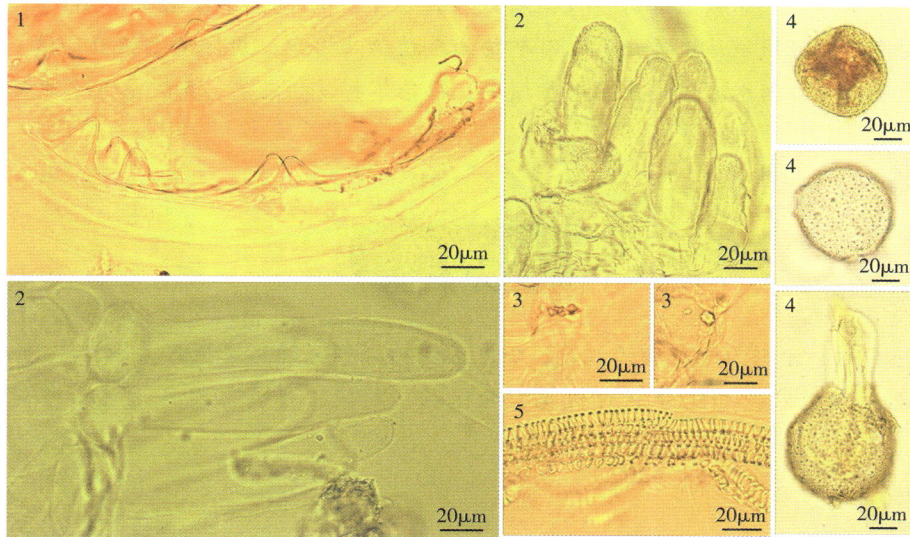

图 9 - 17　西红花粉末
1. 表皮细胞　2. 柱头顶端表皮细胞　3. 草酸钙结晶　4. 花粉粒　5. 导管

【化学成分】含胡萝卜素类化合物，如西红花苷（crocin）Ⅰ ~ Ⅲ、苦番红花素（picrocrocin）、西红花酸、$\alpha$ - 胡萝卜素、$\beta$ - 胡萝卜素等。挥发油中主要为西红花醛（safranal），为苦番红花素的分解产物。

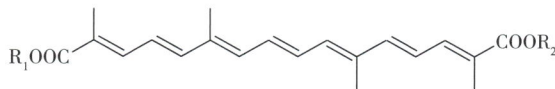

| | | |
|---|---|---|
| $\alpha$ - 西红花酸 | $R_1 = R_2 = H$ | |
| 西红花苷 - Ⅰ | $R_1 = R_2 = $ 龙胆二糖基 | |
| 西红花苷 - Ⅱ | $R_1 = $ D- 葡糖糖基 | $R_2 = $ 龙胆二糖基 |
| 西红花苷 - Ⅲ | $R_1 = H$ | $R_2 = $ 龙胆二糖基 |
| 西红花苷 - Ⅳ | $R_1 = CH_3$ | $R_2 = $ D- 葡萄糖基 |

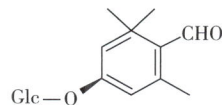

苦番红花素（picrocrocin）

【理化鉴别】

**1. 定性鉴别**　浸水中，可见橙黄色物质呈线状下降，并逐渐扩散，水被染成黄色，无沉淀。柱头膨大呈喇叭状，内侧有一短缝；在短时间内，用针拨之不破碎。

**2. 颜色反应**　少量，置白瓷板上，加硫酸 1 滴，酸液显蓝色经紫色缓缓变为红褐色或棕色。（检查西红花苷和苷元）

**3. 检查**　按紫外 - 可见分光光度法，在 458nm 的波长处测定吸光度，458nm 与 432nm 波长处的吸光度的比值应为 0.85 ~ 0.90。

**4. 薄层鉴别**　与西红花对照药材色谱相应的位置上，显相同颜色的斑点或荧光斑点。

【质量评价】

**1. 经验鉴别**　以柱头色紫红，黄色花柱少者为佳。

**2. 含量测定**　按高效液相色谱法测定，含西红花苷 - Ⅰ（$C_{44}H_{64}O_{24}$）和西红花苷 - Ⅱ（$C_{38}H_{54}O_{19}$）的总量不得少于 10.0%，含苦番红花素（$C_{16}H_{26}O_7$）不得少于 5.0%。

【性味功效】性平，味甘。活血化瘀，凉血解毒，解郁安神。

**知识拓展**

西红花为进口药材，价格昂贵，曾发现伪品或掺伪。如以其他植物花丝、花冠狭条或纸浆条片等染色后伪充，可于显微镜下检识；若掺有合成染料或其他色素，则水溶液常呈红色或橙黄色，而非黄色；淀粉及糊精等的掺伪，可用碘试液检识；若有矿物油或植物油掺杂，则在纸上留有油渍；若有甘油、硝酸铵等水溶性物质掺杂，则水溶性浸出物含量增高；掺杂不挥发性盐类，则灰分含量增高。

**思考题**

答案解析

1. 现有 2 包药材，分别为红花和西红花，但包装上的标签脱落无法指认。如何鉴定？

2. 现有 3 包未知粉末，可能分别为槐花、金银花、菊花，是否可以采用显微鉴定实验，将其一一鉴别？

**书网融合……**

本章小结          习题

# 第十章　果实及种子类中药

PPT1　　PPT2

## 学习目标

1. 通过本章学习，掌握常用果实及种子类中药的来源、性状鉴别特征、道地药材主产地，五味子、苦杏仁、补骨脂、枳壳、小茴香、山茱萸、马钱子、槟榔和砂仁的显微鉴别、理化鉴别特征及主要活性成分；熟悉常用果实及种子类中药的采收加工、理化鉴别方法、质量评价、质控指标成分等内容；了解常用果实及种子类中药的植物形态、含量测定方法、性味功效等内容。

2. 具有能够将果实及种子类中药的鉴别特征知识应用于实践，快速、准确地进行真伪鉴定和优劣评价的能力。

## 第一节　概　述

果实（fructus）及种子（semen）类中药是以植物的果实或种子入药的药材。在商品药材中，二者并未严格区分，大多数是果实与种子一起入药，如五味子、枸杞子等；少数用种子，但以果实的形式贮存、销售，临用时再剥去果皮，如巴豆、砂仁等。这两类中药关系密切，但外形和组织构造又有区别，故列入一章，分别概述。

### 一、果实类中药

果实类中药多是采用成熟或近成熟的果实，也有少数是未成熟果实、幼果、果穗或果实的一部分。果实入药多数为完整的果实，如五味子为成熟果实，吴茱萸为近成熟果实，枳壳为未成熟果实，枳实为幼果；少数为整个果穗，如桑椹。有的为果实的一部分，如山茱萸为果肉，陈皮为果皮，甜瓜蒂为带有部分果皮的果柄，柿蒂为果实上的宿萼，橘络、丝瓜络为中果皮部分的维管束组织。

#### （一）性状鉴别

观察果实类中药的外形，确定药用部位；根据果实的形态特征，辨别果实类型，真果或假果，单果、聚合果或聚花果，核果、柑果或双悬果等。鉴别时，应注意其形状、大小、颜色、顶端、基部、表面、质地、破碎面及气味等。其中形状、表面、破碎面、气味是鉴别的重点。果实类中药常呈类球形或椭圆形，如五味子、山楂等；有的呈半球形或半椭圆形，如枳壳、木瓜等；有的呈不规则多角形，如八角茴香等。表面常有各种纹理、皱纹或光泽；有的可见凹下的油点，如芸香科的柑果；有的具隆起的肋线，如伞形科的双悬果；有的具纵直的棱角，如使君子。顶端常有花柱基，基部残留果柄或果柄痕；有的具宿萼或花被，如蔓荆子、地肤子。对于完整果实，还应观察内部种子的特征，尤其应注意其数目和生长的部位（胎座）。

果实类中药的气味也是很重要的鉴别特征。芸香科、伞形科植物的果实常有浓烈的香气，如枳壳、陈皮、吴茱萸、小茴香、蛇床子等。枸杞子味甜，鸦胆子味极苦，乌梅极酸。剧毒中药如巴豆、马钱子等，口尝时应特别注意安全。

### （二）显微鉴别

果实由果皮及种子组成，果皮的构造包括外果皮、中果皮及内果皮三部分。应自外向内观察各部分的组织构造、细胞特征及其内含物特点。

**1. 外果皮**    相当于叶的下表皮。通常为1列表皮细胞，外被角质层，偶见气孔。表皮细胞有时被毛茸，多数为非腺毛，少数为腺毛或腺鳞。有的表皮细胞中含有色素，有的含草酸钙结晶或橙皮苷结晶。有的表皮细胞间嵌有油细胞，如五味子。有的部分表皮细胞伸入果肉中间形成胞间分泌腔隙，称为壁内腺，如补骨脂。

**2. 中果皮**    相当于叶肉组织。大多由薄壁细胞组成，其中散有细小维管束。应注意厚壁组织、分泌组织及细胞内含物的有无、类型、分布特点，如小茴香具油管，柑橘类果实具油室，五味子含淀粉粒，枸杞子含草酸钙砂晶。

**3. 内果皮**    相当于叶的上表皮。大多由1列薄壁细胞组成。有的内果皮细胞全为石细胞，有些核果的内果皮则由多层石细胞组成。伞形科植物果实的内果皮由5~8个狭长的薄壁细胞相互并列为一群，各群以斜角联合呈镶嵌状，称为"镶嵌细胞"。

## 二、种子类中药

种子类中药多采用成熟种子。多数为完整种子，少数为种子的一部分，如龙眼肉为假种皮，绿豆衣为种皮，肉豆蔻为种仁，莲子心为除去子叶的胚。还有一些为以种子为原料的加工品，如大豆黄卷为发了芽的种子，淡豆豉为种子的发酵品。

### （一）性状鉴别

注意观察种子的形状、大小、颜色、表面纹理、种脐、合点和种脊的位置及形态，以及质地、纵横剖面、气味和水试等。

形状大多呈不规则圆球形、类圆球形或扁圆球形，少数种子呈线形、纺锤形或心形。表面常有各种纹理，如王不留行具颗粒状突起，蓖麻子带有色泽鲜艳的花纹，马钱子表面被毛茸。表面除常有的种脐、合点和种脊外，少数种子有种阜存在，如巴豆等大戟科种子。剥去种皮可见种仁部分，有的种子具发达的胚乳，如马钱子；无胚乳的种子则子叶常特别肥厚，如苦杏仁。胚大多直立，少数弯曲，如王不留行等。有的种子浸入水中显黏性，如车前子、葶苈子。有的加水浸泡后种皮呈龟裂状，如牵牛子。

### （二）显微鉴别

种子的构造包括种皮、胚乳和胚三个部分，主要鉴别特征为种皮。

**1. 种皮**    种子通常只有一层种皮，由下列一种或数种组织组成。

（1）表皮层    多数种子的种皮表皮由1列薄壁细胞组成。有的表皮细胞充满黏液质，如葶苈子等十字花科种子。有的部分表皮分化成非腺毛，如牵牛子。有的全部表皮细胞分化成非腺毛，如马钱子。有的表皮细胞中单独或成群地嵌有石细胞，如苦杏仁。有的表皮层全由石细胞组成，如五味子。有的表皮细胞成为狭长的栅状细胞，其细胞壁常有不同程度的木化增厚，如补骨脂等豆科植物的种子。

（2）栅状细胞层    有些种子的表皮下方有栅状细胞层，由1~3列狭长的细胞排列而成，壁多木化增厚，如决明子。有的在栅状细胞的外缘处可见一条折光率较强的光辉带，如牵牛子。

（3）油细胞层    有的种子的表皮层下有油细胞层，内贮挥发油，如砂仁、豆蔻等。

（4）色素层    具有颜色的种子，除表皮层可含色素物质外，内层细胞或内种皮细胞中也含色素物质，如豆蔻等。

（5）石细胞层    除种子的表皮层有时散在或全为石细胞外，有的表皮内层几乎全为石细胞，如瓜萎仁；或表皮层内方有 1 至数层石细胞，如五味子；或内种皮为石细胞层，如砂仁、豆蔻类，其内、侧壁均增厚，胞腔中含硅质块。有的种子石细胞层石细胞形如哑铃或骨状，称之骨状支持细胞层，如补骨脂等豆科种子。

（6）营养层　多数种子的种皮中常有数列贮有淀粉粒的薄壁细胞，为营养层。在种子发育过程中，淀粉已被消耗，故成熟的种子营养层往往成为扁缩颓废的薄层。

**2. 胚乳**　通常由贮藏大量脂肪油和糊粉粒的薄壁细胞组成，有时细胞中含淀粉粒。有内、外胚乳之分，大多具内胚乳。在无胚乳的种子中，也可见到 1~2 列残存的内胚乳细胞。有的外胚乳较发达，而与内胚乳同时存在，如豆蔻；有的外胚乳成颓废组织，如苦杏仁。胚乳细胞的细胞壁大多为纤维素，也有为半纤维素的增厚壁，具有明显的纹孔，如槟榔。胚乳细胞中有时含草酸钙结晶；有时糊粉粒中有小簇晶存在，如小茴香。少数种子的种皮内层和外胚乳的折合层不规则地伸入于内胚乳中形成错入组织，如槟榔；或外胚乳伸入内胚乳中而形成错入组织，如肉豆蔻。

**3. 胚**　胚是种子中未发育的幼体，包括胚根、胚茎、胚芽及子叶四部分。子叶常占胚的较大部分，其构造与叶大致相似，表皮下方常可见栅栏组织。胚的其他部分一般亦全由薄壁细胞组成。

胚乳和胚中贮藏的营养物质，主为脂肪油、蛋白质和淀粉粒，其中以蛋白质的存在最为特殊。种子中贮藏的蛋白质，可能呈非晶形状态，也可能成为具有特殊形状的颗粒——糊粉粒。在植物器官中只有种子含有糊粉粒，因此糊粉粒是确定种子类粉末中药的主要标志。糊粉粒的形状、大小及构造（有无球晶体、拟晶体及草酸钙晶体）常依植物种类而异，具有重要鉴定意义。

# 第二节　常用果实及种子类中药的鉴定

## 地肤子 Difuzi

### Kochiae Fructus

为藜科植物地肤 *Kochia scoparia*（L.）Schrad. 的干燥成熟果实。呈扁球状五角星形，直径 1~3mm。外被宿存花被，表面灰绿色或浅棕色，周围具膜质小翅 5 枚，背面中心有微突起的点状果梗痕及放射状脉纹 5~10 条；剥离花被，可见膜质果皮，半透明。种子扁卵形，长约 1mm，黑色。气微，味微苦。主含三萜及其苷类，如地肤子皂苷 Ic（momordin Ic）、齐墩果酸等。性寒，味辛、苦。清热利湿，祛风止痒。

## 王不留行 Wangbuliuxing

### Vaccariae Semen

为石竹科植物麦蓝菜 *Vaccaria segetalis*（Neck.）Garcke 的干燥成熟种子。呈球形，直径约 2mm。表面黑色，少数红棕色，略有光泽，有细密颗粒状突起，一侧有 1 凹陷的纵沟。质硬。胚乳白色，胚弯曲成环，子叶 2。气微，味微涩、苦。主含黄酮、生物碱及皂苷类成分，如王不留行黄酮苷（vaccarin）、刺桐碱（hypaphorine）等。性平，味苦。活血通经，下乳消肿，利尿通淋。

## 五味子 Wuweizi

### Schisandrae Chinensis Fructus

**【本草考证】** 始载于《神农本草经》，列为上品。苏恭谓："五味，皮肉甘、酸，核中辛、苦，都有咸味。此则五味具也。"李时珍谓："五味今有南北之分，南产者色红，北产者色黑，入滋补药必用北产者乃良。"经本草考证，五味子古今用药基本一致。

【来源】为木兰科植物五味子 *Schisandra chinensis*（Turcz.）Baill. 的干燥成熟果实。习称"北五味子"。

【植物形态】为落叶木质藤本，老枝灰褐色，幼枝红褐色。单叶互生，叶卵形、宽倒卵形至宽椭圆形，长5～11cm，宽3～7cm，边缘疏生细齿，上面光滑，无毛。花单性，雌雄异株，单生或簇生于叶腋。花被片6～9，乳白色或粉红色。雄花具5雄蕊，花丝合生成短柱；雌花心皮17～40，螺旋状排列，花后花托逐渐伸长，至果实成熟时呈长穗状。浆果球形，肉质，熟时红色。花期5～7月，果期6～10月。

【采收加工】秋季果实完全成熟时采收，拣出果梗等杂质，晒干。

【产地】主产于辽宁、吉林、黑龙江等省，河北亦产。

【性状鉴别】呈不规则的球形或扁球形，直径5～8mm。表面红色、紫红色或暗红色，皱缩，显油润；久贮表面呈黑红色或出现"白霜"。果肉柔软，种子1～2，肾形，表面棕黄色，有光泽，种皮薄而脆，较易破碎，种仁呈钩状，黄白色，富有油性。果肉气微，味酸；种子破碎后，有香气，味辛、微苦。（图10-1）

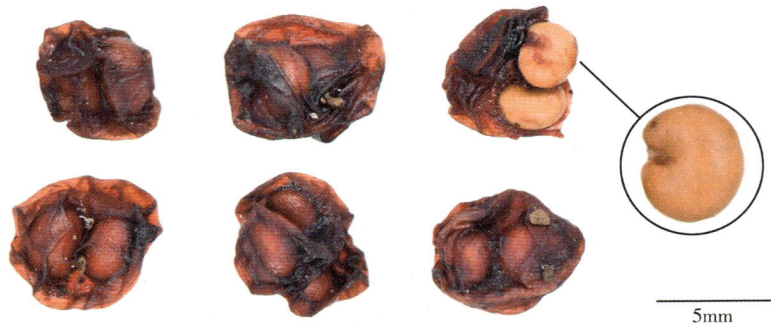

图 10-1 五味子药材

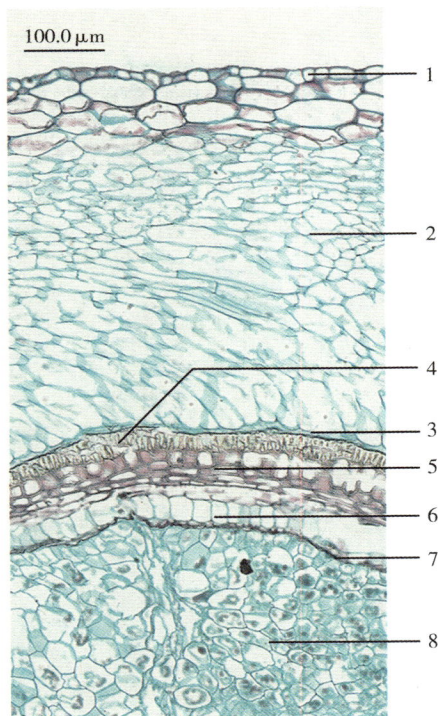

图 10-2 五味子横切面
1. 外果皮 2. 中果皮 3. 内果皮 4. 种皮外层石细胞层
5. 种皮内层石细胞层 6. 油细胞层 7. 种皮内表皮 8. 胚乳组织

【显微鉴别】横切面 ①外果皮为1列方形或长方形细胞，壁稍厚，外被角质层，散有油细胞。②中果皮有10余层薄壁细胞，细胞切向延长，内含淀粉粒，散有小型外韧型维管束。③内果皮为1列小方形薄壁细胞。④种皮最外层为1列径向延长的石细胞，呈栅栏状，壁厚，孔沟细密，其下为数列类圆形、三角形或多角形的石细胞，壁厚，纹孔较大。⑤石细胞层下为数列薄壁细胞，种脊部位有维管束。⑥油细胞层为1列长方形细胞，含棕黄色油滴；再下为3～5列小形细胞。⑦种皮内表皮为1列小细胞，壁稍厚。⑧胚乳细胞含脂肪油滴及糊粉粒。（图10-2）

粉末 暗紫色。①种皮表皮石细胞表面观呈多角形或长多角形，直径18～50μm，壁厚，孔沟极细密，胞腔内含深棕色物质。②种皮内层石细胞呈多角形、类圆形或不规则形，直径约至83μm，壁稍厚，纹孔较大。③果皮表皮细胞表面观类多角形，垂周壁略呈连珠状增厚，表面有角质线纹；表皮中散有油细胞。④中果皮细胞皱缩，含暗棕色物，并含淀粉粒。⑤胚乳细胞呈多角形，

壁薄，内含脂肪油滴及糊粉粒。（图 10 - 3）

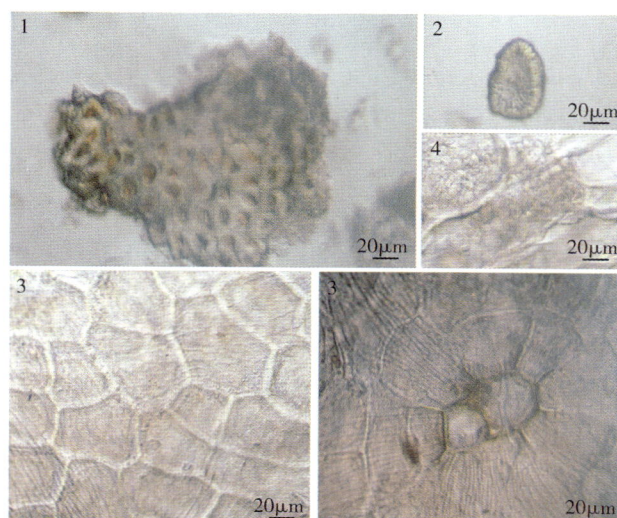

**图 10 - 3　五味子粉末**
1. 种皮表皮石细胞　2. 种皮内层石细胞　3. 果皮表皮细胞（示角质层纹理和油细胞）　4. 中果皮细胞

【化学成分】主含木脂素类化合物，为有效成分，包括五味子甲素（schizandrin A）、五味子乙素（schizandrin B）、五味子醇甲（schizandrol A）、五味子醇乙、五味子酚等联苯环辛烯类木脂素。另含丰富的挥发油、有机酸类及多糖类成分。

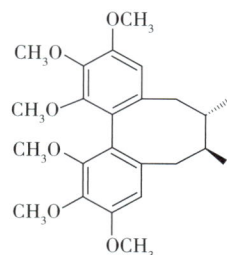

五味子甲素

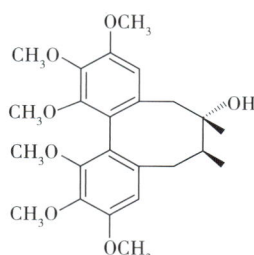

五味子醇甲

【理化鉴别】薄层鉴别　与五味子对照药材、五味子甲素对照品色谱相应的位置上，显相同颜色的斑点。

【质量评价】

**1. 经验鉴别**　以粒大、果皮紫红、肉厚、柔润者为佳。

**2. 含量测定**　按高效液相色谱法测定，含五味子醇甲（$C_{24}H_{32}O_7$）不得少于 0.40%。

【性味功效】性温，味酸、甘。收敛固涩，益气生津，补肾宁心。

🔗 **知识拓展**

南五味子 Schisandrae Sphenantherae Fructus 为木兰科植物华中五味子 *Schisandra sphenanthera* Rehd. et Wils. 的干燥成熟果实。呈球形或扁球形，果实较小，直径 4～6mm。表面棕红色至暗棕色，干瘪，皱缩，果肉常紧贴于种子上。种子 1～2，肾形，表面棕黄色，略呈颗粒状。果肉气微，味微酸。主含五味子酯甲（schisantherin A）、安五脂素（anwuligan）、五味子甲素、五味子乙素等木脂素类成分。性温，味酸、甘。收敛固涩，益气生津，补肾宁心。

## 肉豆蔻 Roudoukou
## Myristicae Semen

为肉豆蔻科植物肉豆蔻 *Myristica fragrans* Houtt. 的干燥种仁。主产于马来西亚、印度尼西亚、斯里兰卡等国。呈卵圆形或椭圆形，长 2~3cm，直径 1.5~2.5cm，表面灰棕色或灰黄色，有时外被白粉（石灰粉末），表面有网状沟纹。种脐位于宽端，呈浅色圆形突起，合点呈暗凹陷。种脊呈纵沟状，连接两端。质坚实，难破碎，断面可见暗棕色的外胚乳向内伸入，与类白色的内胚乳交错，形成棕黄色相杂的大理石样花纹。气香浓烈，味辛。主含挥发油，油中主要含 α-蒎烯、β-莰烯、肉豆蔻醚（myristicin）及去氢二异丁香酚（dl-dehydrodiisoeugenol）等。肉豆蔻醚具药材特有的香气，用量大时有毒。性温，味辛。温中行气，涩肠止泻。

## 葶苈子 Tinglizi
## Descurainiae Semen/Lepidii Semen

【**来源**】 为十字花科植物播娘蒿 *Descurainia sophia*（L.）Webb. ex Prantl. 或独行菜 *Lepidium apetalum* Willd. 的干燥成熟种子。前者习称"南葶苈子"，后者习称"北葶苈子"。

【**采收加工**】 夏季果实成熟时采割植株，晒干，搓出种子，除去杂质。

【**产地**】 南葶苈子主产于江苏、山东、安徽等省；北葶苈子主产于河北、辽宁、内蒙古等省区。

【**性状鉴别**】 南葶苈子：呈长圆形略扁，长 0.8~1.2mm，宽约 0.5mm。表面棕色或红棕色，微有光泽，有细密网纹，具纵沟 2 条，其中 1 条较明显。一端钝圆，另端微凹或较平截，种脐类白色，位于凹入端或平截处。气微，味微辛、苦，略带黏性。（图 10-4）

北葶苈子：呈扁卵形，长 1~1.5mm，宽 0.5~1mm。一端钝圆，另端尖而微凹，种脐位于凹入端。味微辛辣，黏性较强。（图 10-4）

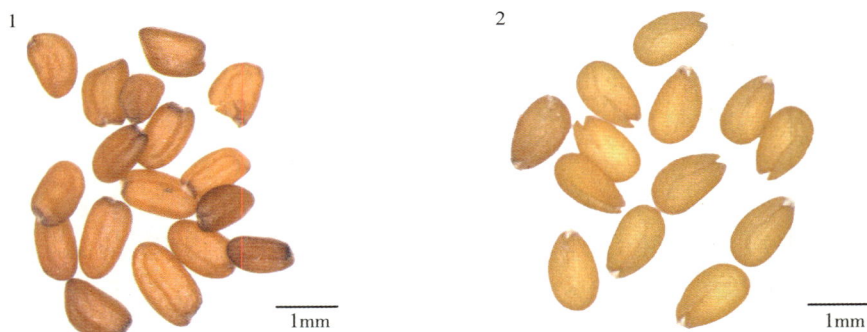

1mm          1mm

**图 10-4  葶苈子药材**
1. 南葶苈子  2. 北葶苈子

【**显微鉴别**】 粉末  南葶苈子：黄棕色。①种皮外表皮细胞为黏液细胞，断面观类方形，内壁增厚向外延伸成纤维素柱，纤维素柱长 8~18μm，顶端钝圆、偏斜或平截，周围可见黏液质纹理。②种皮栅状细胞为黄色，表面观呈长方多角形，直径 15~42μm，壁厚 5~8μm。

北葶苈子：①种皮外表皮细胞断面观略呈类长方形，纤维素柱较长，长 24~34μm。②种皮栅状细胞表面观长方类多角形或类方形。

【**化学成分**】 南葶苈子含挥发油、脂肪油及强心成分等，此外还含黄酮苷类成分，如槲皮素-3-O-β-D-葡葡糖-7-O-β-D-龙胆双糖苷。北葶苈子含芥子苷、脂肪油、生物碱、挥发油及强心成分等。

【理化鉴别】①取少量，加水浸泡后，用放大镜观察，南葶苈子透明状黏液层薄，厚度约为种子宽度的 1/5 以下。北葶苈子透明状黏液层较厚，厚度可超过种子宽度的 1/2 以上。

②薄层鉴别　与芥子碱硫氰酸盐对照品、葶苈子（播娘蒿）对照药材或葶苈子（独行菜）对照药材色谱相应的位置上，显相同颜色的荧光斑点。

【质量评价】

**1. 经验鉴别**　均以身干、子粒饱满、纯净者为佳。

**2. 检查**　膨胀度　按膨胀度测定法测定，南葶苈子不得低于 3，北葶苈子不得低于 12。

**3. 含量测定**　按高效液相色谱法测定，南葶苈子含槲皮素 $-3-O-\beta-D-$ 萄葡糖 $-7-O-\beta-D-$ 龙胆双糖苷（$C_{33}H_{40}O_{22}$）不得少于 0.075%。

【性味功效】　性大寒，味辛、苦。泻肺平喘，行水消肿。

## 木瓜 Mugua
### Chaenomelis Fructus

【来源】　为蔷薇科植物贴梗海棠 *Chaenomeles speciosa*（Sweet）Nakai 的干燥近成熟果实，习称"皱皮木瓜"。夏、秋二季果实绿黄时采收，置沸水中烫至外皮灰白色，对半纵剖，晒干。

【产地】　主产于安徽、湖北、四川、浙江等省，现多为栽培。以安徽宣城木瓜为上品，商品习称"宣木瓜"。

【性状鉴别】　呈长圆形，多纵剖成两半，长 4 ~ 9cm，宽 2 ~ 5cm，厚 1 ~ 2.5cm。外表面紫红色或红棕色，有不规则的深皱纹。剖面边缘向内卷曲，果肉红棕色，中心部分凹陷，棕黄色。种子扁长三角形，多脱落。质坚硬。气微清香，味酸。（图 10 - 5）

饮片　呈类月牙形薄片。外表紫红色或棕红色，有不规则的深皱纹。切面棕红色。气微清香，味酸。（图 10 - 6）

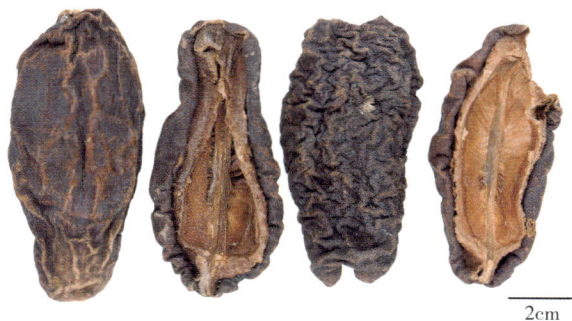

图 10 - 5　木瓜药材

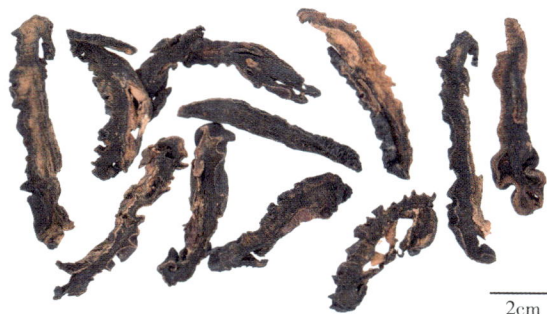

图 10 - 6　木瓜饮片

【显微鉴别】　粉末　黄棕色至棕红色。①石细胞较多，成群或散在，无色、淡黄色或橙黄色，圆形、长圆形或类多角形，直径 20 ~ 82μm，层纹明显，孔沟细，胞腔含棕色或橙红色物。②外果皮细胞多角形或类多角形，直径 10 ~ 35um，胞腔内含棕色或红棕色物。③中果皮薄壁细胞，淡黄色或浅棕色，类圆形，皱缩，偶含细小草酸钙方晶。

【化学成分】　含三萜类成分，如齐墩果酸（oleanolic acid）、熊果酸（ursolic acid）等。另外含有大量有机酸，如苹果酸、酒石酸、枸橼酸等。此外尚含皂苷、黄酮、鞣质等。种子含氢氰酸。

【理化鉴别】　薄层鉴别　与木瓜对照药材、熊果酸对照品色谱相应的位置上，显相同颜色的斑点和荧光斑点。

【质量评价】

1. **经验鉴别**　以外皮皱缩、肉厚、内外紫红色、质坚实、味酸者为佳。

2. **检查**　酸度　按 pH 值测定法测定，pH 值应为 3.0～4.0。

3. **含量测定**　按高效液相色谱法测定，含齐墩果酸（$C_{30}H_{48}O_3$）和熊果酸（$C_{30}H_{48}O_3$）总量不得少于 0.50%。

【性味功效】　性温，味酸。舒筋活络，和胃化湿。

### 知识拓展

1. 同属植物木瓜（榠楂）*Chaenomeles sinensis*（Thouin）Koehne 的果实，习称"光皮木瓜"。果实长圆形。药材多纵剖为 2～4 瓣，外表红棕色，光滑无皱或稍粗糙，剖面果肉粗糙，显颗粒性。种子多数且密集，扁三角形。气微，果肉微酸涩。功用与木瓜相近。

2. 水果木瓜为番木瓜科植物番木瓜 *Carica papaya* Linn. 的果实，原产热带美洲，我国福建、台湾、广东、广西等省区已广泛栽培，不能作中药"木瓜"用。

### 山楂 Shanzha

#### Crataegi Fructus

为蔷薇科植物山里红 *Crataegus pinnatifida* Bge. var. *major* N. E. Br. 或山楂 *C. pinnatifida* Bge. 的干燥成熟果实。秋季果实成熟时采收，切片，干燥。药材呈圆形片，皱缩不平，直径 1～2.5cm，厚 0.2～0.4cm。外皮红色，具皱纹，有灰白色小斑点。果肉深黄色至浅棕色。中部横切片具 5 粒浅黄色果核，但核多脱落而中空。有的片上可见短而细的果梗或花萼残迹。气微清香，味酸、微甜。主含三萜类、有机酸类及黄酮类成分，如熊果酸、枸橼酸等。性微温，味酸、甘。消食健胃，行气散瘀，化浊降脂。

### 苦杏仁 Kuxingren

#### Armeniacae Semen Amarum

🖥 微课

【本草考证】　始载于《名医别录》："杏生晋山川谷，五月采之"。苏颂谓："杏核仁生晋川山谷，今处处有之……相传云种出济南郡之分流山……今以东来者为胜，仍用家园种者，山杏不堪入药。"古今所用药材杏仁基本一致，多以家杏为主。

【来源】　为蔷薇科植物山杏 *Prunus armeniaca* L. *var. ansu* Maxim.、西伯利亚杏 *P. sibirica* L.、东北杏 *P. mandshurica*（Maxim.）Koehne 或杏 *P. armeniaca* L. 的干燥成熟种子。

【植物形态】　山杏　乔木，高可达 10m。叶互生，宽椭圆形或宽卵形，长 4～5cm，宽 3～4cm，先端渐尖，基部阔楔形或截形，叶缘具细锯齿，柄长，近叶基部有 2 腺体。先叶开花，花单生于短枝顶，无柄。萼筒钟形，带暗红色，5 裂，裂片比萼筒稍短，花后反折。花瓣 5，白色或淡粉红色。雄蕊多数，略短于花瓣。子房 1 室，密被短柔毛。核果近球形，果肉薄，种子味苦。花期 3～4 月，果期 4～6 月。

西伯利亚杏　小乔木或灌木。叶卵形或近圆形。花较小，直径 1.5～3cm。果肉薄，质较干，种子味苦。

东北杏　乔木。叶椭圆形或卵形，先端尾尖，基部圆形，很少近心形，边缘具粗而深的重锯齿，锯齿狭而向上弯曲。花梗长于萼筒，长 1cm，无毛。核边缘圆钝，种子味苦。

杏　与山杏基本相似，但叶较大，长 5～10cm，宽 4～8cm，基部近心形或圆形。果较山杏为大，直径 3cm 或更多，果肉厚，种子味甜或苦。

【采收加工】　夏季采收成熟果实，除去果肉和核壳，取出种子，晒干。

【产地】山杏主产于辽宁、河北、内蒙古、山东等省区，多野生。西伯利亚杏主产于东北、华北地区，系野生。东北杏主产于东北各地，系野生。杏主产于东北、华北及西北等地区，系栽培。

【性状鉴别】呈扁心形，长 1～1.9cm，宽 0.8～1.5cm，厚 0.5～0.8cm。表面黄棕色至深棕色，一端尖，另端钝圆，肥厚，左右不对称，尖端一侧有短线形种脐，圆端合点处向上具多数深棕色的脉纹。种皮薄，子叶 2，乳白色，富油性。气微，味苦。（图 10－7）

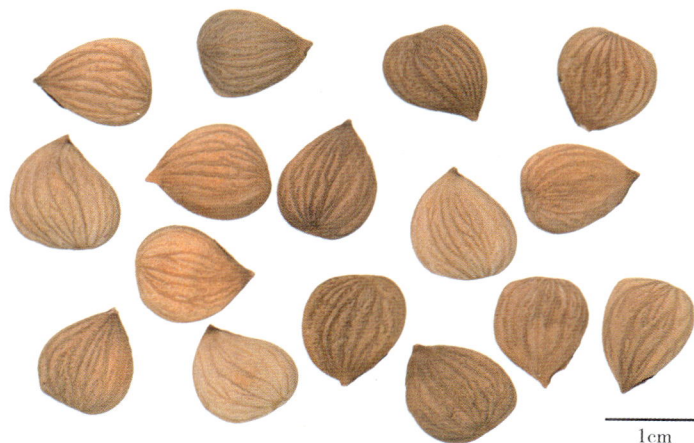

图 10－7　苦杏仁药材

【显微鉴别】横切面　①种皮表皮为 1 层薄壁细胞，散有近圆形的橙黄色石细胞，内为多层薄壁细胞，有小型维管束通过。②外胚乳为 1 薄层颓废细胞。③内胚乳为 1 至数层方形细胞，内含糊粉粒及脂肪油。④子叶为多角形薄壁细胞，含糊粉粒及脂肪油。（图 10－8）

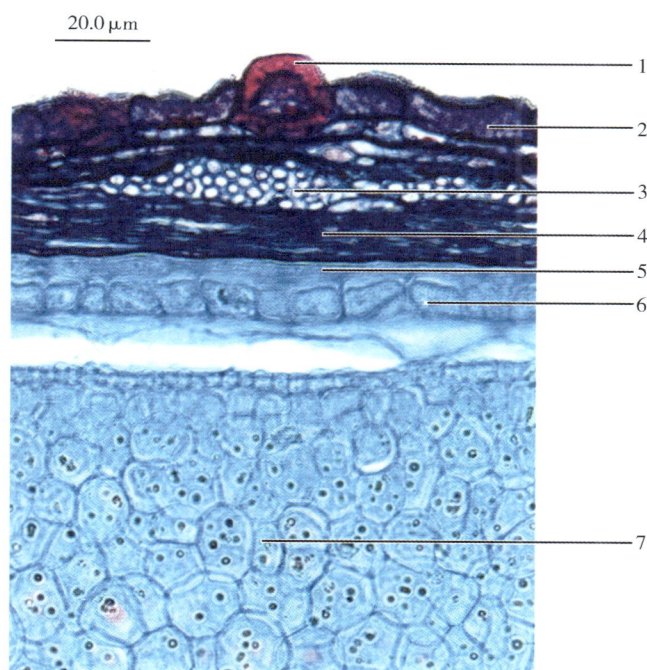

图 10－8　苦杏仁横切面

1. 石细胞　2. 表皮　3. 维管束　4. 薄壁细胞　5. 外胚乳　6. 内胚乳　7. 子叶细胞

粉末　黄白色。①种皮石细胞橙黄色，单个散在或成群，表面观呈类圆形或类多角形，侧面观大多呈贝壳形。②种皮外表皮薄壁细胞黄棕色，多皱缩与石细胞相连，细胞界限不明显。③子叶细胞含糊粉粒及油滴，并有细小的草酸钙簇晶。④内胚乳细胞类多角形，含糊粉粒等。（图10-9）

**图 10 - 9  苦杏仁粉末**

1. 种皮石细胞  2. 种皮外表皮细胞和石细胞  3. 子叶细胞  4. 草酸钙簇晶

【化学成分】含氰苷类化合物，主要有效成分为苦杏仁苷（amygdalin），经水解后产生氢氰酸、苯甲醛及葡萄糖。另含苦杏仁酶，包括苦杏仁苷酶、樱苷酶，在热水或醇中煮沸即被破坏。此外，尚含脂肪油、蛋白质、氨基酸等。

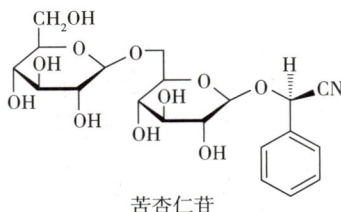

苦杏仁苷

【理化鉴别】

1. 取数粒，加水共研，产生苯甲醛的特殊香气。

2. 薄层鉴别  与苦杏仁苷对照品色谱相应的位置上，显相同颜色的斑点。

【质量评价】

**1. 经验鉴别**  以颗粒饱满、完整、味苦者为佳。

**2. 检查**  酸败度  按酸败度检查法测定，过氧化值不得过0.11。

**3. 含量测定**  按高效液相色谱法测定，药材含苦杏仁苷（$C_{20}H_{27}NO_{11}$）不得少于3.0%，饮片含苦杏仁苷（$C_{20}H_{27}NO_{11}$）不得少于2.4%。

【性味功效】性微温，味苦；有小毒。降气止咳平喘，润肠通便。

**知识拓展**

1. 苦杏仁在常量下使用，其所含的苦杏仁苷分解后产生少量剧毒物质氢氰酸，起到镇咳平喘作用，过量则中毒。

2. 甜杏仁为杏的某些栽培品味淡的种子，较苦杏仁稍大，味不苦，多作副食品用。

## 桃仁 Taoren
### Persicae Semen

【来源】　为蔷薇科植物桃 *Prunus persica*（L.）Batsch 或山桃 *P. davidiana*（Carr.）Franch. 的干燥成熟种子。果实成熟后采收，除去果肉及核壳，取出种子，晒干。

【产地】　全国大部分地区均产，主产于四川、陕西、河北、山东等省。

【性状鉴别】　桃仁：呈扁长卵形，长 1.2～1.8cm，宽 0.8～1.2cm，厚 0.2～0.4cm。表面黄棕色至红棕色，密布颗粒状突起。一端尖，中部膨大，另端钝圆稍偏斜，边缘较薄。尖端一侧有短线形种脐，圆端有颜色略深不甚明显的合点，自合点处散出多数纵向维管束。种皮薄，子叶 2，类白色，富油性。气微，味微苦。（图 10－10）

山桃仁：呈类卵圆形，较小而肥厚，长约 0.9cm，宽约 0.7cm，厚约 0.5cm。（图 10－10）

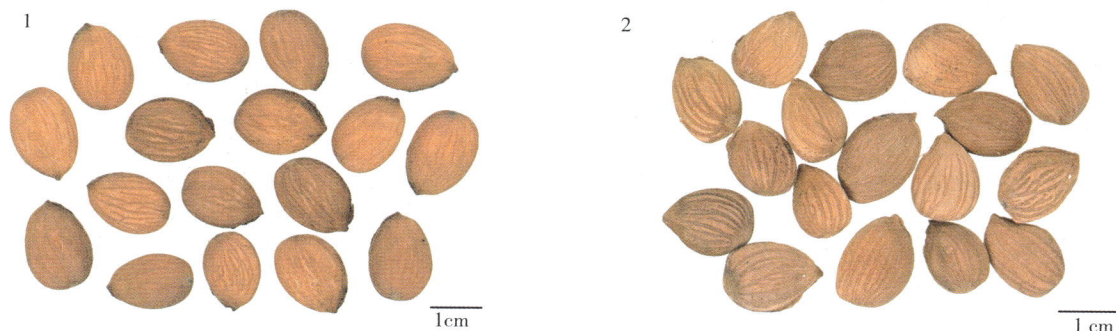

**图 10－10　桃仁药材**
1. 桃仁　2. 山桃仁

【化学成分】　含苦杏仁苷，含量约为苦杏仁的 1/2。另含苦杏仁酶及脂肪油等。桃仁醇提取物有显著的抑制血凝作用。

【质量评价】

**1. 经验鉴别**　以颗粒饱满、均匀、完整者为佳。

**2. 检查**　酸败度　酸值不得过 10.0，羰基值不得过 11.0。

黄曲霉毒素　每 1000g 含黄曲霉毒素 $B_1$ 不得过 5μg，含黄曲霉毒素 $G_2$、黄曲霉毒素 $G_1$、黄曲霉毒素 $B_2$ 和黄曲霉毒素 $B_1$ 的总量不得过 10μg。

**3. 含量测定**　按高效液相色谱法测定，药材含苦杏仁苷（$C_{20}H_{27}NO_{11}$）不得少于 2.0%，饮片含苦杏仁苷（$C_{20}H_{27}NO_{11}$）不得少于 1.50%。

【性味功效】　性平，味苦、甘。活血祛瘀，润肠通便，止咳平喘。

## 沙苑子 Shayuanzi
### Astragali Complanati Semen

为豆科植物扁茎黄芪 *Astragalus complanatus* R. Br. 的干燥成熟种子。主产于陕西（潼关），又名"潼蒺藜"。略呈肾形而稍扁，长 2～2.5mm，宽 1.5～2mm，厚约 1mm。表面光滑，褐绿色或灰褐色，边缘一侧微凹处具圆形种脐。质坚硬，不易破碎。子叶 2，淡黄色，胚根弯曲，长约 1mm。气微，味淡，嚼之有豆腥味。含黄酮类化合物，如沙苑子苷（complanatuside）等。性温，味甘。补肾助阳、固精缩尿，养肝明目。

## 决明子 Juemingzi
### Cassiae Semen

【来源】 为豆科植物钝叶决明 *Cassia obtusifolia* L. 或决明（小决明）*C. tora* L. 的干燥成熟种子。秋季采收成熟果实，晒干，打下种子，除去杂质。

【产地】 主产于安徽、江苏、浙江、广东等省。

【性状鉴别】 钝叶决明：略呈菱方形或短圆柱形，两端平行倾斜，形似马蹄，长 3～7mm，宽 2～4mm。表面绿棕色或暗棕色，平滑有光泽。一端较平坦，另端斜尖，背腹面各有 1 条突起的棱线，棱线两侧各有 1 条斜向对称而色较浅的线形凹纹。质坚硬，不易破碎。种皮薄，子叶 2，黄色，呈"S"形折曲并重叠。气微，味微苦。（图 10－11）

小决明：呈短圆柱形，较小，长 3～5mm，宽 2～3mm。表面棱线两侧各有 1 片宽广的浅黄棕色带。（图 10－11）

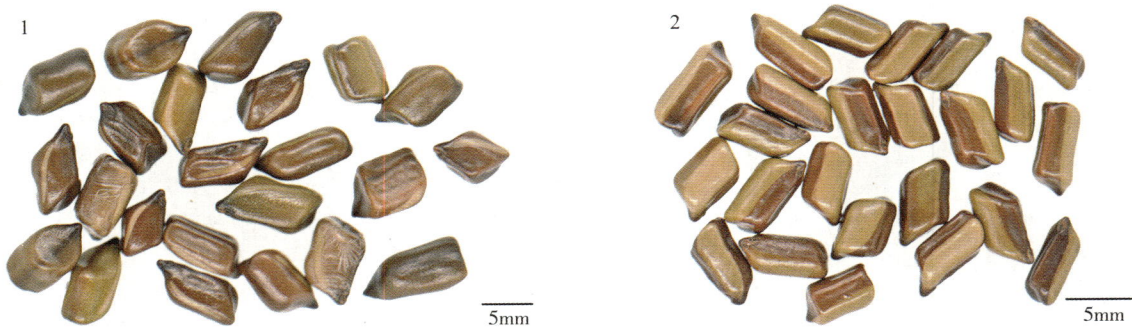

图 10－11　决明子药材
1. 钝叶决明　2. 小决明

【显微鉴别】 粉末　黄棕色。①种皮栅状细胞无色或淡黄色，侧面观细胞 1 列，呈长方形，排列稍不平整，长 42～53μm，壁较厚，光辉带 2 条；表面观呈类多角形，壁稍皱缩。②种皮支持细胞表面观呈类圆形，直径 10～35（55）μm，可见两个同心圆圈；侧面观呈哑铃状或葫芦状。③角质层碎片厚 11～19μm。④草酸钙簇晶众多，多存在于薄壁细胞中，直径 8～21μm。

【化学成分】 含蒽醌类成分，主要为大黄酚、橙黄决明素（aurantio－obtusin）、大黄素、大黄素甲醚等。另含萘并吡喃酮类成分及脂肪油、蛋白质等。

【质量评价】

**1. 经验鉴别**　以颗粒饱满、色绿棕者为佳。

**2. 检查**　黄曲霉毒素　每1000g含黄曲霉毒素 $B_1$ 不得过5μg，黄曲霉毒素 $G_2$、黄曲霉毒素 $G_1$、黄曲霉毒素 $B_2$ 和黄曲霉毒素 $B_1$ 的总量不得过10μg。

**3. 含量测定**　按高效液相色谱法测定，药材含大黄酚（$C_{15}H_{10}O_4$）不得少于0.20%，饮片含大黄酚（$C_{15}H_{10}O_4$）不得少于0.12%；均含橙黄决明素（$C_{17}H_{14}O_7$）不得少于0.080%。

【性味功效】 性微寒，味甘、苦、咸。清热明目，润肠通便。

## 补骨脂 Buguzhi
### Psoraleae Fructus

【本草考证】 始载于《开宝本草》。苏颂谓："补骨脂生广南诸州及波斯国，今岭外山坂间多有之，不及番舶者佳。茎高三四尺，叶小似薄荷，花微紫色，实如麻子，圆扁而黑，九月采。"李时珍谓：

"补骨脂言其功也。" 从植物形态与功用来看，与我国广为栽培的补骨脂相符。

【来源】 为豆科植物补骨脂 *Psoralea corylifolia* L. 的干燥成熟果实。

【植物形态】 一年生草本，全体被黄白色或黄褐色腺点。茎直立，枝坚硬，高 0.5～1m。单叶互生，有时枝端叶有 1 枚长约 1cm 的侧生小叶，叶片阔卵形或三角状卵形，长 6～9cm，宽 5～7cm，先端稍尖，基部截形或微心形，边缘具粗锯齿，近无毛，两面均有显著黑色腺点；叶柄长 2～4cm，侧生小叶柄甚短。叶腋抽出总状花序，总梗甚长，小花多数，密集上部呈头状，花梗短，花萼钟状，上面 2 枚萼齿连合，具黄棕色腺点；蝶形花冠淡紫色，长约 4mm，旗瓣宽倒卵形，雄蕊 10 枚，连成一束。荚果椭圆形，长约 5mm，具小尖头，黑色，表面具不规则网纹，熟后不开裂。种子 1 枚，扁圆形，棕黑色，粘贴果皮，有香气。花期 7～8 月，果期 9～10 月。

【采收加工】 秋季果实成熟时采收果序，晒干，搓出果实，除去杂质。

【产地】 除东北、西北地区外，全国其他地区均产。

【性状鉴别】 呈肾形，略扁，长 3～5mm，宽 2～4mm，厚约 1.5mm。表面黑色、黑褐色或灰褐色，具细微网状皱纹。顶端圆钝，有一小突起，凹侧有果梗痕。质硬。果皮薄，与种子不易分离。种子 1 枚，子叶 2，黄白色，有油性。气香，味辛、微苦。（图 10-12）

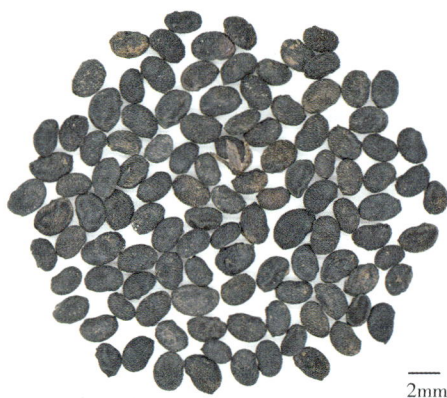

图 10-12 补骨脂药材

【显微鉴别】 果实中部横切面　①果皮波状弯曲，表皮细胞 1 列，凹陷处表皮下有众多扁圆形壁内腺。②中果皮薄壁组织中有小型外韧维管束；薄壁细胞含有草酸钙小柱晶。③种皮外表皮为 1 列栅状细胞，其内为 1 列哑铃状支持细胞。④种皮薄壁组织中有小型维管束。⑤色素细胞 1 列，与种皮内表皮细胞相邻。⑥子叶细胞充满糊粉粒与油滴。（图 10-13）

粉末　灰黄色。①种皮栅状细胞侧面观有纵沟纹，光辉带 1 条，位于上侧近边缘处，顶面观多角形，胞腔极小，孔沟细，底面观呈圆多角形，胞腔含红棕色物。②支持细胞侧面观哑铃形，表面观类圆形。③壁内腺（内生腺体）多破碎，完整者类圆形，由十数个至数十个纵向延长呈放射状排列的细胞构成。④草酸钙柱晶细小，成片存在于中果皮细胞中。（图 10-14）

【化学成分】 含香豆素类成分，主要为补骨脂素（psoralen）、异补骨脂素（isopsoralen）等。另含黄酮类成分，如补骨脂甲素（coryfolin）、补骨脂乙素（corylifolinin）等。补骨脂素能促进皮肤色素新生，治疗白癜风。

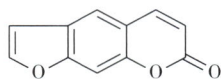

补骨脂素

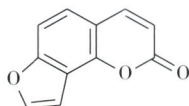

异补骨脂素

【理化鉴别】 薄层鉴别　与补骨脂素、异补骨脂素对照品色谱相应的位置上，显相同的两个蓝白色荧光斑点。

【质量评价】

**1. 经验鉴别**　以粒大、饱满、色黑、气味浓者为佳。

**2. 含量测定**　按高效液相色谱法测定，含补骨脂素（$C_{11}H_6O_3$）和异补骨脂素（$C_{11}H_6O_3$）的总量不得少于 1.60%。

【性味功效】 性温，味辛、苦。温肾助阳，纳气平喘，温脾止泻；外用消风祛斑。

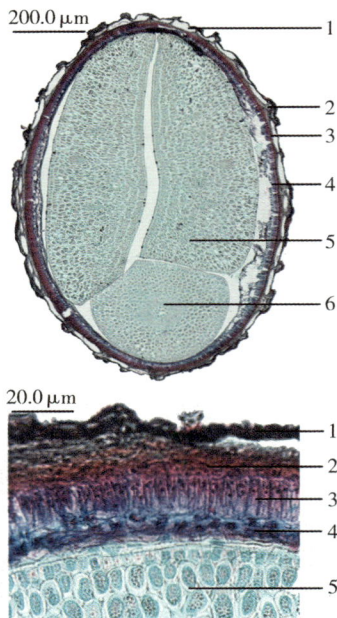

图 10-13　补骨脂横切面

1. 果皮表皮　2. 中果皮　3. 种皮外表皮
4. 支持细胞　5. 子叶细胞　6. 胚根

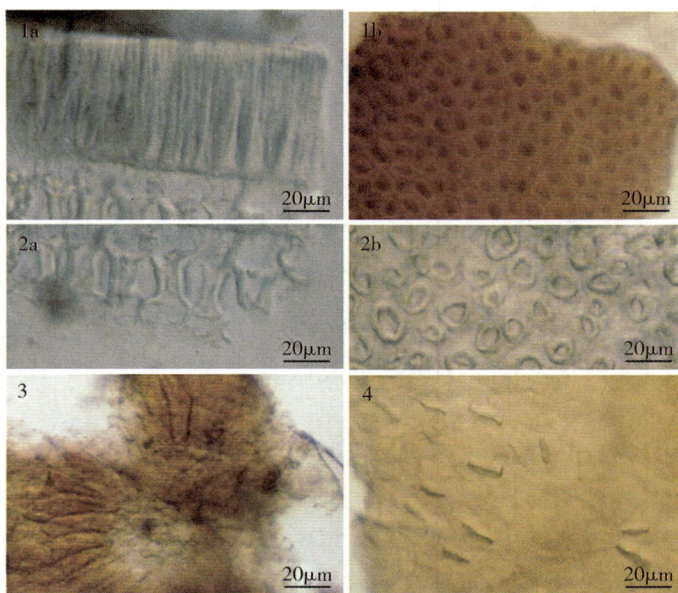

图 10-14　补骨脂粉末

1. 种皮栅状细胞（1a. 侧面观　1b. 底面观）　2. 支持细胞
（2a. 侧面观　2b. 表面观）　3. 壁内腺　4. 草酸钙柱晶

## 枳壳 Zhiqiao

### Aurantii Fructus

【本草考证】 枳，载于《神农本草经》，列为中品。苏颂谓：“今医家以皮厚而小者为枳实，完大者为枳壳，皆以翻肚似盆口状、陈久者为胜。”李时珍谓：“枳乃木名，壳为果皮，故名枳壳。”

【来源】 为芸香科植物酸橙 *Citrus aurantium* L. 及其栽培变种的干燥未成熟果实。

【植物形态】 常绿小乔木，茎枝三棱形，光滑，有长刺。单身复叶，互生；叶柄有狭长形的或倒心脏形的翼；叶片革质，卵形或倒卵形，长 5～10cm，宽 2.5～5cm，全缘或有不明显的锯齿，两面无毛，具半透明腺点。总状花序，亦有单生或簇生于当年枝顶端或叶腋者；花萼 5 裂；花瓣 5，白色，长椭圆形；雄蕊约 25 枚，花丝基部部分愈合；子房上位，约 12 室，每室内含胚珠多数，柱头头状。果圆形而稍扁，橙黄色，果皮粗糙。花期 4～5 月，果期 6～11 月。

【采收加工】 7 月果皮尚绿时采收，自中部横切成两半，晒干或低温干燥。

【产地】 主产于江西、四川、湖北、贵州等省，多系栽培。以江西清江、新干所产最为闻名，商品习称“江枳壳”。

【性状鉴别】 呈半球形，翻口似盆状，直径 3～5cm。外果皮棕褐色至褐色，有颗粒状突起，突起的顶端有凹点状油室；有明显的花柱残迹或果梗痕。切面中果皮黄白色，光滑而稍隆起，厚 0.4～1.3cm，边缘散有 1～2 列油室，瓤囊 7～12 瓣，少数至 15 瓣，汁囊干缩呈棕色至棕褐色，内藏种子。质坚硬，不易折断。气清香，味苦、微酸。（图 10-15）

饮片　呈不规则弧状条形薄片。切面外果皮棕褐色至褐色。中果皮黄白色至黄棕色，近外缘有 1～2 列点状油室。内侧有的有少量紫褐色瓤囊。（图 10-16）

【显微鉴别】 粉末　黄白色或棕黄色。①中果皮细胞类圆形或形状不规则，壁大多呈不均匀增厚。②果皮表皮细胞表面观多角形、类方形或长方形，气孔环式，直径 16～34μm，副卫细胞 5～9 个，侧面观外被角质层。③汁囊组织淡黄色或无色，细胞多皱缩，并与下层细胞交错排列。④草酸钙方晶存在于

果皮和汁囊细胞中，呈斜方形、多面体形或双锥形，直径 3～30μm。⑤螺纹导管、网纹导管及管胞细小。（图 10－17）

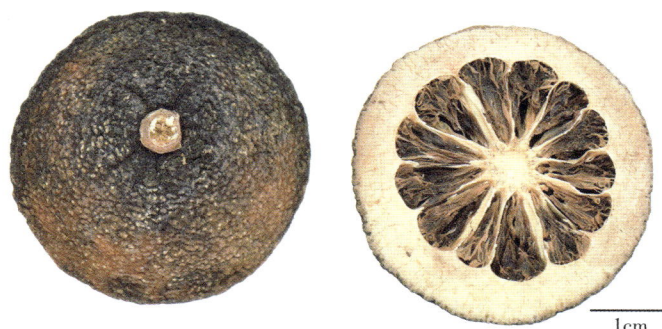

图 10－15　枳壳药材

图 10－16　枳壳饮片

图 10－17　枳壳粉末
1. 中果皮细胞　2. 汁囊细胞及草酸钙方晶　3. 表皮细胞及气孔　4. 导管

【化学成分】　主含黄酮类成分及挥发油。黄酮类成分主要有柚皮苷（naringin）、橙皮苷（hesperidin）、新橙皮苷（neohesperidin）、川陈皮素（nobiletin）等。挥发油中主要成分为右旋柠檬烯（d－limonene，约90%）。此外，尚含辛弗林（synephrine）和 $N$－甲基酪胺（$N$－methyltyramine）。

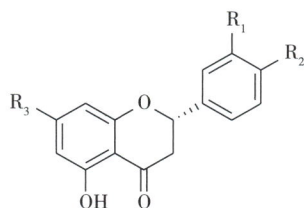

|  | $R_1$ | $R_2$ | $R_3$ |
|---|---|---|---|
| 柚皮苷 | H | OH | O—Glc$\frac{2}{}$O$\frac{1}{}$Rha |
| 橙皮苷 | OH | OCH$_3$ | O—Glc$\frac{6}{}$O$\frac{1}{}$Rha |
| 新橙皮苷 | OH | OCH$_3$ | O—Glc$\frac{2}{}$O$\frac{1}{}$Rha |

【理化鉴别】　薄层鉴别　与柚皮苷、新橙皮苷对照品色谱相应的位置上，呈相同颜色的荧光斑点。

**【质量评价】**

**1. 经验鉴别** 均以外皮色棕褐、果肉厚、质坚硬、香气浓者为佳。

**2. 含量测定** 按高效液相色谱法测定，含柚皮苷（$C_{27}H_{32}O_{14}$）不得少于4.0%，新橙皮苷（$C_{28}H_{34}O_{15}$）不得少于3.0%。

**【性味功效】** 性微寒，味苦、辛、酸。理气宽中，行滞消胀。

**知识拓展** --------------------------------------------------------------

1. 酸橙的栽培变种主要有黄皮酸橙 *Citrus autantium* 'Huangpi'、代代花 *C. aurantium* 'Daidai'、朱栾 *C. aurantium* 'Zhuluan'、塘橙 *C. aurantium* 'Tangcheng'。其中代代花，又名"苏枳壳"，主产于江苏。药材直径3~5.5cm，外皮绿褐色或棕褐色，基部常带有残存的宿萼和果柄残基，中心柱直径0.5~1cm。

2. 枳壳的混淆品主要有：枸橘 *Poncirus trifoliata*（L.）Rafin. 的果实，产于福建等地。药材直径2.5~3cm，外皮灰绿色，有细柔毛，中心柱直径0.2~0.5cm。同属植物香圆 *C. wilsonii* Tanaka 的果实，产于陕西等地。药材直径4~7cm，外皮灰绿色，常有棕黄色斑块，表面粗糙，果顶具金钱环，中心柱直径0.4~1cm。

--------------------------------------------------------------

## 枳实 Zhishi
### Aurantii Fructus Immaturus

为芸香科植物酸橙 *Cirus auranium* L. 及其栽培变种或甜橙 *C. sinensis* Osbeck 的干燥幼果。5~6月收集自落的果实，除去杂质，自中部横切为两半，晒干或低温干燥，较小者直接晒干或低温干燥（鹅眼枳实）。药材呈半球形，少数为球形，直径0.5~2.5cm。外果皮黑绿色或棕褐色，具颗粒状突起和皱纹，有明显的花柱残迹或果梗痕。切面中果皮略隆起，厚0.3~1.2cm，黄白色或黄褐色，边缘有1~2列油室，瓤囊棕褐色。质坚硬。气清香，味苦、微酸。酸橙枳实中辛弗林和 *N* - 甲基酪胺含量均较枳壳中多，另含橙皮苷、新橙皮苷、柚皮苷等黄酮类成分。性微寒，味苦、辛、酸。破气消积，化痰散痞。作枳实药用的还有同属植物香圆 *C. wilsonii* Tanaka 的幼果，外表灰红棕色至暗绿棕色，大的果实顶端有"金钱环"，味酸而后微苦。同科植物枸橘 *Poncirus trifoliale*（L.）Rafin. 的幼小果实，也有作枳实入药者，习称"绿衣枳实"，外表面绿色，有细柔毛。

## 陈皮 Chenpi
### Citri Reticulatae Pericarpium

**【来源】** 为芸香科植物橘 *Citrus reliculata* Blanco 及其栽培变种的干燥成熟果皮。药材分为"陈皮"和"广陈皮"。采摘成熟果实，剥取果皮，晒干或低温干燥。

**【产地】** 主产于广东、福建、四川、江苏等省，均为栽培品。

**【性状鉴别】** 陈皮：常剥成数瓣，基部相连，有的呈不规则的片状，厚1~4mm。外表面橙红色或红棕色，有细皱纹及凹下的点状油室。内表面浅黄白色，粗糙，附黄白色或黄棕色筋络状维管束。质稍硬而脆。气香，味辛、苦。（图10-18）

广陈皮：常3瓣相连，形状整齐，厚度均匀，约1mm。外表面橙黄色至棕褐色，点状油室较大，对光照视，透明清晰。质较柔软。（图10-19）

饮片 陈皮：呈不规则的条状或丝状。外表面橙红色或红棕色，有细皱纹和凹下的点状油室。内表面浅黄白色，粗糙，附黄白色或黄棕色筋络状维管束。气香，味辛、苦。（图10-20）

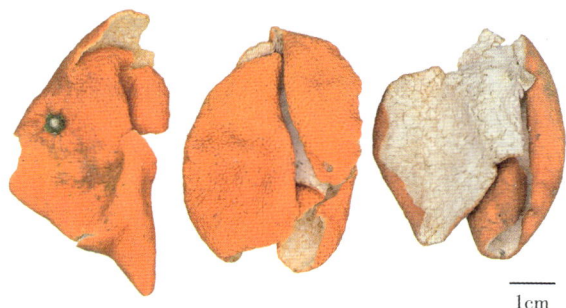

图 10 – 18　陈皮药材

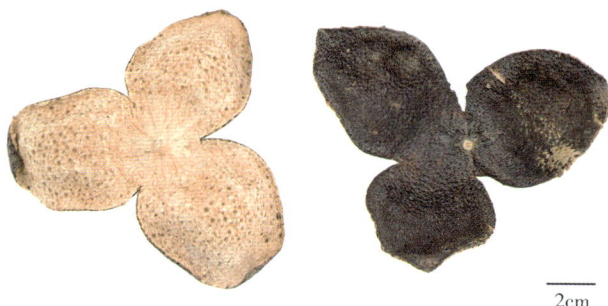

图 10 – 19　广陈皮药材

广陈皮：呈不规则的条状或丝状。外表面橙黄色或黄绿色，点状油室较大，对光照视，透明清晰。内表面黄白色至黄棕色，附黄白色筋络状维管束。年久陈者外表面黄棕色至棕褐色，点状油室颜色较深。内表面黄棕色至棕褐色，有的筋络状维管束已脱落。香气特异，味微辛、微甜或微苦。（图10 – 21）

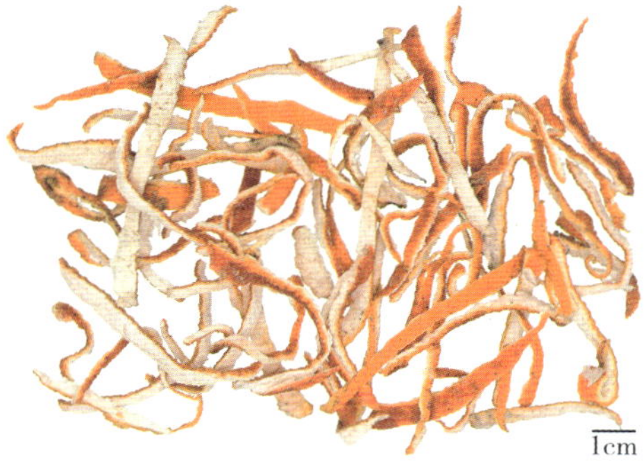

图 10 – 20　陈皮饮片

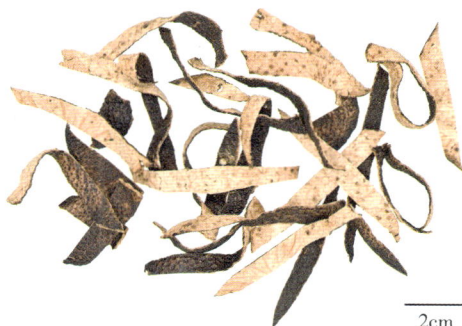

图 10 – 21　广陈皮饮片

【显微鉴别】　粉末　黄白色至黄棕色。①中果皮薄壁组织众多，细胞形状不规则，壁不均匀增厚，有的成连珠状。②果皮表皮细胞表面观多角形、类方形或长方形，垂周壁稍厚，气孔类圆形，直径18～26μm，副卫细胞不清晰；侧面观外被角质层，靠外方的径向壁增厚。③草酸钙方晶成片存在于中果皮薄壁细胞中，呈多面体形、菱形或双锥形，直径 3～34μm，长 5～53μm，有的一个细胞内含有由两个多面体构成的平行双晶或3～5个方晶。④橙皮苷结晶大多存在于薄壁细胞中，黄色或无色，呈圆形或无定形团块，有的可见放射状条纹。⑤螺纹导管、孔纹导管和网纹导管及管胞较小。

【化学成分】　含挥发油2%～4%，油中主要成分为右旋柠檬烯（占80%以上）。黄酮类化合物主要有橙皮苷、新橙皮苷、川陈皮素、橘皮素（tangeretin）等。此外，广陈皮中含挥发性成分 2 - 甲氨基苯甲酸甲酯（methyl 2 -（methylamino）benzoate）。

【质量评价】

**1. 经验鉴别**　以瓣大、完整、颜色鲜、油润、质柔软、气浓、辛香、味稍甜后感苦辛者为佳。

**2. 检查**　黄曲霉毒素　每1000g含黄曲霉毒素 $B_1$ 不得过5μg，含黄曲霉毒素 $G_2$、黄曲霉毒素 $G_1$、黄曲霉毒素 $B_2$ 和黄曲霉毒素 $B_1$ 的总量不得过 10μg。

**3. 含量测定**　按高效液相色谱法测定，陈皮含橙皮苷（$C_{28}H_{34}O_{15}$）不得少于3.5%；饮片不得少于2.5%。广陈皮药材含橙皮苷（$C_{28}H_{34}O_{15}$）不得少于2.0%，饮片不得少于1.75%；药材含川陈皮素（$C_{21}H_{22}O_8$）和橘皮素（$C_{20}H_{20}O_7$）的总量不得少于0.42%，饮片不得少于0.40%。

【性味功效】　性温，味苦、辛。理气健脾，燥湿化痰。

**知识拓展** ----------------------------------------------------------------

　　1. 栽培变种主要有茶枝柑 *Citrus reticulata* 'Chazhi'（广陈皮）、大红袍 *C. reticulata* 'Dahongpao'、温州蜜柑 *C. reticulata* 'Unshiu'、福橘 *C. reticulata* 'Tangerina'。

　　2. 青皮 Citri Reticulatae Pericarpium Viride 为芸香科植物橘 *Citrus reticulata* Blanco 及其栽培变种的干燥幼果或未成熟果实的果皮。5~6月收集自落的幼果，晒干，习称"个青皮"；7~8月采收未成熟的果实，在果皮上纵剖成4瓣至基部，除尽瓤瓣，晒干，习称"四花青皮"。个青皮：呈类球形，直径0.5~2cm。表面灰绿色或黑绿色，微粗糙，有细密凹下的油室，顶端有稍突起的柱基，基部有圆形果梗痕。质硬，断面果皮黄白色或淡黄棕色，厚1~2mm，外缘有油室1~2列。瓤囊8~10瓣，淡棕色。气清香，味酸、苦、辛。四花青皮：果皮剖成4裂片，裂片长椭圆形，长4~6cm，厚1~2mm。外表面灰绿色或黑绿色，密生多数油室。内表面类白色或黄白色，粗糙，附黄白色或黄棕色小筋络。质稍硬，易折断，断面外缘有油室1~2列。气香，味苦、辛。主含挥发油及橙皮苷、新橙皮苷、辛弗林等。性温，味苦、辛。疏肝破气，消积化滞。

----------------------------------------------------------------

### 化橘红 Huajuhong
### Citri Grandis Exocarpium

　　为芸香科植物化州柚 *Citrus grandis* 'Tomentosa' 或柚 *C. grandis*（L.）Osbeck 的未成熟或近成熟的干燥外层果皮。前者习称"毛橘红"，后者习称"光七爪""光五爪"。化州柚呈对折的七角、五角或展平的五角星状，单片呈柳叶形。完整者展平后直径15~28cm，厚2~5mm。外表面黄绿色至黄褐色，密布茸毛，有皱纹及小油室。内表面黄白色或淡黄棕色，有脉络纹。质脆，易折断，断面不整齐，外缘有1列不整齐的下凹的油室，内侧稍柔而有弹性。气芳香，味苦、微辛。柚外表面黄绿色至深棕色，无毛。主含挥发油及柚皮苷、新橙皮苷等。性温，味辛、苦。理气宽中，燥湿化痰。

### 佛手 Foshou
### Citri Sarcodactylis Fructus

　　为芸香科植物佛手 *Citrus medica* L. var. *sarcodactylis* Swingle 的干燥果实。秋季果实尚未变黄或变黄时采收，纵切成薄片，晒干或低温干燥。呈类椭圆形或卵圆形的薄片，常皱缩或卷曲，长3~14cm，宽2~9cm，厚1~4mm。顶端稍宽，常有3~5个手指状的裂瓣，基部略窄，有的可见果梗痕。外皮黄绿色或橙黄色，有皱纹和油点。果肉浅黄白色或浅黄色，散有凹凸不平的线状或点状维管束。质硬而脆，受潮后柔韧。气香，味微甜后苦。主含挥发油及橙皮苷等。性温，味辛、苦、酸。疏肝理气，和胃止痛，燥湿化痰。

### 吴茱萸 Wuzhuyu
### Euodiae Fructus

　　**【来源】** 为芸香科植物吴茱萸 *Euodia rutaecarpa*（Juss.）Benth.、石虎 *E. rutaecarpa*（Juss.）Benth. var. *officinalis*（Dode）Huang 或疏毛吴茱萸 *E. rutaecarpa*（Juss.）Benth. var. *bodinieri*（Dode）Huang 的干燥近成熟果实。8~11月果实呈茶绿色尚未开裂时，剪下果枝，晒干或低温干燥，除去枝、叶、果梗等杂质。

　　**【产地】** 主产于贵州、广西、湖南、云南等省区，多系栽培。

　　**【性状鉴别】** 呈球形或略呈五角状扁球形，直径2~5mm。表面暗黄绿色至褐色，粗糙，有多数点状突起或凹下的油点。顶端有五角星状的裂隙，基部残留被有黄色茸毛的果梗。质硬而脆，横切面子房

5 室，每室有淡黄色种子 1 粒。气芳香浓郁，味辛辣而苦。用水浸泡果实，有黏液渗出。（图 10 - 22）

【显微鉴别】粉末　褐色。①非腺毛 2 ~ 6 细胞，长 140 ~ 350μm，壁疣明显，有的胞腔内含棕黄色至棕红色物。②腺毛头部 7 ~ 14 细胞，椭圆形，常含黄棕色内含物；柄 2 ~ 5 细胞。③草酸钙簇晶较多，直径 10 ~ 25μm，偶有方晶。④石细胞类圆形或长方形，直径 35 ~ 70μm，胞腔大。⑤油室碎片有时可见，淡黄色。

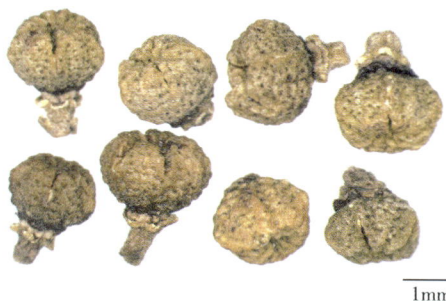

1mm

图 10 - 22　吴茱萸药材

【化学成分】含挥发油，油中主要成分为吴萸烯（evodene），为油的香气成分。另含生物碱类，主要有吴茱萸碱（evodiamine）、吴茱萸次碱（rutaecarpine）等。此外尚含苦味素类，如柠檬苦素等。

【理化鉴别】薄层色谱　与吴茱萸碱、吴茱萸次碱对照品色谱相应的位置上，显相同颜色的荧光斑点。

【质量评价】

1. 经验鉴别　以粒小、饱满坚实、色绿、香气浓烈者为佳。

2. 含量测定　按高效液相色谱法测定，含吴茱萸碱（$C_{19}H_{17}N_3O$）和吴茱萸次碱（$C_{18}H_{13}N_3O$）的总量不得少于 0.15%，含柠檬苦素（$C_{26}H_{30}O_8$）不得少于 0.20%。

【性味功效】性热，味辛、苦；有小毒。散寒止痛，降逆止呕，助阳止泻。

## 巴豆 Badou

### Crotonis Fructus

为大戟科植物巴豆 *Croton tiglium* L. 的干燥成熟果实。药材呈卵圆形，一般具三棱，长 1.8 ~ 2.2cm，直径 1.4 ~ 2cm。表面灰黄色或稍深，粗糙，有纵线 6 条，顶端平截，基部有果梗痕。破开果壳，可见 3 室，每室含种子 1 粒。种子呈略扁的椭圆形，长 1.2 ~ 1.5cm，直径 0.7 ~ 0.9cm，表面棕色或灰棕色，一端有小点状的种脐和种阜的疤痕，另端有微凹的合点，其间有隆起的种脊。外种皮薄而脆，内种皮呈白色薄膜。种仁黄白色，油质。气微，味辛辣。主含脂肪油，油中含强刺激性成分（具泻下作用）和致癌成分，为亲水性的巴豆醇的十余种双酯化合物，另含巴豆苷（crotonside）。性热，味辛；有大毒。外用蚀疮。

## 酸枣仁 Suanzaoren

### Ziziphi Spinosae Semen

【来源】为鼠李科植物酸枣 *Ziziphus jujuba* Mill. var. *spinosa*（Bunge）Hu ex H. F. Chou 的干燥成熟种子。秋末冬初采收成熟果实，除去果肉及核壳，收集种子，晒干。

【产地】主产于河北、陕西、辽宁、河南等省。

【性状鉴别】呈扁圆形或扁椭圆形，长 5 ~ 9mm，宽 5 ~ 7mm，厚约 3mm。表面紫红色或紫褐色，平滑有光泽，有的有裂纹。有的两面均呈圆隆状突起；有的一面较平坦，中间有 1 条隆起的纵线纹，另一面稍突起。一端凹陷，可见线形种脐，另一端有细小突起的合点。种皮较脆，胚乳白色，子叶 2，浅黄色，富油性。气微，味淡。（图 10 - 23）

【显微鉴别】粉末　棕红色。①种皮栅状细胞棕红色或黄棕色，表面观多角形或圆多角形，直径 9 ~ 14μm，壁厚，木化，胞腔内含红棕色物；侧面观呈长条形，外壁增厚，侧壁上、中部甚厚，下部渐薄，光辉带位于栅状细胞外侧。②种皮内表皮细胞棕黄色，表面观长方形或类方形，垂周壁呈密集的连珠状增厚，木化。③子叶表皮细胞含细小草酸钙簇晶和方晶。

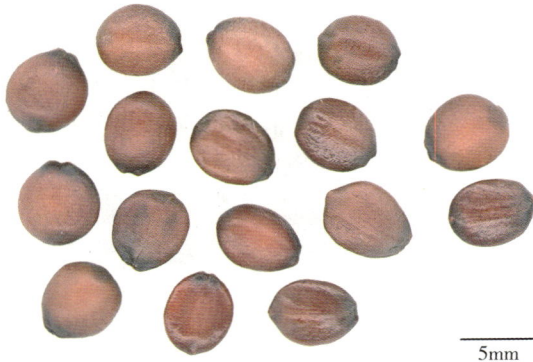

图 10-23 酸枣仁药材

5mm

【化学成分】含三萜皂苷类成分，主要为酸枣仁皂苷 A（jujuboside A）和酸枣仁皂苷 B（jujuboside B）。另含黄酮类成分斯皮诺素（spinosin）及三萜类、脂肪油等。

【质量评价】

**1. 经验鉴别** 以粒大、饱满、完整、有光泽、外皮紫红色、无核壳者为佳。

**2. 检查** 黄曲霉毒素 每 1000g 含黄曲霉毒素 $B_1$ 不得过 5μg，含黄曲霉毒素 $G_2$、黄曲霉毒素 $G_1$、黄曲霉毒素 $B_2$ 和黄曲霉毒素 $B_1$ 的总量不得过 10μg。

**3. 含量测定** 按高效液相色谱法测定，含酸枣仁皂苷 A（$C_{58}H_{94}O_{26}$）不得少于 0.030%，含斯皮诺素（$C_{28}H_{32}O_{15}$）不得少于 0.070%。

【性味功效】性平，味甘、酸。养心补肝，宁心安神，敛汗，生津。

### 知识拓展

理枣仁为鼠李科植物滇刺枣 *Ziziphus mauritiana* Lam. 的干燥成熟种子，在市场上常混充酸枣仁药用。理枣仁呈扁圆形或扁心形，表面黄棕色至红棕色，有暗色斑点状花纹，中央无隆起的纵线纹，注意与酸枣仁区别。

## 小茴香 Xiaohuixiang

### Foeniculi Fructus

【本草考证】始载于《唐本草》。因其香气扑鼻，辟恶瘴气，人们念之，故又名怀香。苏颂谓："北人呼为茴香，声相近也。"又陶弘景谓："煮肉下少些（茴香），即无臭气。臭酱入（茴香）末易香，故曰茴香。"

【来源】为伞形科植物茴香 *Foeniculum vulgare* Mill. 的干燥成熟果实。

【植物形态】多年生草本，有强烈香气。茎直立，有棱，上部分枝。茎生叶互生，叶片三至四回羽状分裂，最终裂片线形至丝状，叶柄基部呈鞘状，抱茎。复伞形花序顶生或侧生；无总苞及小总苞；花序梗长 4～25cm，伞辐 8～30；花小，黄色，萼齿不显，花瓣 5，先端内折；雄蕊 5，子房下位，2 室。双悬果卵状长椭圆形，黄绿色，每分果有 5 条隆起的纵棱。花期 6～8 月，果期 8～10 月。

【采收加工】秋季果实初熟时采割植株，晒干，打下果实，除去杂质。

【产地】我国各地均有栽培。

【性状鉴别】为双悬果，呈圆柱形，有的稍弯曲，长 4～8mm，直径 1.5～2.5mm。表面黄绿色或淡黄色，两端略尖，顶端残留有黄棕色突起的柱基，基部有时有细小的果梗。分果呈长椭圆形，背面有纵棱 5 条，接合面平坦而较宽。横切面略呈五边形，背面的四边约等长。有特异香气，味微甜、辛。（图 10-24）

【显微鉴别】分果横切面 略呈五边形。①外果皮为 1 列扁平细胞，外被角质层。②中果皮纵棱处有维管束，其周围有多数木化网纹细胞；背面纵棱间各有大的椭圆形棕色油管 1 个，接合面有油管 2 个，共 6 个。③内果皮为 1 列扁平薄壁细胞，细胞长短不一。④种皮细胞扁长，含棕色物。⑤胚乳细胞多角形，含多数糊粉粒，每个糊粉粒中含有细小草酸钙簇晶。（图 10-25）

图 10 – 24 小茴香药材

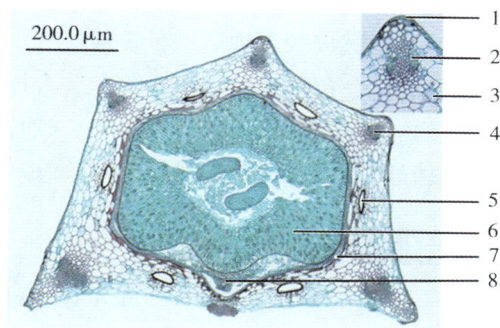

图 10 – 25 小茴香（果实分果）横切面

1. 外果皮 2. 韧皮部 3. 网纹细胞 4. 维管束
5. 油管 6. 内胚乳 7. 内果皮 8. 种脊维管束

**粉末** 绿黄色或黄棕色。①网纹细胞类长方形或类圆形，壁厚，木化，具卵圆形网状纹孔。②油管碎片黄棕色至深红棕色，分泌细胞呈扁平多角形。③镶嵌细胞为内果皮细胞，5~8 个狭长细胞为 1 组，以其长轴相互作不规则方向嵌列。④内胚乳细胞多角形，无色，壁颇厚，含多数直径约 10μm 的糊粉粒，每一糊粉粒中含细小草酸钙簇晶 1 个，直径约 7μm。（图 10 – 26）

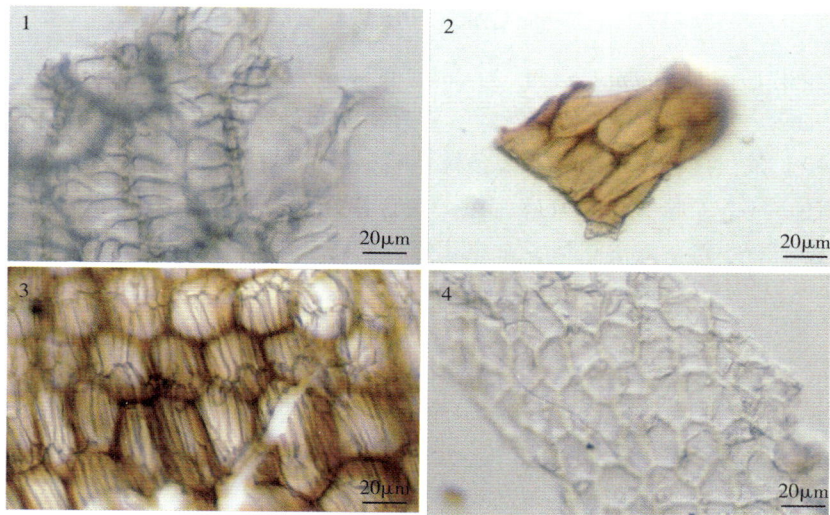

图 10 – 26 小茴香粉末

1. 网纹细胞 2. 油管碎片 3. 镶嵌细胞 4. 内胚乳细胞

**【化学成分】** 果实含挥发油 3% ~ 8%，称为茴香油。油中主要成分为反式茴香脑（trans – anethole）、α–茴香酮、甲基胡椒酚及茴香醛（anisaldehyde）等。此外，尚含脂肪油、蛋白质、香豆素、黄酮等成分。

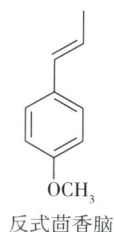

茴香醛

反式茴香脑

**【理化鉴别】** 薄层鉴别　与茴香醛对照品色谱相应的位置上，显相同的橙红色斑点。

**【质量评价】**

**1. 经验鉴别**　以颗粒饱满、色黄绿、气香浓者为佳。

**2. 含量测定**　按挥发油测定法测定，含挥发油不得少于1.5%（ml/g）。按气相色谱法测定，药材含反式茴香脑（$C_{10}H_{12}O$）不得少于1.4%，饮片含反式茴香脑（$C_{10}H_{12}O$）不得少于1.3%。

**【性味功效】** 性温，味辛。散寒止痛，理气和胃。

### 知识拓展

1. 莳萝子为同科植物莳萝 *Anethum graveolens* L. 的果实，部分地区误作小茴香药用，应予以纠正。莳萝子较小而圆，分果呈广椭圆形，扁平，长3~4mm，直径2~3mm，厚约1mm。表面棕色，背棱稍突起，侧棱延展成翅。气微香，味辛辣无甜味。果实含挥发油，主要成分为香芹酮（carvone）、柠檬烯等。莳萝子与小茴香也可用聚丙烯酰胺凝胶电泳鉴别。

2. 同科植物葛缕子 *Carum carvi* L. 的果实亦误作药用，常称野茴香。其外形呈细圆柱形，微弯曲，长3~4mm，直径约1mm，表面黄绿色或灰棕色，顶端残留柱基，基部有细果梗，分果长椭圆形，背面纵棱5条，棱线色浅。

## 蛇床子 Shechuangzi

### Cnidii Fructus

为伞形科植物蛇床 *Cnidium monnieri* (L.) Cuss. 的干燥成熟果实。药材为双悬果，呈椭圆形，长2~4mm，直径约2mm。表面灰黄色或灰褐色，顶端有2枚向外弯曲的柱基，基部偶有细梗。分果的背面有薄而突起的纵棱5条，接合面平坦，有2条棕色略突起的纵棱线。果皮松脆，揉搓易脱落。种子细小，灰棕色，显油性。气香，味辛凉，有麻舌感。主含挥发油及香豆素类成分，如蛇床子素（osthole）等。性温，味辛、苦，有小毒。燥湿祛风，杀虫止痒，温肾壮阳。

## 山茱萸 Shanzhuyu

### Corni Fructus

**【本草考证】** 始载于《神农本草经》，列为中品。《名医别录》载："生汉中山谷及琅琊宛句、东海承县，九月、十月采实，阴干。"李时珍谓："本经一名蜀酸枣，今人呼为肉枣，皆象形也。"从地理分布、采收季节及附图考证，古今所用山茱萸品种一致。

**【来源】** 为山茱萸科植物山茱萸 *Cornus officinalis* Sieb. et Zucc. 的干燥成熟果肉。

**【植物形态】** 落叶小乔木，高约4m。单叶对生，厚纸质，卵状披针形或卵状椭圆形，长5~10cm，宽2~5cm，顶端渐尖，基部宽楔形或近圆形，全缘。表面无毛，背面被贴生的短柔毛，侧脉5~7对，弧形平行排列，脉腋密生淡褐色簇生毛。叶柄长0.6~1.2cm。花20~30朵簇生于小枝顶端，呈伞形花序状；总苞片4枚，黄绿色；花萼4裂，裂片宽三角形，花瓣4，黄色；雄蕊4，花盘环状，肉质；子房下位。核果长椭圆形，长1.2~2cm，深红色，内果皮骨质，核内种子1枚。花期3~4月，果期9~10月。

**【采收加工】** 秋末冬初果皮变红时采收果实，用文火烘或置沸水中略烫后，及时除去果核，干燥。

**【产地】** 主产于浙江临安、淳安及河南、陕西、安徽等省。浙江产者，品质优，有"杭萸肉""淳萸肉"之称。以河南产量最大。

【性状鉴别】呈不规则的片状或囊状，长 1 ~ 1.5cm，宽 0.5 ~ 1cm。表面紫红色至紫黑色，皱缩，有光泽。顶端有的有圆形宿萼痕，基部有果梗痕。质柔软。气微，味酸、涩、微苦。（图 10 - 27）

【显微鉴别】粉末　红褐色。①果皮表皮细胞橙黄色，表面观多角形或类长方形，直径 16 ~ 30μm，垂周壁连珠状增厚，外平周壁颗粒状角质增厚，胞腔含淡橙黄色物。②中果皮细胞橙棕色，多皱缩。③草酸钙簇晶少数，直径 12 ~ 32μm。④石细胞类方形、卵圆形或长方形，纹孔明显，胞腔大。⑤导管主要为螺纹导管。⑥纤维较少，细长或较粗短，末端尖、钝圆或较平截，木化，纹孔圆点状或人字形。（图 10 - 28）

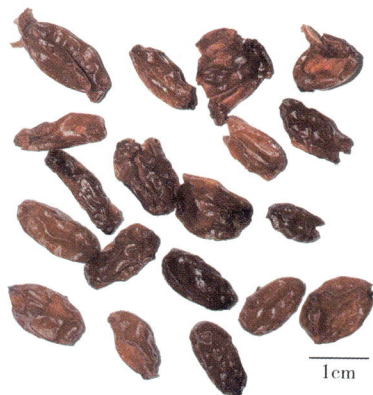

图 10 - 27　山茱萸药材

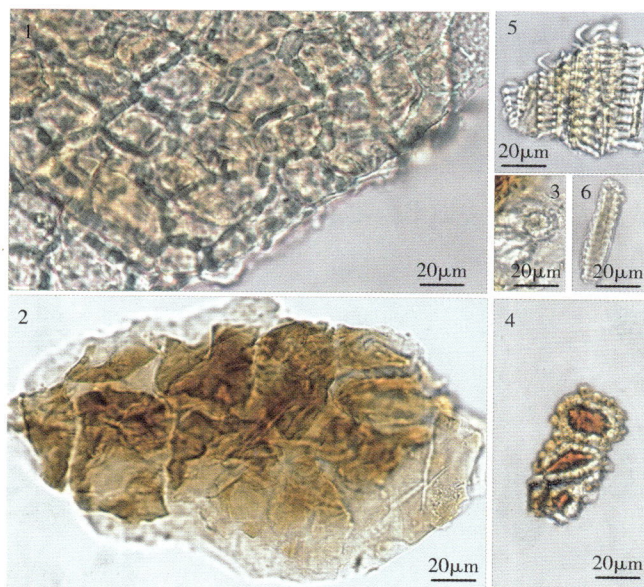

图 10 - 28　山茱萸粉末
1. 果皮表皮细胞表面观　2. 中果皮细胞　3. 草酸钙簇晶　4. 石细胞　5. 导管　6. 纤维

【化学成分】主含环烯醚萜苷类成分，如马钱苷（loganin）、莫诺苷（morroniside）、7 - O - 甲基莫诺苷（7 - O - methylmorroniside）、獐牙菜苷（sweroside）等。另外还含有三萜类成分，如熊果酸（ursolic acid）、齐墩果酸（oleanolic acid）等。此外尚含有机酸、鞣质及多糖等。

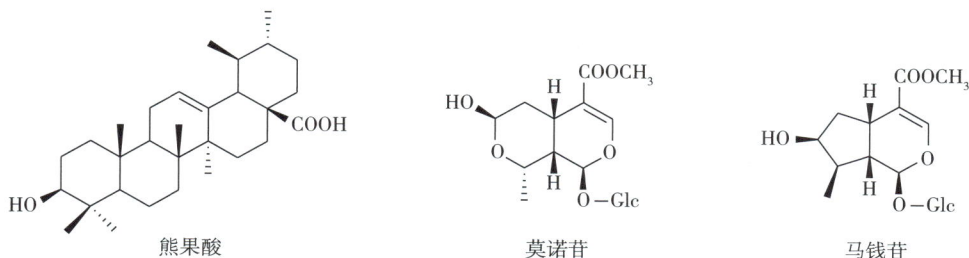

熊果酸　　　　　莫诺苷　　　　　马钱苷

【理化鉴别】薄层鉴别　与熊果酸对照品色谱相应的位置上，显相同的紫红色斑点；紫外光灯（365nm）下检视，显相同的橙黄色荧光斑点。与莫诺苷、马钱苷对照品色谱相应的位置上，紫外光灯（365nm）下检视，显相同颜色的荧光斑点。

【质量评价】

**1. 经验鉴别**　均以个大肉厚、色紫红、质柔软、无核、味酸者为佳。

**2. 含量测定**　按高效液相色谱法测定，含莫诺苷（$C_{17}H_{26}O_{11}$）和马钱苷（$C_{17}H_{26}O_{10}$）的总量不得少于1.2%。

**3. 检查**　重金属及有害元素　铅不得过5mg/kg；镉不得过4mg/kg；汞不得过0.1mg/kg；铜不得过20mg/kg。

【性味功效】　性微温，味酸、涩。补益肝肾，收涩固脱。

## 连翘 Lianqiao
### Forsythiae Fructus

【来源】　为木犀科植物连翘 *Forsythia suspensa*（Thunb.）Vahl 的干燥果实。秋季果实初熟尚带绿色时采收，除去杂质，蒸熟，晒干，习称"青翘"；果实熟透时采收，晒干，除去杂质，习称"老翘"。

【产地】　主产于山西、陕西、河南等省。多为野生。

【性状鉴别】　呈长卵形至卵形，稍扁，长1.5～2.5cm，直径0.5～1.3cm。表面有不规则的纵皱纹及多数突起的小斑点，两面各有1条明显的纵沟。顶端锐尖，基部有小果柄或已脱落。青翘多不开裂，表面绿褐色，突起的灰白色小斑点较少；质硬；种子多数，黄绿色，细长，一侧有翘。老翘自顶端开裂或裂成两瓣，表面黄棕色或红棕色，内表面多为浅黄棕色，平滑，具一纵隔；质脆；种子棕色，多已脱落。气微香，味苦。（图10-29）

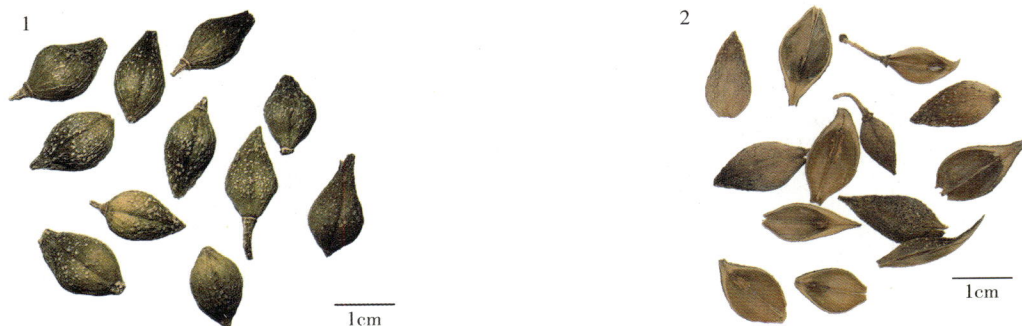

**图10-29　连翘药材**
1. 青翘　2. 老翘

【显微鉴别】　果皮横切面　①外果皮为1列扁平细胞，外壁及侧壁增厚，被角质层。②中果皮为10～20余列薄壁细胞，类圆形或长圆形，散有外韧型维管束。③内果皮为5～10余列石细胞和纤维，纵横交错排列；内果皮内表皮细胞为1列较小扁平的薄壁细胞，略切向延长。

【化学成分】　主含木脂素类成分，如连翘苷（phillyrin）、连翘酯苷A（forsythoside A）、连翘酯苷B（forsythoside B）、连翘酚等。另含三萜类成分，如齐墩果酸、白桦脂酸等。此外尚含挥发油、皂苷、香豆素等类成分。

【质量评价】

**1. 经验鉴别**　"青翘"以色较绿、不开裂者为佳；"老翘"以色较黄、瓣大、壳厚者为佳。

**2. 含量测定**　按高效液相色谱法测定，含连翘苷（$C_{27}H_{34}O_{11}$）不得少于0.15%；青翘含连翘酯苷A（$C_{29}H_{36}O_{15}$）不得少于3.5%，老翘含连翘酯苷A（$C_{29}H_{36}O_{15}$）不得少于0.25%。按挥发油测定法测定，青翘含挥发油不得少于2.0%（ml/g）。

【性味功效】　性微寒，味苦。清热解毒，消肿散结，疏散风热。

## 女贞子 Nüzhenzi

### Ligustri Lucidi Fructus

为木犀科植物女贞 *Ligustrum lucidum* Ait. 的干燥成熟果实。药材呈卵形、椭圆形或肾形，长 6 ~ 8.5mm，直径 3.5 ~ 5.5mm。表面黑紫色或灰黑色，皱缩不平，基部有果梗痕或具宿萼及短梗。体轻。外果皮薄，中果皮较松软，易剥离，内果皮木质，黄棕色，具纵棱，破开后种子通常为 1 粒，肾形，紫黑色，油性。气微，味甘、微苦涩。粉末灰棕色或黑灰色。果皮表皮细胞（外果皮）断面观略呈扁圆形，外壁及侧壁呈圆拱形增厚，腔内含黄棕色或紫棕色物。内果皮纤维无色或淡黄色，上下数层纵横交错排列，直径 9 ~ 35μm。种皮细胞散有类圆形分泌细胞，淡棕色，直径 40 ~ 88μm，内含黄棕色分泌物及油滴。主含三萜类成分，如齐墩果酸、熊果酸等。另含环烯醚萜苷类成分，如女贞子苷（nuzhenide）、特女贞苷（specnuzhenide）等。性凉，味甘、苦。滋补肝肾，明目乌发。

## 马钱子 Maqianzi

### Strychni Semen

【本草考证】　原名番木鳖，始载于《本草纲目》，别名马钱子。李时珍谓："状如马之连钱，故名。"《本草原始》载："番木鳖，子如木鳖子大，形圆而扁，有白毛，味苦。"

【来源】　为马钱科植物马钱 *Strychnos nux - vomica* L. 的干燥成熟种子。

【植物形态】　马钱为乔木，高 10 ~ 13m。叶对生，革质，广卵形或近于圆形，长 6 ~ 15cm，宽 3 ~ 8.5cm，全缘，主脉 5 条。聚伞花序顶生；花萼先端 5 裂；花冠筒状，白色，先端 5 裂；雄蕊 5，无花丝。浆果球形，直径 6 ~ 13cm，成熟时橙色，表面光滑；种子呈圆盘形。

【采收加工】　冬季采收成熟果实，取出种子，晒干。

【产地】　主产于印度、越南、泰国等国。

【性状鉴别】　呈纽扣状圆板形，常一面隆起，一面稍凹，直径 1.5 ~ 3cm，厚 0.3 ~ 0.6cm。表面密被灰棕色或灰绿色绢状茸毛，自中央向四周呈辐射状排列，有丝样光泽。边缘稍隆起，较厚，有突起的珠孔，底面中心有突起的圆点状种脐。质坚硬，平行剖面可见淡黄白色胚乳，角质状，子叶心形，叶脉 5 ~ 7 条。气微，味极苦。（图 10 - 30）

【显微鉴别】　刮取种子表皮毛茸少许，封藏在间苯三酚及盐酸中，置显微镜下观察：被染成红色的表皮细胞所形成的单细胞毛茸，细胞壁厚，强烈木化，具纵条纹，毛茸基部膨大略似石细胞样，但多数已折断。马钱种子的表皮毛茸平直不扭曲，毛肋不分散。

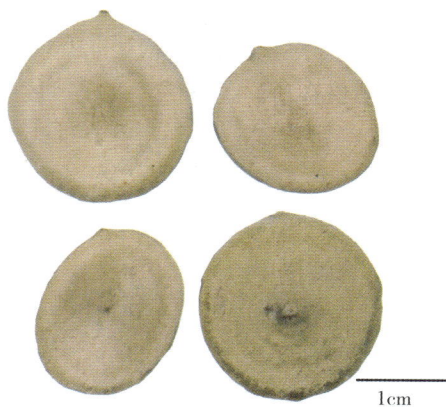

图 10 - 30　马钱子药材

粉末　灰黄色。①非腺毛单细胞，基部膨大似石细胞，壁极厚，多碎断，木化。②胚乳细胞多角形，壁厚，内含脂肪油及糊粉粒。（图 10 - 31）

【化学成分】　含生物碱 2% ~ 5%，主要为番木鳖碱（士的宁，strychnine）、马钱子碱（brucine）、番木鳖次碱、伪番木鳖碱、伪马钱子碱等。番木鳖碱为马钱子的主要成分，约占总生物碱的 45%；马钱子碱的药效只有番木鳖碱的 1/40。

【理化鉴别】

1. 取胚乳部分做切片，加 1% 钒酸铵的硫酸溶液 1 滴，胚乳即显紫色；另取胚乳切片，加发烟硝酸 1 滴，即显橙红色。

2. 薄层鉴别　与马钱子总生物碱对照提取物色谱相应的位置上，显相同颜色的斑点。

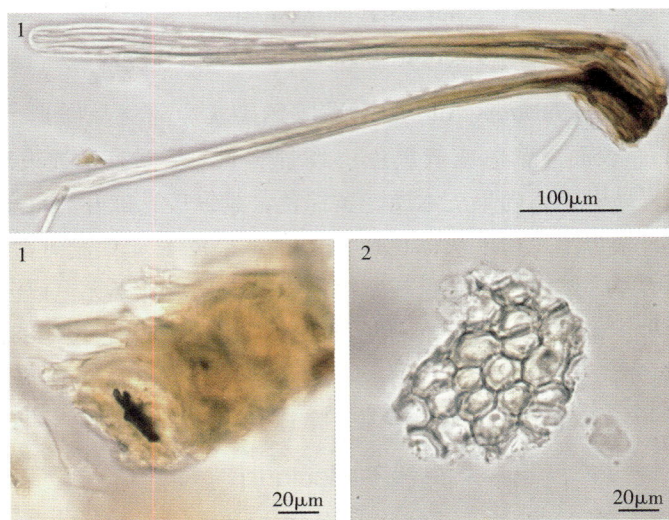

**图 10-31 马钱子粉末**

1. 非腺毛 2. 胚乳细胞

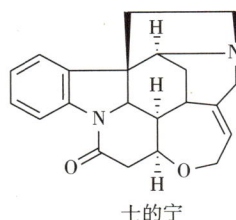

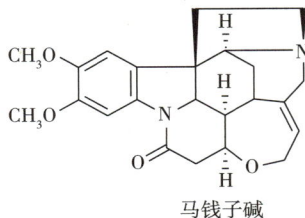

士的宁

马钱子碱

【质量评价】

**1. 经验鉴别** 以个大，肉厚饱满，表面灰棕色微带绿，有细密毛茸，质坚无破碎者为佳。

**2. 检查** 黄曲霉毒素 每1000g含黄曲霉毒素 $B_1$ 不得过5μg，含黄曲霉毒素 $G_2$、黄曲霉毒素 $G_1$、黄曲霉毒素 $B_2$ 和黄曲霉毒素 $B_1$ 的总量不得过10μg。

**3. 含量测定** 按高效液相色谱法测定，含士的宁（$C_{21}H_{22}N_2O_2$）应为 1.20% ~ 2.20%；含马钱子碱（$C_{23}H_{26}N_2O_4$）不得少于 0.80%。

【性味功效】 性温，味苦；有大毒。通络止痛，散结消肿。

**知识拓展**

云南马钱子为马钱科植物云南马钱 strychnos pierriana A. W. Hill 的干燥成熟种子，曾被1995版《中国药典》收载作马钱子药用。主产于广东、海南、云南及广西等省区，多系栽培品。药材呈扁椭圆形或扁圆形，边缘较薄而微翘。子叶卵形，叶脉3条。种子表皮毛茸平直或多少扭曲，毛肋常分散。种子含总生物碱2.18%，番木鳖碱占1.33%，也含马钱子碱。现非正品。

## 菟丝子 Tusizi

## Cuscutae Semen

【来源】 为旋花科植物南方菟丝子 Cuscuta australis R. Br. 或菟丝子 C. chinensis Lam. 的干燥成熟种子。秋季果实成熟时采收植株，晒干，打下种子，除去杂质。

【产地】 主产于江苏、辽宁、吉林、河北等省。

【性状鉴别】呈类球形，直径 1~2mm。表面灰棕色至棕褐色，粗糙，种脐线形或扁圆形。质坚实，不易以指甲压碎。用开水浸泡，表面有黏性，加热煮至种皮破裂时露出白色卷旋状的胚，形如吐丝。气微，味淡。（图 10-32）

【显微鉴别】粉末　黄褐色或深褐色。①种皮表皮细胞断面观呈类方形或类长方形，侧壁增厚；表面观呈圆多角形，角隅处壁明显增厚。②种皮栅状细胞成片，断面观 2 列，外列细胞较内列细胞短，具光辉带，位于内侧细胞的上部；表面观呈多角形，皱缩。③胚乳细胞呈多角形或类圆形，胞腔内含糊粉粒。④子叶细胞含糊粉粒及脂肪油滴。

【化学成分】主含黄酮类成分，如金丝桃苷（hyperoside）、菟丝子苷、紫云英苷、槲皮素等，此外含有胆甾醇、菜油甾醇、$\beta$-谷甾醇等。

【质量评价】

**1. 经验鉴别**　以颗粒饱满、色灰黄者为佳。

**2. 含量测定**　按高效液相色谱法测定，含金丝桃苷（$C_{21}H_{20}O_{12}$）不得少于 0.10%。

【性味功效】性平，味辛、甘。补益肝肾，固精缩尿，安胎，明目，止泻；外用消风祛斑。

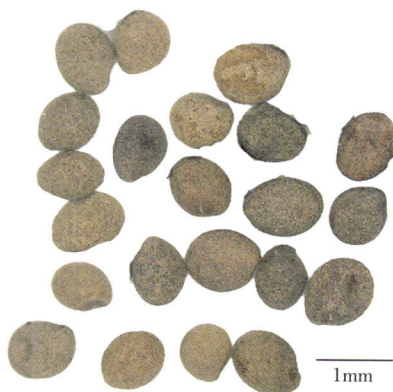
图 10-32　菟丝子药材

## 牵牛子 Qianniuzi
### Pharbitidis Semen

为旋花科植物裂叶牵牛 *Pharbitis nil*（L.）Choisy 或圆叶牵牛 *P. purpurea*（L.）Voigt 的干燥成熟种子。似橘瓣状，长 4~8mm，宽 3~5mm。表面灰黑色（黑丑）或淡黄白色（白丑），背面有一条浅纵沟，腹面棱线的下端有一点状种脐，微凹。质硬，横切面可见淡黄色或黄绿色皱缩折叠的子叶，微显油性。水浸后种皮呈龟裂状，手捻有明显的黏滑感。气微，味辛、苦，有麻感。粉末淡黄棕色。种皮表面细胞深棕色，形状不规则，壁波状。非腺毛单细胞，黄棕色，稍弯曲，长 50~240μm。子叶碎片有分泌腔，圆形或椭圆形，直径 35~106μm。草酸钙簇晶直径 10~25μm。栅状组织碎片和光辉带有时可见。主含树脂苷类成分牵牛子苷（pharbitin，为泻下成分），另含咖啡酸、脂肪油等。性寒，味苦；有毒。泻水通便，消痰涤饮，杀虫攻积。

## 枸杞子 Gouqizi
### Lycii Fructus

【来源】为茄科植物宁夏枸杞 *Lycium barbarum* L. 的干燥成熟果实。夏、秋二季果实呈红色时采收，热风烘干，除去果梗，或晾至皮皱后，晒干，除去果梗。

【产地】主产于宁夏、新疆、甘肃、陕西等省区，以宁夏的中宁和中卫县枸杞子量大质优。

【性状鉴别】呈类纺锤形或椭圆形，长 6~20mm，直径 3~10mm。表面红色或暗红色，顶端有小突起状的花柱痕，基部有白色的果梗痕。果皮柔韧，皱缩；果肉肉质，柔润。种子 20~50 粒，类肾形，扁而翘，长 1.5~1.9mm，宽 1~1.7mm，表面浅黄色或棕黄色。气微，味甜。（图 10-33）

【显微鉴别】粉末　黄橙色或红棕色。①外果皮表

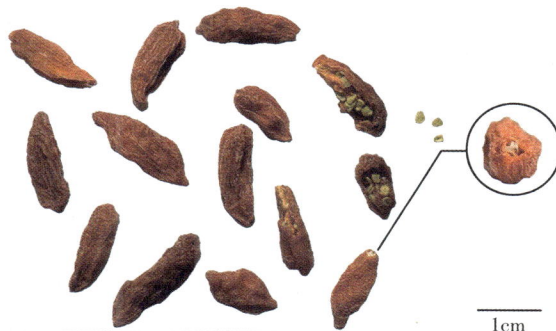
图 10-33　枸杞子药材

皮细胞表面观呈类多角形或长多角形，垂周壁平直或细波状弯曲，外平周壁表面有平行的角质条纹。②中果皮薄壁细胞呈类多角形，壁薄，胞腔内含橙红色或红棕色球形颗粒。③种皮石细胞表面观不规则多角形，壁厚，波状弯曲，层纹清晰。

【化学成分】 含甜菜碱（betaine）、枸杞多糖、胡萝卜素、玉蜀黍黄素、维生素等。

【质量评价】

**1. 经验鉴别** 以粒大、肉厚、籽小、色红、质柔、味甜者为佳。

**2. 含量测定** 按紫外 – 可见分光光度法测定，含枸杞多糖以葡萄糖（$C_6H_{12}O_6$）计，不得少于1.8%。按高效液相色谱法测定，含甜菜碱（$C_5H_{11}NO_2$）不得少于0.50%。

【性味功效】 性平，味甘。滋补肝肾，益精明目。

### 栀子 Zhizi
### Gardeniae Fructus

【来源】 为茜草科植物栀子 *Gardenia jasminoides* Ellis 的干燥成熟果实。果实成熟呈红黄色时采收，除去果梗和杂质，蒸至上气或置沸水中略烫，取出，干燥。

【产地】 主产于湖南、江西、湖北、浙江等省。

【性状鉴别】 呈长卵圆形或椭圆形，长 1.5～3.5cm，直径 1～1.5cm。表面红黄色或棕红色，具 5～8 条翅状纵棱，棱间常有 1 条明显的纵脉纹，并有分枝。顶端残存萼片，基部稍尖，有残留果梗。果皮薄而脆，略有光泽；内表面色较浅，有光泽，具 2～3 条隆起的假隔膜。种子多数，扁卵圆形，集结成团，深红色或红黄色，表面密具细小疣状突起。浸入水中，可使水染成鲜黄色。气微，味微酸而苦。（图 10 – 34）

饮片 呈不规则的碎块。果皮表面红黄色或棕红色，有的可见翅状纵棱。种子多数，扁卵圆形，深红色或红黄色。气微，味微酸而苦。（图 10 – 35）

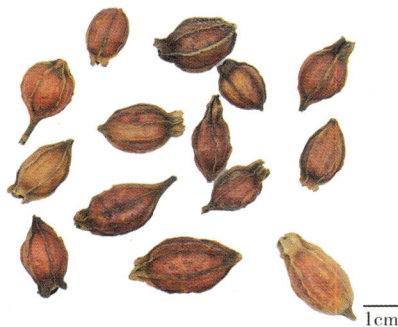

图 10 – 34 栀子药材

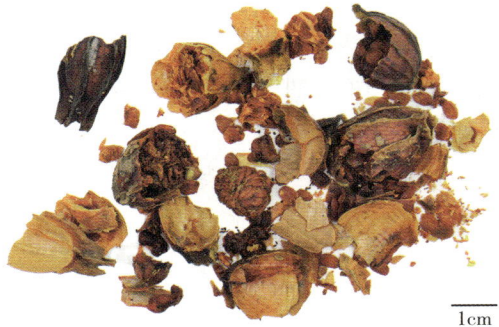

图 10 – 35 栀子饮片

【显微鉴别】 粉末 红棕色。①内果皮石细胞类长方形、类圆形或类三角形，常上下层交错排列或与纤维连结，直径 14～34μm，长约至75μm，壁厚4～13μm；胞腔内常含草酸钙方晶。②内果皮纤维细长，梭形，直径约10μm，长约至110μm，常交错、斜向镶嵌状排列。③种皮石细胞黄色或淡棕色，长多角形、长方形或形状不规则，直径 60～112μm，长至230μm，壁厚，纹孔甚大，胞腔棕红色。④草酸钙簇晶直径 19～34μm。

【化学成分】 主含环烯醚萜苷类成分，如栀子苷（geniposide）、羟异栀子苷、山栀苷、栀子新苷、京尼平 – 1 – β – D – 龙胆双糖苷等。此外还含有栀子素、藏红花素、藏红花酸等色素类成分，及有机酸、果胶、鞣质等类成分。

【质量评价】

**1. 经验鉴别**　以皮薄、饱满、色红黄者为佳。

**2. 检查**　重金属及有害元素　铅不得过 5mg/kg；镉不得过 4mg/kg；砷不得过 2mg/kg；汞不得过 0.1mg/kg；铜不得过 20mg/kg。

**3. 含量测定**　按高效液相色谱法测定，含栀子苷（京尼平苷）（$C_{17}H_{24}O_{10}$）不得少于 1.8%。

【性味功效】　性寒，味苦。泻火除烦，清热利湿，凉血解毒；外用消肿止痛。

### 知识拓展

商品中常见混淆品为水栀子，又称大栀子，为大花栀子 *Gardenia jasminoides* Ellis var. grandiflora Nakai 的干燥果实。主要区别为果大，长圆形，长 3～7cm，棱高。不作内服，外敷作伤科药，常作为染料使用。

### 瓜蒌 Gualou
### Trichosanthis Fructus

【来源】　为葫芦科植物栝楼 *Trichosanthes kirilowii* Maxim. 或双边栝楼 *Trichosanthes rosthornii* Harms 的干燥成熟果实。秋季果实成熟时，连果梗剪下，置通风处阴干。

【产地】　栝楼主产于山东、河北、山西、陕西等省。双边栝楼主产于江西、湖北、湖南、广东等省。

【性状鉴别】　呈类球形或宽椭圆形，长 7～15cm，直径 6～10cm。表面橙红色或橙黄色，皱缩或较光滑，顶端有圆形的花柱残基，基部略尖，具残存的果梗。轻重不一。质脆，易破开，内表面黄白色，有红黄色丝络，果瓤橙黄色，黏稠，与多数种子粘结成团。具焦糖气，味微酸、甜。（图 10-36）

饮片　呈不规则的丝或块状。外表面橙红色或橙黄色，皱缩或较光滑；内表面黄白色，有红黄色丝络，果瓤橙黄色，与多数种子粘结成团。具焦糖气，味微酸、甜。（图 10-37）

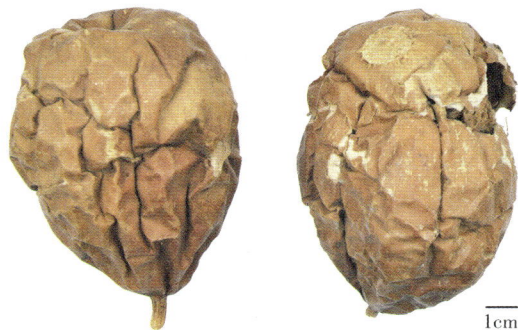

图 10-36　瓜蒌药材

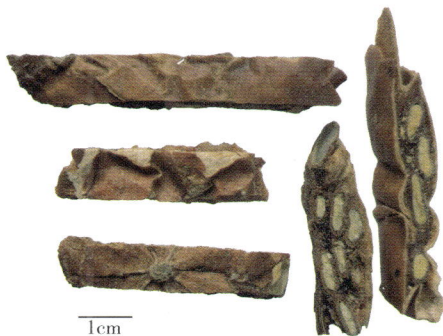

图 10-37　瓜蒌饮片

【显微鉴别】　粉末　黄棕色至棕褐色。①石细胞较多，数个成群或单个散在，黄绿色或淡黄色，呈类方形、圆多角形，纹孔细密，孔沟细而明显。②果皮表皮细胞，表面观类方形或类多角形，垂周壁厚度不一。③种皮表皮细胞表面观类多角形或不规则形，平周壁具稍弯曲或平直的角质条纹。④厚壁细胞较大，多单个散在，棕色，形状多样。⑤螺纹导管、网纹导管多见。

【化学成分】　含三萜类成分，如 10α-葫芦二烯醇、栝楼仁二醇等。种子富含脂肪油，以栝楼酸为主，另含甾醇及多种氨基酸类成分。

【质量评价】　经验鉴别　以完整不破、果皮厚、皱缩有筋、体重、糖分足者为佳。

【性味功效】　性寒，味甘、微苦。清热涤痰，宽胸散结，润燥滑肠。

🔰 **知识拓展** --------------------------------------------------

1. 瓜蒌皮 Trichosanthis Pericarpium 为葫芦科植物栝楼或双边栝楼的干燥成熟果皮。秋季采摘成熟果实，剖开，除去常切成2至数瓣，边缘向内卷曲，长6~12cm。外表面橙红色或橙黄色，皱缩，有的有残存果梗；内表面黄白色。质较脆，易折断。具焦糖气，味淡、微酸。性寒，味甘。清热化痰，利气宽胸。

2. 瓜蒌子 Trichosanthis Semen 为葫芦科植物栝楼或双边栝楼的干燥成熟种子。栝楼种子呈扁平椭圆形，长1.2~1.5cm，宽0.6~1cm，厚约3.5mm。表面浅棕色至棕褐色，平滑，边缘有1圈沟纹。顶端较尖，有种脐，基部钝圆或较狭。种皮坚硬；内种皮膜质，灰绿色，子叶2，黄白色，富油性。气微，味淡。双边栝楼种子较大而扁，长1.5~1.9cm，宽0.8~1mm，厚约2.5mm。表面棕褐色，沟纹明显而环边较宽，顶端平截。性寒，味甘。润肺化痰，滑肠通便。

--------------------------------------------------

### 车前子 Cheqianzi
### Plantaginis Semen

为车前科植物车前 *Plantago asiatica* L. 或平车前 *P. depressa* Willd. 的干燥成熟种子。呈椭圆形、不规则长圆形或三角状长圆形，略扁，长约2mm，宽约1mm。表面黄棕色至黑褐色，有细皱纹，一面有灰白色凹点状种脐。质硬。气微，味淡。车前粉末深黄棕色。种皮外表皮细胞断面观类方形或略切向延长，细胞壁黏液质化。种皮内表皮细胞表面观类长方形，直径5~19μm，长约至83μm，壁薄，微波状，常作镶嵌状排列。内胚乳细胞壁甚厚，充满细小糊粉粒。平车前种皮内表皮细胞较小，直径5~15μm，长11~45μm。主含毛蕊花糖苷（verbascoside）、京尼平苷酸（geniposidic acid）及多糖、脂肪油类成分。性寒，味甘。清热利尿通淋，渗湿止泻，明目，祛痰。

### 牛蒡子 Niubangzi
### Arctii Fructus

为菊科植物牛蒡 *Arctium lappa* L. 的干燥成熟果实。呈长倒卵形，略扁，微弯曲，长5~7mm，宽2~3mm。表面灰褐色，带紫黑色斑点，有数条纵棱，通常中间1~2条较明显。顶端钝圆，稍宽，顶面有圆环，中间具点状花柱残迹；基部略窄，着生面色较淡。果皮较硬，子叶2，淡黄白色，富油性。气微，味苦后微辛而稍麻舌。粉末灰褐色。内果皮石细胞略扁平，表面观呈尖梭形、长椭圆形或尖卵圆形，长70~224μm，宽13~70μm，壁厚约至20μm，木化，纹孔横长；侧面观类长方形或长条形，侧弯。中果皮网纹细胞横断面观呈类多角形，垂周壁具细点状增厚；纵断面观细胞延长，壁具细密交叉的网状纹理。草酸钙方晶直径3~9μm，成片存在于黄色的中果皮薄壁细胞中，含晶细胞界限不明显。子叶细胞充满糊粉粒，有的糊粉粒中有细小簇晶，并含脂肪油滴。主含木脂素类成分，如牛蒡苷（arctiin）、牛蒡苷元等。性寒，味辛、苦。疏散风热，宣肺透疹，解毒利咽。

### 薏苡仁 Yiyiren
### Coicis Semen

为禾本科植物薏米 *Coix lacryma-jobi* L. var. *ma-yuen* (Roman.) Stapf 的干燥成熟种仁。呈宽卵形或长椭圆形，长4~8mm，宽3~6mm。表面乳白色，光滑，偶有残存的黄褐色种皮。一端钝圆，另端较宽而微凹，有1淡棕色点状种脐。背面圆凸，腹面有1条较宽而深的纵沟。质坚实，断面白色，粉性。气微，味微甜。粉末淡类白色。主为淀粉粒，单粒类圆形或多面形，直径2~20μm，脐点多为星状，层纹不明显；复粒少见，一般由2~3分粒组成。主含甘油三油酸酯（olein）及多糖、脂肪酸、甾醇等类成分。性凉，味甘、淡。利水渗湿，健脾止泻，除痹，排脓，解毒散结。

# 槟榔 Binglang
## Arecae Semen

【**本草考证**】 始载于《药录》。《名医别录》谓："疗寸白，生南海。"《图经本草》谓："高五七丈，正直无枝……叶生木巅，大如楯头，又似芭蕉叶；其实作房……一房数百实，如鸡子状，皆有皮壳……岭南人啖之，以当果实……不食此无以去瘴疠。其实春生，至夏乃熟……但以作鸡心状，正稳心不虚，破之作锦文者为佳尔。"所述形态与今用之槟榔一致。

【**来源**】 为棕榈科植物槟榔 *Areca catechu* L. 的干燥成熟种子。

【**植物形态**】 常绿乔木。羽状复生，丛生于茎顶，长达 2m，光滑无毛，小叶线形或线状披针形，先端渐尖或不规则齿裂。肉穗花序生于叶鞘束下，多分枝，排成圆锥花序式，外有佛焰苞状大苞片，花后脱落。花单性，雌雄同株。雄花小，着生于小穗顶端，排成 2 列，花萼 3，花瓣 3，雄蕊 6；雌花大，着生于小穗的基部，无柄，具退化雄蕊 6，子房上位，1 室。坚果卵圆形或长椭圆形，有宿存花被片，熟时橙红色或深红色，中果皮厚，纤维质，内含大形种子 1 枚。每年开花 2 次，花期 3~8 月，冬花不结果，果期 11 月至次年 2 月。

【**采收加工**】 春末至秋初采收成熟果实，用水煮后，干燥，除去果皮，取出种子，干燥。

【**产地**】 主产于海南、云南、广东等省。

【**性状鉴别**】 呈扁球形或圆锥形，高 1.5~3.5cm，底部直径 1.5~3cm。表面淡黄棕色或淡红棕色，具稍凹下的网状沟纹，底部中心有圆形凹陷的珠孔，其旁有 1 明显瘢痕状种脐。质坚硬，不易破碎，断面可见棕色种皮与白色胚乳相间的大理石样花纹。气微，味涩、微苦。（图 10-38）

饮片 呈类圆形的薄片。切面可见棕色种皮与白色胚乳相间的大理石样花纹。气微，味涩、微苦。（图 10-39）

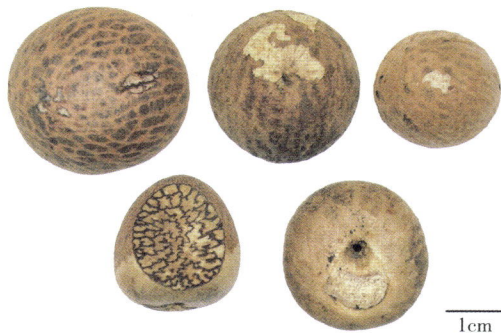

图 10-38 槟榔药材

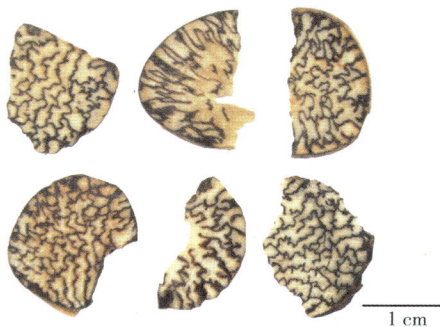

图 10-39 槟榔饮片

【**显微鉴别**】 横切面 ①种皮组织分内、外层，外层为数列切向延长的扁平石细胞，内含红棕色物，石细胞形状、大小不一，常有细胞间隙；内层为数列薄壁细胞，内含棕红色物，并散有少数维管束。②外胚乳较狭窄，种皮内层与外胚乳常插入内胚乳中，形成错入组织。③内胚乳细胞白色，多角形，壁厚，纹孔大，含油滴和糊粉粒。（图 10-40）

粉末 红棕色至淡棕色。①内胚乳碎片近无色，细胞呈多角形或类方形，壁厚 6~11μm，有类圆形大纹孔。②种皮石细胞纺锤形、长方形或多角形，直径 24~64μm，壁不甚厚。③外胚乳细胞长方形、类多角形，内含红棕色至深棕色物。（图 10-41）

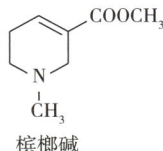

图 10 - 40 槟榔横切面

1. 种皮石细胞　2. 种皮　3. 外胚乳　4. 维管束
5. 错入组织　6. 内胚乳

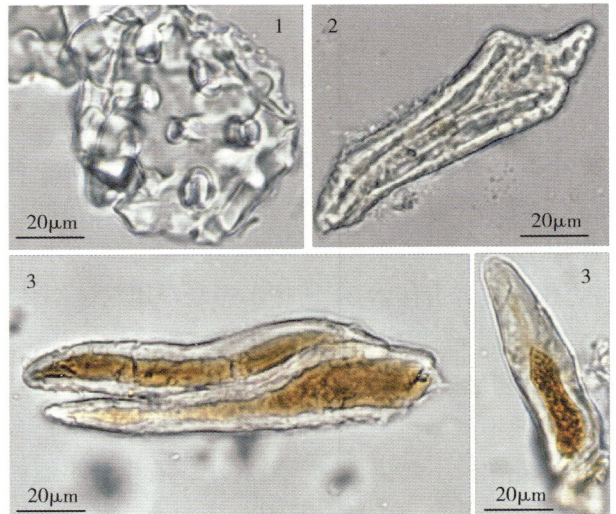

图 10 - 41 槟榔粉末

1. 内胚乳细胞　2. 种皮石细胞　3. 外胚乳细胞

【化学成分】 含多种生物碱类成分，如槟榔碱（arecoline）、槟榔次碱等。含脂肪油（约14%）类，主要为肉豆蔻酸、月桂酸、棕榈酸等。另含鞣质（约15%）、氨基酸类、原花青素、槟榔红色素等。

槟榔碱

【理化鉴别】

1. 取粉末0.5g，加水3~4ml，再加5%硫酸溶液1滴，微热数分钟，滤过。取滤液1滴于载玻片上，加碘化铋钾试液1滴，即显浑浊，放置后，置显微镜下观察，有石榴红色球晶或方晶产生。（检查槟榔碱）

2. 薄层鉴别　与对照药材、氢溴酸槟榔碱对照品色谱相应的位置上，显相同颜色的斑点。

【质量评价】

1. 经验鉴别　以个大、体重、坚实、断面颜色鲜艳、无破裂者为佳。

2. 检查　黄曲霉毒素　每1000g含黄曲霉毒素 $B_1$ 不得过5μg，含黄曲霉毒素 $G_2$、黄曲霉毒素 $G_1$、黄曲霉毒素 $B_2$ 和黄曲霉毒素 $B_1$ 的总量不得过10μg。

赭曲霉毒素A　每1000g含赭曲霉毒素A不得过20μg。

3. 含量测定　按高效液相色谱法测定，含槟榔碱（$C_8H_{13}NO_2$）不得少于0.20%。

【性味功效】 性温，味苦、辛。杀虫，消积，行气，利水，截疟。

✿ 知识拓展 ------------------------------------------

　　大腹皮 Arecae Pericarpium 为槟榔的干燥果皮。冬季至次春采收未成熟的果实，煮后干燥，纵剖两瓣，剥取果皮，习称"大腹皮"；春末至秋初采收成熟果实，煮后干燥，剥取果皮，打松，晒干，习称"大腹毛"。大腹皮略呈椭圆形或长卵形瓢状，长4~7cm，宽高2~3.5cm，厚0.2~0.5cm。外果皮深棕色至近黑色，具不规则的纵皱纹及隆起的横纹，顶端有花柱残痕，基部有果梗及残存萼片。内果皮凹陷，褐色或深棕色，光滑呈硬壳状。体轻，质硬，纵向撕裂后可见中果皮纤维。气微，味微涩。大腹毛略呈椭圆形或瓢状。外果皮多已脱落或残存。中果皮棕毛状，黄白色或淡棕色，疏松质柔。内果皮硬壳状，黄棕色或棕色，内表面光滑，有时纵向破裂。气微，味淡。性微温，味辛。行气宽中，行水消肿。

## 砂仁 Sharen
### Amomi Fructus

【本草考证】原名缩砂蜜，始载于《本草拾遗》。李时珍谓："此物实在根下，仁藏壳内，亦或此意欤。"苏颂谓："五六月成实，五七十枚作一穗。状似益智而圆，皮紧厚而皱，有粟纹，外有细刺。黄赤色。皮间细子一团，八隔，可四十余粒，如大黍米，外微黑色，内白而香，似白豆蔻仁。"考其本草记述，古代所用之缩砂蜜应为今之姜科砂仁属植物。

【来源】为姜科植物阳春砂 *Amomum villosum* Lour.、绿壳砂 *A. villosum* Lour. var. *xanthioides* T. L. Wu et Senjen 或海南砂 *A. longiligulare* T. L. Wu 的干燥成熟果实。

【植物形态】阳春砂　为多年生草本，高达 1.5m 或更高。根状茎匍匐于地面，节上具鞘状膜质鳞片，芽鲜红色。茎直立。叶 2 列，叶片披针形，长 20～35cm，宽 2～5cm，上面无毛，下面被微毛。叶鞘开放，抱茎，叶舌短小。花茎由根茎上抽出。穗状花序呈球形，有一枚长椭圆形苞片，小苞片成管状，顶端 2 裂。萼管状，顶端 3 浅裂。花冠状细长，先端 3 裂，白色，裂片长圆形，先端兜状，唇瓣倒卵状，中部有淡黄色及红色斑点，先端 2 齿裂，外卷。发育雄蕊 1，药隔顶端有宽阔的花瓣状附属物。雌蕊花柱细长，先端嵌生于 2 药室之中，柱头漏斗状，高于花药。子房下位，3 室。蒴果近球形，不开裂，直径约 1.5cm，具不分枝的软刺，成熟时棕红色。花期 3～6 月，果期 6～9 月。

绿壳砂　与阳春砂相似，区别点为：根状茎先端的芽绿色。叶片线状披针形，两面无毛，叶舌长 4mm，多绿色。花茎上被绢毛，花药顶端的附属物呈半月形，两侧为耳状。蒴果长椭圆形或球状三角形，直径约 2cm，具软刺，成熟时绿色。果实也称缩砂。

海南砂　主要区别点为：叶片线状披针形，两面无毛。叶舌披针形，长 2～2.5cm，棕黄色，膜质，无毛。蒴果卵圆形，较长，具明显的三钝棱，果皮厚而硬，被片状、分枝状软刺。

【采收加工】夏、秋二季果实成熟时采收，晒干或低温干燥。

【产地】阳春砂主产于广东阳春、阳江等地。绿壳砂主产于云南南部临沧、文山、景洪等地。海南砂主产于海南等省。

【性状鉴别】阳春砂、绿壳砂：呈椭圆形或卵圆形，有不明显的三棱，长 1.5～2cm，直径 1～1.5cm。表面棕褐色，密生刺状突起，顶端有花被残基，基部常有果梗。果皮薄而软。种子集结成团，具三钝棱，中有白色隔膜，将种子团分成 3 瓣，每瓣有种子 5～26 粒。种子为不规则多面体，直径 2～3mm，表面棕红色或暗褐色，有细皱纹，外被淡棕色膜质假种皮。质硬，胚乳灰白色。气芳香而浓烈，味辛凉、微苦。（图 10－42）

海南砂：呈长椭圆形或卵圆形，有明显的三棱，长 1.5～2cm，直径 0.8～1.2cm。表面被片状、分枝的软刺，基部具果梗痕。果皮厚而硬。种子团较小，每瓣有种子 3～24 粒，种子直径 1.5～2mm。气味稍淡。

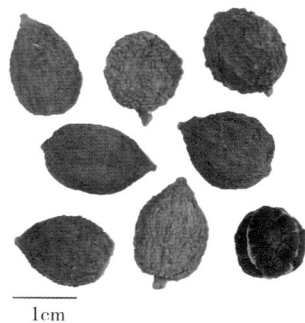

1cm

图 10－42　砂仁（阳春砂）药材

【显微鉴别】阳春砂种子横切面　①假种皮有时残存。②种皮表皮细胞 1 列，径向延长，壁稍厚；下皮细胞 1 列，含棕色或红棕色物。③油细胞层为 1 列油细胞，长 76～106μm，宽 16～25μm，含黄色油滴。④色素层为数列棕色细胞，细胞多角形，排列不规则。⑤内种皮为1列栅状厚壁细胞，黄棕色，内壁及侧壁极厚，细胞小，内含硅质块。⑥外胚乳细胞含淀粉粒，并有少数细小草酸钙方晶。⑦内胚乳细胞含细小糊粉粒和脂肪油滴。（图10-43）

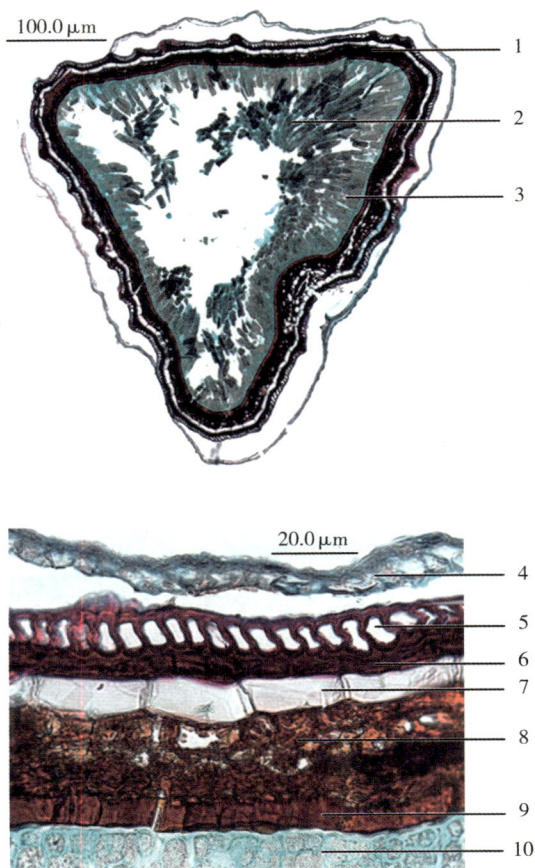

图10-43　砂仁（阳春砂种子）横切面

1. 种皮　2. 内胚乳　3. 外胚乳　4. 假种皮　5. 种皮表皮细胞　6. 下皮细胞　7. 油细胞　8. 色素层　9. 内种皮栅状厚壁细胞　10. 外胚乳细胞

　　粉末　灰棕色。①内种皮厚壁细胞红棕色或黄棕色，表面观多角形，壁厚，非木化，胞腔内含硅质块；断面观为1列栅状细胞，内壁及侧壁极厚，胞腔偏外侧，内含硅质块。②种皮表皮细胞淡黄色，表面观长条形，常与下皮细胞上下层垂直排列；下皮细胞含棕色或红棕色物。③色素层细胞皱缩，界限不清楚，含红棕色或深棕色物。④外胚乳细胞类长方形或不规则形，充满细小淀粉粒集结成的淀粉团，有的包埋有细小草酸钙方晶。⑤内胚乳细胞含细小糊粉粒和脂肪油滴。⑥油细胞无色，壁薄，偶见油滴散在。（图10-44）

　　【化学成分】阳春砂种子含挥发油3%以上，油中主要为乙酸龙脑酯（bornyl acetate）、芳樟醇、橙花叔醇、龙脑等。绿壳砂种子挥发油的主成分与阳春砂相似，另含豆蔻苷等。海南砂种子挥发油的组分与阳春砂相似，但含量较低。

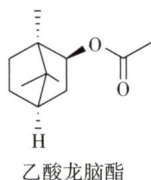

乙酸龙脑酯

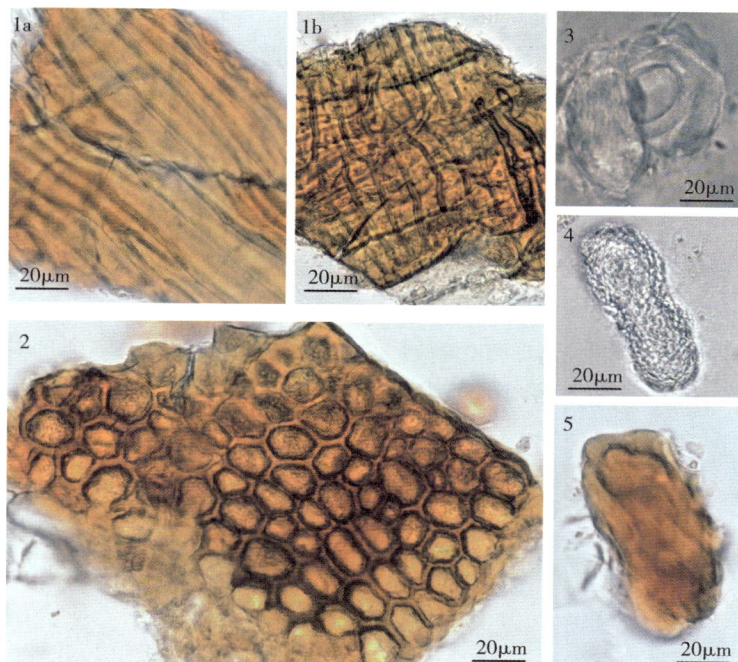

**图 10 - 44　砂仁粉末**

1. 表皮细胞及下皮细胞（1a. 表皮细胞　1b. 下皮细胞）　2. 内种皮厚壁细胞表面观　3. 油细胞　4. 外胚乳细胞　5. 色素层细胞

【理化鉴别】　薄层鉴别　与乙酸龙脑酯对照品色谱相应的位置上，显相同的紫红色斑点。

【质量评价】

**1. 经验鉴别**　以个大、饱满、坚实、种子棕红色、气香浓、搓之果皮不易脱落者为佳。

**2. 含量测定**　按挥发油测定法测定，阳春砂、绿壳砂种子团含挥发油不得少于 3.0%（ml/g），海南砂种子团含挥发油不得少于 1.0%（ml/g）。按气相色谱测定法，含乙酸龙脑酯（$C_{12}H_{20}O_2$）不得少于 0.90%。

【性味功效】　性温，味辛。化湿开胃，温脾止泻，理气安胎。

### 知识拓展

1. 进口砂仁原植物与绿壳砂一致，产于越南、缅甸、印度尼西亚，药材称缩砂。

2. 常见混伪品有：红壳砂仁 *Amomum aurantiacum* H. T. Tsai et S. W. Zhao 等数种植物的果实在我国云南等省亦作砂仁入药。山姜属山姜 *Alpinia japonica*（Thunb.）Miq.、华山姜 *A. chinensis*（Retz.）Rosc. 及艳山姜 *A. zerumbet*（Pers.）Burtt. et Smith 等植物的种子团，习称"土砂仁"或"建砂仁"，主要在福建、四川、贵州等省使用。山姜果实球形至椭圆形，直径 1~2cm，表面光滑或被短柔毛，红黄色、棕黄色或橙红色。艳山姜果实表面有 10 余条明显的纵棱。药材多为种子团或散落的种子，并常残留棕黄色光滑的果皮碎片。该属植物的果实或种子团不宜代砂仁使用，应注意鉴别。

## 草果 Caoguo

### Tsaoko Fructus

　　为姜科植物草果 *Amomum tsaoko* Crevost et Lemaire 的干燥成熟果实。呈长椭圆形，具三钝棱，长 2~4cm，直径 1~2.5cm。表面灰棕色至红棕色，具纵沟及棱线，顶端有圆形突起的柱基，基部有果梗或果梗痕。果皮质坚韧，易纵向撕裂。剥去外皮，中间有黄棕色隔膜，将种子团分成 3 瓣，每瓣有种子多为

8～11粒。种子呈圆锥状多面体，直径约5mm；表面红棕色，外被灰白色膜质的假种皮，种脊为一条纵沟，尖端有凹状的种脐；质硬，胚乳灰白色。有特异香气，味辛、微苦。主含挥发油，油中主成分为桉油精、牻牛儿醛、反-2-(+)-烯醛等。性温，味辛。燥湿温中，截疟除痰。

## 豆蔻 Doukou
### Amomi Fructus Rotundus

【来源】 为姜科植物白豆蔻 *Amomum kravanh* Pierre ex Gagnep. 或爪哇白豆蔻 *A. compactum* Soland ex Maton 的干燥成熟果实。按产地不同分为"原豆蔻"和"印尼白蔻"。

【产地】 白豆蔻由柬埔寨、泰国、越南、缅甸等国进口，海南省和云南南部有少量栽培。爪哇白豆蔻多由印度尼西亚进口，海南省和云南南部有栽培。

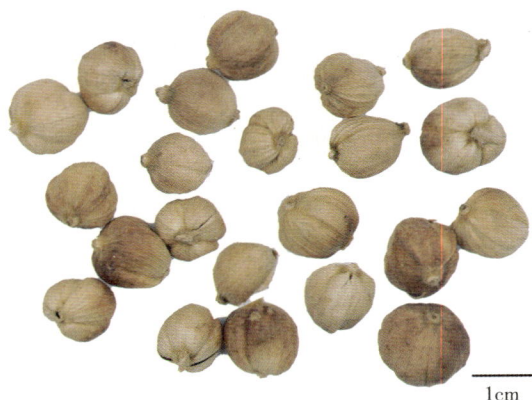

图 10-45 豆蔻药材

【性状鉴别】 原豆蔻：呈类球形，直径 1.2～1.8cm。表面黄白色至淡黄棕色，有3条较深的纵向槽纹，顶端有突起的柱基，基部有凹下的果柄痕，两端均具浅棕色绒毛。果皮体轻，质脆，易纵向裂开，内分3室，每室含种子约10粒。种子呈不规则多面体，背面略隆起，直径3～4mm，表面暗棕色，有皱纹，并被有残留的假种皮。气芳香，味辛凉略似樟脑。（图10-45）

印尼白蔻：个略小。表面黄白色，有的微显紫棕色。果皮较薄，种子瘦瘪。气味较弱。

【显微鉴别】 粉末 灰棕色至棕色。①种皮表皮细胞淡黄色，表面观呈长条形，常与下皮细胞上下层垂直排列。②下皮细胞含棕色或红棕色物。③色素层细胞多皱缩，内含深红棕色物。④油细胞类圆形或长圆形，含黄绿色油滴。⑤内种皮厚壁细胞黄棕色、红棕色或深棕色，表面观多角形，壁厚，胞腔内含硅质块；断面观为1列栅状细胞。⑥外胚乳细胞类长方形或不规则形，充满细小淀粉粒集结成的淀粉团，有的含细小草酸钙方晶。

【化学成分】 含挥发油，原豆蔻油中主成分为桉油精（cineole）、α-蒎烯、β-蒎烯、丁香烯等，印尼白蔻油中主成分为桉油精、葛缕酮、α-松油醇等。另含皂苷、色素及脂肪油等。

【质量评价】

1. 经验鉴别 以个大饱满、果皮薄而洁白、气味浓者为佳。

2. 含量测定 按挥发油测定法测定，原豆蔻仁含挥发油不得少于 5.0%（ml/g），印尼白蔻仁不得少于 4.0%（ml/g）。按气相色谱法测定，豆蔻仁含桉油精（$C_{10}H_{18}O$）不得少于 3.0%。

【性味功效】 性温，味辛。化湿行气，温中止呕，开胃消食。

## 红豆蔻 Hongdoukou
### Galangae Fructus

为姜科植物大高良姜 *Alpinia galanga* Willd. 的干燥成熟果实。呈长球形，中部略细，长 0.7～1.2cm，直径 0.5～0.7cm。表面红棕色或暗红色，略皱缩，顶端有黄白色管状宿萼，基部有果梗痕。果皮薄，易破碎。种子6，扁圆形或三角状多面形，黑棕色或红棕色，外被黄白色膜质假种皮，胚乳灰白色。气香，味辛辣。主要含挥发油成分。性温，味辛。散寒燥湿，醒脾消食。

### 草豆蔻 Caodoukou

### Alpiniae Katsumadai Semen

为姜科植物草豆蔻 *Alpinia katsumadai* Hayata 的干燥近成熟种子。为类球形的种子团，直径 1.5 ~ 2.7cm。表面灰绿色至灰褐色，中间有黄白色的隔膜，将种子团分成 3 瓣，每瓣表面可见种子不少于 30 粒，粘连紧密，种子团略光滑。种子为卵圆状多面体，长 3 ~ 5mm，直径约 3mm，外被淡棕色膜质假种皮，种脊为一条纵沟，一端有种脐；质硬，将种子沿种脊纵剖两瓣，纵断面观呈斜心形，种皮沿种脊向内伸入部分约占整个表面积的 1/2；胚乳灰白色。气香，味辛、微苦。主含挥发油，油中主成分为桉油精等。另含山姜素、乔松素、小豆蔻明、桤木酮等。性温，味辛。燥湿行气，温中止呕。

### 益智 Yizhi

### Alpiniae Oxyphyllae Fructus

为姜科植物益智 *Alpinia oxyphylla* Miq. 的干燥成熟果实。呈椭圆形，两端略尖，长 1.2 ~ 2cm，直径 1 ~ 1.3cm。表面棕色或灰棕色，有纵向凹凸不平的突起棱线 13 ~ 20 条，顶端有花被残基，基部常残存果梗。果皮薄而稍韧，与种子紧贴，种子集结成团，中有隔膜将种子团分为 3 瓣，每瓣有种子 6 ~ 11 粒。种子呈不规则的扁圆形，略有钝棱，直径约 3mm，表面灰褐色或灰黄色，外被淡棕色膜质的假种皮；质硬，胚乳白色。有特异香气，味辛、微苦。主含挥发油，油中主成分为桉油精、圆柚酮、香橙烯等。性温，味辛。暖肾固精缩尿，温脾止泻摄唾。

## 思考题

答案解析

1. 市场上有人用南五味子冒充北五味子销售，如何在性状上区分这两种药材？
2. 市场上有人用苦杏仁冒充桃仁销售，如何在性状上区分这两种药材？
3. 枳壳、枳实、陈皮和青皮在来源上有何区别？
4. 山茱萸与吴茱萸名称相近，二者在来源和性状上有何区别？
5. 比较马钱子与云南马钱子在性状和显微特征上的主要区别。

**书网融合……**

微课　　　　　　　本章小结　　　　　　　习题

# 第十一章  全草类中药

## 学习目标

1. 通过本章学习，掌握常用全草类中药的来源、性状鉴别特征、道地药材主产地，麻黄、金钱草、广藿香、薄荷、茵陈、石斛的显微鉴别、理化鉴别特征及主要活性成分；熟悉常用全草类中药的采收加工、理化鉴别方法、质量评价、质控指标成分、纯度、含叶量等内容；了解常用全草类中药的植物形态、含量测定方法、性味功效等内容。

2. 具有能够将全草类中药的鉴别特征知识应用于实践，快速、准确地进行真伪鉴定和优劣评价的能力。

## 第一节  概  述

全草类中药又称草类中药材（Herba），其药用部位大多为干燥草本植物的地上部分，如广藿香、益母草等；亦有少数带有根及根茎，如蒲公英等；或是草质茎，如石斛等；或是带鳞叶的肉质茎，如肉苁蓉等；或是小灌木的草质茎，如麻黄等；均列入全草类中药。全草类中药的鉴别是对前述中药鉴定学习内容的总结和综合性的鉴别应用。

### 一、性状鉴别

全草类中药的性状鉴定，应按药材所包括植物的器官，如根、茎、叶、花、果实、种子等分别处理，这些器官的性状特征已在前面各章分别进行了详细的论述。鉴别时主要依据原植物的形态与分类鉴定，同时应注意药材颜色和形状的改变。

### 二、显微鉴别

全草类中药的显微鉴定，一般依据药材所含有的药用部位，通常做根、根茎、茎、叶等的横切面，叶的表面制片，以及全药材或某些药用部位的粉末制片等，进行显微观察。组织观察时，应注意药材所含有的药用部位的构造特点，找出鉴别特征。粉末鉴别时，应注意观察茎、叶的保护组织及毛（非腺毛、腺毛）、气孔轴式、叶肉组织等，全草中的机械组织、厚壁组织、分泌组织、后含物（草酸钙、碳酸钙晶体、淀粉粒等），或带花药材的花粉粒等情况。

## 第二节  常用全草类中药的鉴定

麻黄 Mahuang

Ephedrae Herba

【本草考证】 始载于《神农本草经》，列为中品。《名医别录》载："麻黄生晋地及河东，立秋采茎，阴干令青。"苏颂谓："春生苗，至夏五月则长及一尺以来，梢上有黄花，结实如百合瓣而小，又似皂荚子，味甜，微有麻黄气，外皮红，里仁子黑。根紫赤色，俗说有雌雄二种，雌者于三月、四月内开花，六月结子。雄者无花不结子。至立秋后收茎阴干。"古代记述的产地和描述的形态与现代应用的麻黄属植物相符。

【来源】　为麻黄科植物草麻黄 *Ephedra sinica* Stapf、中麻黄 *E. intermedia* Schrenk et C. A. Mey. 或木贼麻黄 *E. equisetina* Bge. 的干燥草质茎。

【植物形态】　草麻黄：小灌木，草本状，茎高 20～40cm，分枝较少，下部木质茎短小，匍匐状；上部木质径直立，绿色。小枝圆，对生或轮生，节间长 2.5～6cm，直径约 2mm。叶膜质鞘状，上部二裂（稀 3），裂片锐三角形，反曲。雌雄异株；雄球花有多数密集的雄花，苞片通常 4 对，雄花有 7～8 枚雄蕊。雌球花单生枝顶，有苞片 4～5 对，上面一对苞片内有雌花 2 朵，雌球花成熟时苞片红色肉质；种子通常 2 粒，花期 5 月；种子成熟期 7 月。

木贼麻黄：直立灌木，茎分枝较多，黄绿色，节间短而纤细，长 1.5～3cm。叶膜质鞘状，上部仅 1/4 分离，裂片 2，呈三角形，不反曲。雌花序常着生于节上成对，苞片内有雌花 1 朵，种子通常 1 粒。

中麻黄：直立灌木，茎分枝多，节间长 2～6cm。叶膜质鞘状，上部 1/3 分裂，裂片 3（稀 2），钝三角形或三角形。雄球花常数个密集于节上，呈团状；雌球花 2～3 朵生于茎节上，仅先端一轮苞片生有 2～3 雌花。种子通常 3 粒（稀 2）。

【采收加工】　秋季采割绿色的草质茎，晒干。药材除去木质茎、残根及杂质，切段为麻黄段。

【产地】　主产于内蒙古、吉林、辽宁、山西等省区。

【性状鉴别】　草麻黄：呈细长圆柱形，少分枝，直径 1～2mm。有的带少量棕色木质茎。表面淡绿色至黄绿色，有细纵脊线，触之微有粗糙感。节明显，节间长 2～6cm。节上有膜质鳞叶，长 3～4mm；裂片 2（稀 3），锐三角形，先端灰白色，反曲，基部联合成筒状，红棕色。体轻，质脆，易折断，断面略呈纤维性，周边绿黄色，髓部红棕色，近圆形。气微香，味涩、微苦。（图 11-1）

中麻黄：多分枝，直径 1.5～3mm，有粗糙感。节上膜质鳞叶长 2～3mm，裂片 3（稀 2），先端锐尖。断面髓部呈三角状圆形。

木贼麻黄：较多分枝，直径 1～1.5mm，无粗糙感。节间长 1.5～3cm。膜质鳞叶长 1～2mm；裂片 2（稀 3），上部为短三角形，灰白色，先端多不反曲，基部棕红色至棕黑色。

饮片　呈圆柱形的段。表面淡黄绿色至黄绿色，粗糙，有细纵脊线，节上有细小鳞叶。切面中心显红黄色。气微香，味涩，微苦。（图 11-2）

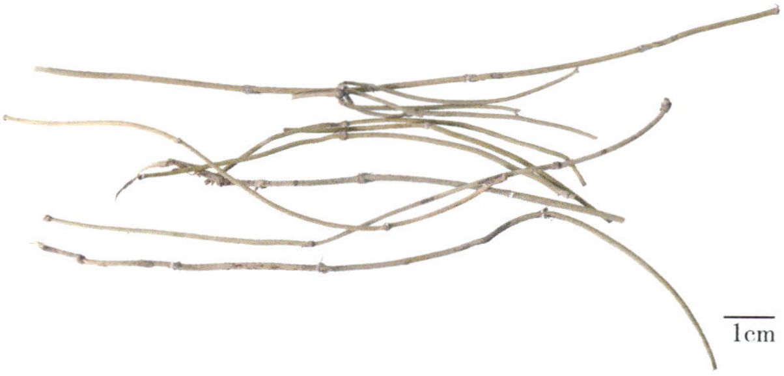

图 11-1　草麻（草麻黄）黄材

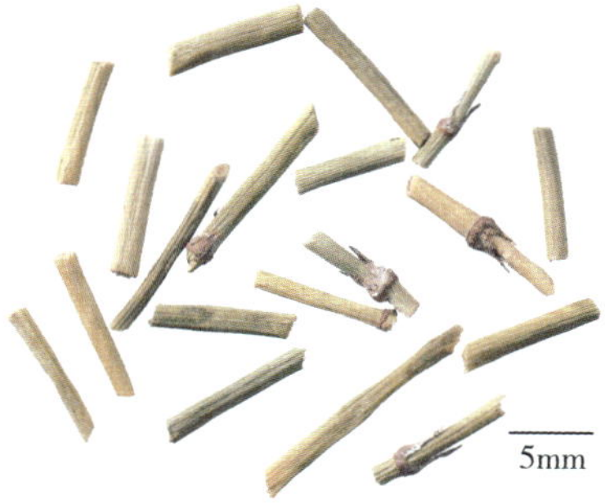

图 11-2　麻黄（草麻黄）饮片

【显微鉴别】　茎横切面　草麻黄：①表皮细胞外被厚的角质层；脊线较密，有蜡质疣状突起，两脊线间有下陷气孔。②下皮纤维束位于脊线处，壁厚，非木化。③皮层较宽，纤维成束散在。中柱鞘纤维束新月形。④维管束外韧型，8～10 个。⑤形成层环类圆形。⑥木质部呈三角状。⑦髓部薄壁细胞含棕色块；偶有环髓纤维。⑧表皮细胞外壁、皮层薄壁细胞及纤维均有多数微小草酸钙砂晶或方晶。（图 11-3）

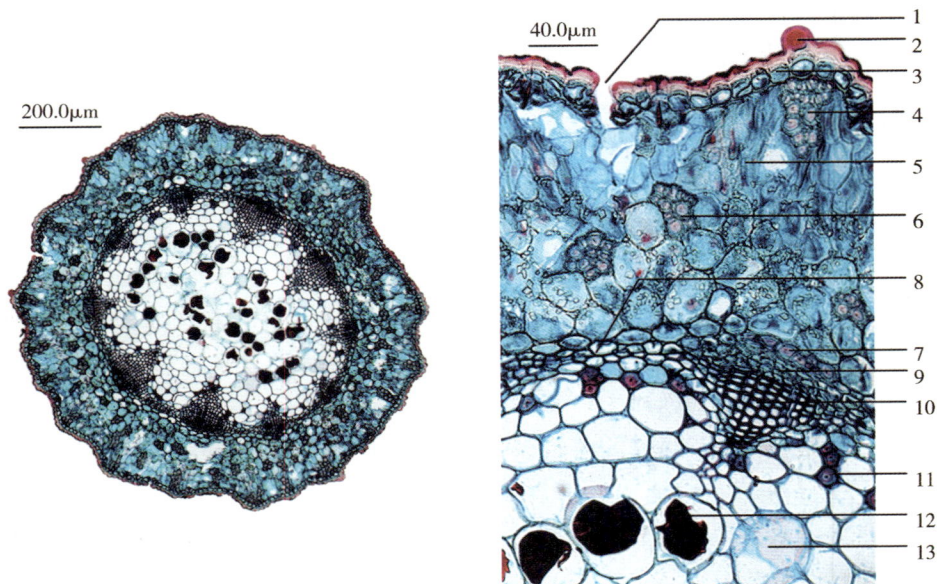

**图 11－3　草麻黄横切面**

1. 气孔　2. 角质层突起　3. 表皮　4. 下皮纤维　5. 皮层　6. 皮层纤维　7. 中柱鞘纤维　8. 形成层
9. 韧皮部　10. 木质部　11. 环髓纤维　12. 棕色块　13. 髓

中麻黄：①维管束 12～15 个。②形成层环类三角形。③环髓纤维成束或单个散在。

木贼麻黄：①维管束 8～10 个。②形成层环类圆形。③无环髓纤维。

粉末　草麻黄：棕色或绿色。①表皮组织碎片甚多，细胞呈长方形，含颗粒状晶体，气孔特异，内陷，保卫细胞侧面观呈哑铃形或电话听筒形。②角质层极厚，呈脊状突起，常呈不规则条块状。③纤维多而壁厚，木化或非木化，狭长，胞腔狭小不明显，附有细小众多的砂晶和方晶。④皮层薄壁细胞类圆形，木化或非木化。⑤导管分子端壁具麻黄式穿孔板。⑥棕色块散在，形状不规则，棕色或红棕色。（图 11－4）

**图 11－4　草麻黄粉末**

1. 气孔　2. 角质层突起　3. 导管　4. 嵌晶纤维及砂晶　5. 棕色块

【化学成分】　草麻黄含生物碱（1.315%），主要为左旋麻黄碱（l-ephedrine）、右旋伪麻黄碱（d-pseudo ephedrine），尚含微量左旋甲基麻黄碱（l-n-methyl-ephedrine）、右旋甲基伪麻黄碱（d-n-methyl-pseudoephedrine）、左旋去甲基麻黄碱（l-nor-ephedrine）、右旋去甲基伪麻黄碱（d-nor-pseudoephedrine）等。此外含挥发性的苄甲胺（benzyl-methylamine）、儿茶酚、鞣质以及少量挥发油等。近来又分离出多种新成分，其中2,3,5,6-四甲基吡嗪和1-α-萜品烯醇为平喘有效成分。3种麻黄均含麻黄唑烷酮（ephedroxane）。

木贼麻黄含生物碱量最高，为1.02%~3.33%，其中麻黄碱占55%~75%，右旋伪麻黄碱占25%~45%及甲基麻黄碱等。

中麻黄含生物碱含生物碱量最低，为0.25%~0.98%。生物碱主要存在于麻黄茎的髓部。节部生物碱为节间的1/3~1/2，但伪麻黄碱的含量高。

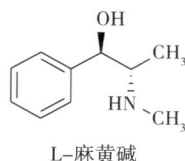

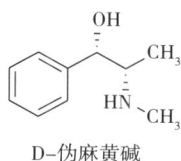

L-麻黄碱　　　　　　　　　　D-伪麻黄碱

【理化鉴别】

**1. 荧光检查**　药材纵剖面，置紫外光灯（365nm）下观察，边缘显亮白色荧光，中心显亮棕色荧光。

**2. 薄层鉴别**　与盐酸麻黄碱对照品色谱相应的位置上，显相同的红色斑点。

【质量评价】

**1. 经验鉴别**　均以干燥、茎粗、淡绿色，内心充实、味苦涩者为佳。

**2. 含量测定**　按高效液相色谱法测定，含盐酸麻黄碱（$C_{10}H_{15}NO \cdot HCl$）和盐酸伪麻黄碱（$C_{10}H_{15}NO \cdot HCl$）的总量不得少于0.80%。

【性味功效】　性温，味辛，微苦。发汗散寒，宣肺平喘，利水消肿。

**知识拓展**

麻黄根 Ephedrae Radix et Rhizoma 为麻黄科植物草麻黄 *Ephedra sinica* Stapf、中麻黄 *E. intermedia* Schrenk et C. A. Mey. 或木贼麻黄 *E. equisetina* Bge. 的干燥根与根茎。麻黄根不含麻黄碱类成分，含麻黄根素（ephedrannin）、麻黄根碱A~C（ephedradine A~C）以及双黄酮类麻黄宁（makuannin）A、B。麻黄根碱具有显著降压作用。性平，味甘、涩。固表止汗。

## 槲寄生 Hujisheng

### Visci Herba

【来源】　为桑寄生科植物槲寄生 *Viscum coloratum*（Komar.）Nakai 的干燥带叶茎枝。冬季至次春采割，除去粗茎，切段，干燥，或蒸后干燥。

【产地】　主产于东北、华北地区。陕西、甘肃、山东等省亦产。

【性状鉴别】　茎枝呈圆柱形，2~5叉状分枝，长约30cm，直径0.3~1cm；表面黄绿色、金黄色或黄棕色，有纵皱纹；节膨大，节上有分枝或枝痕；体轻，质脆，易折断，断面不平坦，皮部黄色，木部色较浅，射线放射状，髓部常偏向一边。叶对生于枝梢，易脱落，无柄；叶片呈长椭圆状披针形，长2~7cm，宽0.5~1.5cm；先端钝圆，基部楔形，全缘；表面黄绿色，有细皱纹，主脉5出，中间3条

明显；革质。气微，味微苦，嚼之有黏性。（图 11 - 5）

饮片　呈不规则的厚片。余同药材。（图 11 - 6）

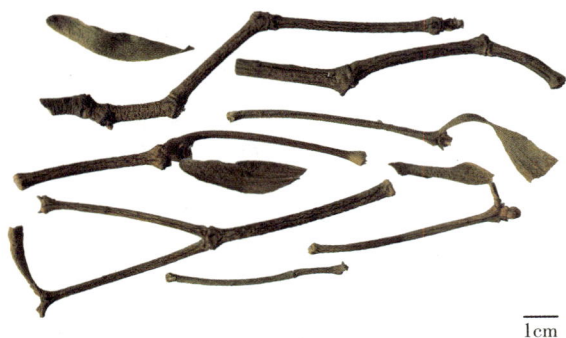

图 11 - 5　槲寄生药材

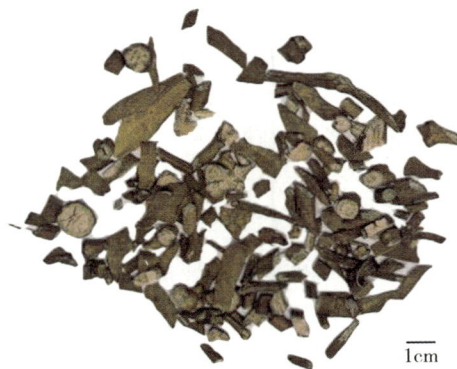

图 11 - 6　槲寄生饮片

【显微鉴别】茎粉末　淡黄色。①表皮碎片黄绿色，细胞类长方形，可见气孔。②纤维成束，直径 10 ~ 34μm，壁较厚，略成波状，微木化。③异形细胞形状不规则，壁较厚，微木化，胞腔大。④草酸钙簇晶直径 17 ~ 45μm；方晶较少，直径 8 ~ 30μm。⑤石细胞类方形、类多角形或不规则形，直径 42 ~ 102μm。

【化学成分】①含三萜类成分齐墩果酸（oleanolicacid）、$\beta$ - 香树脂醇、$\beta$ - 乙酰香树脂醇等。②含苷类成分紫丁香苷（syringin）、丁香苷等。③含黄酮类成分槲寄生新苷 Ⅰ ~ Ⅶ、鼠李秦等。④含生物碱、多糖及甾醇等。

【质量评价】

**1. 经验鉴别**　以枝嫩、色黄绿、叶多者为佳。

**2. 含量测定**　按高效液相色谱法测定，药材含紫丁香苷（$C_{17}H_{24}O_9$）不得少于 0.040%；饮片含紫丁香苷（$C_{17}H_{24}O_9$）不得少于 0.025%。

【性味功效】性平，味苦。祛风湿，补肝肾，强筋骨，安胎元。

### 知识拓展

　　桑寄生 Taxilli Herba 为桑寄生科植物桑寄生 *Taxillus chinensis*（DC.）Danser 的干燥带叶茎枝。冬季至次春采割，除去粗茎，切段，干燥，或蒸后干燥。药材茎枝呈圆柱形，表面红褐色或灰褐色，具细纵纹，并有多数细小突起的棕色皮孔，嫩枝有的可见棕褐色茸毛；质坚硬，断面不整齐，皮部红棕色，木部色较浅。叶多卷曲，具短柄；叶片展平后呈卵形或椭圆形，长 3 ~ 8cm，宽 2 ~ 5cm；表面黄褐色，幼叶被细茸毛，先端钝圆，基部圆形或宽楔形，全缘；革质。气微，味涩。桑寄生与槲寄生药名相近，易造成误写、误用，应注意鉴别。

## 鱼腥草 Yuxingcao
### Houttuyniae Herba

　　为三白草科植物蕺菜 *Houttuynia cordata* Thunb. 的新鲜全草或干燥地上部分。鲜品全年均可采割；夏季茎叶茂盛花穗多时采割，除去杂质，晒干。茎呈扁圆柱形，扭曲，表面黄棕色，具纵棱数条；节明显，下部节上有残存须根；质脆，易折断。叶皱缩，互生，展平后呈心形，先端渐尖，全缘；上表面暗黄绿色至暗棕色，下表面灰绿色或灰棕色，叶柄细长，基部与托叶合生成鞘状。穗状花序顶生，黄棕色。搓破有鱼腥气，味微涩。全草含挥发油约0.05%，油中有效成分为癸酰乙醛及月桂醛，二者均有特异臭气。另含有甲基壬酮、癸醛、癸酸、α-蒎烯、d-柠檬烯、莰烯、醋酸龙脑酯、苏樟醇、石竹烯；含阿福豆苷、金丝桃苷、槲皮素、芸香苷、绿原酸及戟菜碱等。叶含槲皮苷；花、果穗含异槲皮苷。鱼腥气味是由于含癸烯乙醛所致。性微寒，味辛。清热解毒，消肿排脓，利尿通淋。

## 仙鹤草 Xianhecao
### Agrimoniae Herba

为蔷薇科植物龙芽草 *Agrimonia pilosa* Ledeb. 的干燥地上部分。夏、秋二季茎叶茂盛时采割，除去杂质，干燥。全体被白色柔毛。茎下部圆柱形，直径4~6mm，红棕色，上部方柱形，四面略凹陷，绿褐色，有纵沟和棱线，有节；体轻，质硬，易折断，断面中空。单数羽状复叶互生，暗绿色，皱缩卷曲；质脆，易碎；叶片有大小2种，相间生于叶轴上，顶端小叶较大，完整小叶片展平后呈卵形或长椭圆形，先端尖，基部楔形，边缘有锯齿；托叶2，抱茎，斜卵形。总状花序细长，花萼下部呈筒状，萼筒上部有钩刺，先端5裂，花瓣黄色。气微，味微苦。全草含间苯三酚缩合体类化合物仙鹤草酚、仙鹤草内酯、仙鹤草素甲、乙、丙，以及木犀草素-7-葡萄糖苷、芹菜素-7-葡萄糖苷、金丝桃苷，酚酸类儿茶素、鞣花酸、没食子酸、咖啡酸等。性平，味苦、涩。收敛止血，截疟，止痢，解毒，补虚。

## 紫花地丁 Zihuadiding
### Violae Herba

【来源】 为堇菜科植物紫花地丁 *Viola yedoensis* Makino 的干燥全草。春、秋二季采收，除去杂质，晒干。

【产地】 主产浙江、江苏及东北地区。

【性状鉴别】 多皱缩成团。主根长圆锥形，直径1~3mm；淡黄棕色，有细纵皱纹。叶基生，灰绿色，展平后叶片呈披针形或卵状披针形，长1.5~6cm，宽1~2cm；先端钝，基部截形或稍心形，边缘具钝锯齿，两面有毛；叶柄细，长2~6cm，上部具明显狭翅。花茎纤细；花瓣5，紫堇色或淡棕色；花距细管状。蒴果椭圆形或3裂，种子多数，淡棕色。气微，味微苦而稍黏。（图11-7）

饮片 呈不规则的段。余同药材。（图11-8）

【显微鉴别】 叶横切面 ①上表皮细胞较大，切向延长，外壁较厚，内壁黏液化，常膨胀呈半圆形；下表皮细胞较小，偶有黏液细胞；上、下表皮有单细胞非腺毛，长32~240μm，直径24~32μm，具角质短线纹。②栅栏细胞2~3列；海绵细胞类圆形，含草酸钙簇晶，直径11~40μm。③主脉维管束外韧型，上、下表皮内方有厚角细胞1~2列。

图11-7 紫花地丁药材

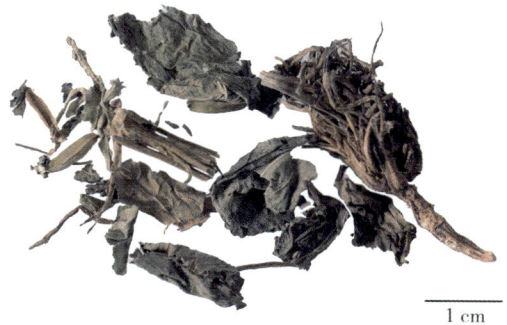

图11-8 紫花地丁饮片

【化学成分】①含香豆素类成分秦皮乙素（esculetin）、6,7-二甲氧基香豆素等；②含苷类成分山奈酚-3-O-鼠李吡喃糖苷等；③含黄酮类成分木犀草素、芥菜素等。

【理化鉴别】薄层鉴别　与紫花地丁对照药材、秦皮乙素对照品色谱相应的位置上，显相同颜色的荧光斑点。

【质量评价】

**1. 经验鉴别**　以根、花、果、叶齐全，叶灰绿色，花堇色，根黄，味微苦者为佳。

**2. 含量测定**　按高效液相色谱法测定，含秦皮乙素（$C_9H_6O_4$）不得少于0.20%。

【性味功效】性寒，味苦、辛；清热解毒，凉血消肿。

### 知识拓展

1. 甜地丁 Gueldenstaedtiae Herba 为豆科植物米口袋 *Gueldenstaedtia verna*（Georgi）Boriss. 的干燥全草。根呈长圆柱形，表面红棕色或灰黄色，断面黄白色，边缘绵毛状。茎短而细，单数羽状复叶丛生，具托叶，完整小叶片展平后椭圆形，有白色茸毛。蝶形花冠紫色或黄棕色；荚果圆柱形。气微，味淡、微甜，嚼之有豆腥味。甜地丁含有生物碱和黄酮类的成分。性寒，味甘、微苦。清热解毒，消肿止痛。

2. 苦地丁 Corydalis Bungeanae Herba 为罂粟科植物地丁草 *Corydalis bungeana* Turcz. 的干燥全草。全草皱缩成团，伸展后长10~30cm。主根圆锥形，表面棕黄色。茎细，多分枝，表面灰绿色或黄绿色，具5纵棱，质软，断面中空。叶多皱缩破碎，暗绿色或灰绿色，完整叶片二至三回羽状全裂。花少见，花冠唇形，有距，淡紫色。蒴果扁长椭圆形，呈荚果状。种子扁心形，黑色，有光泽。气微，味苦。全草含多种生物碱。性寒，味苦。清热解毒，散结消肿。

## 金钱草 Jinqiancao
### Lysimachiae Herba

【本草考证】本品始载于《百草镜》，原名神仙对坐草，云："此草清明时发苗，高尺许，生山湿阴处。叶似鹅肠草，对节，立夏时开小花，三月采，过时无。"《本草纲目拾遗》中亦载有"神仙对坐草"，曰："一名蜈蚣草，山中道旁皆有之，蔓生，两叶相对，青圆似佛耳草，夏开小黄花，每节间有两朵，故名。"《植物名实图考》名为过路黄，载："铺地拖蔓，叶似豆叶，对生附茎。叶间春开五尖瓣黄花，绿跗尖长，与叶并苗。"以上记载均与今金钱草的原植物相符。

【来源】为报春花科植物过路黄 *Lysimachia christinae* Hance 的干燥全草。

【植物形态】多年生草本，无毛或微被毛；茎细长，绿色或带紫红色，匍匐地面生长。单叶对生，叶片心脏形或宽卵形，长1~4cm，宽1~5cm，先端钝尖，基部截形或浅心形，全缘，仅主脉1条明显；鲜时透光，可见密布透明腺条，干时变为紫黑色；叶柄长1~4cm。花单生于叶腋，每节上生花2朵，花梗长达叶端；花萼5深裂，裂片披针形，长约4mm；花冠黄色，5深裂，基部合生，裂片椭圆形，长约为萼片的两倍；雄蕊5枚，与花瓣对生，不等长，均短于花冠，花丝基部连合成筒。蒴果球形；种子小而多，边缘稍具膜翅。叶片、萼片、花冠及果实背面均具有条纹，干时变为紫黑色。花期4~5月。

【采收加工】夏、秋二季采收，除去杂质，晒干。

【产地】主产于四川省，长江流域及陕西、山西、贵州、云南等省亦产。

【性状鉴别】常缠结成团，无毛或被疏柔毛。茎扭曲，表面棕色或暗棕红色，有纵纹，下部茎节上有时具须根，断面实心。叶对生，多皱缩，展平后呈宽卵形或心形，长1~4cm，宽1~5cm，基部微凹，全缘；上表面灰绿色或棕褐色，下表面色较浅，主脉明显突起，用水浸后，对光透视可见黑色或褐色条纹；叶柄长1~4cm。有的带花，花黄色，单生叶腋，具长梗。蒴果球形。气微，味淡。（图11-9）

饮片 呈不规则的段。余同药材。（图 11-10）

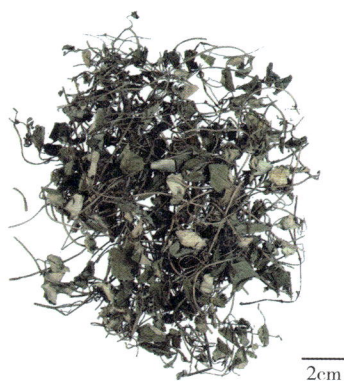

图 11-9 金钱草药材

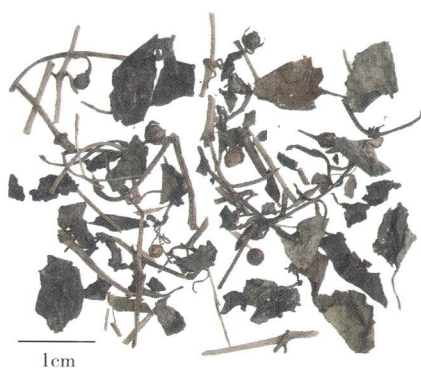

图 11-10 金钱草饮片

【显微鉴别】茎横切面 ①表皮细胞外被角质层，有时可见腺毛，头部单细胞，柄部 1~2 细胞。②栓内层宽广，细胞中有的含红棕色分泌物；分泌道散在，周围分泌细胞 5~10 个，内含红棕色块状分泌物；内皮层明显。③中柱鞘纤维断续排列成环，壁微木化。韧皮部狭窄。④木质部连接成环。⑤髓常成空腔。薄壁细胞含淀粉粒。（图 11-11）

叶表面观 ①腺毛红棕色，头部单细胞，类圆形，柄单细胞。②分泌道散在于叶肉组织内，含红棕色分泌物。③被疏毛者茎、叶表面可见非腺毛，1~17 细胞，平直或弯曲，有的细胞呈缢缩状，表面可见细条纹，胞腔内含黄棕色物。

【化学成分】含黄酮类成分如槲皮素（quercetin）、山柰酚（kaempferol）、槲皮素-3-O-葡萄糖苷、山柰素-3-O-半乳糖苷等。还含有酚性成分、甾醇、鞣质、挥发油等。

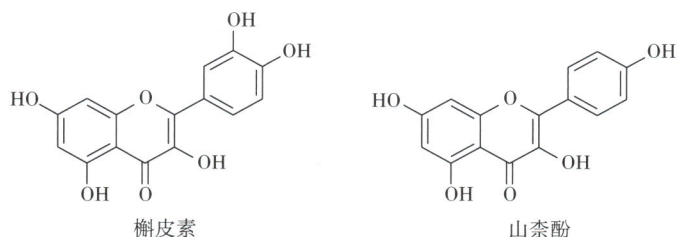

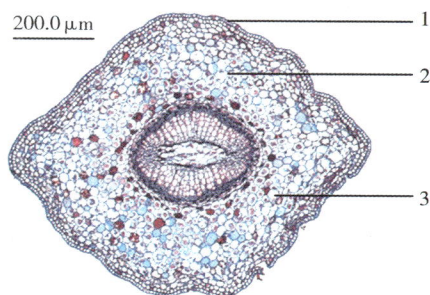

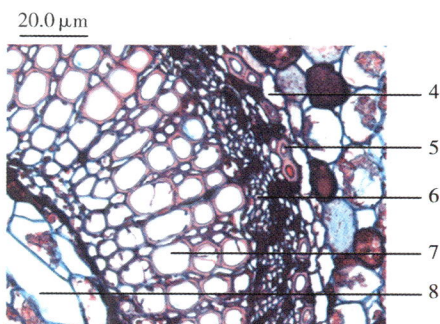

图 11-11 金钱草（茎）横切面
1. 表皮 2. 皮层 3. 分泌道 4. 内皮层
5. 中柱鞘纤维 6. 韧皮部 7. 木质部 8. 髓

槲皮素

山柰酚

【理化鉴别】薄层鉴别 与槲皮素、山柰酚对照品色谱相应的位置上，显相同颜色的荧光斑点。

【质量评价】

**1. 经验鉴别** 以叶完整、色绿、气清香者为佳。

**2. 含量测定** 按高效液相色谱法测定，含槲皮素（$C_{15}H_{10}O_7$）和山柰酚（$C_{15}H_{10}O_6$）的总量不得少于 0.10%。

【性味功效】性微寒，味甘、咸。利湿退黄，利尿通淋，解毒消肿。

🔖 **知识拓展** ----------------------------------------------------------------

1. 广金钱草 Desmodii Styracifolii Herba 为豆科植物广金钱草 *Desmodium styracifolium*（Osb.）Merr.

的干燥地上部分。茎呈圆柱形，长可达1m；密被黄色伸展的短柔毛；质稍脆，断面中部有髓。叶互生，小叶1或3，圆形或矩圆形，先端微凹，基部心形或钝圆，全缘；上表面黄绿色或灰绿色，无毛，下表面具灰白色紧贴的绒毛，侧脉羽状；叶柄长1~2cm，托叶1对，披针形，长约0.8cm。气微香，味微甘。性凉，味甘、淡，利湿退黄，利尿通淋。

2. 连钱草 Glechomae Herba 为唇形科植物活血丹 *Glechoma longituba* (Nakai) Kupr. 的干燥地上部分。疏被短柔毛。茎呈方柱形，细而扭曲；表面黄绿色或紫红色，节上有不定根；质脆，易折断，断面常中空。叶对生，叶片多皱缩，展平后呈肾形或近心形，灰绿色或绿褐色，边缘具圆齿；叶柄纤细，轮伞花序腋生，花冠二唇形，搓之气芳香，味微苦。性微寒，味辛、微苦。利湿通淋，清热解毒，散瘀消肿。

# 广藿香 Guanghuoxiang
## Pogostemonis Hweba

【本草考证】藿香始载于《异物志》，曰："藿香交趾有之。"其后《交州记》《广志》《南州异物志》等均有记载。《嘉佑本草》收录了《南州异物志》"藿香出海边国"的记述。苏颂谓："藿香岭南多有之。"李时珍谓："藿香方茎有节中虚，叶微似茄叶……唐史云顿逊国（Tenasserim 指马来半岛）出藿香，插枝便生，叶如都梁者，是也。"以上史志收载的藿香，与现在商品广藿香相符。

【来源】为唇形科植物广藿香 *Pogostemon cablin* (Blanco) Benth. 的干燥地上部分。

【植物形态】一年生草本，高达1m，茎直立，上部多分枝，老枝粗壮，近圆形，外表木栓化。幼枝方形，密被灰黄色毛茸。叶对生，有柄，揉之，有清淡的特异香气。叶片阔卵形、卵形或卵状椭圆形，长5~10cm，宽2~7cm，先端短尖或钝，基部阔形或近心形，边缘具不整齐钝锯齿，两面均被灰白色茸毛；沿叶脉处及背面尤甚，叶柄长2~5cm，轮伞花序密集成穗状，密被短柔毛，顶生或腋生，花萼筒状5齿裂；花冠唇形，淡紫红色；雄蕊4，突出冠外，花丝中部有髯毛；子房上位，柱头两裂。小坚果4，近球形或椭圆形，稍压扁。我国栽培的稀见开花。

【采收加工】夏秋季枝叶繁茂时采收，将全株拔起，去根，晒2~3天，堆起，用草席覆盖，闷两天再晒，再闷，反复至干，扎把或半干时扎把，再晒至全干。

【产地】主产于广东省广州市的石牌；海南、广西、云南、台湾等省区亦有栽培。按产地不同分为石牌广藿香及海南广藿香。

【性状鉴别】茎略呈方柱形，多分枝，枝条稍曲折，长30~60cm，直径0.2~0.7cm；表面被柔毛；质脆，易折断，断面中部有髓；老茎类圆柱形，直径1~1.2cm，被灰褐色栓皮。叶对生，皱缩成团，展平后叶片呈卵形或椭圆形，长4~9cm，宽3~7cm；两面均被灰白色绒毛；先端短尖或钝圆，基部楔形或钝圆，边缘具大小不规则的钝齿；叶柄细，长2~5cm，被柔毛。气香特异，味微苦。（图11-12）

石牌广藿香：枝条较瘦小，表面较皱缩，灰黄色或灰褐色；节间长3~7cm，叶痕较大而凸出，中部以下被栓皮，纵皱较深；断面呈类圆形，髓部较小。叶片较小而厚，暗绿褐色或灰棕色。

海南广藿香：枝条较粗壮，表面较平坦，灰棕色至浅紫棕色，节间长5~13cm，叶痕较小，不明显凸出，枝条近下部始有栓皮，皱缩较浅，断面呈钝方形。叶片较大而薄，浅棕褐色或浅黄棕色。

饮片　呈不规则的段。茎略呈方柱形，表面灰褐色、灰黄色或带红棕色，被柔毛。切面有白色髓。叶破碎或皱缩成团，完整者展平后呈卵形或椭圆形，两面均被灰白色绒毛；基部楔形或钝圆，边缘具大小不规则的钝齿；叶柄细，被柔毛。气香特异，味微苦。（图11-13）

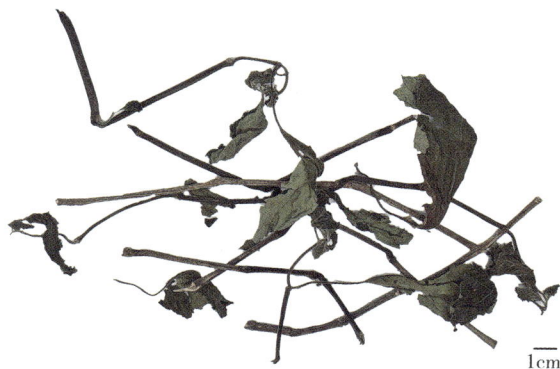

图 11-12　广藿香药材

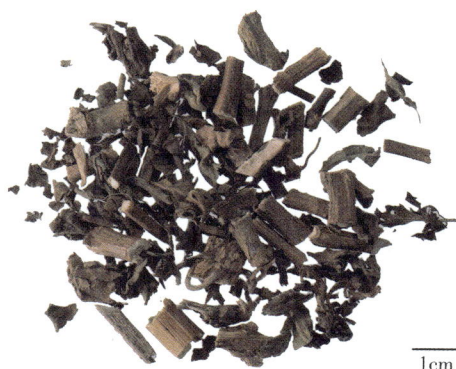

图 11-13　广藿香饮片

【显微鉴别】茎纵切面　①表皮为 1 列细胞，排列不整齐，具非腺毛，由 1~5 个细胞组成；表皮下由 3~5 列木栓化细胞组成。②皮层的外层为 4~10 列厚角细胞，内层为薄壁细胞，有大形细胞间隙，内有间隙腺毛；③腺毛常纵向排列，腺头单细胞，长圆形或类圆形，内含黄色至黄绿色物质；薄壁细胞含草酸钙针晶。④纤维成束，断续环列。⑤韧皮部狭窄。⑥木质部四角处较发达；由导管、木薄壁细胞及木纤维组成，均木化。⑦髓部细胞微木化，含草酸钙针晶束及片状结晶，稀有淀粉粒。（图 11-14）

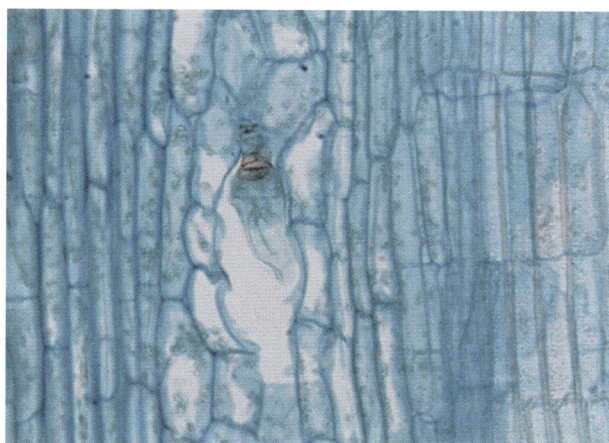

图 11-14　广藿香（茎）纵切面

叶片粉末　淡棕色。①叶表皮细胞呈不规则形，气孔直轴式。②非腺毛 1~6 细胞，平直或先端弯曲，长约至 590μm，壁具疣状突起，有的胞腔含黄棕色物。③腺鳞头部细胞细胞壁多破裂而呈裂隙状，直径 37~70μm；柄单细胞，极短。④间隙腺毛存在于叶肉组织的细胞间隙中，头部单细胞，呈不规则囊状，直径 13~50μm，长约至 113μm；柄短，单细胞。⑤小腺毛头部 2 细胞；柄 1~3 细胞，甚短。⑥草酸钙针晶细小，散在于叶肉细胞中，长约至 27μm。（图 11-15）

【化学成分】①含挥发油 2%~2.8%，油中主要为百秋李醇（即广藿香醇，patchouli alcohol）占 52%~57%，及广藿香酮（pogostone）等；尚含广藿香吡啶碱、苯甲醛、丁香酚、桂皮醛等。②含倍半萜及黄酮类成分。海南产广藿香叶含挥发油 3%~6%，石牌产广藿香叶含挥发油 0.3%~0.4%；广藿香酮为石牌产挥发油中主要成分，但海南产油中含量甚微。广藿香挥发油具有调节胃肠蠕动、抗病原微生物、抗炎、调节免疫等作用，其中广藿香酮具有较强的抗菌、抗真菌作用。广藿香黄酮类具有抗病毒、免疫调节作用。

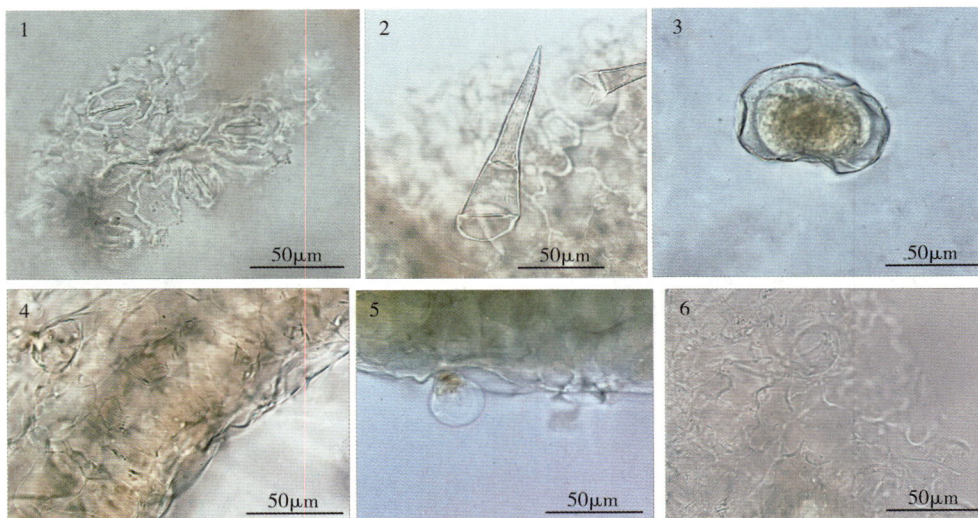

图 11 – 15　广藿香粉末

1. 叶表皮细胞　2. 非腺毛　3. 腺鳞　4. 间隙腺毛　5. 小腺毛　6. 草酸钙针晶

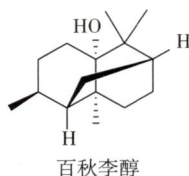

百秋李醇

**【理化鉴别】**

**1. 颜色反应**　取其挥发油 1 滴，加三氯甲烷 0.5ml，滴加 5% 溴的三氯甲烷液数滴。石牌广藿香先褪色，继显绿色；海南广藿香先褪色，继显紫色。

**2. 薄层鉴别**　与广藿香对照药材、百秋李醇对照品色谱相应的位置上，显相同的斑点。

**【质量评价】**

**1. 经验鉴别**　以茎叶粗壮、不带须根、香气浓厚者为佳。

**2. 检查**　叶不得少于 20%。

**3. 含量测定**　按气相色谱法测定，含百秋李醇（$C_{15}H_{26}O$）不得少于 0.22%。饮片含百秋李醇（$C_{15}H_{26}O$）不得少于 0.20%。

**【性味功效】**　性微温，味辛。芳香化浊，和中止呕，发表解暑。

🔗 **知识拓展** ------------------------------------------------------------------------------

藿香 Agastachis Herba 为唇形科植物藿香（土藿香）*Agastache rugosa*（Fisch. Et Mey.）O. Ktze. 的干燥地上部分，曾作为藿香正品来源收录于 1977 年版《中国药典》。藿香与广藿香名称和功效相似，易造成误解。藿香茎方柱形，四角有棱脊，四面平坦或凹入呈宽沟状；表面暗绿色，稀有毛茸；节明显，常有叶柄脱落瘢痕；老茎坚硬，质脆，易折断，断面白色，髓部中空。叶对生，完整者展平后呈卵形，先端尖或短渐尖，基部圆形或心形，边缘有钝锯齿；上表面深绿色，下表面浅绿色，具毛茸。气芳香，味淡而微凉。不同产地藿香中挥发油组成的差别较大，甲基胡椒酚（estragole）作为藿香挥发油中的主要成分，动物实验提示其具有潜在的致癌性，使用时需谨慎。

------------------------------------------------------------------------------

## 半枝莲 Banzhilian

### Scutellariae Barabate Herba

为唇形科植物半枝莲 *Scutellaria barbata* D. Don 的干燥全草。夏、秋二季茎叶茂盛时采挖，洗净，晒干。本品长 15 ～ 35 cm，无毛或花轴上疏被毛。根纤细。茎丛生，较细，方柱形；表面暗紫色或棕绿色。叶对生，有短柄；叶片多皱缩，展平后呈三角状卵形或披针形，长 1.5 ～ 3 cm，宽 0.5 ～ 1 cm；先端钝，基部宽楔形，全缘或有少数不明显的钝齿；上表面暗绿色，下表面灰绿色。花单生于茎枝上部叶腋，花萼裂片钝或较圆；花冠二唇形，棕黄色或浅蓝紫色，长约 1.2 cm，被毛。果实扁球形，浅棕色。气微，味微苦。含黄酮类成分，主要有黄芩素、野黄芩苷、汉黄芩素、半枝莲素、半枝莲种素、柚皮素、芹菜素、木犀草素、红花素、异红花素。另含 β – 谷甾醇、硬脂酸、多糖等。性寒，味辛、苦。清热解毒，化瘀利尿。

## 荆芥 Jingjie

### Schizonepetae Herba

【来源】　为唇形科植物荆芥 *Schizonepeta tenuifolia* Briq. 的干燥地上部分。夏秋二季花开到顶端，穗绿时割取，除去杂质，晒干。北方将穗与梗分开，称为荆芥穗与荆芥梗。

【产地】　主产于江苏、河南、河北、山东等省，多为栽培。

【性状鉴别】　茎呈方柱形，上部有分枝，长 50 ～ 80 cm，直径 0.2 ～ 0.4 cm；表面淡黄绿色或淡紫红色，被短柔毛；体轻，质脆，断面类白色。叶对生，多已脱落，叶片 3 ～ 5 羽状分裂，裂片细长。穗状轮伞花序顶生，长 2 ～ 9 cm，直径约 0.7 cm。花冠多脱落，宿萼钟状，先端 5 齿裂，淡棕色或黄绿色，被短柔毛；小坚果棕黑色。气芳香，味微涩而辛凉。(11 – 16)

饮片　呈不规则的段。余同药材。(图 11 – 17)

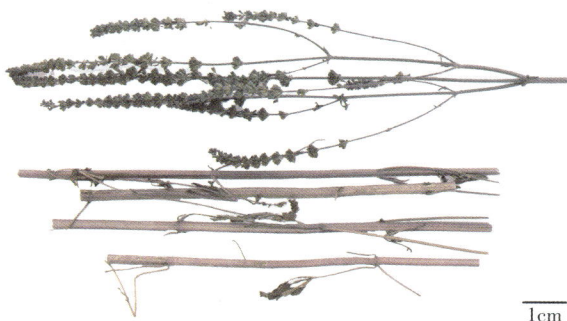

图 11 – 16　荆芥药材

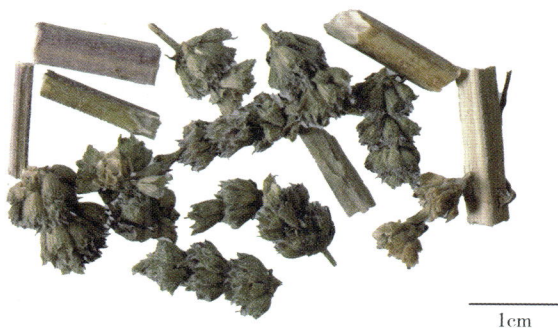

图 11 – 17　荆芥饮片

【显微鉴别】　粉末　黄棕色。①宿萼表皮细胞垂周壁深波状弯曲。②腺鳞头部 8 细胞，直径 96 ～ 112 μm，柄单细胞，棕黄色。③小腺毛头部 1 ～ 2 细胞，柄单细胞。④非腺毛 1 ～ 6 细胞，大多具壁疣。⑤外果皮细胞表面观多角形，壁黏液化，胞腔含棕色物；断面观细胞类方形或类长方形，胞腔小。⑥内果皮石细胞淡棕色，表面观垂周壁深波状弯曲，密具纹孔。⑦纤维直径 14 ～ 43 μm，壁平直或微波状。

【化学成分】　全草含挥发油，油中主要成分为胡薄荷酮（pulegone，约 33.9%）、薄荷酮（menthone，约 42.9%）、异薄荷酮、异胡薄荷酮、聚伞花素、薄荷醇、新薄荷醇及柠檬烯等。还含有单萜类成分，如荆芥苷 A ～ E、荆芥醇、荆芥二醇等。

【质量评价】

**1. 经验鉴别**　以色淡黄绿、穗长而密、香气浓者为佳。

**2. 含量测定**   按挥发油测定法测定，药材含挥发油不得少于 $0.60\%$（ml/g）；饮片含挥发油不得少于 $0.30\%$（ml/g）。按高效液相色谱法测定，药材及饮片含胡薄荷（$C_{10}H_{16}O$）不得少于 $0.020\%$。

【性味功效】   性微温，味辛。解表散风，透疹，消疮。

## 益母草 Yimucao
## Leonuri Herba

【来源】   为唇形科植物益母草 *Leonurus japonicus* Houtt. 的新鲜或干燥地上部分。鲜品春季幼苗期至初夏花前期采割；干品夏季茎叶茂盛、花未开或初开时采割，晒干，或切段晒干。

【产地】   全国各地均有野生或栽培。

【性状鉴别】   鲜益母草：幼苗期无茎，基生叶圆心形，$5 \sim 9$ 浅裂，每裂片有 $2 \sim 3$ 钝齿。花前期茎呈方柱形，上部多分枝，四面凹下成纵沟，长 $30 \sim 60$cm，直径 $0.2 \sim 0.5$cm；表面青绿色；质鲜嫩，断面中部有髓。叶交互对生，有柄；叶片青绿色，质鲜嫩，揉之有汁；下部茎生叶掌状 3 裂，上部叶羽状深裂或浅裂成 3 片，裂片全缘或具少数锯齿。气微，味微苦。

干益母草：茎表面灰绿色或黄绿色；体轻，质韧，断面中部有髓。叶片灰绿色，多皱缩、破碎，易脱落。轮伞花序腋生，小花淡紫色，花萼筒状，花冠二唇形。切段者长约 2cm。（图 11 - 18）

饮片   呈不规则的段。余同药材。（图 11 - 19）

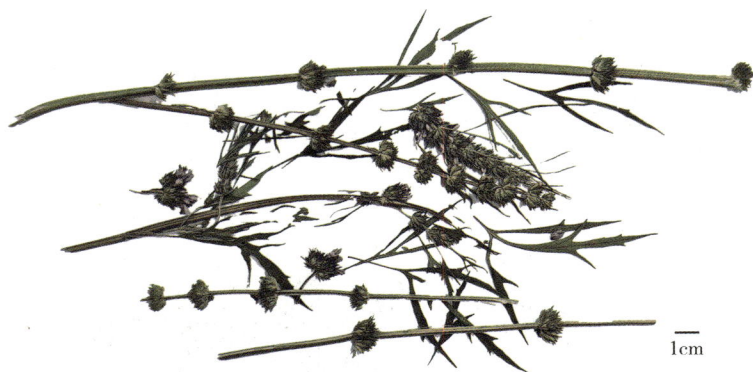

图 11 - 18   益母草药材

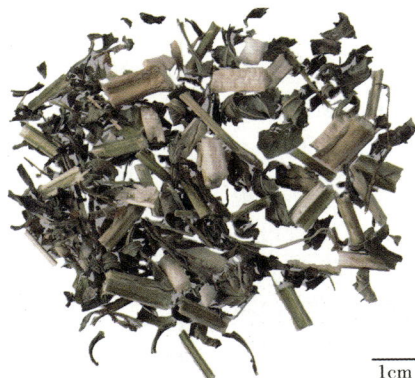

图 11 - 19   益母草饮片

【显微鉴别】   茎横切面   ①表皮细胞外被角质层，有茸毛；②腺鳞头部 4、6 细胞或 8 细胞，柄单细胞；③非腺毛 $1 \sim 4$ 细胞。下皮厚角细胞在棱角处较多。④皮层为数列薄壁细胞；内皮层明显。⑤中柱鞘纤维束微木化。韧皮部较窄。⑥木质部在棱角处较发达。⑦髓部薄壁细胞较大。薄壁细胞含细小草酸钙针晶和小方晶。鲜品近表皮部分皮层薄壁细胞含叶绿体。

叶表面   ①上、下表皮均具与茎相同的茸毛；下表皮可见小型气孔，多为直轴式，少为不定式；②叶肉组织中亦含有小方晶和小针晶。

【化学成分】   含益母草碱（leonurine）约 $0.05\%$（开花初期仅含微量，中期逐渐增高），水苏碱（stachydrine）、芸香碱、延胡索酸、亚麻酸、苯甲酸、$p$ - 亚油酸、月桂酸、二萜化合物等。

【理化鉴别】   薄层鉴别   与盐酸水苏碱对照品色谱相应的位置上，显相同颜色的斑点。

【质量评价】

**1. 经验鉴别**   以质嫩、叶多、色灰绿为佳；质老、枯黄、无叶者不可供药用。

**2. 含量测定**   按高效液相色谱法测定，干益母草药材含盐酸水苏碱（$C_7H_{13}NO_2 \cdot HCl$）不得少于 $0.50\%$，含盐酸益母草碱（$C_{14}H_{21}O_5N_3 \cdot HCl$）不得少于 $0.050\%$；干益母草饮片含盐酸水苏碱

（$C_7H_{13}NO_2 \cdot HCl$）不得少于 0.40%，含盐酸益母草碱（$C_{14}H_{21}O_5N_3 \cdot HCl$）不得少于 0.040%。

【性味功效】性微寒，味苦、辛。活血调经，利尿消肿，清热解毒

### 🔗 知识拓展

茺蔚子 Leonuri Fructus 为唇形科植物益母草 *Leonurus japonicus* Houtt. 的干燥成熟果实。秋季果实成熟时采割地上部分，晒干，打下果实，除去杂质。药材呈三棱形，长 2 ~ 3mm，宽 1.5mm。表面灰棕色至灰褐色，有深色斑点，一端稍宽，平截状，另一端渐窄而钝尖。果皮薄，子叶类白色，富油性。气微，味苦。主含生物碱，益母草次碱及脂肪油。性微寒，味辛、甘。活血调经，清肝明目。

## 薄荷 Bohe
## Menthae Haplocalycis Herba

【本草考证】本品早在三国时代华佗《丹方大全》一书的鼻病方中多处提及，其后见于《唐本草》。苏颂曰："薄荷处处有之。茎叶似荏而尖长，经冬根不死，夏秋采茎叶曝干。"李时珍谓："薄荷，人多栽莳。二月宿根生苗，清明前后分之。方茎赤色，其叶对生，初时形长而头圆，及长则尖。……苏州所莳者，茎小而气芳，江西者较粗，川蜀者更粗，入药以苏产为胜。"可知明代苏、赣、蜀已栽培薄荷，迄今该三省仍为我国主要薄荷产地，说明古今薄荷品种一致。

【来源】为唇形科植物薄荷 *Mentha haplocalyx* Briq. 的干燥地上部分。

【植物形态】多年生芳香草本，茎直立，高 20 ~ 80cm，方形，具分枝，被逆生的长柔毛及腺点，单叶对生，叶片宽披针形、长椭圆形或卵形，长 3 ~ 7cm，宽 1 ~ 3cm，两面被有疏柔毛及黄色腺点；叶柄长 2 ~ 15mm。轮伞花序腋生，花萼钟形，外被白色柔毛及腺点，10 脉，5 齿；花冠淡紫色，4 裂，上裂片顶端 2 裂；雄蕊 4，前对较长，均伸出花冠外，小坚果卵圆形，黄褐色。花期 7 ~ 9 月，果期 10 月。

【采收加工】7 ~ 8 月割取地上部分（称头刀），供提取挥发油用；10 ~ 11 月割取（称"二刀"）供药用。夏、秋二季茎叶茂盛或花开至三轮时，选晴天，分次采割，晒干或阴干。

【产地】主产于江苏的太仓及浙江、湖南等地。江苏省为薄荷的主产区。

【性状鉴别】茎呈方柱形，有对生分枝，长 15 ~ 40cm，直径 0.2 ~ 0.4cm；表面紫棕色或淡绿色，棱角处具茸毛，节间长 2 ~ 5cm；质脆，断面白色，髓部中空。叶对生，有短柄；叶片皱缩卷曲，完整者展平后呈宽披针形、长椭圆形或卵形，长 2 ~ 7cm，宽 1 ~ 3cm；上表面深绿色，下表面灰绿色，稀被茸毛，有凹点状腺鳞。轮伞花序腋生，花萼钟状，先端 5 齿裂，花冠淡紫色。揉搓后有特殊清凉香气，味辛凉。（图11 – 20）

饮片　呈不规则的段。余同药材。（图11 – 21）

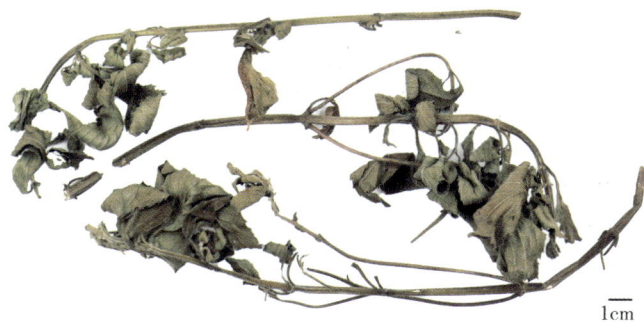

图 11 – 20　薄荷药材

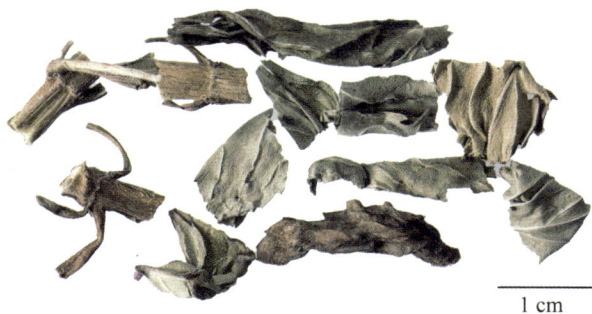

图 11 – 21　薄荷饮片

【显微鉴别】茎横切面 ①表皮为 1 列长方形细胞，外被角质层，有扁球形腺鳞、单细胞头的腺毛和非腺毛。②皮层为数列薄壁细胞，排列疏松。四角有明显的棱脊，向内有 10 余列厚角细胞。③内皮层 1 列，凯氏点清晰可见。④维管束于四角处发达，与相邻两角间具数个小维管束。⑤韧皮部细胞较小，呈狭环状。⑥形成层成环；⑦木质部在四棱处发达，射线宽窄不一；⑧髓部由大型薄壁细胞组成，中心常有空隙。薄壁细胞中含橙皮苷结晶（图 11－22）。

叶横切面 ①上表皮细胞呈方形，下表皮细胞较小，扁平，均被角质层，具直轴式气孔；上下表皮凹陷处有腺鳞，头部多 8 细胞，柄为单细胞，并有多细胞非腺毛。②叶肉栅栏组织为 1 列薄壁细胞。③海绵组织为 4～5 列不规则的薄壁细胞组成，主脉上下表皮内方有厚角组织及薄壁组织。④主脉维管束外韧型，木质部导管常 2～6 个排列成行，韧皮部细胞较小。⑤表皮细胞、叶肉细胞、薄壁细胞和少数导管内有簇针状橙皮苷结晶（图 11－23）。

粉末 黄绿色。①表皮细胞壁薄，呈波状。下表皮有众多直轴式气孔。②腺鳞的腺头呈扁圆球形，由 8 个分泌细胞排列成辐射状，直径约至 90 μm，腺头外围有角质层，与分泌细胞的间隙处有浅黄色油质，腺柄单细胞，极短，四周表皮细胞作辐射状排列。③小腺毛头部及柄部均为单细胞。④非腺毛由 1～8 个细胞组成，常弯曲，壁厚，有疣状突起。⑤薄壁细胞内有簇针状橙皮苷结晶（图 11－24）。

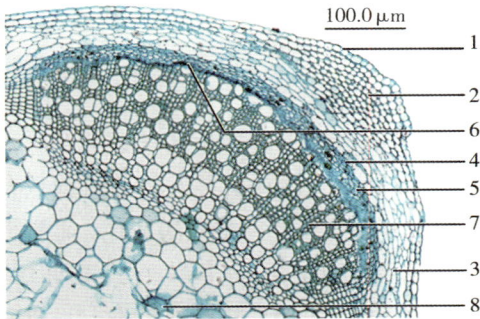

图 11－22　薄荷（茎）横切面

1. 表皮　2. 厚角细胞　3. 皮层　4. 内皮层
5. 韧皮部　6. 形成层　7. 木质部　8. 髓

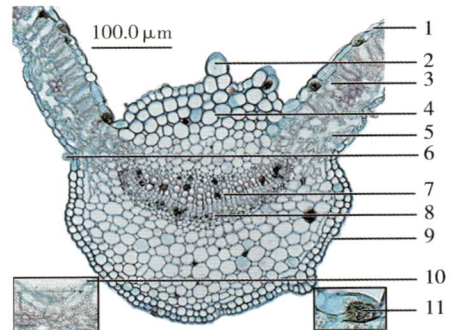

图 11－23　薄荷（叶）横切面

1. 上表皮　2. 非腺毛　3. 栅栏组织　4. 厚角组织
5. 海绵组织　6. 小腺毛　7. 木质部　8. 韧皮部
9. 下表皮　10. 腺鳞　11. 橙皮苷结晶

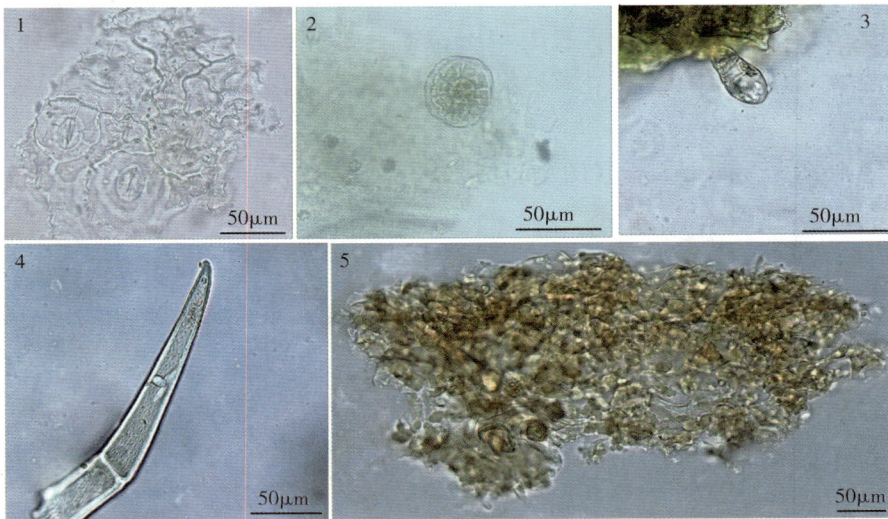

图 11－24　薄荷叶粉末

1. 表皮细胞及气孔　2. 腺鳞　3. 腺毛　4. 非腺毛　5. 橙皮苷结晶

**【化学成分】** 茎和叶含挥发油（薄荷油）1.3%～2.0%，穗含挥发油4.11%，油中主含 l - 薄荷脑 62.3%～87%，其次为 l - 薄荷酮约10%及薄荷酯3%～6%等。温度稍低时即析出大量无色薄荷脑晶体。叶尚含苏氨酸、谷氨酸、丙氨酸、天冬酰胺等多种游离氨基酸。对薄荷不同生长期鲜叶含油及薄荷脑含量研究结果表明，叶片中含油量以盛蕾期最高，而原油含脑量则盛花期最高。

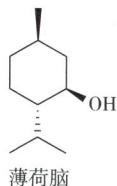

薄荷脑

**【理化鉴别】**

**1. 颜色反应**　叶的粉末少量，经微量升华得油状物，加硫酸2滴及香草醛结晶少量，初显黄色至橙黄色，再加水1滴，即变紫红色。

**2. 薄层鉴别**　与薄荷对照药材色谱和薄荷脑对照品色谱相应的位置上，显相同颜色的荧光斑点。

**【质量评价】**

**1. 经验鉴别**　以叶多、色绿深、气味浓者为佳。

**2. 检查**　叶不得少于30%。

**3. 含量测定**　按挥发油测定法测定，药材含挥发油不得少于0.80%（ml/g）；饮片含挥发油不得少于0.40%（ml/g）。按气相色谱法测定，药材含薄荷脑（$C_{10}H_{20}O$）不得少于0.20%；饮片含薄荷脑（$C_{10}H_{20}O$）不得少于0.13%。

**【性味功效】**　性凉、味辛。疏散风热，清利头目，利咽，透疹，疏肝行气

### 知识拓展

1. 薄荷油 peppermintoil 又称薄荷素油，为薄荷新鲜茎和叶经水蒸气蒸馏、冷冻、部分脱脑加工提取的挥发油。含薄荷脑28.0%～40.0%，作为芳香药、调味药及驱风药使用。

2. 留兰香 Menthae Spicatae Herba 为唇形科植物留兰香（绿薄荷）*Mentha spicate* L. 的干燥全草。茎无毛或近于无毛，钝四棱形，具槽及条纹；表面暗绿色带紫红色。叶无柄或近无柄，完整者展平后呈卵状长圆形或长圆状披针形；边缘具尖锐而不规则的锯齿；叶脉凹陷，下面明显隆起且带白色；有四点状腺鳞。轮伞花序生于茎及分枝顶端，有间断向上密集的圆柱形穗状花序。叶采搓后有悦人香气，似鱼香气，味辛，无凉感。叶上、下表面均有腺鳞、非腺毛、小腺毛，下表皮多见直轴式气孔，但不含橙皮苷结晶。不含薄荷油、薄荷脑，挥发油内主要成分为香旱芹子油萜酮。

## 泽兰 Zelan

### Lycopi Herba

为唇形科植物毛叶地瓜儿苗 *Lycopus lucidus* Turcz. var. hirtus Regel 的干燥地上部分。夏、秋二季茎叶茂盛时采割，晒干。茎呈方柱形，少分枝，四面均有浅纵沟，表面黄绿色或带紫色，节处紫色明显，有白色茸毛；质脆，断面黄白色，髓部中空。叶对生，有短柄或近无柄；叶片多皱缩，展平后呈披针形或长圆形，长5～10cm；上表面黑绿色或暗绿色，下表面灰绿色，密具腺点，两面均有短毛；先端尖，基部渐狭，边缘有锯齿。轮伞花序腋生，花冠多脱落，苞片和花萼宿存，小包片披针形，有缘毛，花萼钟形，5齿。气微，味淡。含挥发油、葡萄糖苷、鞣质等。性微温，味苦、辛。活血调经，祛瘀消痈，利水消肿。

## 香薷 Xiangru
## Moslae Herba

　　为唇形科植物石香薷 *Mosla chinensis* Maxim. 或江香薷 *M. chinensis* 'Jiangxiangru' 的干燥地上部分。前者习称"青香薷"，后者习称"江香薷"。夏季茎叶茂盛、花盛时择晴天采割，除去杂质，阴干。青香薷：长 30～50cm，基部紫红色，上部黄绿色或淡黄色，全体密被白色茸毛。茎方柱形，基部类圆形，直径 1～2mm，节明显，节间长 4～7cm；质脆，易折断。叶对生，多皱缩或脱落，叶片展平后呈长卵形或披针形，暗绿色或黄绿色，边缘有 3～5 疏浅锯齿。穗状花序顶生及腋生，苞片圆卵形或圆倒卵形，脱落或残存；花萼宿存，钟状，淡紫红色或灰绿色，先端 5 裂，密被茸毛。小坚果 4，直径 0.7～1.1mm，近圆球形，具网纹。气清香而浓，味微辛而凉。江香薷：长 55～66cm。表面黄绿色，质较柔软。边缘有 5～9 疏浅锯齿。果实直径 0.9～1.4mm，表面具疏网纹。主含挥发油，油中主要有香荆芥酚、麝香草酚等。香荆芥酚及麝香草酚是抗菌抗病毒的主要成分。性微温，味辛。发汗解表，化湿和中。

## 肉苁蓉 Roucongrong
## Cistanches Herba

　　**【来源】** 为列当科植物肉苁蓉 *Cistanche deserticola* Y. C. Ma 或管花肉苁蓉 *C. tubulosa*（Schenk）Wight 的干燥带鳞叶的肉质茎。

　　**【采收加工】** 春季苗刚出土时或秋季冻土之前采挖，除去茎尖。切段，晒干。通常将鲜品置沙土中半埋半露，较全部曝晒干得快，干后即为甜大芸（淡大芸），质佳；秋季采收者因水分大，不易干燥，故将肥大者投入盐湖中腌 1～3 年（盐大芸），质量较次，药用时须洗去盐分。

　　**【产地】** 肉苁蓉主产于内蒙古、新疆、陕西、甘肃等省区，以内蒙古产量最大。管花肉苁蓉主产于新疆。

　　**【性状鉴别】** 肉苁蓉：呈扁圆柱形，稍弯曲，长 3～15cm，直径 2～8cm。表面棕褐色或灰棕色，密被覆瓦状排列的肉质鳞叶，通常鳞叶先端已断。体重，质硬，微有柔性，不易折断，断面棕褐色，有淡棕色点状维管束，排列成波状环纹。气微，味甜、微苦。（图 11－25）

　　管花肉苁蓉：呈类纺锤形、扁纺锤形或扁柱形，稍弯曲，长 5～25cm，直径 2.5～9cm。表面棕褐色至黑褐色。断面颗粒状，灰棕色至灰褐色，散生点状维管束。（图 11－25）

　　饮片　肉苁蓉片：呈不规则的厚片。表面棕褐色或灰棕色。有的可见肉质鳞叶。切面有淡棕色或棕黄色点状维管束，排列成波状环纹。气微，味甜、微苦。（图 11－26）

　　管花肉苁蓉片：切面散发点状维管束。（图 11－26）

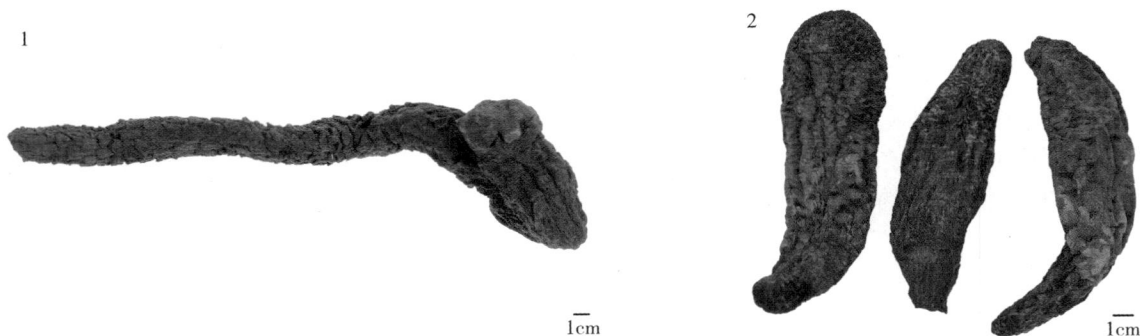

图 11－25　肉苁蓉药材

1. 肉苁蓉　2. 管花肉苁蓉

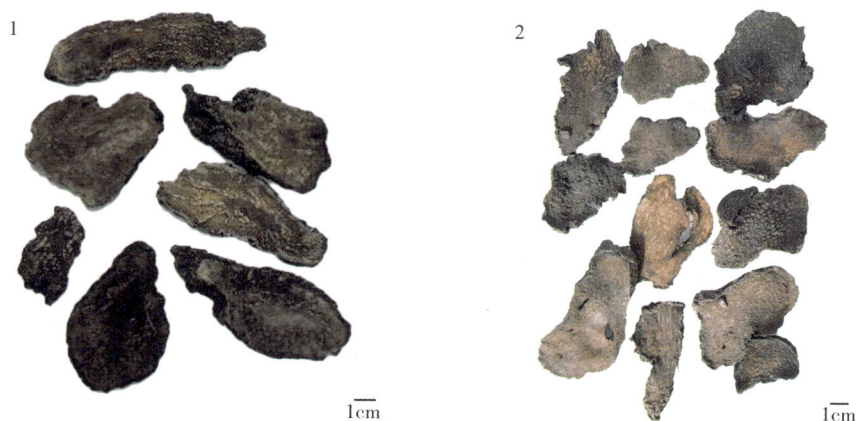

**图 11 – 26　肉苁蓉饮片**
1. 肉苁蓉　2. 管花肉苁蓉

【显微鉴别】茎横切面　肉苁蓉：①表皮为 1 列扁平细胞，外被有角质层。外侧细胞含黄色或淡黄棕色色素。②皮层由数十层薄壁细胞组成。③中柱维管束排列成波状弯曲的环。④木质部导管多数成群。⑤髓射线明显，髓部呈星状。薄壁细胞中充满淀粉粒。

管花肉苁蓉：维管束散生，中心无髓。

【化学成分】含环烯醚萜类成分，主要有松果菊苷（echinacoside）、毛蕊花糖苷（verbascoside）和肉苁蓉苷 A、B、C、H 等。还含有甜菜碱、胡萝卜苷等。

【质量评价】

**1. 经验鉴别**　以肉质茎粗壮肥大、密被鳞叶、表面棕褐色者为佳。

**2. 含量测定**　按高效液相色谱法测定，肉苁蓉含松果菊苷（$C_{35}H_{46}O_{20}$）和毛蕊花糖苷（$C_{29}H_{36}O_{15}$）的总量不得少于 0.30%；管花肉苁蓉含松果菊苷（$C_{35}H_{46}O_{20}$）和毛蕊花糖苷（$C_{29}H_{36}O_{15}$）的总量不得少于 1.5%。

【性味功效】性温，味甘、咸。补肾阳，益精血，润肠通便。

### 锁阳 Suoyang

### Cynomorii Herba

为锁阳科植物锁阳 *Cynomorium songaricum* Rupr. 的干燥肉质茎。春季采挖，除去花序，切段，晒干。药材呈扁圆柱形，微弯曲。表面棕色或棕褐色，粗糙，具明显纵沟和不规则凹陷，有的残存三角形的黑棕色鳞片。体重，质硬，难折断，断面浅棕色或棕褐色，有黄色三角状维管束。气微，味甘而涩。主要含熊果酸、锁阳萜、脯氨酸等化学成分。性温，味甘。补肾阳，益精血，润肠通便。

### 穿心莲 Chuanxinlian

### Andrographis Herba

【来源】为爵床科植物穿心莲 *Andrographis paniculata*（Burm. f.）Nees 的干燥地上部分。秋初茎叶茂盛时采割，晒干。

【采收加工】秋初茎叶茂盛时采割，当年开花初期采收的质量佳（穿心莲总内酯含量最高），晒干。

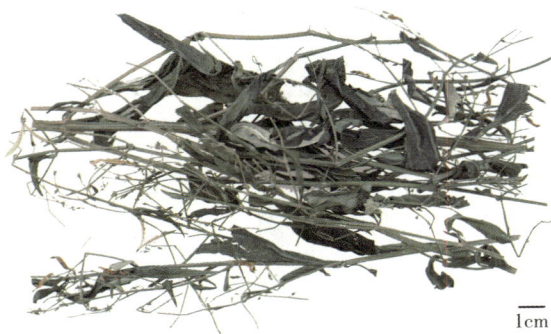

图 11 - 27 穿心莲药材

【产地】 主产于广东、广西、福建等省区。现云南、四川、江西、江苏等省也有栽培。

【性状鉴别】 茎呈方柱形，多分枝，长 50 ~ 70cm，节稍膨大；质脆，易折断。单叶对生，叶柄短或近无柄；叶片皱缩、易碎，完整者展平后呈披针形或卵状披针形，长 3 ~ 12cm，宽 2 ~ 5cm，先端渐尖，基部楔形下延，全缘或波状；上表面绿色，下表面灰绿色，两面光滑。气微，味极苦。（图 11 - 27）

饮片　呈不规则的段。切面不平坦，具类白色髓。余同药材。（图 11 - 28）

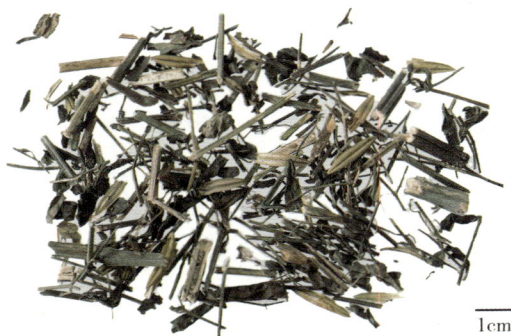

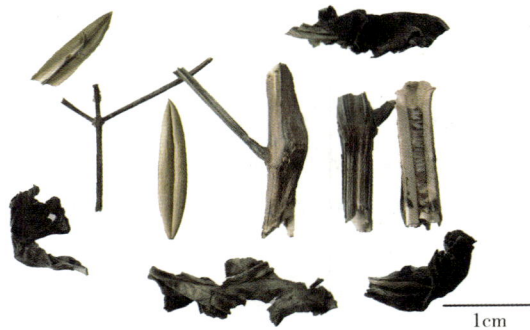

图 11 - 28　穿心莲饮片

【显微鉴别】 叶横切面　①上表皮细胞类方形或长方形，下表皮细胞较小，上、下表皮均有含圆形、长椭圆形或棒状钟乳体的晶细胞；并有腺鳞，有的可见非腺毛。②栅栏组织为 1 ~ 2 列细胞，贯穿于主脉上方；③海绵组织排列疏松。主脉维管束外韧型，呈凹槽状，木质部上方亦有晶细胞。（图 11 - 29）

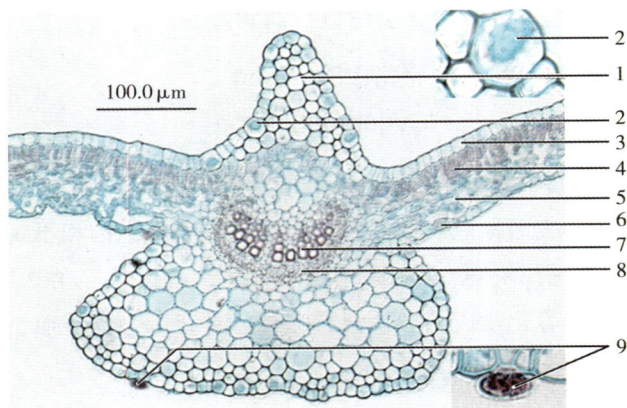

图 11 - 29　穿心莲（叶）横切面
1. 厚角组织　2. 钟乳体　3. 上表皮　4. 栅栏组织　5. 海绵组织 6. 下表皮　7. 木质部　8. 韧皮部　9. 腺鳞

叶表面观　①上下表皮均有增大的晶细胞，内含大型螺状钟乳体，直径约至 36μm，长约至 180μm，较大端有脐样点痕，层纹波状。②下表皮气孔密布，直轴式，副卫细胞大小悬殊，也有不定式。③腺鳞头部扁球形，4、6（8）细胞，直径至 40μm，柄极短。④非腺毛 1 ~ 4 细胞，长约至 160μm，基部直径约至 40μm，表面有角质纹理。

叶粉末　鲜绿色。①上下表皮均有增大的晶细胞，内含大型螺状钟乳体，较大端有脐样点痕，层纹波状。②下表皮气孔密布，直轴式，副卫细胞大小悬殊，也有不定式。③腺鳞头部扁球形，4、6（8）细胞，柄极短。④非腺毛1～4细胞，表面有角质纹理。另有细尖的单细胞毛，平直或先端呈钩状，表面光滑。

【化学成分】　主要含二萜类化学成分，有穿心莲内酯（andrographolide）、脱水穿心莲内酯（dehydroandrographolide）、去氧穿心莲内酯、新穿心莲内酯等。穿心莲内酯等苦味素具有显著的解热、抗炎、抗菌、抗病毒作用，是抗菌和抗钩端螺旋体的有效成分。

【理化鉴别】　薄层鉴别　与穿心莲对照药材、穿心莲内酯对照品色谱相应的位置上，显相同颜色的荧光斑点。

【质量评价】

1. 经验鉴别　以色绿、叶多者为佳。

2. 检查　药材叶不得少于30%；饮片叶不得少于25%。

3. 含量测定　按高效液相色谱法测定，药材含穿心莲内酯（$C_{20}H_{30}O_5$）、新穿心莲内酯（$C_{26}H_{40}O_8$）、14－去氧穿心莲内酯（$C_{20}H_{30}O_4$）和脱水穿心莲内酯（$C_{20}H_{28}O_4$）的总量不得少于1.5%；饮片含穿心莲内酯（$C_{20}H_{30}O_5$）、新穿心莲内酯（$C_{26}H_{40}O_8$）、14－去氧穿心莲内酯（$C_{20}H_{30}O_4$）和脱水穿心莲内酯（$C_{20}H_{28}O_4$）的总量不得少于1.2%。

【性味功效】　性寒，味苦。清热解毒，凉血，消肿。

## 白花蛇舌草 Baihuasheshecao
### Hedyotidis Diffusae Herba

为茜草科植物白花蛇舌草 *Hedyotis diffusa* Willd. 的干燥或新鲜全草。夏秋季采收全草，洗净，晒干或鲜用。药材常扭缠成团状，灰绿色或灰棕色。主根1条，须根纤细，淡灰棕色。茎细而卷曲，质脆易折断，中央有白色髓部。叶多破碎，极皱缩，易脱落；有托叶，长1～2mm，膜质，下部联合，顶端有细齿。花腋生，多具梗。蒴果扁球形，顶端有4枚宿存的萼齿。气微，味淡。白花蛇舌草的多糖具有明显的增强免疫、抗肿瘤作用。性凉，味甘、淡。清热解毒，利尿消肿，活血止痛。

## 茵陈 Yinchen
### Artemisiae Scopariae Herba

【本草考证】　本品原名茵陈蒿，始载于《神农本草经》，列为上品。《名医别录》载："茵陈生太山及丘陵坡岸上。"陶弘景谓："似蓬蒿而叶紧细。秋后茎枯，经冬不死，至春又生。"苏颂谓："春初生苗，高三五寸，似蓬蒿而叶紧细，无花实，五月七月采茎叶阴干，今谓之茵陈。"李时珍谓："今山茵陈二月生苗，其茎如艾。其叶如淡色青蒿而背白。叶歧紧细而扁整。九月开细花黄色，结实大如艾子……"以上所述的特征，与现今应用的茵陈蒿和滨蒿相似。可谓古今用药品种一致。

【来源】　为菊科植物滨蒿 *Artemisia coparia* Waldst. et Kit. 或茵陈蒿 *A. capillaris* Thunb. 的干燥地上部分。春季采收的习称"绵茵陈"，秋季采割的称"花茵陈"。

【植物形态】　滨蒿　一至二年生草本，根多垂直。茎直立，高40～100cm，多分枝，嫩枝被灰白色绢毛，老枝近无毛，不育枝上部叶较大，密集，下部叶有长柄，叶片长圆形，2或3回羽状全裂，最终裂片倒披针形或线形，顶端尖，常被绢毛；中部叶2回羽状全裂，基部抱茎，裂片线形；上部叶无柄，3裂或不裂，裂片短。头状花序多数，直径1mm，有梗，排列成总状花序；总苞片4～5层，覆瓦状排列，先端钝圆，边缘宽膜质，近无毛；花杂性，全为管状花，外层雌花5～15，内层两性花2～

10 个。柱头 2 裂，叉状，伸出花冠外；瘦果小，长圆形或倒卵形，长约 0.7mm。花期 8 ～ 9 月，果期 9 ～ 10 月。

茵陈蒿　与滨蒿的不同点：茵陈蒿为多年生草本，基生叶有柄，2 ～ 3 回羽状全裂或掌状分裂，最终裂片线形；花枝的叶无柄，羽状全裂成丝状。花序直径 1.5 ～ 2mm；总苞片 3 ～ 4 层。每一花托上着生两性花和雌花各 5 朵。

【采收加工】春季幼苗高 6 ～ 10cm 时采收或秋季花蕾长成至花初开时采割，除去杂质和老茎，晒干。

【产地】滨蒿主产于东北地区及河北、山东等省。茵陈蒿主产于陕西、山西、安徽等省。以陕西所产者质量最佳（西茵陈）。

【性状鉴别】绵茵陈：多卷曲成团状，灰白色或灰绿色，全体密被白色茸毛，绵软如绒。茎细小，长 1.5 ～ 2.5cm，直径 0.1 ～ 0.2cm，除去表面白色茸毛后可见明显纵纹；质脆，易折断。叶具柄；展平后叶片呈一至三回羽状分裂，叶片长 1 ～ 3cm，宽约 1cm；小裂片卵形或稍呈倒披针形、条形，先端锐尖。气清香，味微苦。（图 11 - 30）

花茵陈：茎呈圆柱形，多分枝，长 30 ～ 100cm，直径 2 ～ 8mm；表面淡紫色或紫色，有纵条纹，被短柔毛；体轻，质脆，断面类白色。叶密集，或多脱落；下部叶二至三回羽状深裂，裂片条形或细条形，两面密被白色柔毛；茎生叶一至二回羽状全裂，基部抱茎，裂片细丝状。头状花序卵形，多数集成圆锥状，长 1.2 ～ 1.5mm，直径 1 ～ 1.2mm，有短梗；总苞片 3 ～ 4 层，卵形，苞片 3 裂；外层雌花 6 ～ 10 个，可多达 15 个，内层两性花 2 ～ 10 个。瘦果长圆形，黄棕色。气芳香，味微苦。（图 11 - 31）

饮片　呈不规则的段。余同药材。（图 11 - 31）

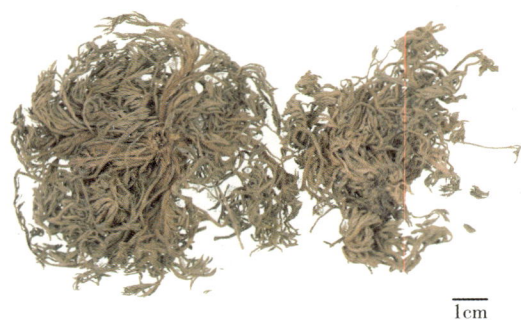

图 11 - 30　茵陈（绵茵陈）药材

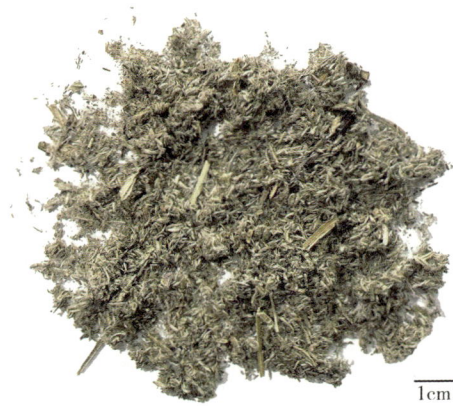

图 11 - 31　绵茵陈饮片

【显微鉴别】绵茵陈粉末　灰绿色。①非腺毛"T"字形，长 600 ～ 1700μm，中部略折成"V"字形，两臂不等长，细胞壁极厚，胞腔多呈细缝状，柄 1 ～ 2 细胞。②叶下表皮细胞垂周壁波状弯曲，气孔不定式，副卫细胞 3 ～ 5 个。③腺毛较小，顶面观呈椭圆形或鞋底状，细胞成对叠生。（图 11 - 32）

【化学成分】含香豆素类成分如滨蒿内酯（scoparone）、东莨菪内酯等，含挥发油类成分如茵陈二炔、茵陈二炔酮、茵陈炔醇、茵陈素等，含黄酮类成分如茵陈黄酮、蓟黄素等，还有绿原酸（chlorogenic acid）、茵陈色酮等成分。滨蒿内酯有明显的利胆、保肝、解热镇痛、抗炎、抗病毒作用。绿原酸有抗菌、抗病毒、抗肿瘤、抗氧化、利尿等作用。

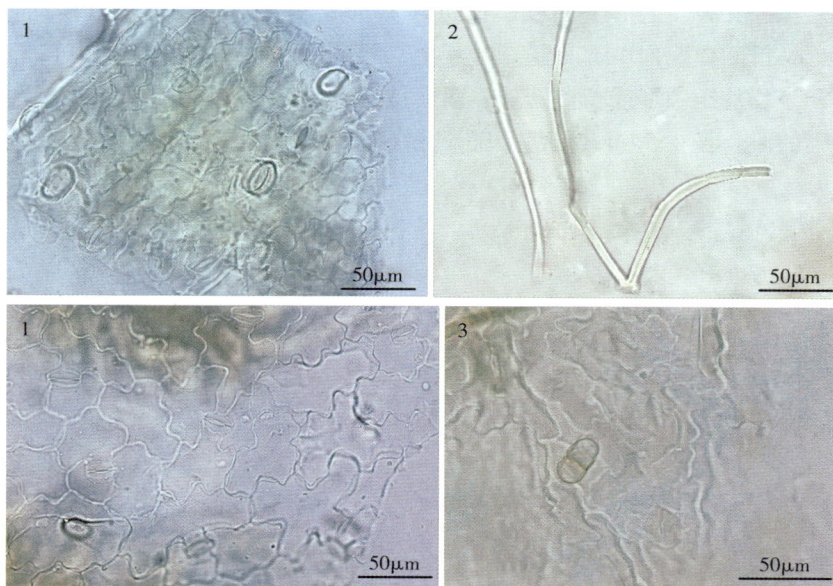

**图 11 – 32 茵陈粉末**
1. 上表皮细胞及下表皮细胞 2. 非腺毛 3. 腺毛

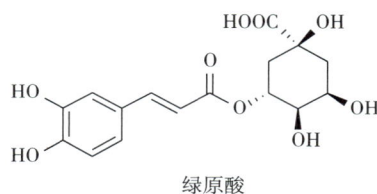

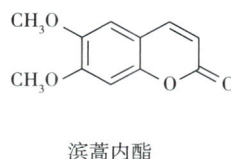

绿原酸      滨蒿内酯

**【理化鉴别】** 薄层鉴别 绵茵陈：与绿原酸对照品色谱相应的位置上，显相同颜色的荧光斑点。
花茵陈：与滨蒿内酯对照品色谱相应的位置上，显相同颜色的荧光斑点。

**【质量评价】**

**1. 经验鉴别** 以质嫩、绵软、色灰白、香气浓者为佳。

**2. 含量测定** 按高效液相色谱法测定，绵茵陈含绿原酸（$C_{16}H_{18}O_9$）不得少于 0.50%；花茵陈含滨蒿内酯（$C_{11}H_{10}O_4$）不得少于 0.20%。

**【性味功效】** 性微寒，味苦、辛。清利湿热，利胆退黄。

**知识拓展**

玄参科植物阴行草 *Siphonostegia chinesis* Benth. 、腺毛阴行草 *S. laeta* S. Moore、松蒿 *Phtheirospermum japonicum*（Thunb.）Kanitz 及唇形科植物牛至 *Origanum vulgare* L. 的全草，在江苏、浙江、江西、广西等部分地区作土茵陈或草茵陈入药。其功效与茵陈不同，应注意鉴别。

## 青蒿 Qinghao
### Artemisiae Annuae Herba

**【来源】** 为菊科植物黄花蒿 *Artemisia annua* L. 的干燥地上部分。秋季花盛开时采割，除去老茎，阴干。

**【产地】** 主产于浙江、江苏、湖北、安徽等省。全国各地均产。

【性状鉴别】茎呈圆柱形，上部多分枝，长 30~80cm，直径 0.2~0.6cm；表面黄绿色或棕黄色，具纵棱线；质略硬，易折断，断面中部有髓。叶互生，暗绿色或棕绿色，卷缩易碎，完整者展平后为三回羽状深裂，裂片和小裂片矩圆形或长椭圆形，两面被短毛。气香特异，味微苦。（图 11-33）

饮片　呈不规则的段，长 0.5~1.5cm。切面黄白色，髓白色。花黄色。余同药材。（图 11-34）

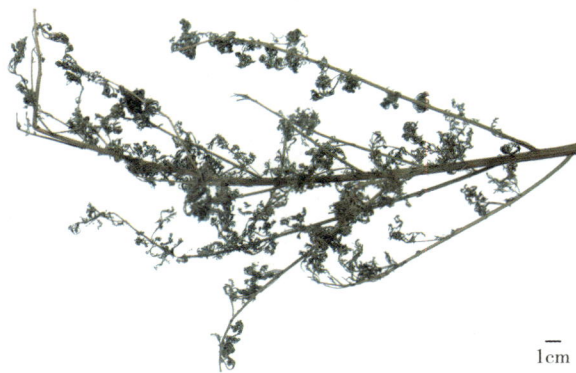

图 11-33　青蒿药材

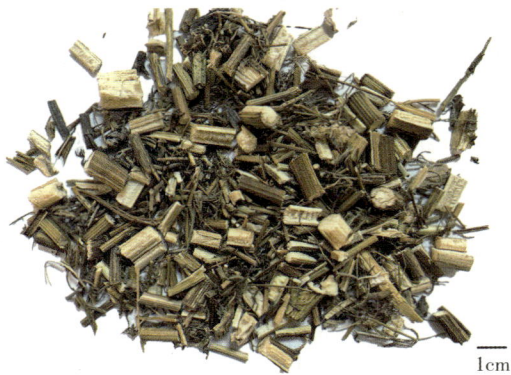

图 11-34　青蒿饮片

【显微鉴别】叶表面制片　①上下表皮细胞不规则，垂周壁波状弯曲，脉脊上的表皮细胞为窄长方形。不定式气孔微突于表面，保卫细胞肾形。②表皮密布"T"形非腺毛及腺毛，"T"形非腺毛柄细胞 3~7 个，多为 4~5 个；③腺毛呈椭圆形，常充满黄色挥发油，其两个半圆形分泌细胞的排列方向一般与最终裂片的中脉平行，在中脉附近常可见只具柄细胞的毛。

【化学成分】含多种倍半萜内酯，主要有青蒿素、青蒿酸、青蒿内酯、青蒿醇等，有抗疟、抗肿瘤作用。

【质量评价】

1. 经验鉴别　以色绿、叶多、香气浓者为佳。

2. 薄层鉴别　按薄层色谱法测定，与青蒿素对照品色谱相应的位置上，显相同颜色的荧光斑点。

【性味功效】性寒，味苦、辛。清虚热，除骨蒸，解暑热，截疟，退黄。

### 知识拓展

青蒿素（artemisinin）是由我国科学家屠呦呦教授于 20 世纪 70 年代从黄花蒿中分离得到的含过氧桥结构的倍半萜类化合物，是目前国际治疗脑型疟疾和抗氯喹恶性疟疾最有效的药物。现代药理学研究表明，青蒿素及其衍生物除抗疟疾作用外，还具有抗肿瘤、抗菌、抗病毒、抗炎、抗纤维化、调节骨质疏松和免疫系统，治疗心血管系统、中枢神经系统疾病及白血病等多种药理作用。国内青蒿素的主要来源仍是通过黄花蒿植物提取，此外，合成生物学和化学合成也已成为青蒿素工业化生产的重要来源途径。

## 大蓟 Daji

### Cirsii Japonici Herba

为菊科植物蓟 *Cirsium japonicum* Fisch. ex DC. 的干燥地上部分。夏、秋二季花开时采割地上部分，除去杂质，晒干。茎呈圆柱形，基部直径可达 1.2cm；表面绿褐色或棕褐色，有数条纵棱，被丝状毛；断面灰白色，髓部疏松或中空。叶皱缩，多破碎，完整叶片展平后呈倒披针形或倒卵状椭圆形，羽状深裂，边缘具不等长的针刺；上表面灰绿色或黄棕色，下表面色较浅，两面均具灰白色丝状毛。头状花序顶生，球形或椭圆形，总苞黄褐色，羽状冠毛灰白色。气微，味淡。主要含柳穿鱼花苷（pectolinarin），另含蒙花苷及 $\beta$ - 谷甾醇。性凉，味甘、苦。凉血止血，散瘀解毒消痈。

## 小蓟 Xiaoji

## Cirsii Herba

为菊科植物刺儿菜 Cirsium setosum（Willd.）MB. 的干燥地上部分。夏、秋二季花开时采割，除去杂质，晒干。药材茎呈圆柱形，有的上部分枝，长 5～30cm，直径 0.2～0.5cm；表面灰绿色或带紫色，具纵棱及白色柔毛；质脆，易折断，断面中空。叶互生，无柄或有短柄；叶片皱缩或破碎，完整者展平后呈长椭圆形或长圆状披针形，长 3～12cm，宽 0.5～3cm；全缘或微齿裂至羽状深裂，齿尖具针刺；上表面绿褐色，下表面灰绿色，两面均具白色柔毛。头状花序单个或数个顶生；总苞钟状，苞片 5～8 层，黄绿色；花紫红色。气微，味微苦。含蒙花苷、芦丁、咖啡酸、绿原酸等，具有止血、抑菌等作用。性凉，味甘、苦。凉血止血，散瘀解毒消痈。

## 蒲公英 Pugongying

## Taraxaci Herba

为菊科植物蒲公英 Taraxacum mongolicum Hand. – Mazz.、碱地蒲公英 T. borealisinense Kitam. 或同属数种植物的干燥全草。春至秋季花初开时采挖，除去杂质，洗净，晒干。药材呈皱缩卷曲的团块。根呈圆锥状，多弯曲，长 3～7cm；表面棕褐色，抽皱；根头部有棕褐色或黄白色的茸毛，有的已脱落。叶基生，多皱缩破碎，完整叶片呈倒披针形，绿褐色或暗灰绿色，先端尖或钝，边缘浅裂或羽状分裂，基部渐狭，下延呈柄状，下表面主脉明显。花茎 1 至数条，每条顶生头状花序，总苞片多层，内面一层较长，花冠黄褐色或淡黄白色。有的可见多数具白色冠毛的长椭圆形瘦果。气微，味微苦。含蒲公英甾醇、蒲公英赛醇、咖啡酸等。性寒，味苦、甘。清热解毒，消肿散结，利尿通淋。

## 淡竹叶 Danzhuye

## Lophatheri Herba

为禾本科植物淡竹叶 Lophatherum gracile Brongn. 的干燥茎叶。夏季未抽花穗前采割，晒干。长 25～75cm。茎呈圆柱形，有节，表面淡黄绿色，断面中空。叶鞘开裂。叶片披针形，有的皱缩卷曲，长 5～20cm，宽 1～3.5cm；表面浅绿色或黄绿色。叶脉平行，具横行小脉，形成长方形的网格状，下表面尤为明显。体轻，质柔韧。气微，味淡。叶表面观：上表皮细胞长方形或类方形，垂周壁波状弯曲，其下可见圆形栅栏细胞。下表皮长细胞与短细胞交替排列或数个相连，长细胞长方形，垂周壁波状弯曲；短细胞为哑铃形的硅质细胞和类方形的栓质细胞，于叶脉处短细胞成串；气孔较多，保卫细胞哑铃形，副卫细胞近圆三角形，非腺毛有三种：一种为单细胞长非腺毛；一种为单细胞短非腺毛，呈短圆锥形；另一种为双细胞短小毛茸，偶见。含有三萜类化合物。性寒，味甘、淡。清热泻火，除烦止渴，利尿通淋。

## 石斛 Shihu

## Dendrobii Caulis

【来源】为兰科植物金钗石斛 Dendrobium nobile Lindl.、霍山石斛 D. huoshanense C. Z. Tang et S. J. Cheng、鼓槌石斛 D. chrysotoxum Lindl. 或流苏石斛 D. fimbriatum Hook. 的栽培品及其同属植物近似种的新鲜或干燥茎。

【采收加工】全年均可采收，鲜用者除去根和泥沙；干用者采收后，除去杂质，用开水略烫或烘软，再边搓边烘晒，至叶鞘搓净，干燥。霍山石斛 11 月至翌年 3 月采收，除去叶、根须及泥沙等杂质，洗净，鲜用，或加热除去叶鞘制成干条；或边加热边扭成螺旋状或弹簧状，干燥，称霍山石斛枫斗。

**【产地】** 主产于广西、广东、贵州、云南等省区。

**【性状鉴别】** 鲜石斛：呈圆柱形或扁圆柱形，长约30cm，直径0.4～1.2cm。表面黄绿色，光滑或有纵纹，节明显，色较深，节上有膜质叶鞘。肉质多汁，易折断。气微，味微苦而回甜，嚼之有黏性。

金钗石斛：呈扁圆柱形，长20～40cm，直径0.4～0.6cm，节间长2.5～3cm。表面金黄色或黄中带绿色，有深纵沟。质硬而脆，断面较平坦而疏松。气微，味苦。（图11－35）

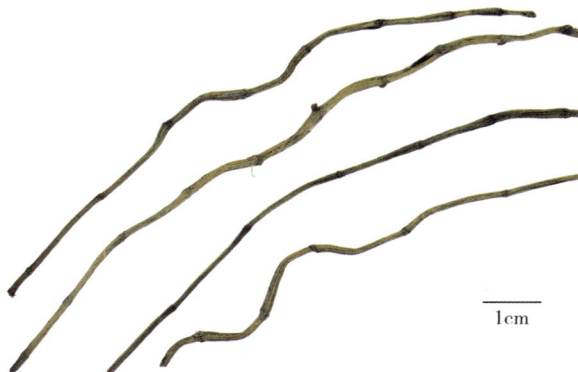

图11－35　石斛（金钗石斛）药材

霍山石斛：干条呈直条状或不规则弯曲形，长2～8cm，直径1～4mm。表面淡黄绿色至黄绿色，偶有黄褐色斑块，有细纵纹，节明显，节上有的可见残留的灰白色膜质叶鞘；一端可见茎基部残留的短须根或须根痕，另一端为茎尖，较细。质硬而脆，易折断，断面平坦，灰黄色至灰绿色，略角质状。气微，味淡，嚼之有黏性。鲜品稍肥大。肉质，易折断，断面淡黄绿色至深绿色。气微，味淡，嚼之有黏性且少有渣。枫斗呈螺旋形或弹簧状，通常为2～5个旋纹，茎拉直后性状同干条。（图11－36）

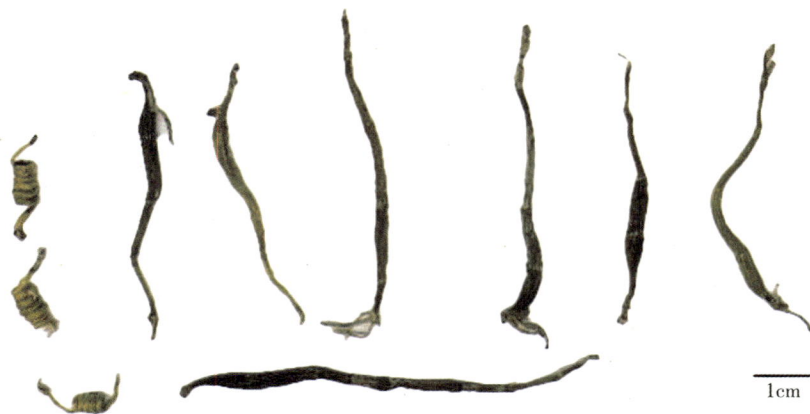

图11－36　霍山石斛药材

鼓槌石斛：呈粗纺锤形，中部直径1～3cm，具3～7节。表面光滑，金黄色，有明显凸起的棱。质轻而松脆，断面海绵状。气微，味淡，嚼之有黏性。

流苏石斛等：呈长圆柱形，长20～150cm，直径0.4～1.2cm，节明显，节间长2～6cm。表面黄色至暗黄色，有深纵槽。质疏松，断面平坦或呈纤维性。味淡或微苦，嚼之有黏性。

饮片　石斛：呈扁圆柱形或圆柱形的段。表面金黄色、绿黄色或棕黄色，有光泽，有深纵沟或纵棱，有的可见棕褐色的节。切面黄白色至黄褐色，有多数散在的筋脉点。气微，味淡或微苦，嚼之有黏性。（图11－37）

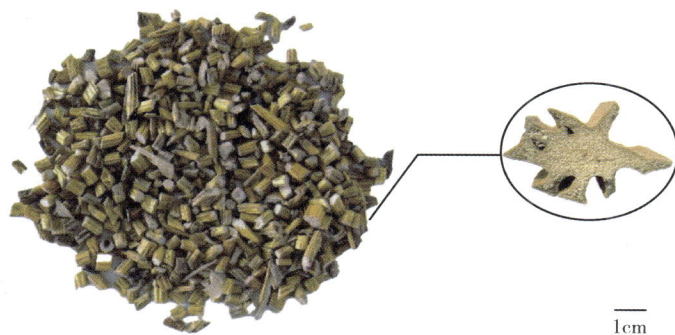

图 11 - 37　石斛饮片

【显微鉴别】　横切面　金钗石斛：①表皮细胞 1 列，扁平，外被鲜黄色角质层。②基本组织细胞大小较悬殊，有壁孔，散在多数外韧型维管束，排成 5 ~ 8 圈。③维管束外侧纤维束新月形或半圆形，其外侧薄壁细胞有的含类圆形硅质块，木质部有 1 ~ 3 个导管直径较大。含草酸钙针晶细胞多见于维管束旁。（图 11 - 38）

霍山石斛：①表皮细胞 1 列，扁平，外壁及侧壁稍增厚，微木化，外被黄色或橘黄色角质层，有的外层可见无色的薄壁细胞组成的叶鞘层。②基本薄壁组织细胞多角形，大小相似，其间散在 9 ~ 47 个维管束，近维管束处薄壁细胞较小，维管束为有限外韧型，维管束鞘纤维群呈单帽状，偶成双帽状，纤维 1 ~ 2 列，外侧纤维直径通常小于内侧纤维，有的外侧小型薄壁细胞中含有硅质块。③草酸钙针晶束多见于近表皮处薄壁细胞或近表皮处维管束旁的薄壁细胞中。

鼓槌石斛：①表皮细胞扁平，外壁及侧壁增厚，胞腔狭长形；角质层淡黄色。②基本组织细胞大小差异较显著。多数外韧型维管束略排成 10 ~ 12 圈。木质部导管大小近似。③有的可见含草酸钙针晶束细胞。

流苏石斛等：①表皮细胞扁圆形或类方形，壁增厚或不增厚。②基本组织细胞大小相近或有差异，散列多数外韧型维管束，略排成数圈。维管束外侧纤维束新月形或呈帽状，其外缘小细胞有的含硅质块；内侧纤维束无或有，有的内外侧纤维束连接成鞘。③有的薄壁细胞中含草酸钙针晶束和淀粉粒。

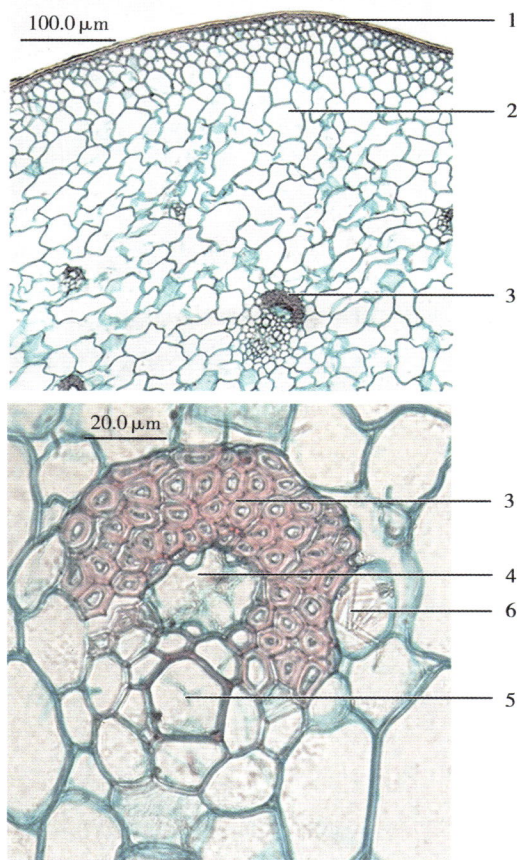

图 11 - 38　石斛（金钗石斛）茎横切面
1. 表皮　2. 基本组织　3. 纤维束
4. 韧皮部　5. 木质部　6. 草酸钙针晶

粉末　灰绿色或灰黄色。①角质层碎片黄色；表皮细胞表面观呈长多角形或类多角形，垂周壁连珠状增厚。②束鞘纤维成束或离散，长梭形或细长，壁较厚，纹孔稀少，周围具排成纵行的含硅质块的小细胞。③木纤维细长，末端尖或钝圆，壁稍厚。④网纹导管、梯纹导管或具缘纹孔导管直径 12 ~ 50 μm。草酸钙针晶成束或散在。（图 11 - 39）

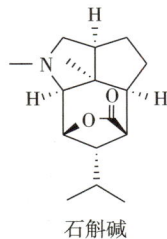

**图 11-39　石斛粉末**
1. 表皮细胞　2. 束鞘纤维及含硅质块细胞　3. 木纤维　4. 草酸钙针晶

【化学成分】　含倍半萜类生物碱如石斛碱（dendrobine）、石斛酮碱（nobilonine）、石斛醚碱（dendroxine）、石斛酯碱（dendrine）、6-羟基石斛碱、6-羟基石斛醚碱等，含酚类成分如毛兰素（erianin）、石斛酚（dendrophenol）等，含黄酮类如夏佛塔苷（schaftoside）等，还有含多糖、挥发油等成分。

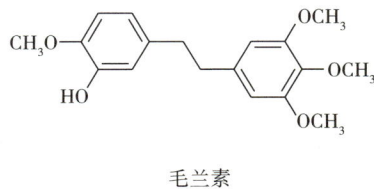

石斛碱　　　　　　　　　　　　毛兰素

【理化鉴别】　薄层鉴别　金钗石斛：与石斛碱对照品色谱相应的位置上，显相同颜色的斑点。

霍山石斛：与霍山石斛对照药材及夏佛塔苷对照品色谱相应的位置上，显相同颜色的荧光斑点。

鼓槌石斛：与毛兰素对照品色谱相应的位置上，显相同颜色的斑点。

流苏石斛等：与石斛酚对照品色谱相应的位置上，显相同颜色的斑点。

【生物鉴别】　按聚合酶链式反应-限制性内切酶长度多态性方法。霍山石斛供试品凝胶电泳图谱中，与霍山石斛对照药材凝胶电泳图谱相应位置上，100~200bp 间应有单一 DNA 条带，且 PCR 产物与酶切产物条带位置一致。空白对照无条带。

【特征图谱】　按高效液相色谱法，霍山石斛供试品色谱中应呈现 5 个特征峰，并应与霍山石斛对照药材参照物色谱峰中的 5 个特征峰保留时间相对应，其中峰 1 应与夏佛塔苷对照品参照物峰保留时间相对应。

【质量评价】

**1. 经验鉴别**　鲜石斛以肉质、多汁，嚼之黏性强者为佳；干石斛以色金黄、有光泽、质柔韧者为佳。

**2. 含量测定**　按气相色谱法测定，金钗石斛含石斛碱（$C_{16}H_{25}NO_2$）不得少于 0.40%。按紫外 - 可见分光光度法测定，霍山石斛药材及饮片含多糖以无水葡萄糖（$C_6H_{12}O_6$）计，不得少于 17.0%。按高效液相色谱法测定，鼓槌石斛含毛兰素（$C_{18}H_{22}O_5$）不得少于 0.030%。

【性味功效】性微寒，味甘。益胃生津，滋阴清热。

**🔗 知识拓展**

自古以来药用石斛品种很多，据调查及记载，现有石斛属的原植物种达 33 种，其中产量较大，使用最广的药典品种外，还有同属的植物环草石斛（美花石斛）*Dendrobium loddigesii* Rolfe、黄草石斛（束花石斛）*D. chrysanthum* Wall.、重唇石斛 *D. hercoglossum* Rchb. f.、钩状石斛 *D. aduncum* Lindl. 和罗河石斛 *D. lohohense* T. Tang et F. T. Wang 等。霍山石斛 *D. huoshanense* C. Z. Tang et S. J. Cheng 为最早使用的石斛品种之一，历史上认为是石斛中的佳品，为产于安徽霍山的道地药材，但因过度采集，资源较少。

### 铁皮石斛 Tiepishihu
### Dendrobii Officinalis Caulis

为兰科植物铁皮石斛 *Dendrobium officinale* Kimura et Migo 的干燥茎。11 月至翌年 3 月采收，除去杂质，剪去部分须根，边加热边扭成螺旋形或弹簧状，烘干；或切成段，干燥或低温烘干，前者习称"铁皮枫斗"（耳环石斛）；后者习称"铁皮石斛"。铁皮枫斗呈螺旋形或弹簧状，通常为 2～6 个旋纹，表面黄绿色或略带金黄色，有细纵皱纹，节明显，节上有时可见残留的灰白色叶鞘；一端可见茎基部留下的短须根。质坚实，易折断，断面平坦，灰白色至灰绿色，略角质状。气微，味淡，嚼之有黏性。铁皮石斛呈圆柱形的段，长短不等。主要含多糖、氨基酸及少量生物碱，有增强免疫、抗疲劳、抗肿瘤、降血糖、解热等作用。性微寒，味甘。益胃生津，滋阴清热。

答案解析

## 思考题

1. 现有 4 包未知粉末，可能为薄荷、麻黄、穿心莲、金钱草 4 味中药。请你设计一个显微鉴定实验方法，如何将其一一鉴别。

2. 试述草麻黄、中麻黄、木贼麻黄的性状及横切面显微特征的区别。

3. 试从来源和性状特征方面比较桑寄生和槲寄生药材的区别。

4. 临床应用中，常有金钱草与广金钱草混用现象。试从来源和性状特征比较二者的区别。

5. 现有 3 包饮片，可观察到的性状特征如下。第一包饮片特征：茎方柱形，表面紫棕色或淡绿色，具纵棱线，棱角处具茸毛。切面白色，中空。叶多破碎，上表面深绿色，下表面灰绿色，稀被茸毛。轮伞花序腋生，花萼钟状，先端 5 齿裂，花冠淡紫色。揉搓后有特殊清凉香气，味辛凉。第二包饮片特征：茎略呈方柱形，表面灰褐色、灰黄色或带红棕色，被柔毛。切面有白色髓。叶破碎或皱缩成团，完整者展平后呈卵形或椭圆形，两面均被灰白色绒毛；基部楔形或钝圆，边缘具大小不规则的钝齿；叶柄细，被柔毛。气香特异，味微苦。第三包饮片特征：呈不规则的段，长 0.5～1.5cm。茎呈圆柱形，表面黄绿色或棕黄色，具纵棱线，质略硬，切面黄白色，髓白色。叶片多皱缩或破碎，暗绿色或棕绿色，完整者展平后为三回羽状深裂，裂片及小裂片矩圆形或长椭圆形，两面被短毛。花黄色。气香特异，味微苦。请判断此 3 包饮片是什么药材？并写出饮片名称及其来源。

---

**书网融合……**

本章小结

习题

# 第十二章 藻、菌、地衣类中药

PPT

## 学习目标

1. 通过本章学习，掌握子座、菌核、子实体等名词术语，常用藻、菌、地衣类中药的来源、性状鉴别特征，冬虫夏草、茯苓、猪苓的显微鉴别特征、理化鉴别特征及质控指标成分，冬虫夏草常见伪品的鉴别；熟悉冬虫夏草、茯苓、猪苓的采收加工方法、产地、主要化学成分；了解常用菌类中药的本草考证、植物形态、性味功效等内容。

2. 能够切实将藻、菌和地衣类中药的鉴别特征知识应用于实践，快速、准确地进行真伪鉴定和优劣评价的能力。

## 第一节 概 述

藻类（algae）、菌类（fungi）和地衣类（lichenes）合称低等植物。它们的共同特征是在形态上无根、茎、叶的分化，是单细胞或多细胞的个体，构造上一般无组织分化，无中柱和胚胎。

### 一、藻类中药

藻类中药是指以藻类植物入药的一类中药。藻类植物是植物界中一群最原始的低等植物。藻类植物的细胞内含有叶绿素、胡萝卜素、叶黄素、藻蓝素、藻红素及藻褐素等色素，使不同种类的藻体显不同的颜色。藻类能进行光合作用，属于自养原植物体植物。不同的藻类的光合作用产物及储藏养分不同。藻类常含多聚糖、糖醇、糖醛酸、氨基酸及其衍生物、胆碱、蛋白质、甾醇、叶绿素、胡萝卜素，以及碘、钾、钙、铁等无机元素。藻类植物约有 3 万种，在自然界均有分布，绝大多数生活在水中。植物体大小不一，最小的直径只有 1~2μm，大的长达 60m 以上。根据藻类所含的色素种类、储藏的营养物质、形态构造、繁殖方式、鞭毛的数目及着生位置、细胞壁成分等的差异，将藻类分为八个门，与药用关系密切的藻类多数在红藻门和褐藻门，少数在绿藻门。药用红藻有鹧鸪菜 *Caloglossa leprieurii*（Mont.）J. Ag.、海人草 *Digenea simplex*（Wulf.）C. Ag. 等。药用褐藻有海带 *Laminaria japonia* Aresch、昆布 *Ecklonia kurome* Okam.、羊栖菜 *Sargassum fusiforme*（Hlarv.）Setch.、海蒿子 *S. pallidum*（Turn.）C. Ag. 等。药用绿藻有石莼 *Ulva lactuca* L. 及孔石莼 *U. pertusa* Kjellm. 等。

### 二、菌类中药

菌类中药是指以菌类植物的菌核、子实体或子座与寄主幼虫尸体复合体为主要入药部位的一类中药。菌类一般不含光合作用色素，不能进行光合作用，营养方式为异养型。与中药关系密切的是真菌门。

真菌（fungi）是有细胞核、细胞壁的典型异养植物。细胞壁的成分大多为几丁质（chitin），少数含有纤维素。真菌的营养体除少数原始种类是单细胞外，一般都是由分枝或不分枝，分隔或不分隔的菌丝交织在一起，组成菌丝体，菌丝通常为圆管状，直径一般在 10μm 以下。贮藏的营养物质是肝糖、油脂和菌蛋白，而不含淀粉。菌丝组织有两种形式：一种是菌丝或多或少相互平行排列，菌丝呈长形细胞，称为"疏丝组织"；另一种菌丝细胞不呈长形，而为椭圆形或近圆形，亦或近于多角形，称为"拟薄壁组织"。活跃地进行营养功能的菌丝或菌丝体是疏松的，当环境条件不良或繁殖时，菌丝互相密结，形成菌丝组织体。常见的菌丝组织体有子实体、菌核、子座和根状菌索。子实体是真菌（多是高等真菌）在生殖时期，形成一定形状和结构，能产生孢子的菌丝体结构，如灵芝。菌核是菌丝密结成的颜色深、质地坚硬的核状体，是菌丝抵抗外界不良环境的休眠体，当条件良好时能萌发产生子实体，如茯苓、猪苓。子座是指容纳子实体的褥座，是从营养阶段到繁殖阶段的一种过渡的菌丝组织体。子座形成后，常在其上或其内产生子实体。根状菌索是指密结成绳索状，外形似根的菌丝组织体，能抵抗不良环境，遇到适宜的条件可从顶端的生长点恢复生长。

供药用的真菌多分布在子囊菌纲和担子菌纲。子囊菌的主要特征是有性生殖产生子囊，子囊中形成子囊孢子。担子菌的主要特征是依靠担子形成担孢子来繁殖。子囊菌纲常见的中药有冬虫夏草、蝉花、竹黄等，担子菌纲常见中药有马勃、灵芝、猪苓、茯苓、雷丸等。真菌类常含多糖、氨基酸、生物碱、蛋白质、蛋白酶、甾醇和抗生素等成分。其中多糖类成分如灵芝多糖、茯苓多糖、猪苓多糖、银耳多糖、云芝多糖等有增强免疫力及抗肿瘤作用。

### 三、地衣类中药

地衣类中药是指以地衣体入药的一类中药。地衣是藻类和真菌共生的复合体。具有独特的形态、结构、生理和遗传等生物学特性。地衣中共生的真菌绝大多数为子囊菌，少数为担子菌；组成地衣的藻类是蓝藻及绿藻。

地衣类按形态分为三种类型：壳状地衣、叶状地衣和枝状地衣。壳状地衣呈壳状，地衣体与基质紧密相连；叶状地衣呈叶片状，叶片下有假根或脐附着于基质上，易与基质分离；枝状地衣呈分枝状，其基部着生在基质上。叶状地衣构造可分为上皮层、藻胞层、髓层和下皮层。上皮层和下皮层均由致密交织的菌丝构成。藻胞层是在上皮层之下由少量藻类细胞聚集成一层。髓层介于藻胞层和下皮层之间，由一些疏松的菌丝和藻细胞构成，这种构造称为异层地衣。若藻类细胞在髓层中均匀分布，不在上皮层之下集中排列成一层（即无藻胞层），这种构造称为同层地衣。枝状地衣不分上下皮层，各层的排列是圆环状，具有致密的外皮层、薄的藻胞层及中轴型的髓层，也属异层地衣。壳状地衣结构较为简单，往往缺少完整的皮层结构，或是仅仅具备上皮层。这一特性也和它紧贴基质生长，对防护结构需求相对低的生长特性有关。

地衣含特有的地衣酸、地衣色素、地衣多糖、蒽醌类、地衣淀粉等。地衣酸有的只存在于地衣体中。地衣次生代谢产物在体内的部位有高度专化性，蒽醌、松萝酸及黑茶渍酸贮存于地衣的皮层组织内，而绝大部分缩酚（羧）酸及缩酚（羧）酮贮在于地衣的层内。基于此，有人用简单的化学成分显色试验法或微量结晶试验法来帮助地衣的分类和鉴别。大约有50%地衣类含有抗菌活性物质，如松萝酸、小红石蕊酸等。

## 第二节　常用藻、菌、地衣类中药的鉴定

### 海藻 Haizao
### Sargassum

【来源】为马尾藻科植物海蒿子 *Sargassum pallidum*（Turn.）C. Ag. 或羊栖菜 *S. fusiforme*（Harv.）Setch. 的干燥藻体。前者习称"大叶海藻"，后者习称"小叶海藻"。夏、秋二季采捞，除去杂质，洗

净，晒干。

**【产地】** 海蒿子主产于辽宁、山东，为黄海、渤海沿岸产量较大的海藻。羊栖菜产于我国沿海各省。

**【性状鉴别】** 大叶海藻：皱缩卷曲，黑褐色，有的被白霜，长30～60cm。主干呈圆柱状，具圆锥形突起。主枝自主干两侧生出，侧枝自主枝叶腋生出，具短小的刺状突起。初生叶呈披针形或倒卵形，长5～7cm，宽约1cm，全缘或具粗锯齿。次生叶呈条形或披针形，叶腋间有着生条状叶的小枝。分枝上生有黑色或棕褐色形如豌豆大小的气囊，习称"灯笼泡"。气囊黑褐色，呈球形或卵圆形，有的有柄，顶端钝圆，有的具细短尖。质脆，潮润时柔软；水浸后膨胀，肉质，黏滑。气微腥、味微咸。

小叶海藻：较小，长15～40cm。分枝互生，无刺状突起。叶条形或细匙形，先端稍膨大，中空。气囊腋生，纺锤形或球形，囊柄较长。质较硬。（图12-1）

饮片 大叶海藻：为不规则的段，卷曲状，棕褐色至黑褐色，有的被白霜。枝干可见短小的刺状突起；叶缘偶见锯齿。气囊棕褐色至黑褐色，球形或卵圆形，有的有柄。（图12-1）

小叶海藻：为不规则的段，卷曲状，棕黑色至黑褐色。枝干无刺状突起。叶条形或细匙形，先端稍膨大。气囊腋生，纺锤形或椭圆形，多脱落，囊柄较长。（图12-2））

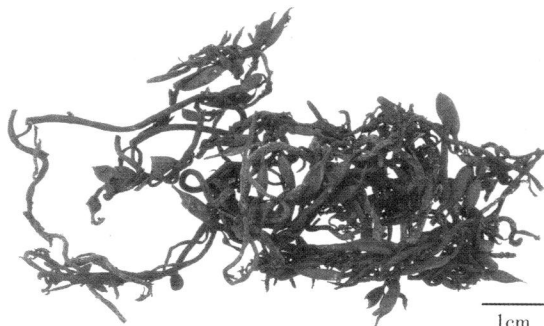

图12-1 海藻药材（小叶海藻）

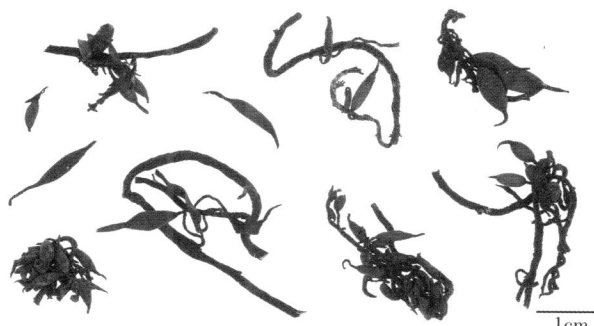

图12-2 海藻饮片（小叶海藻）

**【显微鉴别】** 大叶海藻：①主轴横切面表皮细胞长椭圆形，内含大量载色体，外壁角质化，径向紧密排列。②皮层细胞类圆形，接近表皮的皮层细胞类圆形，较小，内含载色体。③髓部为多角形细胞组成，细胞较小，为皮层细胞的1/4～1/2。④叶状体横切面表皮由椭圆形纵向紧密排列的细胞组成，外壁被蜡质薄膜。⑤中间部位隆起，具有类似叶脉状结构，细胞长椭圆形，径向排列。

小叶海藻：①主轴横切面表皮细胞长椭圆形，内含大量载色体，外壁角质化，径向紧密排列。②皮层细胞较大，类圆形，内含载色体。③髓部较大，由类圆形小细胞紧密排列而成。④叶状体横切面表皮细胞狭长，外壁被蜡质薄膜，内含大量黏液质，径向紧密排列。⑤接近表皮的一层细胞类圆形，排列紧密，中间为横向排列的长方形或类椭圆形细胞，无类似叶脉状结构。

**【化学成分】** 大叶海藻含藻胶酸（alginic acid）19.0%、甘露醇9.07%、粗蛋白9.69%、钾5.99%、碘0.017%，还有含肽的多聚糖化合物马尾藻聚糖（sargassan）。小叶海藻含藻胶酸20.8%、甘露醇10.25%、粗蛋白7.95%、钾12.82%、碘0.030%。两种均含藻胶酸、甘露醇、粗蛋白、钾、碘等。

**【质量评价】**

**1. 经验鉴别** 以身干、黑褐色、盐霜少、枝嫩、无砂石者为佳。

**2. 检查** 重金属及有害元素 铅不得过5mg/kg；镉不得过4mg/kg；汞不得过0.1mg/kg；铜不得过20mg/kg。

**3. 含量测定** 按紫外－可见分光光度法测定，含海藻多糖以岩藻糖（$C_6H_{12}O_5$）计，不得少于 1.70%。

【性味功效】 性寒，味苦、咸。消痰软坚散结，利水消肿。

## 冬虫夏草 Dongchongxiacao
## Ophiocordyceps

【本草考证】 始载于《本草从新》。吴仪洛谓："冬虫夏草，四川嘉定府所产者最佳，云南、贵州所产者次之。冬在土中，身活如老蚕，有毛能动，至夏则毛出土上，连身俱化为草。" 与现今所用品种相符。

【来源】 为麦角菌科真菌冬虫夏草菌 *Ophiocordyceps sinensis* （Berk.） G. H. Sung，J. M. Sung，Hywel – Jones & Spatafora 寄生在蝙蝠蛾科昆虫幼虫上的子座和幼虫尸体的复合体。

【植物形态】 冬虫夏草生长于 3000 ~ 4500m 的高山草甸区。由虫体与从虫体头部长出的真菌子座相连而成。子座单生，细长如棒球棍状，全长 4 ~ 11cm，柄部长约 6cm，圆形，初时淡黄色，后变为深褐色，由许多细长的菌丝所组成。子座头部稍膨大，长约 3cm，紫褐色，头部的外皮粗糙，其内密生多数子囊壳。子囊壳大部陷入子座中，先端突出于子座之外，卵形或椭圆形，长 273 ~ 550μm，直径 140 ~ 245μm，每一子囊壳内有多数细长的子囊，每一子囊内有 2 ~ 4 个线形的子囊孢子。

每年的 7 ~ 8 月份冬虫夏草菌有性生殖产生的子囊孢子借助风力或降雨等自然力量传播。当遇到蝙蝠蛾幼虫时，便会附着在其体表，可通过昆虫的气门、口器或体壁进入体内。冬虫夏草菌的无性生殖阶段会产生分生孢子。分生孢子以出芽方式侵入幼虫的表皮进入虫体内部。侵入后，冬虫夏草菌以昆虫内脏为营养，以出芽或断裂的方式增殖，使幼虫体内充满菌丝形成菌核而死亡，但虫体的角皮仍完整无损。翌年春末夏初，菌丝体在僵虫体内已经充分生长并成熟，冲破寄主头部的蜕裂线，向上生长发育成子座，露出土面。

【采收加工】 夏初子座出土、孢子未发散时挖取，晒至六七成干，除去似纤维状的附着物及杂质，晒干或低温干燥。

【产地】 主产于四川、青海、西藏等省区，甘肃、云南、贵州等省亦产。

【性状鉴别】 本品由虫体与从虫头部长出的真菌子座相连而成。虫体似蚕，长 3 ~ 5cm，直径 0.3 ~ 0.8cm；表面深黄色至黄棕色，有环纹 20 ~ 30 个，近头部的环纹较细；头部红棕色；足 8 对，中部 4 对较明显。质脆，易折断，断面略平坦，淡黄白色。子座细长圆柱形，长 4 ~ 7cm，直径约 0.3cm；表面深棕色至棕褐色，有细纵皱纹，上部稍膨大；质柔韧，断面类白色。气微腥，味微苦。（图 12 – 3）

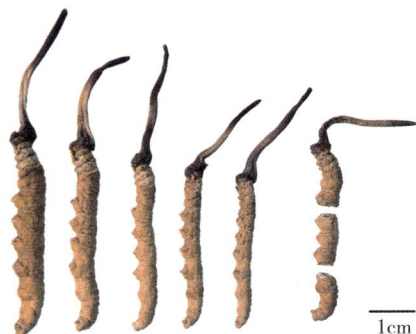

图 12 – 3　冬虫夏草药材

【显微鉴别】 横切面　子座头部：①周围由 1 列子囊壳组成，子壳大部陷入子座中，先端突出于子座之外，卵形或椭圆形。②子囊壳内有多数长条状的线形子囊，每一子囊内有 2 ~ 4 个具有隔膜的子囊孢子。③子座中央充满菌丝，其间有裂隙。④子座先端不育部分无子囊壳。

虫体：不规则形，四周为虫体的躯壳，其上着生长短不一的锐刺毛和长绒毛，有的似分枝状。躯壳内为大量菌丝，其间有裂隙。

【化学成分】 主含粗蛋白（25% ~ 30%）、虫草多糖（6% ~ 7%，由甘露糖、半乳糖、葡萄糖等单糖组成）、脂肪及脂肪酸（约占 9%）。还含有醇类，如虫草酸（cordycepic acid，即 D – 甘露醇 D – mannitol，5% ~ 8%）；核苷类主要有虫草素（cordycepin，即 3′ – 脱氧腺苷 3′ – deoxyadenosine）、腺苷（adenosine）、尿嘧啶、腺嘌呤等。另含甾醇类，如麦角甾醇、$\triangle^3$ - 麦角甾醇、麦角甾醇 - 3 - $O$ - $\beta$ - D - 吡喃葡萄糖，以及多种微量元素和维生素 $B_{12}$ 等。

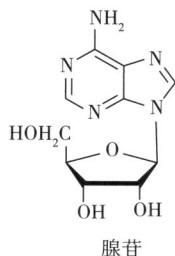

腺苷

**【质量评价】**

**1. 经验鉴别**　以完整、虫体丰满肥大、外色黄亮、内色白、子座短者为佳。

**2. 检查**　重金属及有害元素　铅不得过 5mg/kg；镉不得过 1mg/kg；汞不得过 0.2mg/kg；铜不得过 20mg/kg。

**3. 含量测定**　按高效液相色谱法测定，含腺苷（$C_{10}H_{13}N_5O_4$）不得少于 0.010%。

**【性味功效】**　性平，味甘。补肺益肾，止血化痰。

**【注意】**　久服宜慎。

---

**知识拓展**

**1. 常见混淆品**　①亚香棒虫草 *Cordyceps hawkesii* Gray：子座柄多弯曲，有的为双子座，头部无不育顶端。常被用作滋补药，服用过量可发生头晕、恶心等副作用。②凉山虫草 *C. liangshanensis* Zang. Liu et Hu：虫体较冬虫夏草粗大，子座细长，黄棕色至黄褐色的子囊壳突出于表面。在四川省作药用。③蛹虫草 *C. militaris* (Linn. et Fr.) Link.：虫体呈椭圆形的蛹，子座橙黄色或橙红色。在吉林、辽宁省作药用，也是新资源食品。④新疆虫草 *C. gracilis* Dur. et Mont.：带有子座者罕见。在新疆维吾尔自治区作药用。

**2. 常见伪品**　用植物块茎仿制的，或用面粉、玉米粉、石膏等经模具加工的，较易鉴别。3D 打印的伪品外观与正品较为相似，可观察虫体断面是否有内脏残骸进行区别。目前，利用仿生态繁育技术成功已获得冬虫夏草的人工培育品种。

---

# 灵芝 Lingzhi

## Ganoderma

**【来源】**　为多孔菌科真菌赤芝 *Ganoderma lucidum* (Leyss. ex Fr.) Karst. 或紫芝 *G. sinense* Zhao, Xu et Zhang 的干燥子实体。全年采收，除去杂质，剪除附有朽木、泥沙或培养基质的下端菌柄，阴干或在 40 ~ 50℃烘干。

**【产地】**　赤芝产于华东、西南地区及河北、山西、江西、广西等省区。紫芝产于浙江、江西、湖南、广西等省区。二者均有人工繁殖，以赤芝为主。

**【性状鉴别】**　赤芝：外形呈伞状，菌盖肾形、半圆形或近圆形，直径 10 ~ 18cm，厚 1 ~ 2cm。皮壳坚硬，黄褐色至红褐色，有光泽，具环状棱纹和辐射状皱纹，边缘薄而平截，常稍内卷。菌肉白色至淡棕色。菌柄圆柱形，侧生，少偏生，长 7 ~ 15cm，直径 1 ~ 3.5cm，红褐色至紫褐色，光亮。孢子细小，黄褐色。气微香，味苦涩。（图 12 - 4）

紫芝：皮壳紫黑色，有漆样光泽。菌肉锈褐色。菌柄长 17 ~ 23cm。味淡。

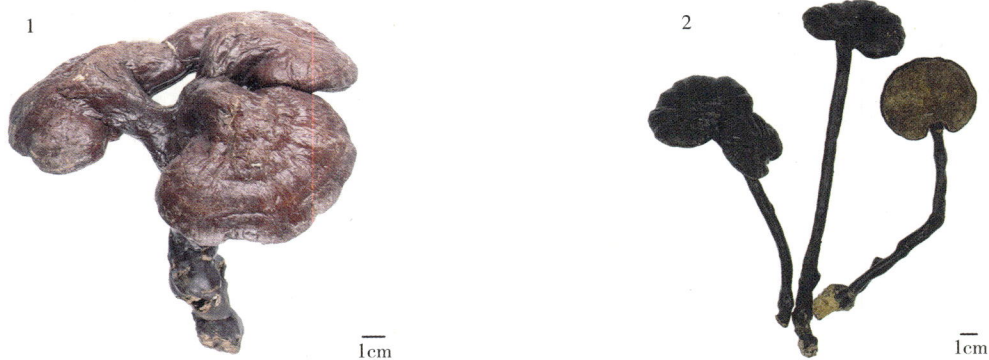

**图 12 – 4 灵芝药材**

1. 赤芝 2. 紫芝

栽培品：子实体较粗壮、肥厚，直径 12～22cm，厚 1.5～4cm。皮壳外常被有大量粉尘样的黄褐色孢子。

饮片 呈不规则的厚片；厚 4～10mm，上表面红褐色或紫褐色，下表面棕褐色，有细微的小孔，切面具有纵直纹。气微香，味苦、涩。（图 12 – 5）

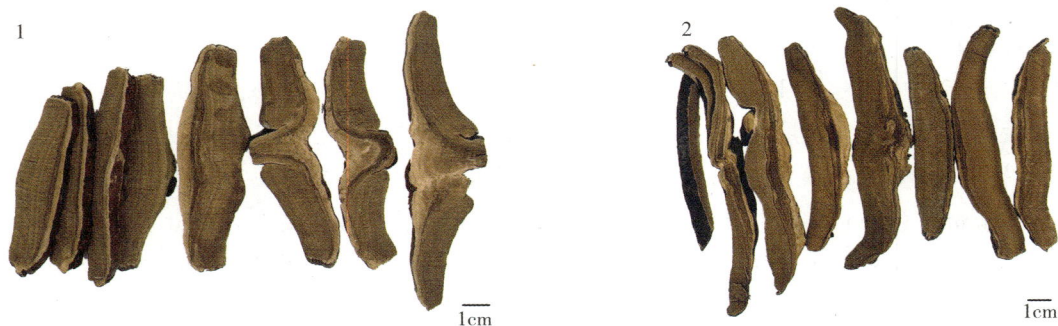

**图 12 – 5 灵芝饮片**

1. 赤芝 2. 紫芝

【显微鉴别】粉末 浅棕色、棕褐色至紫褐色。①菌丝散在或粘结成团，无色或淡棕色，细长，稍弯曲，有分枝，直径 2.5～6.5μm。②孢子褐色，卵形，顶端平截，外壁无色，内壁有疣状突起，长 8～12μm，宽 5～8μm。

【化学成分】赤芝：含多糖、三萜酸和甾醇类成分。三萜酸类主要有灵芝酸（ganoderic acid）、赤芝酸（lucidenic acid）、灵赤酸（ganolucidic acid）等。甾醇类主要为麦角甾醇，含量为 0.3%～0.4%。此外还含有蛋白质及其衍生物，如真菌溶菌酶及酸性蛋白酶、灵芝多肽、水溶性蛋白质、氨基酸、多肽等；核苷类如尿嘧啶、尿嘧啶核苷、腺嘌呤等。孢子中除含有多种氨基酸外，并含有甘露醇、海藻糖等。

紫芝：含多糖、麦角甾醇（约 0.03%）、有机酸（顺蓖麻酸、延胡索酸等）、甘露醇、树脂等。野生紫芝另含甜菜碱、γ－三甲胺基丁酸等。

【理化鉴别】薄层鉴别 与灵芝对照药材色谱以及半乳糖、葡萄糖、甘露糖和木糖对照品相应的位置上，显相同颜色的荧光斑点。

【质量评价】

**1. 经验鉴别** 以个大、菌盖完整而厚、色紫红、有亮光泽者为佳。

**2. 含量测定** 按紫外－可见分光光度法测定，含多糖以无水葡萄糖（$C_6H_{12}O_6$）计不得少于0.90%；含三萜及甾醇以齐墩果酸（$C_{30}H_{48}O_3$）计，不得少于0.50%。

【性味功效】 性平，味甘。补气安神，止咳平喘。

## 茯苓 Fuling
### Poria

【本草考证】 始载于《神农本草经》，列为上品。陶弘景谓："今出郁州。大者如三四升器，外皮黑而细皱，内坚白。"苏颂谓："今太华、嵩山皆有之。出大松下，附根而生，无苗、叶、花、实，作块如拳在土底，大者至数斤，有赤、白二种。"据历代本草所载和《图经本草》《本草纲目》的附图，说明茯苓古今药用品种相同。

【来源】 为多孔菌科真菌茯苓 *Poria cocos*（Schw.）Wolf 的干燥菌核。

【植物形态】 菌核寄生或腐生于松树根上，鲜时质软，干后坚硬；呈球形、扁球形、长圆形或稍不规则块状，大小不一；表面粗糙，灰棕色或黑褐色，断面近外皮处带粉红色，内部粉质、白色稍带粉红。子实体无柄，平伏于菌核表面，直径0.5~2mm，幼时白色，成熟后变浅褐色。菌管多数，管孔为多角形，孔壁薄，孔缘渐变齿状。孢子长方形，有一斜尖。

【采收加工】 野生茯苓常在7月至次年3月于松林中采挖。人工栽培茯苓于接种后第二年7~9月采挖。挖出后除去泥沙，堆置"发汗"后，摊开晾至表面干燥，再"发汗"，反复数次至现皱纹、内部水分大部散失后，阴干，称为"茯苓个"；鲜茯苓去皮后切片，为"茯苓片"；切成方形或长方形块者为"茯苓块"；皮为"茯苓皮"；去茯苓皮后，有的内部显淡红色者为"赤茯苓"；切去赤茯苓后的白色部分为"白茯苓"；中有松根者为"茯神"。此外，广东有将茯苓去皮后，用特制的刨具刨成卷筒状，加工成"茯苓卷"出口销售。

【产地】 主产于云南、安徽、湖北、河南等省。栽培或野生，栽培者以湖北、安徽产量大，野生者以云南产质优，称"云苓"。

【性状鉴别】 茯苓个：呈类球形、椭圆形、扁圆形或不规则团块，大小不一。外皮薄而粗糙，棕褐色至黑褐色，有明显的皱缩纹理。体重，质坚实，断面颗粒性，有的具裂隙，外层淡棕色，内部白色，少数淡红色，有的中间抱有松根。气微，味淡，嚼之粘牙。（图12-6）

茯苓块：呈立方块状或方块状厚片，大小不一；白色、淡红色或淡棕色。

茯神：呈方块状，断面嵌有松根（茯神木），质坚实，色白。（图12-6）

茯苓片：呈不规则厚片，厚薄不一；白色、淡红色或淡棕色。茯苓卷呈卷筒状或卷丝状薄片，色白。

【显微鉴别】 粉末 灰白色。①用水装片可见无色的不规则颗粒状团块和分枝状团块，遇水合氯醛液渐溶化。②菌丝无色或淡棕色，细长，稍弯曲，有分枝，直径3~8μm，少数至16μm。（图12-7）

【化学成分】 主含多糖类和三萜酸类成分。多糖主要为$\beta$-茯苓聚糖（$\beta$-pachyman），为具有$\beta$-(1→6)吡喃葡萄糖支链的$\beta$-(1→3)葡聚糖，含量可高达75%，切断其支链，成为单纯的$\beta$-(1→3)葡聚糖，即茯苓次聚糖（pachymaran），具抗肿瘤活性。三萜酸类主要为四环三萜酸类化合物，如茯苓酸（pachymic acid）、土莫酸（tumulosic acid）、齿孔酸（eburicoic acid）等。此外，尚含$\beta$-茯苓聚糖分解酶、蛋白激酶、天冬氨酸、谷氨酸等。

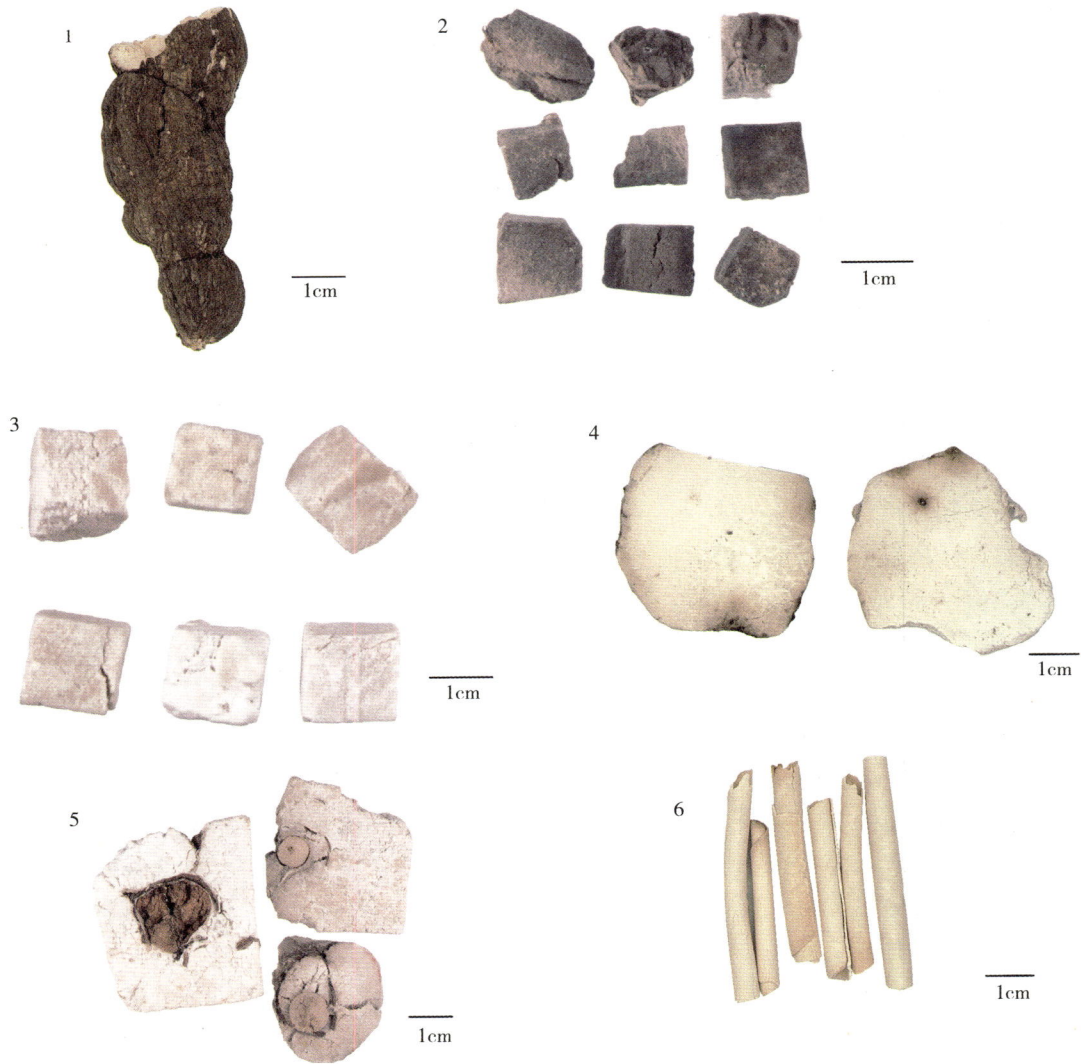

**图 12 - 6　茯苓药材**

1. 茯苓个　2. 赤茯苓块　3. 茯苓块　4. 茯苓片　5. 茯神　6. 茯苓卷

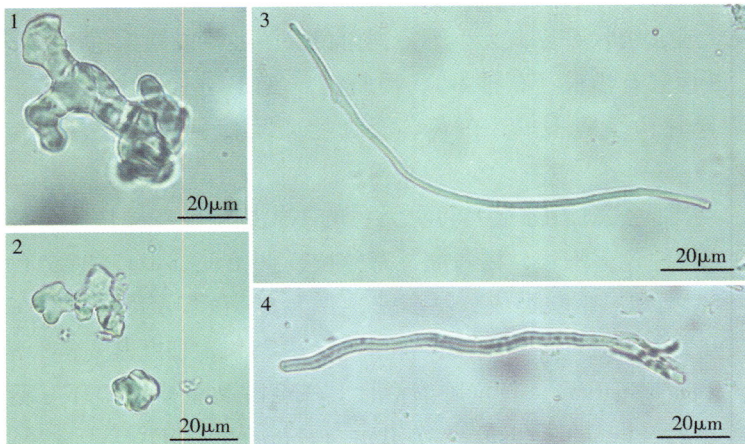

**图 12 - 7　茯苓粉末**

1. 分支状团块　2. 颗粒状团块　3. 无色菌丝　4. 有色菌丝

【理化鉴别】

**1. 显色反应**　取粉末少量，加碘化钾碘试液1滴，显深红色。（多糖类的显色反应）

**2. 薄层鉴别**　与茯苓对照药材色谱相应的位置上，显相同颜色的斑点。

【质量评价】

**1. 经验鉴别**　以体重质坚实、外皮色棕褐、皮纹细、无裂隙、断面白色细腻、粘牙力强者为佳。

**2. 含量测定**　按高效液相色谱法测定，含茯苓$\beta$-(1→3)-葡萄糖以无水葡萄糖（$C_6H_{12}O_6$）计不得少于50.0%。

【性味功效】　性平，味甘、淡。利水渗湿，健脾，宁心。

### 🔗 知识拓展

1. 商品中有用茯苓粉末加黏合剂包埋松木块而充"茯神"出售。在调查中尚发现用淀粉加工伪制的茯苓片，其切面白色、细腻、无颗粒感，遇稀液变蓝色。应注意鉴别。

2. 茯苓皮呈长条形或不规则块片，大小不一。外表面积棕褐色至黑褐色，有疣状突起，内面淡棕色并常常有白色或淡红色的皮下部分。质较松软，略具弹性。气微味淡，嚼之粘牙。自《中国药典》（2010年版）起为单例品种，之前属茯苓药材。

## 猪苓 Zhuling

### Polyporus

【本草考证】　始载于《神农本草经》，被列为中品，以其色黑状如猪矢而得名。谓其"主痎疟，解毒，蛊毒，蛊注，不祥，利水道。久服轻身耐老"。《名医别录》中记载猪苓"生衡山山谷及济阴冤句"。古代文献中以湖南衡山、济阴冤句、蜀州等地所产较为知名。

【来源】　为多孔菌科真菌猪苓 *Polyporus umbellatus* (Pers.) Fries 的干燥菌核。

【植物形态】　菌核呈长块状或不规则块状。表面凹凸不平，皱纹或有瘤状突起，棕黑色或黑棕色，断面白色或淡褐色，半木质化，较轻。子实体自地下菌核内生出，常多数合生，菌柄基部相连或多分枝，形成一丛菌盖，伞形或伞状半圆形，总直径约为15cm。每一菌盖为圆形，直径1~3cm，中央凹陷呈脐状，表面浅褐色至茶褐色。菌肉薄，与菌管皆为白色；管口微小，呈多角形。担孢子卵圆形，子实体在夏季形成。

【采收加工】　春、秋二季采挖，除去泥沙，干燥。

【产地】　主产于陕西、云南、河南、山西等省。人工栽培已获成功。

【性状鉴别】　呈条形、类圆形或扁块状，有的有分枝，长5~25cm，直径2~6cm。表面黑色、灰黑色或棕黑色，皱缩或有瘤状突起。体轻，质硬，断面类白色或黄白色，略呈颗粒状。气微，味淡。（图12-8）

饮片　呈类圆形或不规则的厚片。外表皮黑色或棕黑色，皱缩。切面类白色或黄白色，略呈颗粒状。气微，味淡。（图12-9）

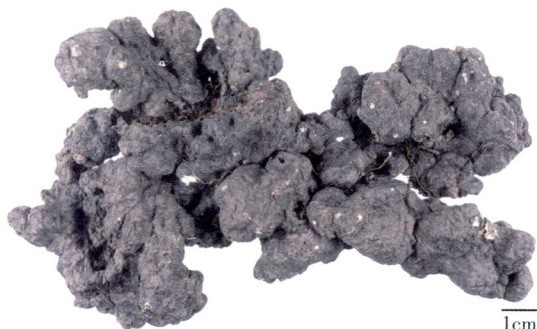

图12-8　猪苓药材

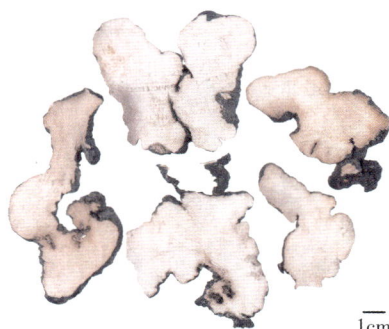

图12-9　猪苓饮片

【显微鉴别】　粉末　灰黄白色。①菌丝团大多无色（内部菌丝），少数棕色（外层菌丝）。散在的菌丝细长、弯曲，直径 2～10μm，有的可见横隔，有分枝及结节状膨大部分。②草酸钙结晶呈正八面体形、规则的双锥八面体形或不规则多面体，直径 3～60μm，长至 68μm，有时数个结晶集合。（图 12–10）

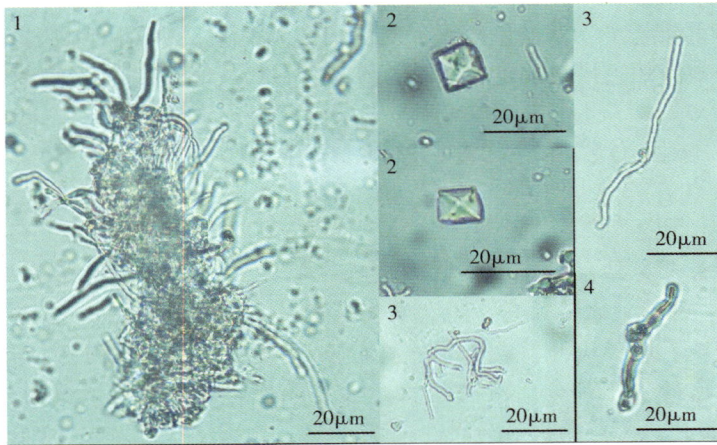

**图 12–10　猪苓粉末**

1. 菌丝粘结成团　2. 草酸钙晶体　3. 无色菌丝　4. 棕色菌丝

【化学成分】　主要含甾类化合物和多糖成分。甾类化合物主要有麦角甾醇、麦角甾–4,6,8（14），22–四烯–3–酮、猪苓甾酮、α–羟基–二十四烷酸（α–hydroxy–tetracosanoic acid）。多糖主要为水溶性多聚糖，如猪苓葡聚糖。此外，尚含维生素 H、粗蛋白等。

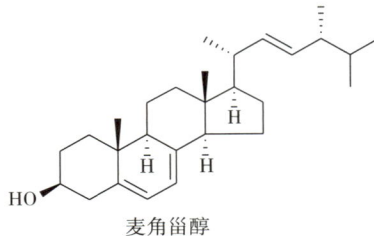

麦角甾醇

【理化鉴别】　薄层鉴别　与麦角甾醇对照品色谱相应的位置上，显相同颜色的斑点。

【质量评价】

**1. 经验鉴别**　以个大、皮黑、肉白、质致密而细腻者为佳。

**2. 含量测定**　按高效液相色谱法测定，药材含麦角甾醇（$C_{28}H_{44}O$）不得少于 0.070%；饮片含麦角甾醇（$C_{28}H_{44}O$）不得少于 0.050%。

【性味功效】　性平，味甘、淡。利水渗湿。

### 知识拓展

1. 商品根据其形状和大小分为"猪屎苓"和"鸡屎苓"，菌核大、分叉少者称猪屎苓，质量较优；菌核小、分叉多，或呈饼状的，称鸡屎苓。

2. 市场可见用香菇柄切片作假。可用热水浸泡的方法辨识。

3. 正品吸水速度较慢，可见点状花纹，而伪品无花纹，会迅速吸水膨胀。

4. 掺增重粉（硫酸镁），外表面黑色附一层白色粉末，在阳光下可观察到亮晶；切面浅黄棕色附白色粉末，手捏滑腻感，体重，质坚实，敲击时有清脆响声，难折断，气微味咸，具碱味，可加以区别。

## 马勃 Mabo

### Lasiosphaera Calvatia

为灰包科真菌脱皮马勃 *Lasiosphaera fenzlii* Reich.、大马勃 *Calvatia gigantea*（Batsch ex Pers.）Lloyd 或紫色马勃 *C. lilacina*（Mont. et Berk.）Lloyd 的干燥子实体。脱皮马勃：呈扁球形或类球形，无不孕基部，直径 15～20cm；包被灰棕色至黄褐色，纸质，常破碎呈块片状，或已全部脱落；孢体灰褐色或浅褐色，紧密，有弹性，用手撕之，内有灰褐色棉絮状的丝状物；触之则孢子呈尘土样飞扬，手捻有细腻感；臭似尘土，无味。大马勃：不孕基部小或无。残留的包被由黄棕色的膜状外包被和较厚的灰黄色内包被所组成，光滑，质硬而脆，成块脱落；孢体浅青褐色，手捻有润滑感。紫色马勃：呈陀螺形，或已压扁呈扁圆形，直径 5～12cm，不孕基部发达；包被薄，两层，紫褐色，粗皱，有圆形凹陷，外翻，上部常裂成小块或已部分脱落；孢体紫色。主要含有甾体类、酚类、氨基酸类、多糖类、多肽类、挥发性成分等；甾体类是马勃中的主要活性成分，以麦角甾醇为代表，具有抑菌、抗炎、抗肿瘤等作用。性平，味辛。清肺利咽，止血。

## 松萝 Songluo

### Usnea

为松萝科植物松萝 *Usnea difracta* Vain. 和长松萝 *U. longissima* Ach. 的干燥地衣体。松萝呈丝状缠绕成团，表面灰绿色或黄绿色，长短不一，向下呈二叉状分枝，向先端分枝愈多愈细；粗枝表面有明显的环状裂纹，故称"节松萝"；质柔韧，略有弹性，不易折断；断面可见中央有线状强韧的中轴；气微，味酸。长松萝呈丝状，表面灰绿色，主轴单一，两侧有细短的侧枝密生，似蜈蚣足状，故称"蜈蚣松萝"；质柔软。含酚酸类，如松萝酸、破茎松萝酸；多糖类，如地衣聚糖；以及脂肪酸等。性平，味甘、苦。止咳平喘，活血通络，清热解毒。

## 思考题

答案解析

1. 常见的菌丝组织体有哪些？冬虫夏草、马勃、灵芝、猪苓、茯苓的药用部位分别是什么？

2. 冬虫夏草常见的混淆品和伪品有哪些？现有一批冬虫夏草商品药材，请运用性状鉴别的方法对其进行真伪鉴定。

3. 茯苓与猪苓均为利水渗湿的菌类中药，试从来源、性状特征和显微特征等方面详细对比二者的区别。

书网融合……

本章小结

习题

# 第十三章　树脂类中药

PPT

📖 学习目标

1. 通过本章学习，掌握常用树脂类中药的来源、性状鉴别特征；乳香、没药和血竭主要化学成分、理化鉴别及质量评价等内容；熟悉树脂类中药的形成和采收、化学组成、分类、通性及树脂类中药的鉴别方法；了解乳香的本草考证、植物形态及树脂类中药的性味功效等内容。

2. 能够切实将树脂类中药的鉴别特征知识应用于实践，快速、准确地进行真伪鉴定和优劣评价的能力。

## 第一节　概　　述

树脂（resina）是指存在于植物体内，在生理状态或受伤后分泌，暴露于空气中所形成的一类半固体或无定形团块状物。树脂类中药是指以树脂为主要组成的植物分泌物入药的一类中药。树脂类中药常具有芳香开窍、活血祛瘀、抗菌消炎、消肿止痛、防腐、生肌等功效，常用于冠心病、心绞痛、中风（脑卒中）、跌打损伤等的治疗。中成药中应用树脂类中药较多，如安息香丸等。有的树脂类中药还可作为填齿料及硬膏制剂的原料，如乳香、没药等。

### 一、树脂的形成和采收

一般认为，树脂是植物体内的挥发油成分如萜类经过复杂的化学变化（如氧化、聚合、缩合等）作用形成的。因此，树脂常和挥发油并存于植物的树脂道、分泌细胞、导管或细胞间隙中，尤其是多年生木本植物心材部分的导管中。

药用树脂大多采自种子植物，如松科植物的松油脂、松香、加拿大油树脂，豆科的吐鲁香、秘鲁香，金缕梅科的苏合香、枫香脂，橄榄科的乳香、没药，漆树科的洋乳香，伞形科的阿魏，安息香科的安息香，藤黄科的藤黄，棕榈科的血竭等。根据树脂产生的方式不同分为正常代谢物和非正常代谢物。正常代谢物是植物体在生长发育过程中，其组织和细胞所产生的代谢产物或分泌物，如血竭等；非正常代谢物是植物体某些部位受到损伤后产生的分泌物，如安息香、苏合香等；有的植物受到机械损伤后，分泌物逐渐增加，如松树中的松油脂。树脂的采收，除一部分为收集自然渗出的树脂外，大多是将植物体某些部位经机械损伤，如用刀切割或刺伤树皮，使树脂从刀切割口处流出，收集从伤口流出的树脂，经加工而成；或以植物含树脂的部位经提取、精制而得到。

### 二、树脂的化学组成和分类

#### （一）化学组成

树脂是由多种化学成分组成，其分为以下四类。

**1. 树脂酸类（resin acids）**　主要是二萜烯酸类、三萜烯酸类及其衍生物类成分。分子量大，常具有一个或几个羧基和羟基。如松香中松香酸的含量可达90%以上，属于二萜烯酸类化合物，是松香祛风燥湿、排脓拔毒、生肌止痛的物质基础；乳香酸作为乳香中的关键成分，属于三萜烯酸类化合物，是乳香发挥活血行气、消肿生肌功效的物质基础。

**2. 树脂醇类（resin alcohols）** 可分为树脂醇（resinols）和树脂鞣醇（resino tannols）两类。树脂醇含醇性羟基，是无色物质，遇三氯化铁试液不显颜色反应；树脂鞣醇含酚性羟基，分子量较大，遇三氯化铁试液显鞣质样蓝黑色反应。它们在树脂中呈游离状态，或与芳香酸结合成酯存在。

**3. 树脂酯类（resin esters）** 是树脂醇或树脂鞣醇与树脂酸或芳香酸化合而成的酯。芳香酸在树脂中亦有游离存在的，如苯甲酸、桂皮酸、阿魏酸、水杨酸等。这些在树脂中游离的芳香酸，通称为香脂酸，为树脂发挥抗炎、抗菌、抗氧化等药用价值的物质基础。此外，还具有与氢氧化钾的醇溶液共煮发生皂化反应的特性。

**4. 树脂烃类（resenes）** 是一类化学性质较稳定、不溶于碱、不被水解和氧化及不导电的物质，是与光线、空气、水或一般化学试剂等长久接触均不起变化的一类更高分子量的环状化合物，其化学组成可能是倍半萜烯及多萜烯的衍生物或其氧化物。松香、乳香等含有丰富的树脂烃，可作为丸剂制备中的黏合剂，也可用于硬膏剂的制作，赋予硬膏适宜的黏性与韧性。

### （二）树脂的分类

通常根据树脂中所含的主要化学成分分为以下五类。

**1. 单树脂类（resina）** 一般不含或很少含挥发油及树胶。通常又分为：①酸树脂，主成分为树脂酸，如松香；②酯树脂，主成分为树脂酯，如血竭、枫香脂等；③混合树脂，无明显主成分，如洋乳香。

**2. 胶树脂类（gummi – resina）** 主要组成为树脂及树胶，如藤黄。

**3. 油胶树脂类（oleo – gummi resina）** 为胶树脂中含有较多挥发油者，如乳香、没药、阿魏等。

**4. 油树脂类（oleo – resina）** 主要组成为树脂及挥发油，如松油脂、加拿大油树脂等。

**5. 香树脂类（balsamum）** 为油树脂中含有多量游离芳香酸者，如苏合香、安息香等。

## 三、树脂的通性

树脂是由树脂酸、树脂烃、高级醇及酯等多种成分组成的混合物。大多为无定形的固体或半固体，极少数为液体。表面微有光泽，质硬而脆。不溶于水，也不吸水膨胀，易溶于醇、乙醚、三氯甲烷等多数有机溶剂，在碱性溶液中能部分溶解或完全溶解，在酸性溶液中不溶。加热至一定温度则软化，最后熔融。燃烧时有浓烟，并具有特殊气味。将树脂的乙醇溶液蒸干，则形成薄膜状物质。

树脂的商品名称常易和树胶混称，如"加拿大油树脂"，进口商品名称为"Canada balsam"（加拿大香脂），但国内商品却误称为"加拿大树胶"。实际上，树脂和树胶是化学组分完全不同的两类物质。树胶为多糖类物质，能溶于水或吸水膨胀，或能在水中成为混悬液，不溶于有机溶剂；加热后最终焦炭化而分解，发出焦糖样臭气，无一定的熔点。

## 四、树脂的鉴定

树脂类中药的鉴定，主要采用性状鉴定和理化鉴定的方法。树脂类中药的外形各异大小不等，但每种药材均有较为固定的形态。因此，观察树脂类中药的性状特征，具有一定的意义。每种树脂类中药均有相对固定的某些化学成分和化学组成，通常采用理化鉴定的方法对其主成分或特征性成分进行定性或定量分析。由于商品树脂中常混有树皮、沙石、泥土等杂质，需注意对其品质的优良度进行控制。根据树脂的种类不同，理化鉴别主要测定其溶解度、浸出物、灰分、酸值、皂化值、碘值、香脂酸含量和醇不溶物等。

# 第二节 常用树脂类中药的鉴定

## 苏合香 Suhexiang
### Styrax

为金缕梅科植物苏合香树 *Liquidambar orientalis* Mill. 的树干渗出的香树脂经加工精制而成。初夏将 3~4 年树龄树的皮部击伤或割破至木部，使其分泌树脂并渗入树皮内，秋季割下树皮及木部外层边材，加水煮后用布袋压榨过滤，滤液除去水分，得粗品。将粗品溶解于 95% 乙醇中，滤过，滤液除去乙醇即得。本品呈半流动性的浓稠液体，棕黄色或暗棕色，半透明，质黏稠，气芳香，在 90% 乙醇、二硫化碳、三氯甲烷或冰醋酸中溶解，在乙醚中微溶。含肉桂酸（cinnamic acid）、桂皮醛、苯乙烯、乙酸桂皮酯、香荚兰醛及游离桂皮酸等。性温，味辛。开窍，辟秽，止痛。

## 乳香 Ruxiang
### Olibanum

【本草考证】 始载于《名医别录》，称为薰陆香。李时珍谓："按叶廷珪香录云：乳香一名薰陆香，出大食国南，其树类松。以斧斫树，脂溢于外，结而成香，聚而成块。上品为拣香，圆大为乳头，透明，俗称滴乳。次曰明乳，其色亚于拣香。又次为瓶香，以瓶收者。又次曰袋香，言收时只置袋中。次为乳塌，杂沙石者。次为黑塌，色黑。次为水湿塌，水渍色败气变者。次为斫削，杂碎不堪。次为缠末，播扬为尘者。观此则乳有自流出者，有斫树溢出者。"此记载与目前所用乳香基本相符。

【来源】 为橄榄科植物乳香树 *Boswellia carterii* Birdw. 及同属植物鲍达乳香树 *B. bhaw - dajiana* Birdw. 树皮渗出的树脂。

【植物形态】 矮小乔木，高 4~5m。树干粗壮，树皮光滑。叶互生，密集形成叶簇，单数羽状复叶，小叶 7~10 对，小叶片长卵形，基部最小，向上渐大，边缘具不规则的圆齿裂；无柄。总状花序稀疏，花小，淡黄色。核果小，长约 1cm，倒卵形，有三棱，果皮肉质肥厚，折生成 3~4 瓣膜，每室具种子 1 粒。

【采收加工】 春、夏均可采收，以春季为盛产期。采收时，于树干的皮部由下向上顺序切伤，开一狭沟，使树脂从伤口渗出，流入沟中，数天后凝成硬块，即可采取。呈小形乳头状、泪滴状者称"乳香珠"，小块者称"原乳香"。落于地面者常黏附砂土杂质，品质较次。

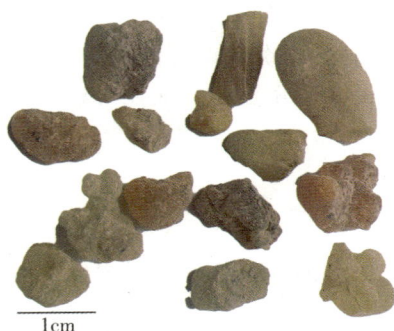

图 13-1 乳香药材

【产地】 主产于索马里、埃塞俄比亚及阿拉伯半岛南部。分为索马里乳香和埃塞俄比亚乳香。

【性状鉴别】 呈长卵形滴乳状、类圆形颗粒或粘合成大小不等的不规则块状物。大者长达 2cm（乳香珠）或 5cm（原乳香）。表面黄白色，半透明，被有黄白色粉末，久存则颜色加深。质脆，遇热软化。破碎面有玻璃样或蜡样光泽。具特异香气，味微苦。（图 13-1）

【化学成分】 含树脂 60%~70%，其酸性部分主要含 $\alpha$-、$\beta$-乳香酸（bosswellic acid）及其衍生物；中性部分含 $\alpha$-、$\beta$-香树脂素（amyrin）、$\alpha$-香树脂酮（$\alpha$-amyrone）及乳香树脂烃。含树胶 27%~35%，主要为多聚糖、西黄芪胶黏素及苦味质等。含挥发油 3%~8%，索马里乳香挥发油中主含 $\alpha$-蒎烯（$\alpha$-pinene）、柠檬烯等；埃塞俄比亚乳香挥发油主含乙酸辛酯、不含或少量 $\alpha$-蒎烯。

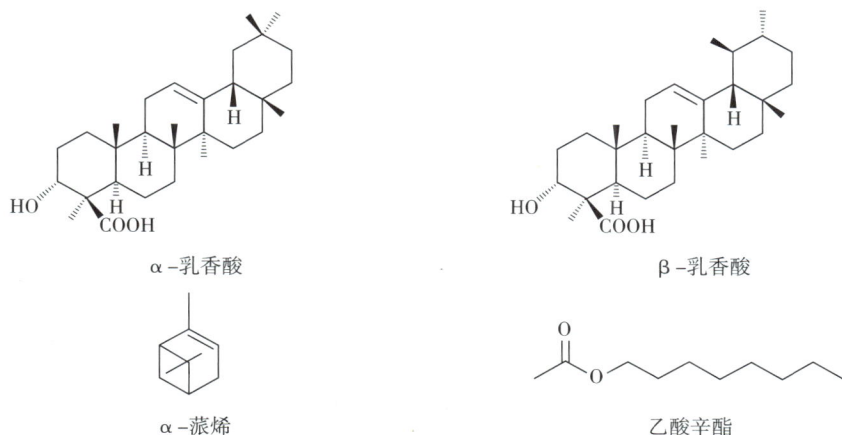

α-乳香酸

β-乳香酸

α-蒎烯

乙酸辛酯

**【理化鉴别】**

**1. 火试和水试**　燃烧时显油性，冒黑烟，有香气；加水研磨成白色或黄白色乳状液。

**2. 气相鉴别**　索马里乳香挥发油无水乙醇供试品溶液色谱呈现与 α-蒎烯对照品色谱峰保留时间一致的色谱峰；埃塞俄比亚乳香挥发油无水乙醇供试品溶液色谱呈现与乙酸辛酯对照品色谱峰保留时间一致的色谱峰。

**【质量评价】**

**1. 经验鉴别**　以颗粒状、半透明、色黄白、无杂质、气芳香者为佳。

**2. 含量测定**　按挥发油测定法（甲法）测定，索马里乳香含挥发油不得少于 6.0%（ml/g），埃塞俄比亚乳香含挥发油不得少于 2.0%（ml/g）。

**【性味功效】**　性温，味辛、苦。活血定痛，消肿生肌。

### 知识拓展

洋乳香 Mastix 为漆树科植物黏胶乳香树 *Pistacia lentiscus* L. 的树干或树枝渗出并干燥的树脂。主产于希腊。与乳香相似，但其颗粒较小而圆，直径 3~8mm。新鲜品表面有光泽，半透明。质脆，断面透明，玻璃样。气微香，味苦。咀嚼时先碎成粉末，后软化成可塑性团，不粘牙。与水共研磨，不形成乳状液体。含树脂酸约 43%、树脂烃约 50%、挥发油约 2%。从树脂中曾分离出熏陆香二烯酮酸（masticadienonic acid）和异熏陆香二烯酮酸（isomasticadienonic acid），可用作硬膏剂原料和填齿料。

## 没药 Moyao

### Myrrha

**【来源】**　为橄榄科植物地丁树 *Commiphora myrrha* Engl. 或哈地丁树 *C. molmol* Engl. 的干燥树脂。分为天然没药和胶质没药。

**【产地】**　主产于非洲东北部的索马里、埃塞俄比亚、阿拉伯半岛南部及印度等地。以索马里所产没药最佳，销世界各地。

**【性状鉴别】**　天然没药：呈不规则颗粒性团块，大小不等，大者直径长达 6cm 以上。表面黄棕色或红棕色，近半透明，部分呈棕黑色，被有黄色粉尘。质坚脆，破碎面不整齐，无光泽。有特异香气，味苦而微辛。

胶质没药：呈不规则块状和颗粒，多黏结成大小不等的团块，大者直径长达 6cm 以上，表面棕黄色至棕褐色，不透明，质坚实或疏松，有特异香气，味苦而有黏性。（图 13-2）

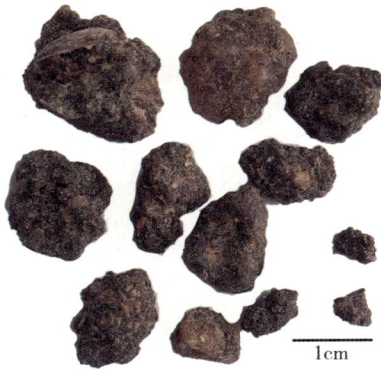

图 13-2 没药药材

【化学成分】 含树脂 25% ~ 35%，树脂中含没药酸、$\alpha$-、$\beta$-、$\gamma$-没药脂酸、次没药脂酸、$\alpha$-$\beta$-罕没药脂酚等。含树胶 57% ~ 61%，类似阿拉伯树胶，水解后得阿拉伯糖、木糖、半乳糖等。含挥发油 7% ~ 17%，油中含丁香油酚、间苯甲基酚等。

【理化鉴别】

**1. 水试** 加水共研形成黄棕色乳状液。

**2. 颜色反应** 粉末加乙醚振摇，滤过，滤液置蒸发皿中，挥尽乙醚，残留的黄色液体滴加硝酸，显褐紫色；少量粉末，加香草醛试液数滴，天然没药立即显红色，继而变为红紫色，胶质没药立即显紫红色，继而变为蓝紫色。

**3. 薄层鉴别** 本品挥发油的环己烷溶液与天然没药对照药材或胶质没药对照药材色谱相应的位置上，显相同颜色的斑点。

【质量评价】

**1. 经验鉴别** 以块大、色黄棕、半透明、香气浓而持久、无杂质者为佳。

**2. 含量测定** 按挥发油测定法（乙法）测定，天然没药含挥发油不得少于 4.0%（ml/g），胶质没药不得少于 2.0%（ml/g）。

【性味功效】 性平，味辛、苦。散瘀定痛，消肿生肌。

## 阿魏 Awei
### Ferulae Resina

为伞形科植物新疆阿魏 *Ferula sinkiangensis* K. M. Shen 或阜康阿魏 *F. fukanensis* K. M. Shen 的树脂。春末夏初盛花期至初果期，分次由茎上部往下斜割，收集渗出的乳状树脂，阴干。呈不规则的块状和脂膏状。颜色深浅不一，表面蜡黄色至棕黄色。块状者体轻，质地似蜡，断面稍有孔隙；新鲜切面颜色较浅，放置后色渐深。脂膏状者黏稠，灰白色。具强烈而持久的蒜样特异臭气，味辛辣，嚼之有灼烧感。含树脂约 24.4%，主含阿魏树脂鞣醇（asaresinotannol）、阿魏内酯 A、B、C（farnesiferol A，B，C）等；含挥发油 3% ~ 19.5%；硫化物含量约 16.4%，其中仲丁基丙烯基二硫化物（sec-butylpropenyl disufide）是具特殊蒜臭原因；尚含树胶约 25%；含游离阿魏酸（ferulic acid）约 1.3% 等。性温，味苦、辛。消积，化癥，散痞，杀虫。

## 血竭 Xuejie
### Draconis Sanguis

【来源】 为棕榈科植物麒麟竭 *Daemonorops draco* Bl. 果实渗出的树脂经加工制成。

【采收加工】 采集成熟果实，充分晒干，加贝壳同入竹笼中强力振摇，松脆的树脂块即脱落，筛去果实鳞片及杂质，用布包起，入热水中使软化成团，取出放冷，即为原装血竭；加入辅料加工后成为加工血竭。

【产地】 主产于印度尼西亚西、马来西亚及印度等国。

【性状鉴别】 略呈类圆四方形或方砖形，表面暗红，有光泽，附有因摩擦而成的红粉。质硬而脆，破碎面红色，研粉为砖红色。气微，味淡。在水中不溶，在热水中软化。（图 13-3）

【化学成分】含红色树脂酯约57%，其为血竭树脂鞣醇与苯甲酸及苯甲酰乙酸的化合物，从中分离出结晶形红色素：血竭素、血竭红素、去甲基血竭红素、去甲基血竭素、（2S）－5－甲氧基－6－甲基黄烷－7－醇（简称黄烷素）、（2S）－5－甲氧基黄烷－7－醇等。还含有有机酸，主要为松脂酸、异松脂酸等。

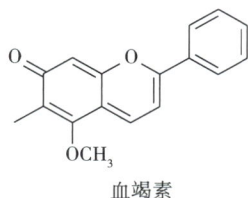

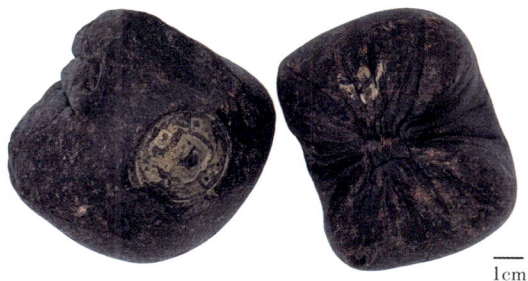

血竭素

图13－3　血竭药材

【理化鉴别】

**1. 火试**　取粉末置白纸上，用火隔纸烘烤则熔化，应无扩散的油迹，对光照视呈鲜艳的红色。以火烧之则产生呛鼻的烟气。

**2. 薄层鉴别**　与血竭对照药材、血竭素高氯酸盐对照品色谱相应的位置上，显相同的橙色斑点。

【质量评价】

**1. 经验鉴别**　以表面黑红色、粉末鲜红色、不粘手、燃烧呛鼻、无松香气、无杂质者为佳。

**2. 检查**　松香　与松香酸对照品色谱相应的位置上，不得显相同颜色的斑点；再喷以10%硫酸乙醇溶液，在105℃加热至斑点显色清晰，置紫外光灯（365nm）下检视，不得显相同的蓝白色荧光斑点。

**3. 醇不溶物**　粉末用索氏提取至提取液乙醇无色，取出滤纸筒，挥去乙醇，于105℃干燥4小时，精密称定，计算，不得过25.0%。

**4. 含量测定**　按高效液相色谱法测定，含血竭素（$C_{17}H_{14}O_3$）不得少于1.0%。

【性味功效】性平，味甘、咸。活血定痛，化瘀止血，生肌敛疮。

## 思考题

答案解析

1. 简述树脂是如何形成和采收的？

2. 简述乳香和没药在性状鉴别上的主要异同点。

3. 如何进行没药的真伪鉴别和优劣评价？

书网融合……

本章小结　　　　习题

# 第十四章　其他类中药

PPT

### 📖 学习目标

1. 通过本章学习，掌握中药青黛、五倍子的来源、性状鉴别特征、化学成分，五倍子显微鉴别、理化鉴别特征、质量评价，青黛、海金沙火试现象等；熟悉青黛、海金沙的来源、化学成分、性状、显微鉴别、理化鉴别要点等；了解常用其他类中药质量评价的主要内容、性味功效。

2. 能够熟练掌握其他类中药的性状、显微、理化等鉴别技术；具备准确鉴别常用其他类中药重点药材的能力。

## 第一节　概　述

其他类中药是指本教材上述各章中未能收载的中药。主要包括：蕨类植物的成熟孢子，如海金沙；植物的某一或某些部分的提取加工品，如青黛、儿茶等；某些植物体上的虫瘿，如五倍子；植物体分泌或渗出的非树脂类混合物，如天竺黄。

本类中药一般采用性状鉴别法。少数中药可采用显微鉴别法，如海金沙、五倍子等。理化鉴别法较为常用，尤其对一些加工品，可根据其主要成分或有效成分的性质进行定性鉴别和质量评价，如青黛等。

### 一、性状鉴别

注意观察药材的形状、质地、表面特征、气味以及水试、火试等传统鉴别方法。例如海金沙的孢子呈粉末状，黄棕色，火烧产生爆鸣声。

### 二、显微鉴别

对孢子的观察注意正面观、顶面观、底面观的特征，以及外壁上的纹饰，如圆形、多角形等。

### 三、理化鉴别

对于一些加工品及分泌物类中药，例如青黛、芦荟、天竺黄等，根据其主要成分的特征，对其进行定性鉴别和质量评价，如鞣质含量测定法、分光光度法和色谱法等。

## 第二节　其他类中药的鉴定

### 海金沙 Haijinsha
### Lygodii Spora

为海金沙科植物海金沙 *Lygodium japonicum*（Thunb.）Sw. 的干燥成熟孢子。秋季孢子未脱落时采割藤叶，晒干，搓揉或打下孢子，除去藤叶。呈粉末状，棕黄色或浅棕黄色。体轻，手捻有光滑感，置手中易由指缝滑落。气微，味淡。燃烧时，发出轻微爆鸣及明亮的火焰。孢子含脂肪油、海金沙素（lygodin）、反式－对－香豆酸（trans－p－coumaric acid）等。性寒，味甘、咸。清利湿热，通淋止痛。

## 青黛 Qingdai
### Indigo Naturalis

【来源】　为爵床科植物马蓝 *Baphicacanthus cusia*（Nees）Bremek.、蓼科植物蓼蓝 *Polygonum tinctorium* Ait. 或十字花科植物菘蓝 *Isatis indigotica* Fort. 的叶或茎叶经加工制得的干燥粉末、团块或颗粒。夏、秋二季，叶生长茂盛时，割取茎叶，置大缸或木桶中，加入清水，浸泡 2 ~ 3 昼夜至叶腐烂、茎脱皮时，捞去茎枝叶渣，每 50kg 茎叶加石灰 4 ~ 5kg，充分搅拌，待浸液由乌绿色转变为紫红色时，捞取液面蓝色泡沫状物，晒干。

【产地】　主产于福建、河北、云南、江苏等省。

【性状鉴别】　呈深蓝色的粉末，体轻，易飞扬；或呈不规则多孔性的团块、颗粒，用手搓捻即成细末。微有草腥气，味淡。（图 14 – 1）

【化学成分】　含靛蓝（indigo）、靛玉红（indirubin）、靛黄、靛棕、色胺酮等。

【质量评价】

**1. 经验鉴别**　以蓝色均匀、体轻能浮于水面、火烧产生紫红色烟雾较长者为佳。

**2. 含量测定**　按高效液相色谱法测定，含靛蓝（$C_{16}H_{10}N_2O_2$）不得少于 3.0%，含靛玉红（$C_{16}H_{10}N_2O_2$）不得少于 0.20%。

图 14 – 1　青黛药材

1cm

【性味功效】　性寒，味咸。清热解毒，凉血消斑，泻火定惊。

## 儿茶 Ercha
### Catechu

为豆科植物儿茶 *Acacia catechu*（L. f.）Willd. 的去皮枝、干的干燥煎膏。冬季采收枝、干，除去外皮，砍成大块，加水煎煮，浓缩，干燥。呈方形或不规则块状，大小不一。表面棕褐色或黑褐色，光滑而稍有光泽。质硬，易碎，断面不整齐，具光泽，有细孔，遇潮有黏性。气微，味涩、苦，略回甜。含儿茶鞣质 20 ~ 50%、儿茶素（d－catechin）2% ~ 20%、表儿茶素（epicatechin）及儿茶鞣红（catachu red）等；尚含槲皮素、树胶及低聚糖等。性微寒，味苦、涩。活血止痛，止血生肌，收湿敛疮，清肺化痰。

## 冰片 Bingpian
### Borneolum Syntheticum

为樟脑、松节油等经化学方法合成的结晶，习称"机制冰片"。为无色透明或白色半透明的片状松脆结晶；气清香，味辛、凉；具挥发性，点燃发生浓烟，并有带光的火焰。主要成分为消旋龙脑（$C_{10}H_{18}O$），不得少于 55.0%。性微寒，味辛、苦。开窍醒神，清热止痛。

## 五倍子 Wubeizi
### Galla Chinensis

【本草考证】　始见于《本草拾遗》。《本草纲目》曰："五倍子，宋《开宝本草》收入草部。《嘉祐本草》移入木部。虽知生于肤木之上，而不知其乃虫所造也。肤木，即盐肤子木也。此木生丛林处者，五六月有小虫如蚁，食其汁，老则疑种、结小球于叶间，正如蛄螋之作雀瓮，蜡虫之作蜡子也。初起甚小，渐渐长坚，其大如拳，或小如菱，形状圆长不等。初时青绿，久则细黄，缀于枝叶，宛如结成。其壳坚脆，其中空虚，有细虫如蠛蠓。山人霜降前采取，蒸杀货之，否则虫必穿坏，而壳薄且腐矣。皮工造为百药煎，以染皂色，大为时用。他树亦有此虫球，不入药用，木性殊也。"所载的形态及其寄主植物的特性均与现今所用五倍子一致。

【来源】 为漆树科植物盐肤木 *Rhus chinensis* Mill.、青麸杨 *R. potaninii* Maxim. 或红麸杨 *R. punjabensis* Stew. var. *sinica* (Diels) Rehd. et Wils. 叶上的虫瘿，主要由五倍子蚜 *Melaphis chinensis* (Bell) Baker 寄生而形成。

【植物形态】 盐肤木：落叶小乔木或乔木，高 2～10m。小枝密被棕色柔毛。奇数羽状复叶，被淡黄色棕色短柔毛；小叶 7～13 枚，小叶片卵形、卵状椭圆形至椭圆形，边缘具粗锯齿，上面绿色，疏生短柔毛，下面密被淡褐色短柔毛。圆锥花序顶生，花小，杂性，兼有两性花和雄花。两性花的萼片 5，长卵形，外侧及边缘被短柔毛，绿黄色；花瓣 5，倒卵状长椭圆形，白色；雄蕊 5，黄色。雄花略小于两性花，花萼、花瓣与两性花相似。果序直立；核果扁圆形，内含种子 1 枚。

青麸杨：小枝光滑无毛或被细短柔毛，小叶 7～9 枚，长圆形或长圆状披针形，叶轴无翅，或在上部的小叶间微有翅，全缘，具极短的小叶柄；果序下垂。

红麸杨：与盐肤木主要区别在于小枝无毛或稀被柔毛，或仅在上部有狭翅；小叶 7～13 枚，卵形或卵状长圆形，上面无毛，下面脉上被短柔毛，全缘。

【采收加工】 秋季采摘，置沸水中略煮或蒸至表面呈灰色，杀死蚜虫，取出，干燥。按外形不同，分为"肚倍"和"角倍"。

【产地】 主产于四川、云南、贵州、陕西等省。

【性状鉴别】 肚倍：呈长圆形或纺锤形囊状，长 2.5～9cm，直径 1.5～4cm。表面灰褐色或灰棕色，微有柔毛。质硬而脆，易破碎，断面角质样，有光泽，壁厚 0.2～0.3cm，内壁平滑，有黑褐色死蚜虫及灰色粉状排泄物。气特异，味涩。（图 14-2）

角倍：呈菱形，具不规则的钝角状分枝，柔毛较明显，壁较薄。（图 14-2）

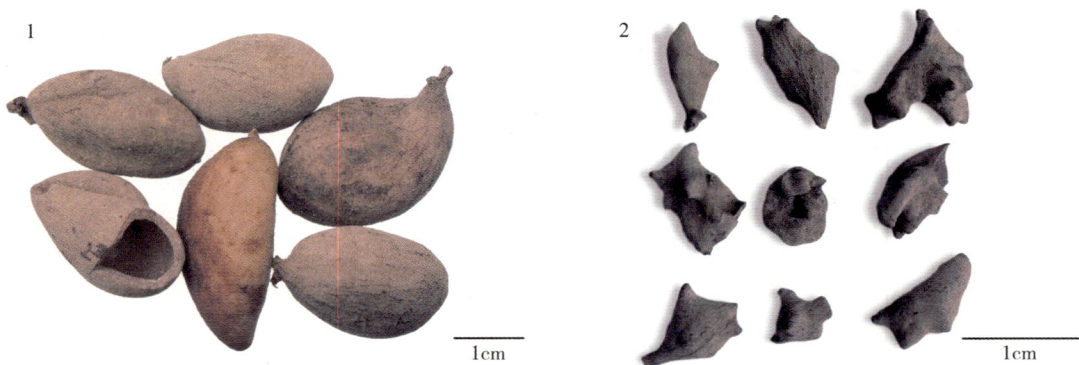

图 14-2 五倍子药材
1. 肚倍 2. 角倍

【显微鉴别】 横切面 表皮细胞一列，往往分化成 1～3～6 细胞的非腺毛。内侧薄壁组织中有众多外韧型维管束，维管束外侧有大型树脂道。薄壁细胞含糊化淀粉粒及少数草酸钙结晶。（图 14-3）

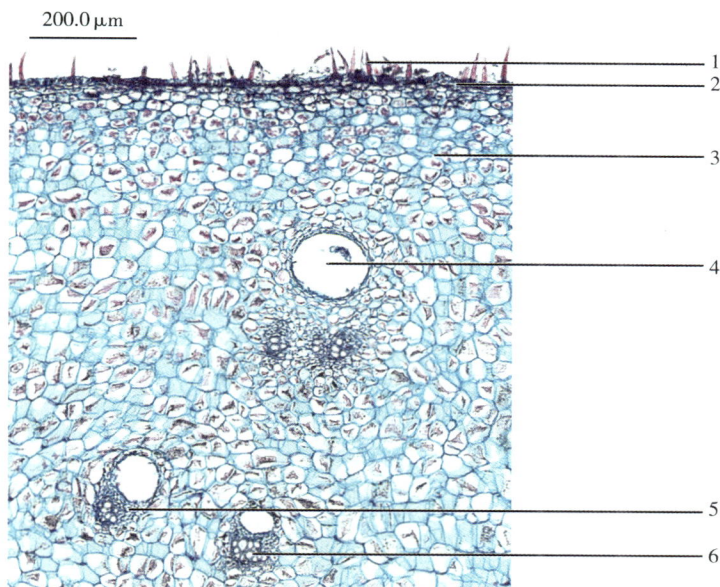

**图 14 – 3　五倍子横切面**

1. 非腺毛　2. 外表皮　3. 基本组织　4. 树脂道　5. 韧皮部　6. 木质部

粉末　灰绿色至灰棕色。①非腺毛众多，多数 1～4 个细胞，有的顶端弯曲呈鸟喙状；②薄壁细胞含糊化淀粉粒，具黄棕色的树脂道碎片和树脂块，具少量草酸钙簇晶，直径约 25μm；③螺纹导管直径 10～15μm。（图 14 –4）

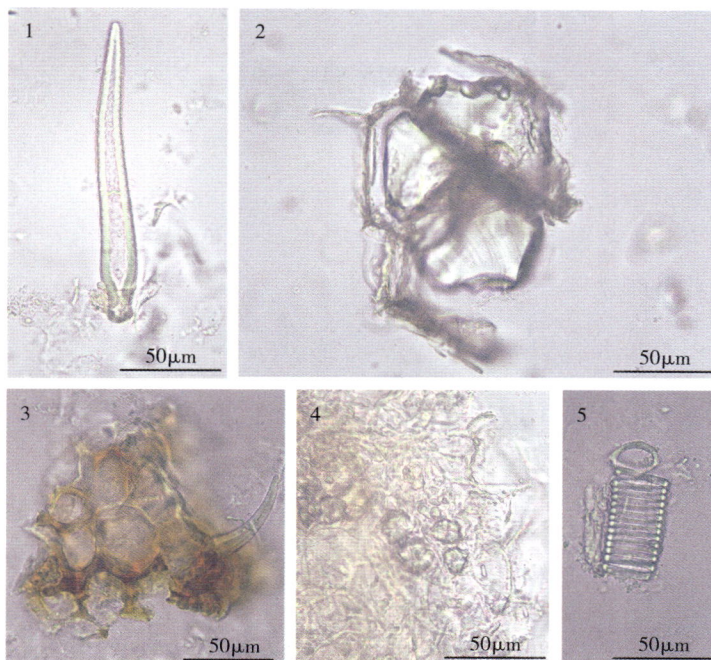

**图 14 – 4　五倍子粉末**

1. 非腺毛　2. 薄壁细胞（含糊化淀粉粒）　3. 薄壁细胞（含树脂块）　4. 簇晶　5. 螺纹导管

【化学成分】　含五倍子鞣质（gallotannin），习称五倍子鞣酸，肚倍约含 70%，角倍约含 50%；另含没食子酸 2%～4%，以及脂肪、树脂及蜡质等。

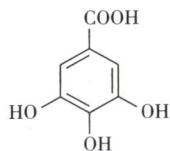

$$
\begin{array}{c}
COOH \\
\end{array}
$$

没食子酸

**【理化鉴别】** 薄层鉴别　与五倍子对照药材、没食子酸对照品色谱相应的位置上，显相同颜色的荧光斑点。

**【质量评价】**

**1. 经验鉴别**　以个大、完整、壁厚、色灰褐者为佳。

**2. 含量测定**　按鞣质含量测定法测定，含鞣质不得少于 50.0%。按高效液相色谱法测定，含鞣质以没食子酸（$C_7H_6O_5$）计，不得少于 50.0%。

**【性味功效】** 性寒，味酸、涩。敛肺降火，涩肠止泻，敛汗，止血，收湿敛疮。

### 📎 知识拓展

五倍子的形成：早春五倍子蚜虫的春季迁移蚜从过冬寄主提灯藓属植物飞至盐肤木类植物上，产生无翅雌、雄幼虫，雌雄幼虫经交尾后产生无翅雌虫（干母）。无翅雌虫在幼嫩叶上吸取液汁生活，同时分泌唾液使组织的淀粉转为单糖，并刺激细胞增生，逐渐形成外壁绿色、内部中空的囊状虫瘿，虫体藏于其中，即为五倍子。因此，五倍子的产生必须兼有寄主盐肤木类植物、五倍子蚜虫及过冬寄主提灯藓属植物等三个要素，且提灯藓属植物必须终年湿润，以利蚜虫过冬。

答案解析

## 思考题

1. 其他类中药入药部位包括哪些？请举例说明。
2. 其他类中药中具有特殊的火试现象的中药有哪些？
3. 简述中药五倍子的鉴别特征。

书网融合……

本章小结　　　　习题

# 第十五章 动物类中药概述

PPT

📖 学习目标

1. 通过本章学习，掌握动物类中药的药用部位及其特征，动物类中药应用历史、分类方法、命名特征；熟悉动物类药材分类方法；了解动物类药材化学成分的组成及特点。

2. 具备动物药本草考证及临床药效分析的基础。

3. 树立终身学习的观念，不断完善知识结构，增强对动物类药材资源进行合理保护和开发的信心。

动物类中药是指用动物的整体或动物体的某一部分、动物体的生理产物或病理产物、动物体的加工品等供药用的一类中药。

## 第一节 动物类中药应用及研究概况

### 一、动物类中药的应用

动物类中药的应用在我国有着悠久的历史。早在三千多年前，我国就开始了蜂蜜的使用，鹿茸、麝香、阿胶、蕲蛇的药用，以及珍珠、牡蛎等的养殖在我国也有两三千年之久。根据文献记载，历代本草共记载有动物药 600 余种，其中《神农本草经》载有动物药 65 种，《新修本草》载有动物药 128 种，《本草纲目》载有动物药 461 种，《本草纲目拾遗》又补充动物药 160 种。近年来随着对动物研究的深入，其种类增长较快。1995 年，在对全国中药资源普查的基础上出版的《中国中药资源志要》一书中，收载我国现有药用动物 414 科，1574 种。2007 年出版的《中国动物药资源》中，收载我国现有药用动物 454 科，2215 种。

动物药也是祖国中医药学遗产中的重要组成部分。中医学历来认为，动物药属血肉有情之品，具有疗效确切、历史悠久等特点而备受重视。现代科学研究证实，动物药大多具有极强的生物活性，尤其对某些顽症、重病显示了其独特的疗效，动物药在临床中的应用也在不断发展。斑蝥在历代本草均有记载，《神农本草经》中列为下品，具有攻毒、破血、引赤、发泡的功能；现代研究表明，斑蝥中含有的斑蝥素为抗肿瘤有效成分，临床治疗肝癌和膀胱癌有效，同时还具有刺激骨髓产生白细胞的作用。鹿茸是一味著名中药材，除鹿茸外，鹿的全身也都是宝，很多部位皆可供药用，如鹿鞭、鹿胎、鹿茸血、鹿肉、鹿骨、鹿角胶、鹿尾等，利用鹿的其他部位研制的产品，同样深受欢迎。

### 二、动物类中药的研究

我国的药用动物资源研究初期大都集中在区域性药用动物资源调查，收集整理药用动物和动物药标本。在出版了一些地方性动物药资源专著的基础上，随着研究的深入，一批具有标志性的药用动物资源方面的著作陆续出版。《中药大辞典》（1977 年）收载动物药 740 种，《中国药用动物志》（1979—1982年，一、二卷），共收载药用动物 832 种，《中国动物药》（1981 年）收载动物药 564 种，《中国药用动物名录》（1987）年共收载药用动物 1157 种，《中国动物药志》（1995 年）收载动物药 975 种和药用动物 1546 种，《中华本草》（第 9 册，1999 年）收载动物药 1050 种，《动物本草》（2001 年）收载动物药 1731 种和药用动物 1567 种。随着动物药研究的不断深入，一些新的研究专著不断出版，《中国药用动物原色图鉴》（2010 年）收载药用动物约 665 种，并配有生态原色照片和药材原色照片，《动物药》（2003 年）收入临床常用的动物药 60 种，详尽收录了每味药物的现代研究成果及临床应用，较为全面的总结了临床常用动物药的研究概况，《中国动物药现代研究》（2010 年）共收入药用动物 110 种，涉及药材 238 种，对其化学成分、药理作用、现代临床研究、毒副作用等方面的现代研究内容进行了总结和概括。

动物药比较常见的活性成分有：①蛋白质及其水解产物，包括蛋白质、动物毒肽、酶及糖蛋白，如蛇毒、蜂毒、水蛭素等；②生物碱类，如地龙中的次黄嘌呤，麝香中的麝香吡啶等；③甾体化合物，这类成分在动物界中广泛存在，具有多种生物活性，如性激素、胆汁酸、蟾毒、蜕皮激素及甾体皂苷等；④酮类和酸类成分，如麝香中的麝香酮，广地龙中的琥珀酸，蜂王浆中的王浆酸等。

随着海洋及海洋生物可接触范围的扩大和科学手段的进步，开发和利用海洋药用资源，已成为沿海国家药学事业发展的方向之一。海洋动物药除了品种不断增加外，在药化、药理、临床实践等方面都有较大的突破。现代研究证明，海洋动物药多具有不同程度的抗肿瘤、抗菌、抗病毒作用，并在防治心血管疾病方面有确切的疗效，如从棘皮动物的刺参中分离出的刺参黏多糖（SJAMP），经 10 多年的临床研究证明，具有抗凝血、抗肿瘤、抗氧化作用，海参的活性成分除黏多糖外，主要是海参皂苷类，如海参素 A、B、C（holothurin A、B、C）等，能抑制肿瘤细胞生长，并有抗真菌、增强白细胞吞噬功能等作用。此外对海洋动物海星、南海软珊瑚、海葵、合浦珠母贝等的研究也比较深入，并取得了重要研究进展，具有广阔的应用前景。

## 第二节　药用动物的分类与命名

地球上生存的动物达 150 万种以上，动物分类学的任务就是对种类繁杂的动物进行鉴定命名，以便正确区分物种，了解各种动物在动物界的地位，同时研究它们之间的相互关系，并按系统排列起来，反映动物在进化过程中的亲缘关系，有利于对动物进行认识、研究与利用。

### 一、药用动物的分类

动物学的自然分类系统通常是以动物形态上或解剖上的相似程度为基础，并结合其生态习性和地理分布来进行，基本上能反映各种动物在动物界的地位，各类群之间的亲缘关系及动物进化的途径。和植物界一样，动物界也划分为若干个等级，如门、纲、目、科、属、种，而以种为分类的基本单位。动物的分类主要是根据动物细胞的分化、胚层的形成、体腔的有无、对称的形式、体节的分化、骨骼的性质、附肢的特点及器官系统的发生发展等基本特征而划分为若干动物类群。在动物分类系统中与药用动物有关的有 10 门，它们是（由低等到高等）：原生动物门（Protozoa）、多孔动物门（Porifera）、腔肠动物门（Coelenterata）、扁形动物门（Platyhelminthes）、线形动物门（Nematomorpha）、环节动物门（Annelida）、软体动物门（Mollusca）、节肢动物门（Arthropoda）、棘皮动物门（Echinodermata）、脊索动物门（Chordata）。以上自原生动物门至棘皮动物门的各类动物都没有脊索（或脊椎），故通称无脊索动物，或无脊椎动物。药用动物种类较多的有脊索动物门、节肢动物门和软体动物门，其次是环节动物门和棘皮动物门。现将几个动物门的主要特征简介如下。

### （一）多孔动物门

多孔动物门（Porifera）又称海绵动物门，是最原始、最低等的多细胞动物，体型多数不对称或辐射对称，体表多孔，体壁由钙质或硅质的骨针或类蛋白质海绵丝所支撑，无器官系统和明确的组织分化，具特有的水沟系，全为水生，营固着生活，主要生活在海水中。药用动物有脆针海绵等。

### （二）腔肠动物门

腔肠动物门（Coelenterata）为低等后生动物，体型辐射对称，具内外两胚层，有原始的消化腔，有口无肛门，行细胞外及细胞内消化，有组织分化，具原始的肌肉结构和原始的神经系统（神经网），有刺细胞，有骨骼时为钙质或角质，全为水生，营固着或漂浮生活。药用动物有海蜇、珊瑚等。

### （三）环节动物门

环节动物门（Annelida）为真体腔动物，是高等无脊椎动物的开端。身体圆柱形或扁平形，两侧对称，身体分节（由相似的体节组成），具三胚层。除蛭纲外有真体腔及闭管式循环系统，多数具运动器官刚毛或疣足，消化道发达，有口和肛门，排泄器官为后肾管，有链状神经系统，多为自由生活。药用动物有参环毛蚓（地龙）、水蛭等。

### （四）软体动物门

软体动物门（Mollusca）为动物界第二大门。身体柔软不分节，除腹足纲外为左右对称，由头、足及内脏团三部分组成，具次生体腔，外套膜和贝壳的形成是软体动物的显著特征。外套膜由躯干背侧皮肤褶壁向下延伸而成，并由它分泌出1、2或多个覆盖柔软体部的石灰质贝壳。消化道完全，有心脏及血管，除头足纲外为开管式循环，有栉状鳃或类似肺的构造，多为水生，少数陆生。药用动物有杂色鲍、牡蛎、乌贼等。

### （五）节肢动物门

节肢动物门（Arthropoda）为动物界种类最多的一门，现存种类已达100余万种，占已知动物种类的85%。它们分布极广，具有高度的适应性。身体多由头部、胸部、腹部组成。附肢常分节。体外被几丁质外骨骼，生长发育过程需蜕皮。外骨骼的最外一层是很薄的蜡质，水不能渗透，其下是较厚的几丁质层，生长发育过程需蜕皮。再其下是分泌外骨骼的表皮细胞。肌肉为横纹肌，常成束，消化系统完整，口器适于咀嚼或吸吮，形式多样，体腔为混合腔，内部充满血液，又称血腔。循环系统为开管式，用鳃、气管或书肺呼吸。水生或陆生。

节肢动物门分为3个亚门，7个纲，其药用价值较大的4个纲为：甲壳纲，药用动物主要有虾、蟹、鼠妇等；蛛形纲，药用动物主要有蜘蛛、蝎等；多足纲，药用动物主要有蜈蚣等；昆虫纲，主要药用动物有地鳖、家蚕等。以上4纲中尤以昆虫纲种类最多，有近100万种，药用种类也最多。根据昆虫翅的有无及其特征变态的类型、口器的形式、触角及附肢等构造，可分为30余目，其中与药用动物关系密切的有8个目：螳螂目，药用动物主要有大刀螂等；直翅目，药用动物主要有蟋蟀、蝼蛄等；半翅目，药用动物主要有九香虫等；同翅目，药用动物主要有黑蚱、白蜡虫等；鞘翅目，药用动物主要有南方大斑蝥等；鳞翅目，药用动物主要有家蚕等；双翅目，药用动物主要有牛虻等；膜翅目，药用动物主要有东方蜜蜂、蚂蚁等。

### （六）棘皮动物门

棘皮动物门（Echinodermata）形态多种多样，有星形、球形、圆柱形、树枝形等，成体为辐射对称，幼体则两侧对称，体表有许多棘状突起，故称棘皮动物。体腔发达，体腔的一部分形成独有的水管系统，另一部分形成围血系统。在发育过程中有原口（肛门）及后口（口），故属无脊索动物中后口动物类群。药用动物有海参、海胆等。

### （七）脊索动物门

脊索动物门（Chordata）脊索动物门在动物进化系统中是最高等的类群，主要特征为有脊索，脊索是位于背部的一条支持身体纵轴的棒状结构，低等脊索动物终生存在，高等脊索动物只在胚胎期间有脊索，成长时即由分节的脊柱取代。中枢神经系统呈管状，位于脊索的背面，在高等种类中神经管分化为脑和脊髓两部分。消化管前端咽部的两侧有咽鳃裂，在低等水生种类中终生存在，在高等种类中只见于某些幼体和胚胎时期，随后完全消失。本门动物亦属后口动物类群。

脊索动物门可分为 3 个亚门：尾索动物亚门（Subphylum Urochordata）、头索动物亚门（Subphylum Cephalochordata）和脊椎动物亚门（Subphylum Vertebrata）。其中与药用关系最为密切的是脊椎动物亚门，本亚门是动物界中最高级的类群，分为圆口纲、鱼纲、两栖纲、爬行纲、鸟纲及哺乳纲六个纲。现将药用价值较大的 5 个纲的主要特征简介如下：

**1. 鱼纲（Pisces）** 全为水生，以鳃呼吸，体表被鳞，以鳍运动，除有奇鳍（背鳍、尾鳍）外，并具成对的附肢（偶鳍，即一对胸鳍和一对腹鳍），头不能活动，心脏有一心房，一心室，为单循环，药用动物有海马、海龙等。

**2. 两栖纲（Amphibia）** 脊椎动物从水生开始向陆生过渡的一个类群，水陆两栖，体表皮肤裸露，无鳞，但富于腺体，能使皮肤湿润，具五趾型的四肢。幼体水中生活，用鳃呼吸，幼体经过变态发育成成体，成体以肺和皮肤呼吸，为变温动物。药用动物有林蛙、蟾蜍等。

**3. 爬行纲（Reptilia）** 真正的陆栖动物，皮肤干燥，有角质鳞或骨板，脊柱有颈椎、胸椎、腰椎、荐椎和尾椎的分化。四肢强大，趾端具爪，心脏有二心房、一心室，或近于二心室，以肺呼吸。在胚胎时期有羊膜结构，为变温动物。药用动物有乌龟、蛇类、蛤蚧等。

**4. 鸟纲（Aves）** 由古爬行类进化而来的，适应飞翔生活的高等脊椎动物。体被羽毛，前肢特化为翼，适于飞翔生活。骨骼坚而轻，心脏分为 4 腔（二心房、二心室），心房与心室已完全分隔为完全的双循环（体循环与肺循环），有肺与发达的气囊，行双重呼吸，体温恒定。药用动物有家鸡、乌骨鸡等。

**5. 哺乳纲（Mammalia）** 哺乳动物是动物发展史上最高级的阶段，体外被毛，皮肤腺发达，心脏四腔，具完全的双循环，恒温，肺具肺泡，有横膈膜将体腔分为胸腔和腹腔，双平行椎骨，头骨具次生腭，具两个枕骨。大脑皮层发达，小脑结构复杂，嗅觉及听觉敏锐，具肉质唇，异型齿，唾液腺发达。后肾，无泄殖腔，具外生殖器，胎生，哺乳，药用动物有熊、梅花鹿、牛、赛加羚羊等。

本纲可分为 3 个亚纲：原兽亚纲、后兽亚纲和真兽亚纲，其中与药用动物有关的是真兽亚纲。真兽亚纲是高等哺乳动物类群，具有真正的胎盘，胎儿发育完善后再产出，体温一般恒定在 37℃ 左右。现存种类可分为 17 个目，其中 13 个目在我国有分布。

## 二、药用动物的命名

药用动物的命名大多数也和植物命名一样，采用林奈首创的双名法，两个拉丁字或拉丁化的文字，分别表示动物学名的属名和种名，在学名后附加命名人的姓氏，如西方蜜蜂 *Apis mellifera* Linn.，动物与植物命名不同之处，在于种类如有亚种或亚属时则采用三名法，亚种名紧接在种名的后面，如中华大蟾蜍 *Bufo bufo gargarizans* Cantor。如有亚属，则亚属名在属名和种名之间，并加外括号（现在亚属名使用较少），若属名改变，则在原定名人氏外加括号，如合浦珠母贝 *Pinctada fucata*（Dunker），这表示该学名的属名，已由原来的属名改为现在的属名，但仍保留了原种名，一般不用变种、变型。拉丁学名中的属名、亚属名及命名人的第 1 个拉丁字母必须大写，其余均小写。

# 第三节 动物类中药的分类

古代本草文献中，动物类中药的分类是根据动物的不同类别或药用部位，以及动物的习性或药材特征来进行分类的。如《唐本草》把动物药分为人、兽、禽、虫、鱼五部；《本草纲目》将动物药由低等动物到高等动物，从无脊椎动物到脊椎动物，由虫到兽到人，分为虫、鳞、介、禽、兽、人六部，每部中又再进一步细分，这种分类方法和排列次序，已具有初步的进化论思想。

现代动物类中药的分类有多种方法，有的根据药用动物在自然界的分类地位，按动物类中药在各门中的分布情况，由低等动物到高等动物进行分类；有的按药用部位进行分类；有的按动物药所含不同的化学成分进行分类；有的按药理作用进行分类，或按不同的功效进行分类等。本教材中的动物类中药是按药用动物的自然分类系统进行分类排列的。

按药用部位分类的常用动物类中药包括：①动物的干燥全体，如水蛭、全蝎、蜈蚣、斑蝥、土鳖虫、虻虫、九香虫等。②除去内脏的动物体，如蚯蚓、蛤蚧、乌梢蛇、蕲蛇、金钱白花蛇等。③动物体的某一部分。角类如鹿茸、鹿角、羚羊角、水牛角等；鳞、甲类如龟甲、鳖甲等；骨类如豹骨、狗骨、猴骨等；贝壳类如石决明、牡蛎、珍珠母、海螵蛸、蛤壳、瓦楞子等；脏器类如蛤蟆油、鸡内金、鹿鞭、海狗肾、水獭肝、刺猬皮等。④动物的生理产物。分泌物如麝香、蟾酥、熊胆粉、虫白蜡、蜂蜡等；动物的排泄物如五灵脂、蚕砂、夜明砂等；以及其他生理产物如蝉蜕、蛇蜕、蜂蜜、蜂房等。⑤动物的病理产物，如珍珠、僵蚕、牛黄、马宝、猴枣、狗宝等。⑥动物体某一部分的加工品，如阿胶、鹿角胶、鹿角霜、龟甲胶、血余炭、水牛角浓缩粉等。

答案解析

## 思考题

1. 列举节肢动物门四个以上动物名称及其形成的中药材名称。
2. 《中国药典》对动物类中药的质量评价主要采用哪种方法？
3. 动物药的药效物质主要有哪几类？请举例说明。

书网融合……

本章小结　　　习题

# 第十六章　动物类中药的鉴定

## 学习目标

1. 通过本章学习，掌握重点动物类中药水蛭、珍珠、蟾酥、蛤蚧、金钱白花蛇、蕲蛇、麝香、鹿茸、牛黄、羚羊角等药材的来源、性状、显微、理化等鉴别特征、主要化学成分及功效；熟悉地龙、蜈蚣、蜂蜜、僵蚕、全蝎、龟甲、鳖甲、斑蝥、蛤蟆油、乌梢蛇、阿胶等药材的来源、性状、主要化学成分等特征；了解石决明、牡蛎、海螵蛸、土鳖虫、桑螵蛸、蝉蜕、海马、海龙、鸡内金、熊胆粉等药材的来源及性状鉴别特征。

2. 具备常见动物类中药的鉴别和对动物类中药进行质量评价的能力。

3. 牢固树立动物药资源保护及合理开发的理念，对动物药代用品的进行研究，学习药学家的守正创新的科学精神。

# 第一节　概　述

## 一、来源鉴定

对动物类中药进行来源鉴定，应具有动物的分类学知识和解剖学的基础知识，通常以完整动物体入药的，可根据其形态及解剖特征进行动物分类学鉴定，必要时结合 DNA 分子鉴定等以确定其品种来源。

## 二、性状鉴定

性状鉴别是动物类中药鉴定常用的方法，可采用观、尝、嗅、试（手试、火试、水试）等方法，从动物药的表面特征（形状、颜色、纹路、突起、裂缝、附属物等），到药材断面特征（颜色、纹理等）、质地（光滑、粗糙、角质性等），找出其具有专属性的性状特征。由于多数动物类中药的来源及药用部位差异较大，因此，在进行性状鉴定时首先要注意动物药的类别、药用部位，其次要仔细观察动物药材的形态、大小、颜色、表面特征等，如果是完整的动物体（主要为昆虫、蛇类及鱼类等），则可根据其形态特征进行动物分类学鉴定，确定其品种。昆虫类主要注意其形状、大小、虫体各部位的颜色和特征、气味等；蛇类还要注意其鳞片的特征；角类应注意其类型，属于角质角还是骨质角、洞角还是实角、有无骨环等；骨类应注意骨的解剖面特点；分泌物类应注意其气味、颜色；排泄物主要注意其形态和大小；贝壳类应注意其形状、大小、外表面的纹理颜色等。

此外，一些传统的鉴别经验方法仍然是鉴定动物药的真伪优劣、保证其质量的重要而有效的手段。口尝识别药材，如牛黄味先苦而后回甜，有清凉感等；利用药材的特殊气味识别，如麝香的特异香气等；手试如麝香手握成团、轻揉即散、不沾手、不染手等；水试如哈蟆油用水浸泡后可膨胀 10～15 倍，而伪品则至多膨胀 3～7 倍，以及牛黄水液可使指甲染黄（挂甲）等；火试如马宝粉置于锡纸上加热，其粉聚集，发出马尿臭等。

## 三、显微鉴定

进行动物药显微鉴定时，常要根据不同的鉴别对象，制作显微制片，包括粉末片、动物的组织切片和磨片等。动物药材粉末中常见的显微特征主要有包括：①横纹肌横断面观可见单个肌纤维或纤维束的断面，纵断面观可见肌纤维的宽度、肌原纤维上明带和暗带的宽度；②骨碎片断面可观察到哈弗氏管的性状和直径、骨板的层次、骨间板的多少、骨陷窝的形状及大小、骨小管的多少等，而纵断面主要注意观察哈弗氏管的纵列情况，骨陷窝多呈梭形，骨小管明显等；③皮肤粉末主要注意有无色素颗粒及其排列方式；④毛发的特征在鉴别不同动物时常常作为重要的参考，因为不同种动物的毛髓质大小及网纹不同，并要注意皮质梭形细胞的大小、有无色素颗粒及其颜色、分布方式等；⑤角碎片的横断面特征可以区别骨质角和角质角，有无同心纹理或波状纹理及色素颗粒等。

## 四、理化鉴定

通常一般的理化鉴定方法都适用于动物药材，包括常规理化检查、色谱法、光谱法等。如哈蟆油采用荧光法可将哈蟆油与蟾蜍输卵管进行有效区分，蜂蜜可测定其相对密度，蜂蜡和虫白蜡等可测定其熔点、溶解度或酸值、皂化值等物理常数，以控制其质量。采用薄层色谱法以脂蟾毒配基及华蟾毒基作对照品鉴别蟾酥药材，采用高效液相色谱法测定斑蝥中的有效成分斑蝥素，采用气相色谱法测定麝香中麝香酮的含量等。上述色谱法，在动物药材鉴别中均得以广泛应用，尤其是利用动物药材所含蛋白质、氨基酸的组成和性质不同，采用凝胶电泳系列技术可成功地把动物药材与其类似品、伪品区别开来。如不同来源的蛇类、胶类、角类、昆虫类中药的电泳图谱存在显著差异，可根据谱带的位置、数目、着色程度对其品种进行鉴别；应用高效毛细管电泳对牛黄、人工牛黄、人胆结石及其伪品、以及熊胆与其他几种动物的胆汁分别进行检测，并获得了特征性电泳图谱，可用于牛黄类和熊胆类等中药的有效鉴别等。此外，应用衍射全谱分析法的光谱技术成功地鉴别了牛黄、人工牛黄、管黄、人工结石、猪胆结石等药材。

## 五、生物鉴定

随着分子生物技术的迅猛发展，目前 DNA 分子鉴定已经广泛应用于生命科学的各个领域。DNA 分子鉴定技术已越来越多地应用于中药的鉴别，它可以用于解决中药、尤其是动物类中药鉴定的某些难题，具有准确性高、重复性好的特点，由于 DNA 分子鉴定技术是利用作为遗传信息载体的 DNA 分子作为鉴定依据，因此对中药品种的鉴定研究更深入和客观。如对龟甲、鳖甲、蛇类、鹿类、蛤蚧等药材进行的鉴定研究，在一定程度上克服了目前仅依据形态、显微特征及理化方法进行此类药材鉴别的不足。蛇类药材如乌梢蛇、蕲蛇、金钱白花蛇等的 DNA 分子鉴定已收载于《中国药典》中。海马、海龙等中药的 DNA 分子鉴定也有了较大的进展。

除 DNA 分子鉴定外，尚有应用生物免疫印记技术鉴别动物类中药。主要是利用不同种动物都含有各自的特异性蛋白质，具有免疫特异性，可用于亲缘关系比较接近的动物药之间的鉴别与分析。采用对流免疫电泳法及琼脂免疫扩散法能准确地检出猫、牛、猪等骨骼，已达到鉴别伪品的目的。

# 第二节　常用动物类中药的鉴定

## 地龙 Dilong
### Pheretima

【来源】为钜蚓科动物参环毛蚓 *Pheretima aspergillum*（E. Perrier）、通俗环毛蚓 *P. vulgaris* Chen、威廉环毛蚓 *P. guillelmi*（Michaelsen）或栉盲环毛蚓 *P. pectinifera* Michaelsen 的干燥体。前一种习称"广地龙"，后三种习称"沪地龙"。捕捉后及时剖开腹部，除去内脏和泥沙，洗净，晒干或低温干燥。

【产地】广地龙主产于福建、广东、广西等省区。沪地龙主产于江苏、浙江、上海等地。

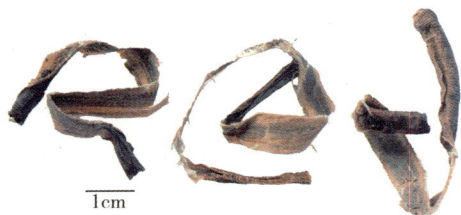

图 16 - 1　地龙药材

【性状鉴别】广地龙：呈长条状薄片，弯曲，边缘略卷，长 15 ~ 20cm，宽 1 ~ 2cm。全体具环节，背部棕褐色至紫灰色，腹部浅黄棕色；第 14 ~ 16 环节为生殖带，习称"白颈"，较光亮。体前端稍尖，尾端钝圆，刚毛圈粗糙而硬，色稍浅。雄生殖孔在第 18 环节腹侧刚毛圈一小孔突上，外缘有数环绕的浅皮褶，内侧刚毛圈隆起，前面两边有横排（一排或二排）小乳突，每边 10 ~ 20 个不等。受精囊孔 2 对，位于 7/8 至 8/9 环节间一椭圆形突起上，约占节周 5/11。体轻，略呈革质，不易折断，气腥，味微咸。（图 16 - 1）

沪地龙：长 8 ~ 15cm，宽 0.5 ~ 1.5cm。全体具环节，背部棕褐色至黄褐色，腹部浅黄棕色；第 14 ~ 16 环节为生殖带，较光亮。第 18 环节有一对雄生殖孔。通俗环毛蚓的雄交配腔能全部翻出，呈花菜状或阴茎状；威廉环毛蚓的雄交配腔孔呈纵向裂缝状；栉盲环毛蚓的雄生殖孔内侧有 1 或多个小乳突。受精囊孔 3 对，在 6/7 至 8/9 环节间。

【显微鉴别】粉末　淡灰色或灰黄色。①斜纹肌纤维无色或淡棕色，肌纤维散在或相互绞结成片状，多稍弯曲，直径 4 ~ 26μm，边缘常不平整。②表皮细胞呈棕黄色，细胞界限不明显，布有暗棕色的色素颗粒。③刚毛少见，常碎断散在，淡棕色或黄棕色，直径 24 ~ 32μm，先端多钝圆，有的表面可见纵裂纹。

【化学成分】主含蛋白质，其组成中含丙氨酸、缬氨酸、亮氨酸、苯丙氨酸等氨基酸；其次含有脂肪酸包括油酸、硬脂酸和花生烯酸的含量最高。含有次黄嘌呤，黄嘌呤，腺嘌呤及多种微量元素等。另含琥珀酸、蚯蚓素、蚯蚓解热碱等。还分离出具有溶栓作用的蚓激酶、纤溶酶、地龙溶栓酶、胆碱酯酶及过氧化氢酶等。

【质量评价】

**1. 经验鉴别**　以条大、肥厚、不碎、无泥土者为佳。

**2. 检查**　重金属　含重金属不得过 30mg/kg。

黄曲霉毒素　每1000g含黄曲霉毒素 $B_1$ 不得过 5μg，黄曲霉毒素 $G_2$、黄曲霉毒素 $G_1$、黄曲霉毒素 $B_2$ 和黄曲霉毒素 $B_1$ 的总量不得过 10μg。

【性味功效】性寒，味咸。清热定惊，通络，平喘，利尿。

## 水蛭 Shuizhi
### Hirudo

【本草考证】始载于《神农本草经》，列为下品。陶弘景谓："处处河池有之。蛭有数种，以水中马蜞得啮人，腹中有血者，干之为佳。"苏恭谓："有水蛭、草蛭，大者长尺许，并能咂牛、马、人血。今俗多取水中小者，用之大效。"据考证，认为古代药用水蛭的原动物应该是水蛭科水蛭 *Hirudo nipponica* Whitman 和丽医蛭 *H. pulchra* Song Whitman。

【来源】 为水蛭科动物蚂蟥 *Whitmania pigra* Whitman、水蛭 *Hirudo. nipponica* Whitman 或柳叶蚂蟥 *Whitmania. acranulata* Whitman 的干燥全体。

【动物形态】 蚂蟥：为一种大型水蛭。身体扁平，略呈纺锤形，头区突然显著变细，眼 5 对，弧形排列，长 6~13（~25）cm，体宽 1.3~2cm。体背暗绿色，具 5 条由细密的黄黑斑点组成的纵线，中央 1 条色较深而明显；腹面淡黄色，有 7 条断续纵行的茶褐色斑纹。体环数 107。雄、雌生殖孔各位于 33~34、38~39 环沟间。前吸盘小，后吸盘大，腭齿不发达。不吸血，以水中软体动物、浮游动物或水生昆虫为食。

水蛭：体狭长稍扁，略呈圆柱形，长 3~5cm，宽 4~6mm。背部黄绿色或黄褐色，有 5 条黄白色纵纹，背中线的一条纵纹延伸至后吸盘上。腹面暗灰色，无斑纹。体环数 103。前吸盘较大，腭脊上有一列细齿，后吸盘呈碗状，朝向腹面。雄、雌生殖孔各位于 31~32、36~37 环沟内。以人或其他脊椎动物的血液为食。

柳叶蚂蟥：体较蚂蟥略小，呈柳叶形，扁平。背面茶褐色，5 条纵线以中间 1 条最宽，两侧的黑色素斑点呈新月形，前后连接成两条波浪形斑纹。余同蚂蟥。食性较杂，但喜食牛血。

【采收加工】 夏、秋二季捕捉，洗净，沸水烫死，晒干或低温干燥。

【产地】 蚂蟥及水蛭产于全国各地；柳叶蚂蟥产于河北、安徽、江苏、福建各省。

【性状鉴别】 蚂蟥：呈扁平纺锤形，有多数环节，体长 4~10cm，宽 0.5~2cm。背部黑褐色或黑棕色，稍隆起，用水浸后，可见黑色斑点排成 5 条纵纹；腹面平坦，棕黄色。两侧棕黄色，前端略尖，后端钝圆，两端各具 1 吸盘，前吸盘不显著，后吸盘较大。质脆，易折断，断面胶质样。气微腥。（图16-2）

水蛭：扁长圆柱形，体多弯曲扭转，体长 2~5cm，宽 0.2~0.3cm。

柳叶蚂蟥：狭长而扁，体长 5~12cm，宽 0.1~0.5cm。

【显微鉴别】 粉末 棕褐色。①表皮细胞略呈五边形，排列紧密，黄色至黄棕色，不甚透明。②肌纤维成群或单个散在，长短不一，透明。中空，外层增厚，可见增厚纹理。（图 16-3）

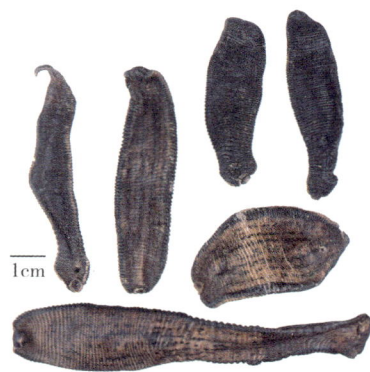

图 16-2　水蛭（蚂蟥）药材

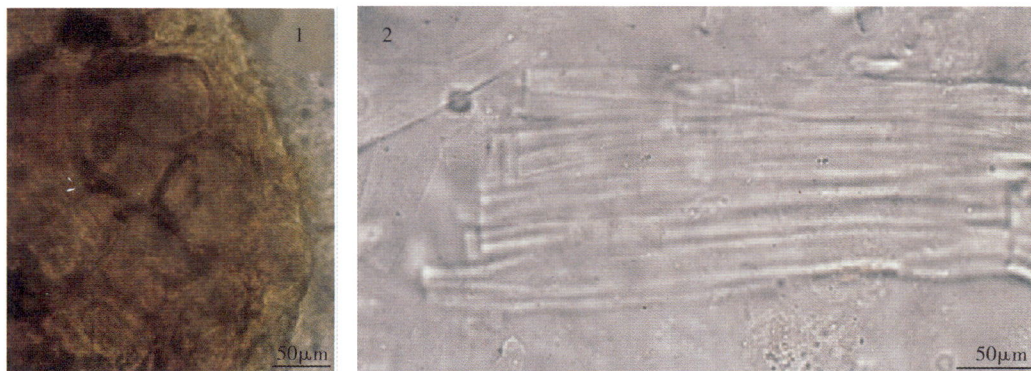

图 16-3　水蛭粉末
1. 表皮　2. 肌纤维

【化学成分】 水蛭素，活水蛭唾液腺中含有水蛭素（hirudin），系 65 个氨基酸组成的多肽，在 70℃以下可保持活性，在干燥药材中水蛭素已被破坏。肝素（heparin）、抗凝血酶（antithrombin）等。水蛭素、肝素、抗凝血酶均有抗凝血作用。

**【理化鉴别】** 薄层鉴别　与水蛭对照药材色谱相应的位置上，显相同的紫红色斑点；紫外光灯（365nm）下显相同的橙红色荧光斑点。

**【质量评价】**

**1. 经验鉴别**　以体小、条整齐、黑褐色、无杂质者为佳。

**2. 检查**　酸碱度　按 pH 值测定法测定，应为 5.0~7.5。

重金属及有害元素　含铅不得过 10mg/kg，镉不得过 1mg/kg，砷不得过 5mg/kg，汞不得过 1mg/kg。

黄曲霉毒素　每 1000g 含黄曲霉毒素 $B_1$ 不得过 5μg，黄曲霉毒素 $G_2$、黄曲霉毒素 $G_1$、黄曲霉毒素 $B_2$ 和黄曲霉毒素 $B_1$ 的总量不得过 10μg。

**3. 含量测定**　每 1g 含抗凝血酶活性水蛭应不低于 16.0U；蚂蟥、柳叶蚂蟥应不低于 3.0U。

**【性味功效】** 性平，味咸、苦；有小毒。破血通经，逐瘀消癥。

---

**知识拓展**

1. *Hirudo* 属与 *Whitmania* 属动物的食性不同，前者以吮吸动物血液为生，体内含抗凝血物质如水蛭素、肝素及抗凝血酶；后者以食螺、蚌等软体动物为生，不吮吸动物血液，未见动物体内含抗凝血物质的报道，其活性成分仍不清楚。

2. 水蛭素与凝血酶结合，形成极其稳定的非共价复合物，反应速度极快。1μg 水蛭素可以中和 5μg 凝血酶。水蛭素抗凝血，且对各种血栓病均有效，尤其是对静脉血栓和弥散性血管内凝血。水蛭治疗脑血管疾病、高脂血症等均有显效。

---

## 石决明 Shijueming
### Haliotidis Concha

为鲍科动物杂色鲍 *Haliotis diversicolor* Reeve、皱纹盘鲍 *H. discus hannai* Ino、羊鲍 *H. ovina* Gmelin、澳洲鲍 *H. ruber*（Leach）、耳鲍 *H. asinine* Linnaeus 或白鲍 *H. laevigata*（Donovan）的贝壳。杂色鲍呈长卵圆形，内面观略呈耳形，长 7~9cm，宽 5~6cm，高约 2cm。表面暗红色，有多数不规则的螺肋和细密生长线，螺旋部小，体螺部大，从螺旋部顶端开始向右排列有 20 余个疣状突起，末端 6~9 个开孔，孔口与壳面平。内面光滑，具珍珠样彩色光泽。壳较厚，稍光滑，质坚硬，不易破碎。气微，味微咸。皱纹盘鲍呈长椭圆形，长 8~12cm，宽 6~8cm，高 2~3cm。表面灰棕色，有多数粗糙不规则的皱纹，生长线明显，常有苔藓类或石灰虫等附着物，末端 4~5 个开孔，孔口突出壳面，壳较薄，主含碳酸钙，并含壳角质及无机元素 Na、Ca、Ti、Mn、Fe、P、Cr、Mg、Zn、Cu 等。性寒，味咸。能平肝潜阳，清肝明目。

## 珍珠 Zhenzhu
### Margarita

**【本草考证】**《开宝本草》载有真珠，别名珍珠。李珣谓："真珠出海南，石决明产也。蜀中西路女瓜出者是蚌蛤产，光白甚好。不及舶上采耀。""凡用，以新完未经钻缀者研如粉，方堪服食，不细则伤人脏腑。"苏颂谓："今出廉州，北海亦有之。生于珠牡（亦曰珠母），蚌类也。"李时珍谓："今南珠色红，西洋珠色白，北海珠色微青，各随方色也。"以上海南、北海产的珍珠，当指海水珍珠而言。

**【来源】** 为蚌科动物三角帆蚌 *Hyriopsis cumingii*（Lea）、褶纹冠蚌 *Cristaria plicata*（Leach）或珍珠贝科动物合浦珍珠贝 *Pinctada fucata*（Dunker）或等双壳类动物受刺激形成的珍珠。

【动物形态】 合浦珍珠贝：贝壳斜四方形，两壳不等，左壳较右壳稍突。壳质薄而脆，壳顶位于前方，两侧有耳，前耳小，后耳大。背缘平直，腹缘圆，壳面淡黄色至黄褐色，具舌状稍作游离的同心鳞片层，鳞片薄而脆，极易脱落，边缘鳞片层紧密，末端稍翘起，延伸呈小舌状。壳内面珍珠层厚，富有珍珠光泽，边缘淡黄色，无珍珠层。

三角帆蚌：贝壳大而扁平，两壳相等，外形略呈四角形。壳质坚硬，壳面不平滑，有的呈同心环状排列的纹理。后背缘向上突起，形成大的三角形帆状后翼。左壳有拟主齿和侧齿各2枚，右壳有2枚拟主齿和1枚大的侧齿。壳内面平滑，珍珠层乳白色。

褶纹冠蚌：贝壳厚大，略呈不等边四角形，后背缘向上伸展成大形的冠。壳的后背部自壳顶起后有一系列逐渐粗大的纵肋。腹缘长，近直线。壳表面深黄绿色至黑褐色。壳内珍珠层有光泽。

【采收加工】 天然珍珠全年可采，通常以12月较多；淡水养殖珍珠以养殖2~3年为佳，秋末后采收。自动物体内取出，洗净，干燥。

【产地】 海水珍珠主产于广东廉江，广西合浦、北海，海南和台湾等地。淡水养殖珍珠主产于江苏、江西、浙江、湖南等省。

【性状鉴别】 呈类球形、长圆形、卵圆形或棒形，直径1.5~8mm。表面类白色、浅粉红色、浅黄绿色或浅蓝色，半透明，光滑或微有凹凸，具特有的彩色光泽。质坚硬，破碎面显层纹。气微，味淡。（图16-4）

【显微鉴别】 粉末 类白色。①为不规则碎块，半透明，有彩虹样光泽；②表面显颗粒性，由数层至十数薄层重叠，片层结构排列紧密，可见致密的成层线条或极细密的微波状纹理。（图16-5）

磨片特征 ①可见粗细2种类型的同心环状层纹，粗层纹较明显，连续成环，层间距离在60~500μm之间，粗层纹间有细层纹，细层纹在有些部位较明显，多数不甚明显，少数明显，间距小于32μm，称为"珍珠结构环"。②置显微镜暗视野下观察，可见珍珠特有的彩虹般光彩环，又称"彩光"或"珍珠虹光环"。

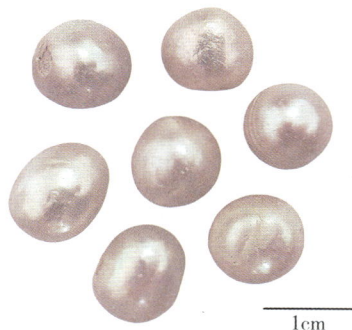

图16-4 珍珠药材

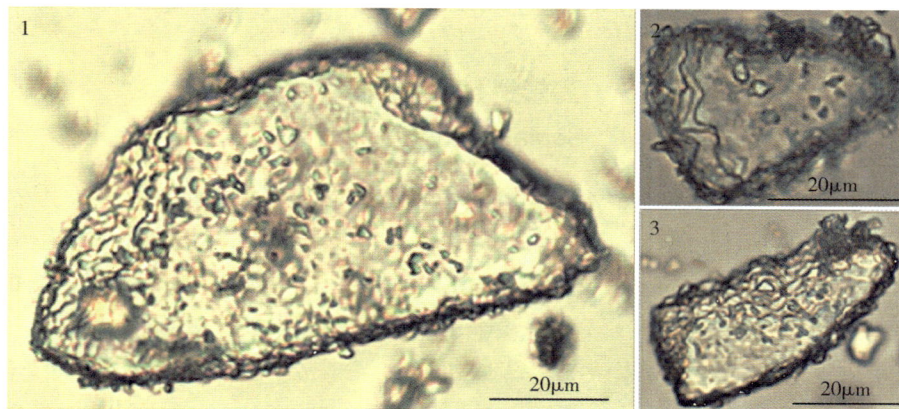

图16-5 珍珠粉末

【化学成分】 含碳酸钙。壳角蛋白，水解后得到多种氨基酸，主要为甘氨酸、丙氨酸、亮氨酸等。此外，还含有少量的卟啉、色素和无机元素Mg、Mn、Sr、Cu、Al、Na、Zn等。

【理化鉴别】

**1. 荧光检查** 置紫外光灯（365nm）下观察，显浅蓝紫色或亮黄绿色荧光，通常环周部分较明亮。

**2. 化学反应** 取粉末，加稀盐酸，即产生大量气泡，滤过，滤液显钙盐的鉴别反应。

【质量评价】

**1. 经验鉴别** 以纯净、质坚、有彩光者为佳。

**2. 检查** 重金属及有害元素 含铅不得过 5mg/kg，镉不得过 0.3mg/kg，砷不得过 2mg/kg，汞不得过 0.2mg/kg，铜不得过 20mg/kg。

【性味功效】 性寒，味甘、咸。安神定惊，明目消翳，解毒生肌，润肤祛斑。

### 知识拓展

#### 珍珠养殖方法

根据珍珠自然形成的原理，我国先后在海水、淡水中养殖珍珠获得成功，其养殖方法分植核法和植皮法 2 种。①植核法：将蚌壳的珍珠层磨成小核，用专门的器械插入蚌的外套膜内，即可培养出有核珍珠。②植皮法：即将外套膜小片植入另一蚌的外套膜内，可形成无核珍珠。三角帆蚌手术操作方便，产珠质量较好；褶纹冠蚌产珠质量稍差，但产量较大。

### 牡蛎 Muli
### Ostreae Concha

为软体动物门牡蛎科动物长牡蛎 *Ostrea gigas* Thunberg、大连湾牡蛎 *O. talienwhanensis* Crosse 或近江牡蛎 *O. rivularis* Gould 的贝壳。长牡蛎：呈长片状，背腹缘几平行，长 10～50cm，宽 4～15cm。右壳较小，鳞片坚厚，层状或层纹状排列，壳外面平坦或具数个凹陷，淡紫色、灰白色或黄褐色，内面瓷白色，壳顶两侧无小齿。左壳凹下很深，鳞片较右壳粗大，壳顶附着面小。质硬，断面层状，洁白。无臭，味微咸。大连湾牡蛎：呈类三角形，背腹缘呈八字形。右壳外面淡黄色，具疏松的同心鳞片，鳞片起伏成波浪状，内面白色。左壳同心鳞片坚厚，自壳顶部放射肋数个，明显，内面凹下呈盒状，铰合面小。近江牡蛎：呈圆形、卵圆形或三角形等。右壳较小，外面稍不平，有灰、紫、棕、黄等色，环生同心鳞片，幼体老鳞片薄而脆，多年生长后鳞片层层相叠，内面白色，边缘有时淡紫色。左壳较右壳坚硬、厚大。含碳酸钙，并含磷酸钙、硫酸钙、氧化铁、铝、镁、硅等。性微寒，味咸。重镇安神，潜阳补阴，软坚散结。

### 海螵蛸 Haipiaoxiao
### Sepiae Endoconcha

为乌贼科动物曼氏无针乌贼 *Sepiella maindroni* Rochebrune 或金乌贼 *Sepia esculenta* Hoyle 的干燥内壳。收集乌贼鱼的骨状内壳，洗净，干燥。曼氏无针乌贼：呈扁长椭圆形，中间厚，边缘薄，长 9～14cm，宽 2.5～3.5cm，厚约 1.3cm。背面有磁白色脊状隆起，两侧略显微红色，有不甚明显的细小疣点；腹面白色，自尾端到中部有细密波状横层纹；角质缘半透明，尾部较宽平，无骨针。体轻，质松，易折断，断面粉质，显疏松层纹。气微腥，味微咸。金乌贼：长 13～23cm，宽约 6.5cm。背面疣点明显，略呈层状排列；腹面的细密波状横层纹占全体大部分，中间有纵向浅槽；尾部角质缘渐宽，向腹面翘起，末端有 1 骨针，多已断落。主要含有碳酸钙，Na、Sr、K 等元素含量较高，尚含有微量的 P、Mg、Zn、Fe、Cu、Mn 等。性温，味咸、涩。收敛止血，涩精止带，制酸止痛，收湿敛疮。

## 全蝎 Quanxie

### Scorpio

【来源】 为钳蝎科动物东亚钳蝎 *Buthus martensii* Karsch 的干燥体。春末至秋初捕捉，除去泥沙，置沸水或沸盐水中，煮至全身僵硬，捞出，置通风处，阴干。

【产地】 主产于河南、山东省，宁夏、河北、辽宁等省区亦产。野生品捕捉后育肥加工后药用。

【性状鉴别】 头胸部与前腹部呈扁平长椭圆形，后腹部呈尾状，皱缩弯曲，完整者体长约6cm。头胸部呈绿褐色，前面有1对短小的螯肢和1对较长大的钳状脚须，形似蟹螯，背面覆有梯形背甲，腹面有足4对，均为7节，末端各具2爪钩；前腹部由7节组成，第7节色深，背甲上有5条隆脊线。背面绿褐色，后腹部棕黄色，6节，节上均有纵沟，末节有锐钩状毒刺，毒刺下方无距。气微腥，味咸。（图16-6）

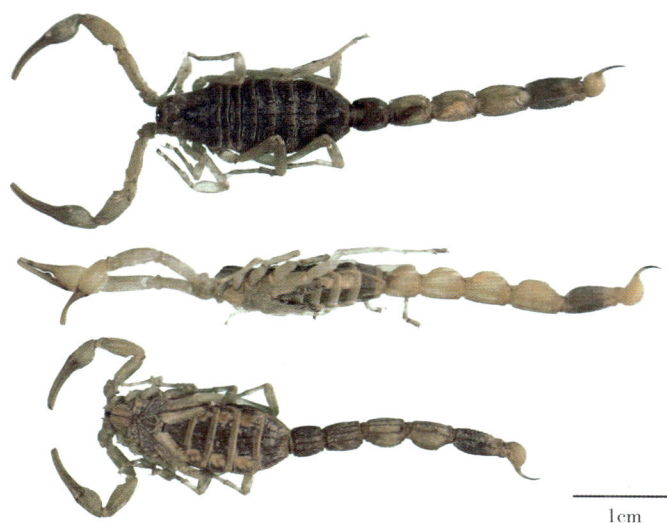

图16-6 全蝎药材

【显微鉴别】 粉末 黄棕色或淡棕色。①体壁碎片外表皮表面观呈多角形网格样纹理，表面密布细小颗粒，可见毛窝、细小圆孔和淡棕色或近无色的瘤状突起；内表皮无色，有横向条纹，内、外表皮纵贯较多长短不一的微细孔道。②刚毛红棕色，多碎断，先端锐尖或钝圆，具纵直纹理，髓腔细窄。③横纹肌纤维多碎断，明带较暗带宽，明带中有一暗线，暗带有致密的短纵纹理。

【化学成分】 含蝎毒素，为一种含 C、H、O、N、S 等元素的毒性蛋白，与蛇的神经毒素类似。此外，并含三甲胺、甜菜碱、牛磺酸、软脂酸、硬脂酸、胆甾醇、卵磷脂等。

【质量评价】

**1. 经验鉴别** 以身干、完整、色绿褐、腹中少杂质者为佳。

**2. 检查** 黄曲霉毒素 每1000g含黄曲霉毒素 $B_1$ 不得过5μg，黄曲霉毒素 $G_2$、黄曲霉毒素 $G_1$、黄曲霉毒素 $B_2$ 和黄曲霉毒素 $B_1$ 的总量不得过10μg。

【性味功效】 性平，味辛；有毒。息风镇痉，通络止痛，攻毒散结。

## 蜈蚣 Wugong

### Scolopendra

【来源】 为蜈蚣科动物少棘巨蜈蚣 *Scolopendra subspinipes mutilans* L. Koch 的干燥体。春、夏二季捕捉，用竹片插入头尾，绷直，干燥。

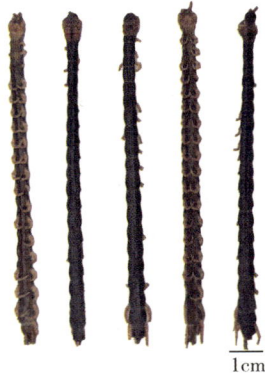

图 16-7 蜈蚣药材

【产地】 主产于山西、陕西和河南等省。

【性状鉴别】 呈扁平长条形，长 9~15cm，宽 0.5~1cm。由头部和躯干部组成，全体共 22 个环节。头部暗红色或红褐色，略有光泽，有头板覆盖，头板近圆形，前端稍突出，两侧贴有颚肢一对，前端两侧有触角一对。躯干部第一背板与头板同色，其余 20 个背板为棕绿色或墨绿色，具光泽，自第四背板至第二十背板常有两条纵沟线；腹部淡黄色或棕黄色，皱缩；自第二节起，每节两侧有步足一对；步足黄色或红褐色，偶有黄白色，呈弯钩形，最末一对步足尾状，故又称尾足，易脱落。质脆，断面有裂隙。气微腥，有特殊刺鼻的臭气，味辛、微咸。（图 16-7）

【化学成分】 含二种类似蜂毒的有毒成分，即组胺样物质及溶血性蛋白质；尚含酪氨酸、亮氨酸、脂肪油、胆甾醇、蚁酸、半胱氨酸家族毒素等。蜈蚣的外皮中含有具硫键的蛋白质及 δ-羟基赖氨酸等。

【质量评价】

**1. 经验鉴别** 以身干、条长、头红、足红棕色、身黑绿、头足完整者为佳。

**2. 检查** 黄曲霉毒素 每 1000g 含黄曲霉毒素 $B_1$ 不得过 5μg，黄曲霉毒素 $G_2$、黄曲霉毒素 $G_1$、黄曲霉毒素 $B_2$ 和黄曲霉毒素 $B_1$ 的总量不得过 10μg。

【性味功效】 性温，味辛；有毒。息风镇痉，通络止痛，攻毒散结。

## 土鳖虫（䗪虫）Tubiechong
### Eupolyphaga Steleophaga

为节肢动物门鳖蠊科昆虫地鳖 *Eupolyphaga sinensis* Walker. 或冀地鳖 *Steleophaga plancyi*（Boleny）的雌虫干燥体。地鳖：呈扁平卵形，长 1.3~3cm，宽 1.2~2.4cm。前端较狭，后端较宽。背部紫褐色，有光泽，无翅。前胸背板较发达，盖住头部；腹背板 9 节，呈覆瓦状排列。头都较小，有丝状触角 1 对，常脱落，胸部有足 3 对，具细毛和刺。腹部有横环节。质松脆，易碎。气腥臭，味微咸。冀地鳖：长 2.2~3.7cm，宽 1.4~2.5cm。背部黑棕色，通常在边缘带有淡黄褐色斑块及黑色小点。均以完整、色紫褐者为佳。主要含有氨基酸、生物碱及核苷类成分。性寒，味咸；有小毒。破血逐瘀，续筋接骨。

## 桑螵蛸 Sangpiaoxiao
### Mantidis Oöthca

为螳螂科昆虫大刀螂 *Tenodera sinensis* Saussure、小刀螂 *Statilia maculata*（Thunberg）或巨斧螳螂 *Hierodula patellifera*（Serville）的干燥卵鞘。以上三种分别习称"团螵蛸""长螵蛸"及"黑螵蛸"。深秋至次春收集，除去杂质，蒸至虫卵死后，干燥。团螵蛸：略呈圆柱形或半圆形，由多层膜状薄片叠成，长 2.5~4cm，宽 2~3cm。表面浅黄褐色，上面带状隆起不明显，底面平坦或有凹沟。体轻，质松而韧，横断面可见外层为海绵状，内层为许多放射状排列的小室，室内各有一细小椭圆形卵，深棕色，有光泽。气微腥，味淡或微咸。长螵蛸：略呈长条形，一端较细，长 2.5~5cm，宽 1~1.5cm。表面灰黄色，上面带状隆起明显，带的两侧各有一条暗棕色浅沟和斜向纹理。质硬而脆。黑螵蛸：略呈平行四边形，长 2~4cm，宽 1.5~2cm。表面灰褐色，上面带状隆起明显，两侧有斜向纹理，近尾端微向上翘。质硬而韧。主要含蛋白质、氨基酸、磷脂类、脂肪、糖等，还含有 Fe、Cu、Zn、Mn、I、Co、Cr、Ni 等 20 余种微量元素。性平，味甘、咸。固精缩尿，补肾助阳。

## 蝉蜕 Chantui
## Cicadae Periostracum

为蝉科昆虫黑蚱 *Cryptotympana pustulata* Fabricius 的若虫羽化时脱落的皮壳。夏、秋二季收集，除去泥沙，晒干。蝉蜕形似蝉而中空，呈椭圆形而弯曲，长约 3.5cm，宽约 2cm。表面黄棕色，半透明，有光泽。头部有刚毛状触角 1 对，多已断落，复眼略突出。额部先端突出，口吻发达，上唇宽短，下唇伸长呈管状。胸部背面呈十字形裂开，裂口向内卷曲，脊背两旁具小翅 2 对；腹面有足 3 对，被黄棕色细毛。腹部钝圆，共 9 节。体轻，膜质，中空，易碎。气微，味淡。含有多糖类甲壳质及氨基酸类如 $\gamma$ - 氨基丁酸（$\gamma$ - aminobutyric acid）、天门冬氨酸、苏氨酸等 17 种氨基酸成分。性寒，味甘。散风除热，利咽，透疹，退翳，解痉。

## 斑蝥 Banmao
## Mylabris

【来源】为芫菁科昆虫南方大斑蝥 *Mylabris phalerata* Pallas 或黄黑小斑蝥 *M. cichorii* Linnaeus 的干燥体。夏、秋二季捕捉，闷死或烫死，晒干。

【产地】全国大部分地区皆产，以河南、广西、安徽、云南为多。群集于大豆、花生、茄子、棉花及瓜类植物的叶、花、芽上。

【性状鉴别】南方大斑蝥：呈长圆形，长 1.5~2.5cm，宽 0.5~1cm。头及口器向下垂，有较大的复眼及触角各 1 对，触角多已脱落。背部具革质鞘翅 1 对，黑色，有 3 条黄色或棕黄色的横纹；鞘翅下面有棕褐色薄膜状透明的内翅 2 片。胸腹部乌黑色，胸部有足 3 对。有特殊臭气。（图 16 - 8）

黄黑小斑蝥：体型较小，长 1~1.5cm。

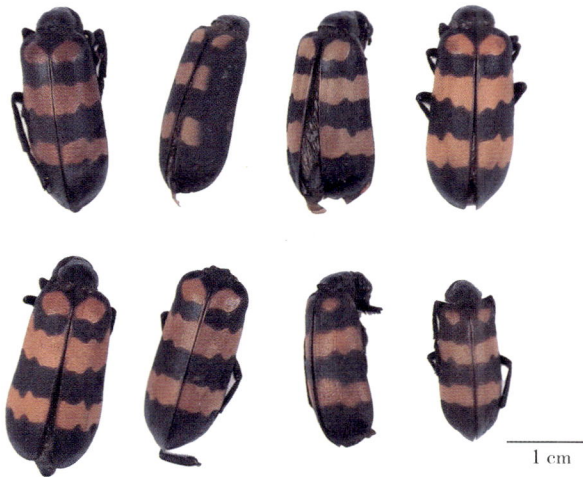

图 16 - 8　斑蝥（南方大斑蝥）药材

【显微鉴别】粉末　棕褐色。①体壁碎片黄白色至棕褐色，表面隐见斜向纹理，可见短小的刺、刚毛或刚毛脱落后留下的凹窝。②刚毛多碎断，棕褐色或棕红色，完整者平直或呈镰刀状弯曲，先端锐尖；表面可见斜向纵纹。③横纹肌纤维碎块近无色或淡黄棕色，表面可有明暗相间的波状纹理；侧面观常数条成束，表面淡黄棕色或黄白色，可见顺直纹理。④气管壁碎片不规则，条状增厚壁呈棕色或深棕色螺旋状。⑤鞘翅碎片淡棕黄色或棕红色，角质不规则形，表面有稀疏刚毛及凹陷的圆形环。直径 28 ~ 120μm。⑥内翅碎块淡黄色，透明，靠近脉纹处可见较密的乳头状短刺。⑦未消化的植物组织随处可见。

【化学成分】 两种斑蝥均含斑蝥素（斑蝥酸酐，cantharidin，$C_{10}H_{12}O_4$），南方大斑蝥含斑蝥素 0.427% ~1.452%，黄黑小斑蝥含斑蝥素 0.546% ~2.163%，南方大斑蝥尚含羟基斑蝥素。斑蝥素是抗癌有效成分，但毒性大，临床用其半合成品羟基斑蝥胺（hydroxylcantharidine），疗效类似而毒性只有斑蝥素的 1/500。

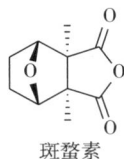

斑蝥素

【质量评价】

1. 经验鉴别　以个大、完整、颜色鲜明、无败油气味者为佳。

2. 含量测定　按高效液相色谱法测定，含斑蝥素（$C_{10}H_{12}O_4$）不得少于 0.35%。

【性味功效】 性热，味辛；有大毒。破血逐瘀，散结消癥，攻毒蚀疮。

**知识拓展**

①斑蝥素毒性大，已先后研究出减少毒性的衍生物斑蝥酸钠、羟基斑蝥胺、甲基斑蝥胺和去甲斑蝥素。临床研究结果表明，从斑蝥素到去甲斑蝥素，抗肝癌作用依次增强，而泌尿系副作用正好相反。如羟基斑蝥胺的毒性只有斑蝥素的 1/500；去甲斑蝥素几乎无此副作用。但半合成的衍生物所用原料仍靠野生斑蝥虫体资源。因此资源动物的寻找是很重要的。②同种芫青雄虫比雌虫体内含斑蝥素量多。同种不同栖息地含量不同。不同属间含量有差异。

## 僵蚕 Jiangcan
### Bombyx Batryticatus

【来源】 为蚕蛾科昆虫家蚕 *Bombyx mori* Linnaeus 4 ~5 龄的幼虫感染（或人工接种）白僵菌 *Beauveria assiana*（Bals.）Vuillant 而致死的干燥体。多于春、秋季生产，将感染白僵菌病死的蚕干燥。

【产地】 主产于江苏、浙江、四川、广东等省。

【性状鉴别】 略呈圆柱形，多弯曲皱缩。长 2 ~5cm，直径 0.5 ~0.7cm。表面灰黄色，被有白色粉霜状的气生菌丝和分生孢子。头部较圆，足 8 对，体节明显，尾部略呈二分歧状。质硬而脆，易折断，断面平坦，外层白色，中间有亮棕色或亮黑色的丝腺环 4 个。气微腥，味微咸。（图 16 -9）

【显微鉴别】 粉末　灰棕色或灰褐色。①菌丝体近无色，细长卷曲缠结在体壁中。②气管壁碎片略弯曲或呈弧状，具棕色或深棕色的螺旋丝。③表皮组织表面具网格样皱缩纹理以及纹理突起形成的小尖突，有圆形毛窝，边缘黄色。④刚毛黄色或黄棕色，表面光滑，壁稍厚。⑤未消化的桑叶组织中大多含草酸钙簇晶或方晶。

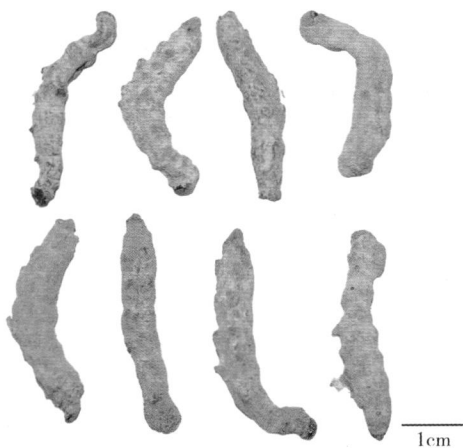

图 16 -9　僵蚕药材

【化学成分】 含蛋白质 67.44%，脂肪 4.38%，此蛋白质有刺激肾上腺皮质的作用。僵蚕体表的白粉中含草酸铵，从白僵菌中分离得到白僵菌黄色素及高分子昆虫毒素等成分。

【质量评价】

**1. 经验鉴别** 以条粗、质硬、色白、断面光亮者为佳。表面无白色粉霜、中空者不可入药。

**2. 检查** 黄曲霉毒素 每1000g含黄曲霉毒素 $B_1$ 不得过5μg，黄曲霉毒素 $G_2$、黄曲霉毒素 $G_1$、黄曲霉毒素 $B_2$ 和黄曲霉毒素 $B_1$ 的总量不得过10μg。

【性味功效】 性平，味咸、辛。息风止痉，祛风止痛，化痰散结。

## 蜂蜜 Fengmi
### Mel

【来源】 为蜜蜂科昆虫东方蜜蜂 *Apis cerana* Fabricius 或西方蜜蜂 *A. mellifera* Linnaeus 所酿的蜜。春至秋季采收，滤过。

【产地】 全国各地均产。均为人工养殖生产。

【性状鉴定】 为半透明、带光泽、浓稠的液体，白色至淡黄色或橘黄色至黄褐色，放久或遇冷渐有白色颗粒状结晶（葡萄糖）析出。气芳香，味极甜。（图16-10）

图 16-10 蜂蜜药材

相对密度 如有结晶析出，可置于不超过60℃的水浴中，待结晶全部融化后，搅匀，冷至25℃，照韦氏比重秤法测定，相对密度应在1.349以上。

因产地、气候、潮湿度及蜜源植物的不同，蜂蜜的黏稠度（油性）、色泽和气味也随之而有差异。一般以春蜜中的洋槐花蜜、紫云英蜜、枣花蜜、油菜花蜜等色浅、黏度大、气芳香、味甜、质量较佳。秋蜜如荞麦花蜜、棉花蜜等色深、气微臭、味稍酸、质量较次。

【化学成分】 主含糖类：葡萄糖及果糖约70%，两者含量相近。"油性大"、质量好的蜂蜜果糖含量较高。另含少量蔗糖、有机酸、挥发油、维生素（$B_1$、$B_2$、$B_5$、$B_6$、C、A、D、E、K、H 等）、酶类（转化酶、淀粉酶、葡萄糖氧化酶、过氧化氢酶、酯酶等）、乙酰胆碱、无机元素（Mg、S、P、Ca、K、Na、I 等）及花粉、蜡质等。另含多酚类及黄酮类。

【质量评价】

**1. 经验鉴别** 以稠如凝脂、气芳香、味甜而纯正、无异臭杂质者为佳。

**2. 检查** 需检查酸度、淀粉和糊精（不得检出）、寡糖（不得检出）、5-羟甲基糠醛（不得超过0.004%）、蔗糖和麦芽糖（分别比得过5.0%）。

**3. 含量测定** 按高效液相色谱法测定，含果糖（$C_6H_{12}O_6$）和葡萄糖（$C_6H_{12}O_6$）的总量不得少于60.0%，果糖与葡萄糖含量比值不得小于1.0。

【性味功效】 性平，味甘。补中，润燥，止痛，解毒；外用生肌敛疮。

### 知识拓展

1. 蜂蜡 Cera Flava 为蜜蜂科昆虫东方蜜蜂或西方蜜蜂分泌的蜡。将蜂巢置水中加热，使蜡质浮于水面，放冷，取上层蜡块于容器内再加热熔化，并保温放置，使其中杂质沉淀，滤取上层蜡液，冷凝即得黄蜂蜡。将黄蜂蜡经氧化漂白精制而得白蜂蜡。黄蜂蜡为不规则团块，大小不一。呈黄色、淡黄棕色或黄白色，不透明或微透明，表面光滑。体较轻，蜡质，断面砂粒状，用手搓捏能软化。有蜂蜜样香气，味微甘。白蜂蜡为白色或淡黄色固体，无光泽，无结晶；无味，具特异性气味。主含软酯酸蜂花酯（myricyl palmitate）约80%，是蜂蜡的主要成分，游离的蜡酸约15%，少量的游离醇类。另含一种芳香性有机物质虫蜡素（cerolein）约4%。性微温，味甘。解毒，敛疮，生肌，止痛。

2. 蜂房 Vespae Nidus 为胡蜂科昆虫果马蜂 *Polistes olivaceous*（DeGeer）、日本长脚胡蜂 *P. japonicas* Saussure 或异腹胡蜂 *P. varia* Fabricius 的巢。秋、冬二季采收，晒干，或略蒸，除去死蜂死蛹，晒干。呈圆盘状或不规则的扁块状，有的似莲房状，大小不一。表面灰白色或灰褐色。腹面有多数整齐的六角形房孔，孔径 3～4mm 或 6～8mm；背面有 1 个或数个黑色短柄。体轻，质韧，略有弹性。气微，味辛淡。质酥脆或坚硬者不可供药用。性平，味甘。攻毒杀虫，祛风止痛。

## 海马 Haima
### Hippocampus

为海龙科动物克氏海马 *Hippocampus kelloggi* Jordan et Snyder、刺海马 *H. histrix* Kaup、库达海马 *H. kuda* Bleeker、三斑海马 *H. trimaculatus* Leach 或小海马（海蛆）*H. japonicus* Kaup 的干燥体。克氏海马（线纹海马）：全体呈扁长条形而弯曲，体长约 30cm。表面黄白色。头略似马头，有冠状突起，具管状长吻，口小，无牙，两眼深陷。躯干部七棱形，尾部四棱形，渐细卷曲，体上有瓦楞形的节纹，并具短棘，习称"马头、蛇尾、瓦楞身"。体轻，骨质，坚硬。气微腥，味微咸。刺海马：体长 15～20cm，黄白色，头部及体环节间的棘细而尖。大海马：体长 20～30cm，黑褐色。头部及体侧有细小、暗黑色斑点。三斑海马：体侧背部第 1、4、7 节的短棘基部各有 1 黑斑。小海马（海蛆）：体形小，长 7～10cm，黑褐色。节纹及短棘均细小。粉末白色或黄白色；横纹肌纤维多碎断，有明暗相间的细密横纹；横纹肌纤维横断面观类长方形或长卵圆形，表面平滑，可见细点或裂缝状空隙；胶原纤维相互缠绕成团；皮肤碎片表面观细胞界限不清，可见棕色颗粒状色素物；骨碎片不规则形，骨陷窝呈长条形或裂缝状。含乙酰胆碱酯酶（acetylcholine esterase）、胆碱酯酶（choline esterase）和蛋白酶等多种蛋白质和酶类，还含虾青素（astaxanthin）、γ-胡萝卜素（γ-carotene）、多种氨基酸及脂肪类。性温，味甘、咸；温肾壮阳，散结消肿。

## 海龙 Hailong
### Syngnathus

为海龙科动物刁海龙 *Solenognathus hardwickii*（Gray）、拟海龙 *S. biaculeatus*（Bloch）或舒氏海龙 *S. schlegeli* Kaup 的干燥体。刁海龙：体狭长侧扁，全长 30～50cm。表面黄白色或灰褐色。头部具管状长吻，口小，无牙，两眼圆而深陷，头部与体轴略呈钝角。躯干部宽 3cm，五棱形，尾部前方六棱形，后方渐细，四棱形，尾端卷曲。背棱两侧各有 1 列灰黑色斑点状色带，腹部中央鳞片特别突出。全体被以具花纹的骨环及细横纹，各骨环内有突起粒状棘。胸鳍短宽，背鳍较长，有的不明显，无尾鳍。骨质，坚硬。气微腥，味微咸。拟海龙：体长扁平，全长 20～22cm。表面灰黄色，头部常与体轴成一直线，躯干部粗壮，略呈四棱形，后方渐细，呈四棱形，尾部细尖，微卷，无尾鳍。舒氏海龙（尖海龙）：体细长，呈鞭状，全长 10～30cm，未去皮膜。表面黄褐色，头较小而细尖，吻细长，呈管状；躯干部七棱形，尾部四棱形，向后渐细，末端不卷曲，有尾鳍。腹部中央棱微凸出，有的腹面可见育儿囊。质较脆弱，易撕裂。均以体长、饱满、头尾齐全者为佳。3 种海龙含 Ca、Mg、Na、K、P、Si、Mn、Cu、Sn、Pb 等微量元素，拟海龙和尖海龙还含有重金属元素 Ba。三种海龙均含 16 种氨基酸，其中含量较高的是甘氨酸占 6.8%～8.9% 和谷氨酸占 5.0%～9.0%。性温，味甘、咸。温肾壮阳，散结消肿。

## 蟾酥 Chansu
### Bufonis Venenum

【本草考证】 始载于《药性论》，名蟾蜍眉脂。《本草衍义》始有蟾酥之名。寇宗奭曰："眉间白汁，谓之蟾酥，以油单纸裹眉裂之，酥出纸上，阴干用。"《本草纲目》曰："取蟾酥不一；或以手捏眉棱，取白汁于油纸上及桑叶上，插背阴处，一宿即自干白，安置竹筒内盛之，真者轻浮，入口味甜也；或以蒜及胡椒等辣物纳口中，则蟾身白汁出，以竹篦刮下，面和成块，干之。其汁不可入人目，令人赤、肿、盲。"按本草记载的蟾酥采制与性状，与现今蟾酥相一致。

【来源】 为蟾蜍科动物中华大蟾蜍 *Bufo bufo gargarizans* Cantor 或黑眶蟾蜍 *B. melanostictus* Schneider 的耳后腺及皮肤腺的白色浆液，经加工而成。

【动物形态】 中华大蟾蜍：外形如蛙，体粗壮，雄性体长约 9.5cm，雌性体长 10cm 以上，头宽大于长，头顶部光滑，吻端圆厚，吻棱显著，口阔，上下颌均无齿，雄性无声囊，近吻端有小型鼻孔 1 对，眼大凸出，头两侧有耳，鼓膜明显，眼和鼓膜后方有大而长的耳后腺。眼间距大于鼻间距。躯干粗短，皮肤极粗糙。前肢长而粗壮，布满大小不等的圆形瘰疣，腹面有小疣。颜色变异颇大，生殖季节雄性背面多为黑绿色，体侧有浅色的斑纹。雌性背面颜色较浅，瘰疣乳黄色。腹面乳黄色，有棕色或黑色的细花纹。指、趾略扁。前肢有指趾 4，指侧微有缘膜而无蹼，指长顺序 3、1、4、2，指关节下瘤多成对，掌突 2，外侧者大，雄性内侧三指基部有黑色婚垫；后肢约为体长 2 倍，足趾 5，胫跗关节前达肩部，左右跟部不相遇，趾侧有缘膜，蹼尚发达，内跖变形长而大，外跖突小而圆。

黑眶蟾蜍：体长 7~10cm，雄性略小。头短宽，鼓膜大，上下颌均无齿。头部沿吻棱、眼眶上缘、鼓膜前缘和上下颌缘有十分明显的黑色骨质棱或黑色线，故称"黑眶蟾蜍"。皮肤和头骨紧密相连，上下颌有黑色线。鼓膜大，椭圆形。雄性有发声的声囊，单个，在咽下。前肢细长，后肢短。趾的基部有半蹼。皮肤粗糙，除头顶无疣粒外，全身满布大小不等的圆形疣粒，疣粒上有黑点或刺。体色变异很大，一般为黄棕色略具棕红色斑纹，指和趾的末端黑色。头的两侧有长椭圆形的耳后腺，能分泌白色乳状液。雄性第 1、2 指基部内侧有黑色婚垫，有单咽下内声囊。

【采收加工】 夏、秋季捕捉蟾蜍，洗净，挤取耳后腺及皮肤腺的白色浆液。收集白色浆液贮于磁容器中（忌用铁器，以免变黑），滤去杂质。取纯浆放入圆模型中晒干或晾干，即为"团蟾酥"，河北、山东多用此法加工；如涂于箬竹叶或玻璃板上晒干或阴干，干后自行翘起，即为"片蟾酥"，江苏、浙江多用此法加工。

【产地】 主产于河北、山东、四川、江苏等省。

【性状鉴别】 团蟾酥：呈扁圆形团块或饼状，棕褐色或红棕色。质坚硬，不易折断，断面棕褐色，角质状，微有光泽。气微腥，味初甜而后有持久的麻舌感，粉末嗅之作嚏。（图16-11）

片蟾酥：呈不规则片状。质脆，易折断。断面红棕色，半透明。（图 16-11）

1cm

**图 16-11 蟾酥药材**

【显微鉴别】 粉末 淡棕色。①稀甘油装片观察，呈半透明或淡黄色不规则形碎块，并附有砂粒状的固体。②浓硫酸装片观察，显橙黄色或橙红色碎块，四周逐渐缩小而呈透明的类圆形小块，表面显龟裂状纹理，久置逐渐溶解消失。③用水合氯醛加热装片，则碎块透明并逐渐溶化。④水装片加碘试液观察，不应有淀粉粒存在，或淀粉显色反应。（图 16-12）

【化学成分】 强心甾类化合物，包括蟾毒配基类（bufo-genins）：为结构类似强心苷元而有毒性的化合物，已知有 20 余种，大多为蟾蜍毒素干燥加工过程中的分解产物，如华蟾酥毒（cinobufagin）约

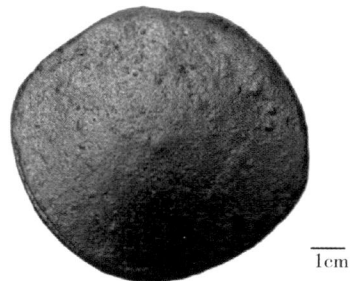

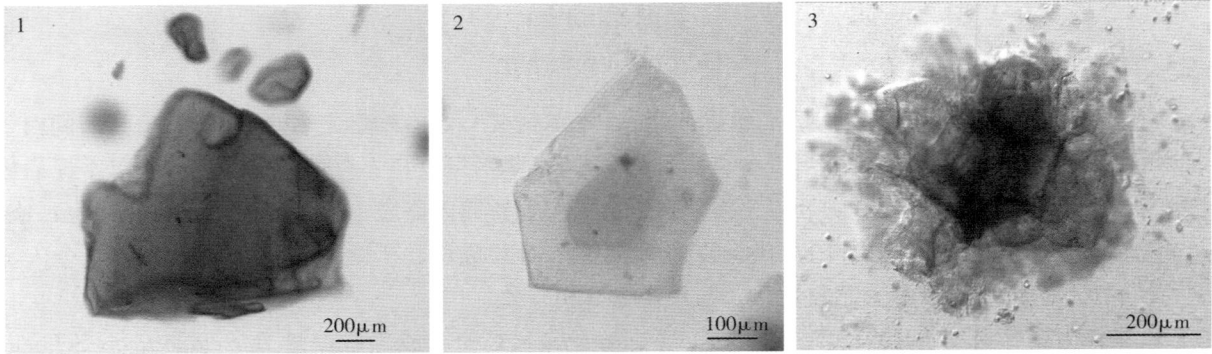

**图 16－12　蟾酥粉末**
1. 稀甘油装片　2. 水合氯醛装片　3. 水装片

5%，脂蟾毒配基（resibufogenin）约3.4%，蟾毒灵（bufalin）约1.8%，羟基华蟾毒配基约1.6%，蟾毒配基约1.5%，远华蟾毒配基约1.4%，海蟾蜍精，日蟾蜍毒配基、蟾毒它宁，以及近年新发现的能明显抑制白血病 MH－60 的生长的20S,21－环氧脂蟾毒配基，20R,21－环氧脂蟾毒配基，3－O－甲羧基－20S,21－环氧脂蟾毒配基，3－O－甲羧基－20R,21－环氧脂蟾毒配基和3－O－20S,21－环氧脂蟾毒配基等。蟾蜍毒素类（bufotoxins）：在加工前的蟾蜍分泌物中，以上蟾酥毒基类常在 $C_3$－OH 与辛二酰精氨酸、庚二酰精氨酸、丁二酰精氨酸、辛二酸、硫酸等结合成的酯类，统称为蟾蜍毒素类，已明确结构的有50余种化合物。蟾酥中蟾毒配基和蟾蜍毒素的种类含量，可因原动物、产地、采制时间和方法不同而有差异。吲哚生物碱类，主要有蟾酥碱、蟾酥甲碱、去氢蟾酥碱、蟾酥硫碱及5－羟色胺等。此外，尚含肾上腺素、甾醇类、氨基酸及 Zn、Cu、Mn、Cr、Se 等微量元素。

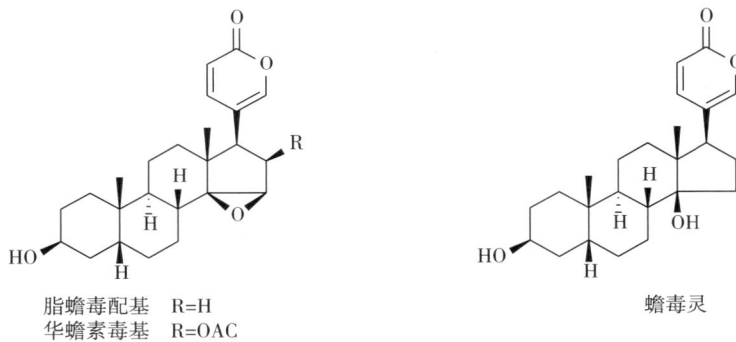

脂蟾毒配基　R＝H
华蟾素毒基　R＝OAC

蟾毒灵

**【理化鉴别】**

**1. 水试**　断面沾水，即呈乳白色隆起。

**2. 颜色反应**　取粉末滤液加对二甲氨基苯甲醛固体少许，再加硫酸数滴，即显蓝紫色（检查吲哚类化合物）；取粉末滤液蒸干，残渣加少量醋酐溶解，再缓缓滴加浓硫酸，初显蓝紫色，渐变蓝绿色（检查甾类化合物）。

**3. 紫外鉴别**　取蟾酥的三氯甲烷提取液，测定其紫外吸收光谱，在300nm 波长附近有最大吸收。（检查脂蟾毒配基）

**4. 薄层鉴别**　与蟾酥对照药材色谱相应位置上，显相同颜色的斑点或荧光斑点。

**5. 特征图谱**　按高效液相色谱法，供试品特征图谱中应与蟾酥对照药材参照物色谱峰中的5个特征峰相对应，其中峰4应与华蟾酥毒基参照物峰的保留时间相一致。

**【质量评价】**

**1. 经验鉴别**　均以红色或紫黑色、半透明、断面光亮如胶（角质状）、有光泽者为佳。

**2. 含量测定** 按高效液相色谱法测定，含蟾毒灵（$C_{24}H_{34}O_4$）、华蟾酥毒基（$C_{26}H_{34}O_6$）和脂蟾毒配基（$C_{24}H_{34}O_6$）的总量不得少于 7.0%。

【性味功效】 性温，味辛；有毒。解毒，止痛，开窍醒神。

## 哈蟆油 Hamayou
### Ranae Oviductus

【来源】 为蛙科（Ranidae）动物东北林蛙 *Rana dybowskii chensinensis* David 雌蛙的输卵管，经采制干燥而得。9～10月，以霜降期捕捉最好，选肥大雌蛙，用绳从口部穿过，悬挂风干，阴天及夜晚收入室内，避免受潮，影响品质。剥油前用热水（70℃）浸烫 1～2 分钟，立即捞出，装入麻袋中闷润过夜，次日用刀剖开腹部，轻轻取出输卵管，去净卵子及其他内脏，置通风处阴干。

【产地】 主产于吉林、黑龙江、辽宁等省。

【性状鉴别】 呈不规则块状，弯曲而重叠，长 1.5～2cm，厚 1.5～5mm。表面黄白色，呈脂肪样光泽，偶带灰白色薄膜状干皮。摸之有滑腻感，用温水浸泡体积可膨胀。气腥，味微甘，嚼之有黏滑感。（图 16－13）

【显微鉴别】 粉末 加 1～2 滴碘酒，稍静置数分钟，再加稀甘油数滴，盖片观察。腺体较宽，直径 130～210μm，侧面观细胞呈长方形，排列整齐；横切面观呈喇叭状，细胞 5～8 个；细胞表面可见斑点，细胞核明显。

【化学成分】 主含蛋白质 42%～72.8%、脂肪，另含雌酮、17－β－雌二醇、17－β－羟甾醇脱氢酶、胆固醇及维生素 A、B、D、E 和磷脂类。此外，尚含氨基酸，主要为赖氨酸、亮氨酸、异亮氨酸和丝氨酸等，并含 K、Ca、Na、Mg、Fe、Mn、Se、P 等无机元素。

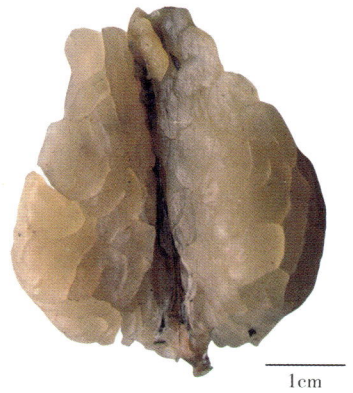

图 16－13 哈蟆油药材

【质量评价】
**1. 经验鉴别** 以块大、肥厚、质干、色白、有光泽、无皮膜者为佳。
**2. 膨胀度** 不得低于 55。

【性味功效】 性平，味甘、咸；补肾益精，养阴润肺。

## 龟甲 Guijia
### Mauremydis Carapax et Plastrum

【来源】 为龟科动物乌龟 *Mauremys reevesii*（Gray）的背甲及腹甲。全年均可捕捉，以秋、冬二季为多，捕捉后杀死，或用沸水烫死，剥取背甲及腹甲，除去筋骨残肉，洗净晒干。前者称"血甲"，质量较佳；后者称"烫甲"。

【产地】 主产于江苏、浙江、安徽、湖北等省，野生和家养均有。

【性状鉴别】 背甲及腹甲由甲桥相连，背甲稍长于腹甲，与腹甲常分离。

背甲 呈长椭圆形拱状，前部略窄于后部，长 7.5～22cm，宽 6～18cm。外表面棕褐色或黑色，有脊棱 3 条；前端有颈盾 1 块，前窄后宽；脊背中央有椎盾 5 块，第 1 椎盾长大于宽或近相等，第 2～4 椎盾宽大于长；肋盾两侧对称，各有 4 块；边缘每侧具缘盾 11 块；尾部具臀盾 2 块。

腹甲 呈板片状，近长方椭圆形，由 12 块盾片（腹鳞甲）嵌合而成，长 6.4～21cm，宽 5.5～17cm。外表面淡黄棕色至棕黑色，盾片 12 块，每块常具紫褐色放射状纹理；腹盾、胸盾、股盾中缝均长，喉盾、肛盾次之，肱盾中缝最短。内表面黄白至灰白色。"血板"不脱皮，有的略带血迹或残肉；

"烫板"色稍深，有脱皮的痕迹。除净后可见骨板9块，呈锯齿状嵌接。前端钝圆或平截，后端具三角形缺刻，两侧均有呈翼状向斜上方弯曲的甲桥（墙板）。质坚硬。气微腥，味微咸。（图16-14）

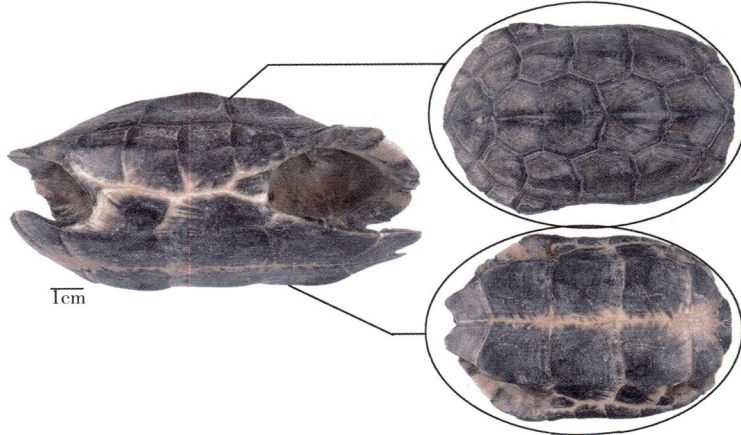

图16-14 龟甲药材

【化学成分】 含胆甾醇、十六烷酸胆甾醇酯；天门冬氨酸、苏氨酸、丝氨酸、谷氨酸、脯氨酸、甘氨酸等18种氨基酸，总量达25.9%～30.0%；。另含角蛋白、骨胶原、碳酸钙及 Sr、Zn、Cu、Cr、Mn、P、Mg、Fe、K、Ca、Al、Na 等10多种无机元素。

【质量评价】 经验鉴别 以血甲块大、完整、洁净、无腐肉者为佳。

【性味功效】 性微寒，味咸、甘。滋阴潜阳，益肾强骨，养血补心。

## 鳖甲 Biejia

### Pelodisci Carapax

【来源】 为鳖科（Trionychidae）动物中华鳖 *Pelodiscus sinensis*（Wiegmann）的背甲。全年均可捕捉，以秋、冬二季为多，捕捉后杀死，置沸水烫至背甲上的硬皮能剥落时，取出，剥取背甲，除去残肉，晒干。

【产地】 主产于湖北、安徽、江苏、河南等省。现多人工饲养。

【性状鉴别】 呈椭圆形或卵圆形，背面隆起，长10～15cm，宽9～14cm。外表面黑褐色或墨绿色，略有光泽，具细网状皱纹及灰黄色或灰白色斑点，中间有一条纵棱，两侧各有左右对称的横凹纹8条，外皮脱落后，可见锯齿状嵌接缝。内表面类白色，中部有突起的脊椎骨，颈骨向内卷曲，两侧各有肋骨8条，伸出边缘。质坚硬。气微腥，味淡。（图16-15）

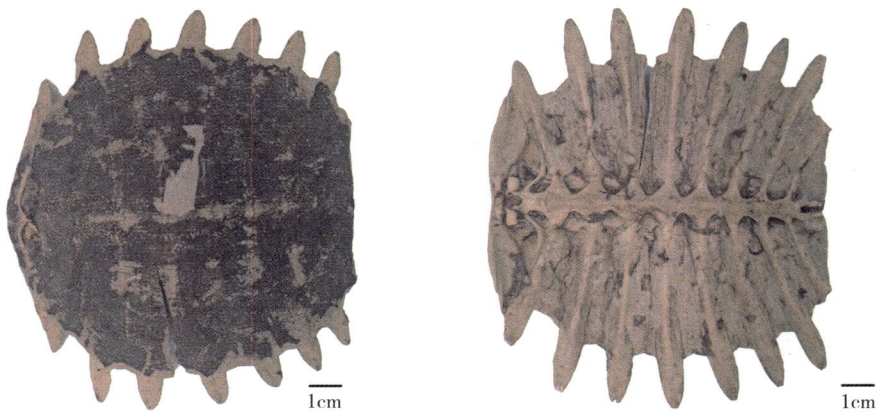

图16-15 鳖甲药材

**【化学成分】** 主含骨胶原，中华鳖多糖，天门冬氨酸、苏氨酸、谷氨酸、丙氨酸等 17 种氨基酸，碳酸钙、磷酸钙及 Zn、Cu、K、Mn、Mg 等无机元素。

**【质量评价】** 经验鉴别 以个大、甲厚、无残肉者为佳。

**【性味功效】** 性微寒，味咸。滋阴潜阳，软坚散结，退热除蒸。

## 蛤蚧 Gejie

### Gecko

**【本草考证】** 远在西汉末杨雄的《方言》一书中就有记载："桂林之中，守宫能鸣者，俗谓之蛤蚧。"《开宝本草》载："生岭南山谷，及城墙或大树间。形如大守宫，身长四五寸，尾与身等。最惜其尾，见人取之，多自啮断其尾而去。药力在尾，尾不全者不效。"李时珍谓："蛤蚧因声而名。"

**【来源】** 为脊索动物门爬行纲壁虎科（Gekkonidae）动物蛤蚧 *Gekko gecko* Linnaeus 的干燥体。

**【动物形态】** 形大，形如壁虎。体呈长圆形，背腹略扁。身体分为头、颈、躯干、尾部和四肢。成体全长约 30cm，头体长与尾长略相等。头呈扁三角形，吻端圆凸，眼大而突出，无活动睑，鼻孔近吻端，吻鳞 1 片，不达鼻孔，上唇鳞左右各 12～14，耳孔椭圆形。皮肤粗糙，被粒状细鳞、粒鳞间分布有大的颗粒状疣粒。基体色能随环境改变，主色多为灰、黑、褐色，躯干及四肢背面密布橘黄色、锈色及蓝灰色斑点。尾部有灰白色环纹 5～7 个。腹面白色而有粉红色斑。四肢趾膨大成扁平状，下方具皮肤皱襞，除第一趾外，均具小爪。雄性有股孔 20 余个，尾基部较粗，肛后囊孔明显。

习居于山岩、石缝、石洞或树洞内。尾易断，有再生能力。

**【采收加工】** 全年均可捕捉，除去内脏，拭净，用竹片撑开，使全体扁平顺直，低温干燥。

**【产地】** 主产于广西、云南、广东、福建等省区。广西、江苏等省区已人工养殖。进口蛤蚧产于越南、泰国、柬埔寨、印度尼西亚。

**【性状鉴别】** 呈扁片状，头颈部及躯干部长 9～18cm，头颈部约占三分之一，腹背部宽 6～11cm，尾长 9～12cm。头略呈扁三角形，两眼多凹陷成窟窿，无眼睑，口内有细齿，密生于颚的边缘，无异型大齿。吻部半圆形，吻鳞不切鼻孔，与鼻鳞相连，上鼻鳞左右各 1 片，上唇鳞 12～14 对，下唇鳞（包括颏鳞）21 片。腹背部呈椭圆形，腹薄。背部呈灰黑色或银灰色，有黄白色、灰绿色或橙红色斑点散在或密集成不显著的斑纹，脊椎骨和两侧肋骨突起。四足均具 5 趾；趾间仅具蹼迹，足趾底有吸盘。尾细而坚实，微现骨节，与背部颜色相同，有 6～7 个明显的银灰色环带，有的再生尾较原生尾短，且银灰色环带不明显。全身密被圆形或多角形微有光泽的细鳞。气腥，味微咸。（图 16－16）

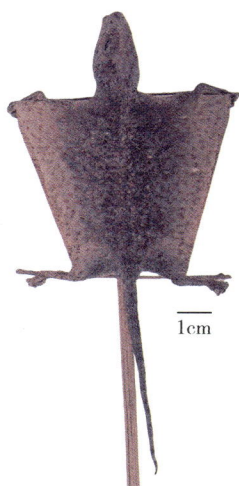

图 16－16 蛤蚧药材

饮片 为不规则的片状小块，表面灰黑色或银灰色，有棕黄色的斑点及鳞甲脱落的痕迹。切面黄白色或灰黄色。脊椎骨和肋骨突起。气腥，味微咸。

**【显微鉴别】** 粉末 淡黄色或淡灰黄色。①横纹肌纤维较多，多碎裂。侧面观有波峰状或稍平直的细密横纹；横断面观三角形、类圆形或类方形。②鳞片近无色，表面可见半圆形或类圆形的隆起，略作覆瓦状排列，布有极细小的粒状物，有的可见圆形孔洞。③皮肤碎片表面可见棕色或棕黑色色素颗粒。④骨碎片不规则碎块状，表面有细小裂缝状或针孔状孔隙；可见裂缝状骨陷窝。

**【化学成分】** ①肌肽。②生物碱类：如胆碱、肉毒碱、鸟嘌呤等。③磷脂类：磷脂酰乙醇胺含量达 70% 以上，其次为磷脂酸、溶血磷脂酰胆碱和磷脂酰胆碱。④蛋白质及多种氨基酸，氨基酸中以甘氨酸为主。⑤其他：多种脂肪酸，以及 Ca、P、Mg、Zn 等多种无机元素。

**【理化鉴别】** 薄层鉴别 与蛤蚧对照药材色谱相应的位置上，显相同的斑点。

【质量评价】经验鉴别　以体大、肥壮、尾粗而长、无虫蛀者为佳。

【性味功效】性平，味咸。补肺益肾，纳气定喘，助阳益精。

## 知识拓展

常见伪品：①壁虎科动物多疣壁虎 *Gekko japonicus*（Dumeril et Bibron）或壁虎 *Gekko chinensis* Gray 去内脏的干燥体，俗称小蛤蚧。全长在 20cm 以下，背、腹肌肉很薄，无眼睑，吻鳞切鼻孔，鳞片极细小，体背灰褐色，具多数不规则疣鳞，生活时尾易断。②鬣蜥科动物蜡皮蜥 *Leiolepis beliana rubritaeniata* Mertens 去内脏的干燥体，俗称红点蛤蚧。全长约 40cm，尾长近体长两倍。上唇具 2 个异型大齿，有眼睑，鳞片细小，无疣鳞。体背灰黑色，密布橘红色圆形斑点，体两侧有条形横向的橘红色斑纹。指趾狭长而细，均具锐利爪。③鬣蜥科动物喜山鬣蜥 *Agama himalayana*（Steindachner）去内脏的干燥体，俗称西藏蛤蚧。全长 34~36cm，尾长超过体长，有眼睑，吻鳞不切鼻孔，口内有异型大齿，脊背有几行大鳞，四肢及尾背鳞片具棱，指趾狭长，圆柱形，均具爪，无蹼及吸盘。④蝾螈科动物红瘰疣螈 *Tylototriton verrucosus* Anderson 去或未去内脏的干燥体。全体呈条形，长 13~19cm，其中尾长达 7cm。头近圆形，较大而扁，头顶部有倒"U"字形棱，中间陷下，无吻鳞。体表无鳞片，体侧有瘰疣，密生疣粒。足具 4 指 5 趾，无蹼，无爪，无吸盘。尾侧扁而弯曲。

## 金钱白花蛇 Jinqianbaihuashe
### Bungarus Parvu

【本草考证】原名白花蛇，载于《开宝本草》。现市售商品来源较复杂，其中银环蛇的幼蛇加工品，习称"小白花蛇"，即"金钱白花蛇"。

【来源】为眼镜蛇科动物银环蛇 *Bungarus multicinctus* Blyth 的幼蛇除去内脏的干燥体。

【动物形态】头稍大于颈，眼小。鼻鳞 2 片，鼻孔椭圆形。无颊鳞，上下唇鳞各 7 片，眼前鳞 1 片，眼后鳞 2 片。前颞鳞 1 片或 2 片，后颞鳞 2 片。体鳞光滑，全身概为 15 列，背部中央的 1 行鳞片特别大，呈六角形。腹鳞 200~218 片，肛鳞 1 片。尾下鳞单行，40~51 片。尾细长而尖。体黑色，每隔 3 鳞或 3 鳞半有宽 1~2 鳞的白色横斑，体部有 35~45 个，尾部有 9~16 个。腹部白色，略有灰黑色小斑点。

【采收加工】夏、秋二季捕捉，剖开蛇腹，除去内脏，擦净血迹，用乙醇浸泡处理后，以头为中心，盘成圆盘状，用竹签固定，干燥。

【产地】主产于广东、广西、海南等省区。广东、江西等省有养殖。

【性状鉴别】呈圆盘状，盘径 3~6cm，蛇体直径 0.2~0.4cm。头盘在中间，尾细，常纳口中，口腔内上颌骨前端有毒沟牙 1 对，鼻间鳞 2 片，无颊鳞，上下唇鳞通常各为 7 片。背部黑色或灰黑色，有白色环纹 45~58 个，黑白相间，白环纹在背部宽 1~2 行鳞片，向腹面渐增宽，黑环纹宽 3~5 行鳞片，背正中明显突起一条脊棱，脊鳞扩大呈六角形，背鳞细密，通身 15 行，尾下鳞单行。气微腥，味微咸。（图 16-17）

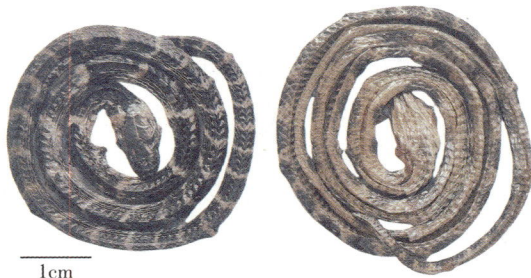

1cm

图 16-17　金钱白花蛇药材

【显微鉴别】　背鳞外表面　鳞片呈无色或黄白色，具细密的纵直条纹，间距 $1.1 \sim 1.7 \mu m$，沿鳞片基部至先端方向径向排列。

背鳞横切面　内、外表皮均较平直，真皮不向外方突出，真皮中色素较少。

【化学成分】　蛇体中含蛋白质、脂肪、鸟嘌呤核苷等。头部毒腺则含酶类，如三磷酸腺苷酶、磷脂酶等，以及含剧毒的蛇毒，如 $\alpha$ - 环蛇毒、$\beta$ - 环蛇毒、$\gamma$ - 环蛇毒（为强烈的神经性毒）等。

【生物鉴别】　蛋白电泳　按聚合酶链式反应法，按琼脂糖凝胶电泳法检视，供试品凝胶电泳图谱中与金钱白花蛇对照药材凝胶电泳图谱相应的位置上，在 $500 \sim 750 bp$ 之间应有单一 DNA 条带，空白对照无条带。

【质量评价】　经验鉴别　均以身干、头尾齐全、色泽明亮、盘径小者为佳。

【性味功效】　性温，味甘、咸；有毒。祛风，通络，止痉。

### 知识拓展

常见伪制品：①由其他种幼蛇加工而成。主要有游蛇科动物黑背白环蛇 *Lycodon ruhstrati*（Fischer）、中国水蛇 *Enhydris chinensis*（Gray）等和眼镜蛇科动物金环蛇 *Bungarus fasciatus*（Schneider）。其中尤以黑背白环蛇外形极似。游蛇科动物具颊鳞 1 个，背鳞不扩大，尾下鳞双行。金环蛇黄色环纹 $23 \sim 33$ 个，有金黄色宽 $4 \sim 5$ 鳞片的横斑纹，黑黄纹相间近等宽，横纹环绕腹部。②用正品银环蛇的成蛇体剖割加工成若干条小蛇身，再装上其他蛇的蛇头，盘成圆盘状，冒充金钱白花蛇。此类伪品蛇身不完整，蛇头颈部与蛇身有拼接痕迹，蛇身白环纹数多 10 个左右，无蛇尾。银环蛇的成体的加工品为白花蛇，现亦归为金钱白花蛇药用。③以其他蛇的幼体用褪色药水、油漆等将蛇身涂成白色环纹，此类伪品白环纹的宽窄、间距不规则，脊鳞不扩大呈六角形。

## 蕲蛇 Qishe

## Agkistrodon

【本草考证】　《开宝本草》载有白花蛇，又称褰鼻蛇。寇宗奭谓："诸蛇鼻向下。独此鼻向上，背有方胜文，以此得名。"《本草纲目》载白花蛇的释名为蕲蛇。李时珍谓："花蛇，湖、蜀皆有，今惟以蕲蛇擅名。……其蛇龙头虎口，黑质白花，胁有二十四个方胜文，腹有念珠斑。"自宋代以来白花蛇、蕲蛇与现今药用蕲蛇是同一种动物。

【来源】　为蝰科动物尖吻蝮 *Deinagkistrodon acutu*（Günther）的干燥体。

【动物形态】　体长 1m 左右，可达 $1.5 \sim 2m$。头大扁平，呈三角形，吻端有一向背前方翘起的吻突，覆以延长的吻鳞与鼻尖鳞。鼻孔大，开口于两鼻鳞之间，后鼻鳞向内凹入呈弧形。背鳞 $23 \sim 21$（17）行，起棱。腹鳞 $157 \sim 171$ 片。尾下鳞 $40 \sim 60$ 对，其前端 $1 \sim 10$ 片常不对称。肛鳞 1 片。体背面灰褐色，有灰白色菱方形斑纹，两侧有"V"形暗褐色大斑纹，通常为 $15 \sim 20$ 个，其顶端在背中线相接，有的顶尖相互错开，形成不完整的灰白色方块。腹面黄白色。两侧有黑色圆斑。尾背也具灰白色菱方形斑纹 $2 \sim 5$ 个。尾尖成角质刺。

【采收加工】　多于夏、秋二季捕捉，剖开蛇腹，除去内脏，洗净，用竹片撑开腹部，盘成圆盘状，干燥后拆除竹片。

【产地】　主产于浙江、江西、湖北、广西等省区。广东、江西等省有养殖。

【性状鉴别】　卷呈圆盘状，盘径 $17 \sim 34 cm$，体长可达 2m。头在中间稍向上，呈三角形而扁平，吻端向上，习称"翘鼻头"。上腭有管状毒牙，中空尖锐。背部两侧各有黑褐色与浅棕色组成的"V"形斑纹 $17 \sim 25$ 个，其"V"形的两上端在背中线上相接，习称"方胜纹"，有的左右不相接，呈交错排列。腹部撑开或不撑开，灰白色，鳞片较大，有黑色类圆形的斑点，习称"连珠斑"；腹内壁黄白色，脊椎骨棘突较高，呈刀片状上突，前后椎体下突基本同形，多为弯刀状，向后倾斜，尖端明显超过椎体后隆面。尾部骤细，末端有三角形深灰色的角质鳞片 1 枚，习称"佛指甲"。气腥，味微咸（图 16 – 18）。

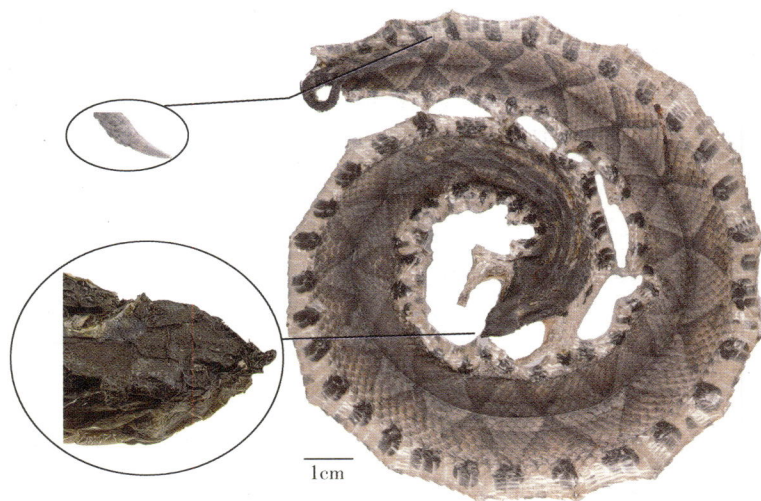

**图 16 – 18　蕲蛇药材**

【显微鉴别】背鳞外表面　鳞片呈深棕色或黄棕色。密布乳头状突起，乳突呈三角形、类卵形或不规则形，内含颗粒状色素。

背鳞横切面　部分真皮和表皮向外乳头状突出，使外表面呈波浪形，突起部的真皮含较多色素。内表面较平直，无乳头状突起。

【化学成分】蛇体主含蛋白质、脂肪、氨基酸等。蛇毒尚含鸟嘌呤核苷及多种微量元素，如 Zn、Mn、Fe、Ca、Mg、Cu、Mo、Co、P、Si 等。头部毒腺中含有蛇毒，具有抗凝血活酶、酯酶及凝血酶样物质。另含出血性毒、少量神经性毒、微量的溶血成分及促进血液凝固成分。近年从蛇毒中提纯的精氨酸酯酶具有去纤、降血脂、降低血液黏度作用，并对血小板数量与血小板黏附性、聚集功能均有抑制作用。对于治疗脑血栓周围阻塞性血管病、高凝血症均有较好效果。

【生物鉴别】蛋白电泳　按聚合酶链式反应法，按琼脂糖凝胶电泳法检视，供试品凝胶电泳图谱中与蕲蛇对照药材凝胶电泳图谱相应的位置上，在 300 ~ 400bp 之间应有单一 DNA 条带。

【质量评价】经验鉴别　均以头尾齐全、条大、花纹明显、内壁洁净者为佳。

【性味功效】性温，味甘、咸；有毒。祛风，通络，止痉。

## 乌梢蛇 Wushaoshe
## Ptyas

【来源】为游蛇科动物乌梢蛇 *Ptyas dhumnades*（Cantor）干燥体。多于夏、秋二季捕捉，剖开蛇腹或先剥去蛇皮留头尾，除去内脏，盘成圆盘状，干燥。

【产地】主产于浙江、江苏、安徽、江西等省。

【性状鉴别】呈圆盘状，盘径约 16cm。表面黑褐色或绿黑色，密被菱形鳞片；背鳞行数成双，背中央 2 ~ 4 行鳞片强烈起棱，形成两条纵贯全体的黑线。头盘在中间，扁圆形，眼大而下凹陷，有光泽。上唇鳞 8 枚，第 4、5 枚入眶，颊鳞 1 枚，眼前下鳞 1 枚，较小，眼后鳞 2 枚。脊部高耸成屋脊状，俗称"剑脊"。腹部剖开，边缘向内卷曲，脊肌肉厚，黄白色或淡棕色，可见排列整齐的肋骨。尾部渐细而长，尾下鳞双行。剥皮者仅留头尾之皮鳞，中段较光滑。气腥，味淡（图 16 – 19）。

饮片　呈半圆筒状或圆槽状的段，长 2～4cm，背部黑褐色或灰黑色，腹部黄白色或淡棕色，背部隆起呈屋脊状，脊部两侧各有 2～3 条黑线，肋骨排列整齐，肉淡黄色或浅棕色。有的可见尾部。质坚硬，气腥，味淡。

【化学成分】　主要含蛋白质和脂肪，还含大量的钙、磷、镁等常量元素，铁、锌、锶等微量元素。

【生物鉴别】　蛋白电泳　按聚合酶链式反应法，按琼脂糖凝胶电泳法检视，供试品凝胶电泳图谱中与金钱白花蛇对照药材凝胶电泳图谱相应的位置上，在 300～400bp 之间应有单一 DNA 条带，空白对照无条带。

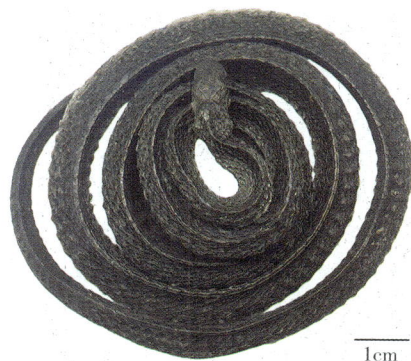

图 16-19　乌梢蛇药材

【质量评价】　经验鉴别　以头尾齐全、皮黑、肉黄白色、质坚实者为佳。

【性味功效】　性平，味甘。祛风，通络，止痉。

## 鸡内金 Jineijin
### Galli Gigerii Endothelium Corneum

为雉科动物家鸡 *Gallus gallus domesticus* Brisso 的干燥沙囊内壁。杀鸡后，取出鸡肫，立即剥下内壁，洗净，干燥。呈不规则皱缩的囊状卷片。表面黄色、黄绿色或黄褐色，薄而半透明，具明显的条状皱纹。质脆，易碎，断面角质样，有光泽。气微腥，味微苦。含多种酶类：如胃蛋白酶，淀粉酶。性平，味甘。健胃消食，涩精止遗，通淋化石。

## 熊胆粉 Xiongdanfen
### Ursi Fellis Pulvis

为脊索动物门熊科动物黑熊 *Selenarctos thibetanus* G. Guvier 经胆囊手术引流胆汁而得到的干燥品。将引流所得胆汁经过二次过滤，或用减压过滤、低温离心方式除去熊胆汁中的异物，自然干燥、低温干燥或冻干干燥。呈不规则碎片或颗粒，棕黄色、绿黄色或深棕色，半透明，有玻璃样光泽。质脆，易吸潮。气清香微腥，味极苦微回甜，有清凉感，且有持久的钻舌感。将熊胆粉末撒在水上，先快速盘旋后溶解，放出黄色素多而快，呈线状下垂，逐渐扩散，无不溶物，或少有不溶物，水溶液微黄清澈。将熊胆粉末用火燃烧，不炽灼，起油泡而无明显腥气。以质松脆、色棕黄、透明、味苦回甜、无腥气味者为佳。主含胆汁酸，其中主要为牛磺熊去氧胆酸和牛磺鹅去氧胆酸，尚含少量的牛磺去氧胆酸、牛磺胆酸等。此外，还含有多种氨基酸、胆甾醇、胆汁色素及 P、Ca、Mg、Fe 等多种无机元素。性寒，味苦。清热解毒，平肝明目。0.3～1g，多入丸散服，外用适量，研末或水调涂敷患处。

## 阿胶 Ejiao
### Asini Corii Colla

【来源】　为马科动物驴 *Equus asinus* L. 的干燥皮或鲜皮，经煎煮、浓缩制成的固体胶。将驴皮漂泡，去毛，切成小块，再漂泡洗净，分次水煎，滤过，合并滤液，用文火浓缩（可分别加入适量黄酒、冰糖和豆油）至稠膏状，冷凝，切块，阴干。

【产地】　主产于山东东阿及浙江等地。

【性状鉴别】　呈长方形块、方形块或丁状，棕色至黑褐色，有光泽。质硬而脆，断面光亮，碎片对光照视呈棕色半透明状。气微，味微甘（图 16-20）。

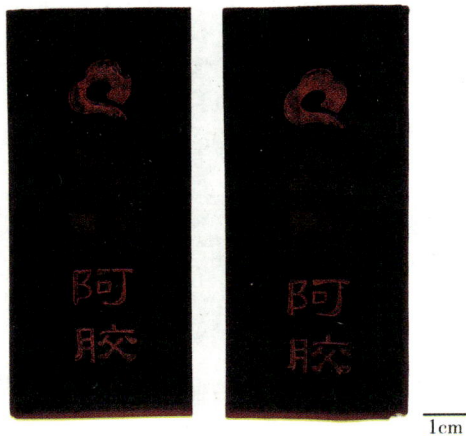

图 16 - 20　阿胶药材

【化学成分】含明胶蛋白，水解后产生多种氨基酸，如甘氨酸（glycine）、L-脯氨酸（L-proline）、L-羟脯氨酸、丙氨酸（DL-alanie）、谷氨酸、精氨酸等。

【理化鉴别】色谱-质谱鉴别 按高效液相色谱-质谱联用法，以质荷比（$m/z$）539.8（双电荷）→612.4 和 $m/z$ 539.8（双电荷）→923.8 离子对提取的供试品离子流色谱中，应同时呈现与阿胶对照药材色谱保留时间一致的色谱峰。

【质量评价】

**1. 经验鉴别**　以色匀、质脆、半透明、断面光亮、无腥气者为佳。

**2. 检查**　重金属及有害元素　含铅不得过 5mg/kg，镉不得过 0.3mg/kg，砷不得过 2mg/kg，汞不得过 0.2mg/kg，铜不得过 20mg/kg。

水不溶物　药材水不溶物不得过 2.0%。

**3. 含量测定**　按高效液相色谱法测定，含 L-羟脯氨酸不得少于 8.0%，甘氨酸不得少于 18.0%，丙氨酸不得少于 7.0%，L-脯氨酸不得少于 10%。按高效液相色谱-质谱法测定，含特征多肽以驴源多肽 A₁（$C_{41}H_{68}N_{12}O_{13}$）和驴源多肽 A₂（$C_{51}H_{82}N_{18}O_{18}$）的总量计应不得少于 0.15%。

【性味功效】性平，味甘。补血滋阴，润燥，止血。

## 麝香 Shexiang

## Moschus

【本草考证】始载于《神农本草经》，列为上品。《本草经集注》曰："麝形似獐而小，黑色，常食柏叶，又啖蛇。其香正在阴茎前皮内，别有膜袋裹之。"《本草纲目》云："麝之香气远射，故谓之麝。……其形似獐，故俗呼香獐……麝居山，獐居泽，以此为别。麝出西北者香结实；出东南者谓之土麝，亦可用，而力次之。"据本草记载可知为鹿科动物麝，现今我国的原麝、林麝与马麝均作药用。

【来源】为鹿科动物林麝 *Moschus berezovskii* Flerov、马麝 *M. chrysogaster* Hodgson 或原麝 *M. moschiferus* Linnaeus 成熟雄体香囊中的干燥分泌物。

【动物形态】林麝：为鹿属中体形最小的物种。体长约 75cm，肩高小于 50cm，体重约 10kg。头部较小，雌、雄均无角，耳直立，眼圆大，吻端裸露。雄性上颌犬齿发达，长而尖，露出唇外，向下微弯，成獠牙状；雌性犬齿细小，不露出唇外。前肢短，后肢长，弓腰似兔。成熟雄麝腹部在脐和阴茎之间有麝香腺，呈囊状，外部略隆起，香囊外面被稀疏的短细毛，皮肤外露。全身毛色较深，深褐色或灰褐色，成体背面无斑点，眼的下部有两条白色或黄白色毛带延伸至颈和胸部。四肢前面似体色但较浅，后面多为黑褐色或黑色。尾短小，掩藏于臀毛中。

马麝：体形较大，体长 85~90cm，肩高 50~60cm，重约 15kg。吻较长。成体全身沙黄褐色或灰褐色；臀部较深，无斑点；颈背有栗色块斑，上有土黄色或肉桂色毛丛形成 4~6 个斑点排成两行；颈下白带纹不明显。

原麝：体长 65~95cm，体重 8~13kg，吻短。通体棕黄褐色，黑褐色。体背有土黄色或肉桂黄色斑点，排列成 4~6 列纵行。腰及臀部两侧的斑点明显而密集。下颌白色，在颈下向后呈 2 条白色带纹至肩膊处。

【采收加工】野生麝：多在冬季至次春猎取后，立即割取香囊，阴干。将毛剪短，习称"毛壳麝香"（整麝香）；剖开香囊，除去囊壳，取囊中分泌物，习称"麝香仁"。

养殖麝：直接从香囊中取出麝香仁，阴干或用干燥器密闭干燥。

【产地】　主产于西藏、四川、云南、陕西等省区。以西藏自治区、四川产量量大，质量优。四川省马尔康、陕西省镇平、安徽省佛子岭等养麝场均已进行家养繁殖，活体取香。

【性状鉴别】　毛壳麝香：为扁圆形或类椭圆形的囊状体，直径 3 ~ 7cm，厚 2 ~ 4cm。开口面的皮革质，棕褐色，略平，密生白色或灰棕色短毛，从两侧围绕中心排列，中间有 1 小囊孔。另一面为棕褐色略带紫色的皮膜，微皱缩，偶显肌肉纤维，略有弹性，剖开后可见中层皮膜呈棕褐色或灰褐色，半透明，内层皮膜呈棕色，内含颗粒状、粉末状的麝香仁和少量细毛及脱落的内层皮膜（习称"银皮"）。（图 16 – 21）

麝香仁：野生者质软，油润，疏松；其中不规则圆球形或颗粒状者习称"当门子"，表面多呈紫黑色，油润光亮，微有麻纹，断面深棕色或黄棕色；粉末状者多呈棕褐色或黄棕色，并有少量脱落的内层皮膜和细毛。养殖者呈颗粒状、短条形或不规则的团块；表面不平，紫黑色或深棕色，显油性，微有光泽，并有少量毛和脱落的内层皮膜。气香浓烈而特异，味微辣、微苦带咸。（图 16 – 22）

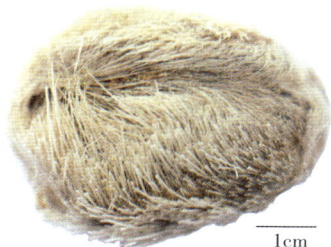

图 16 – 21　毛壳麝香

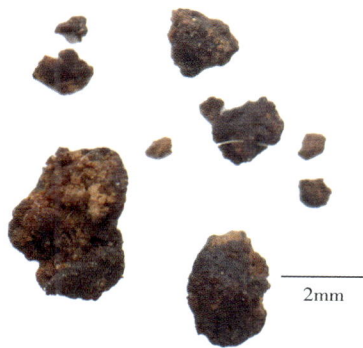

图 16 – 22　麝香药材

【显微鉴别】　麝香仁粉末　棕褐色或黄棕色。①分泌物团块淡黄色或淡棕色，由多数形状不一的颗粒状物聚集而成。透明或半透明。团块中包埋或散在方形、八面形、柱状或不规则形的结晶，边缘不平整，表面偶见不规则细纹理。方形结晶直径 10 ~ 61μm，柱状结晶长约至 92μm。尚可见较多细小颗粒状或不规则形结晶与类圆形油滴。②偶见麝毛及香囊内壁脱落的皮膜组织，无色或淡黄色，半透明，可见多条纵皱纹。（图 16 – 23）

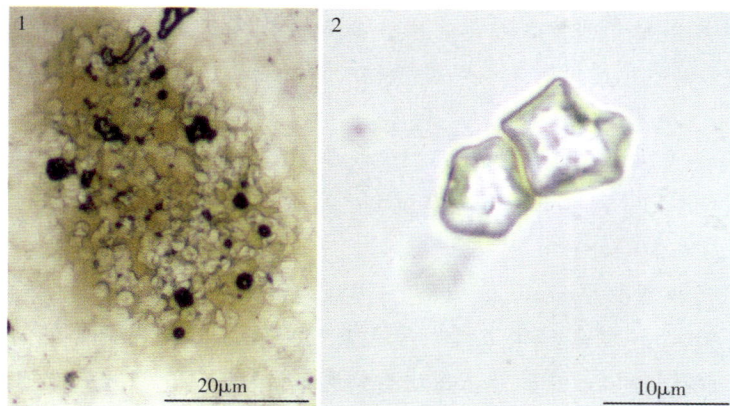

图 16 – 23　麝香粉末
1. 分泌物团块　2. 晶体

**【化学成分】** 主含0.9%～3.0%的麝香酮（muscone），少量的降麝香酮（normuscone），麝香醇（muscol）、3-甲基环十三酮、环十四酮等大分子环酮类化合物，具特异强烈香气，为主要活性成分。麝香吡啶（muscopyridine）、羟基麝香吡啶A、B等生物碱类化合物。雄性酮、表雄性酮等10余种雄甾烷衍生物。还含2种有较强抗炎活性的肽类，1种分子量为1000左右，另一种分子量为5000～6000。以及胆甾醇、胆甾醇脂、蛋白质、氨基酸、脂肪、卵磷脂、尿囊素和硫酸盐、磷酸盐、碳酸盐等无机盐类。

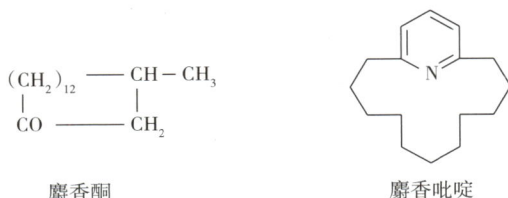

$$(CH_2)_{12} \quad CH-CH_3$$
$$CO \qquad\quad CH_2$$

麝香酮　　　　　　麝香吡啶

**【理化鉴别】**

1. 取毛壳麝香用特制的槽针从囊孔插入，转动槽针，撮取麝香仁，立即观察，槽内的麝香仁应有逐渐膨胀高出槽面的现象，习称"冒槽"。麝香仁油润，颗粒疏松，无锐角，香气浓烈，不应有纤维等异物或异常气味。

2. 取麝香仁粉末少许，置手掌中加水润湿，用手搓之能成团，轻压即散，不应沾手、染手、顶指或结块。

3. 取麝香仁少许，撒于炽热的坩锅中灼烧，初则迸裂，随即熔化膨胀起泡似珠，香气浓烈四溢，应无毛、肉焦臭气，无火焰或火星出现。灰化后，残渣呈白色或灰白色。

4. 麝香粉末加五氯化锑共研，香气消失，再加氨水少许共研，香气恢复。

**【质量评价】**

**1. 经验鉴别** 以当门子多、质柔润、香气浓烈者为佳。

**1. 检查** 不得检出动、植物组织、矿物和其他掺伪物；不得有霉变。

**2. 干燥失重** 置五氧化二磷干燥器中，减压干燥至恒重，减失重量不得过35.0%。

**3. 含量测定** 按气相色谱法测定，含麝香酮（$C_{16}H_{30}O$）不得少于2.0%。

**【性味功效】** 性温，味辛。开窍醒神，活血通经，消肿止痛。

### 知识拓展

1. 人工麝香为根据天然麝香的分析结果，以合成麝香酮为主，按规定比例与其他物质配制而成。经药理实验、理化分析、临床试用证明，人工麝香与天然麝香的性质和作用相似，并对心绞痛有显著缓解作用。

2. 灵猫香为灵猫科大灵猫 *Virerricula zibetha* L. 或小灵猫 *V. indica* Desmarest 会阴泌香腺的分泌物。含香猫酮、香猫醇及降麝香酮等大环烯酮和大环烷酮类成分。有类似麝香的香气，药理作用亦相似。能行气止痛；用于心腹痛，疝痛等。

3. 麝鼠香为田鼠科动物麝鼠 *Ondatra zibethica* L. 雄性动物香囊中的分泌物。具有类似麝香的特殊香气。含麝香酮、降麝香酮、5-顺式环十五烯酮等大环化合物。麝鼠原产北美洲，其香俗称"美国麝香"。我国东北地区、新疆、浙江、广西等省区均有饲养，资源丰富，开发价值很大。

4. 喜马拉雅麝香为鹿科动物喜马拉雅麝 *Moschus chrysoqasler* Hodgson 产的麝香，产于我国喜马拉雅山。化学成分与麝香类似，主要有麝香酮、降麝香酮等多种大分子环酮，以及10余种雄甾烷的衍生物。还有胆甾醇、胆甾烷醇、蛋白质、氨基酸、脂肪、卵磷脂、尿囊素等。

5. 掺伪现象：麝香为贵重药材，掺假和伪充现象时有发生，多用动物的肠衣、膀胱或麝皮缝制捆扎而成。掺假物多为熟蛋黄粉、动物的肌肉、肝脏、血块、黄豆粉、姜黄粉、锁阳粉、桂皮粉、丁香、儿茶粉、淀粉、雄黄、铅粒、铁末及沙石等30余种。

## 鹿茸 Lurong
### Cervi Cornu Pantotrichum

【本草考证】 在《神农本草经》中记载为"味甘温，主漏下恶血，寒热，惊痫，益气强志，生齿，不老"。《本草经集注》记载其"味甘、酸，温"，《中国药典》记载为："性温，味甘、咸"。历代本草中其功效均为主疗虚劳，四肢酸疼，腰脊痛，泄精溺血，散石淋痈肿，骨中热疽等。

【来源】 为鹿科动物梅花鹿 *Cervus nippon* Temminck 或马鹿 *C. elaphus* Linnaeus 的雄鹿未骨化密生茸毛的幼角。前者习称"花鹿茸"，后者习称"马鹿茸"。

【动物形态】 梅花鹿 一种中型鹿。耳大直立，颈细长，躯干并不粗大，四肢细长，尾短。臀部有明显的白色块斑。仅雄性有角，年老者角分四叉，眉叉斜向前伸，第二叉与眉叉相距较远。冬毛厚密栗棕色，白色斑点不显。鼻面及颊部沙黄色。尾背面深棕色，尾下面及鼠蹊部白色。腹毛淡棕。夏毛薄，无绒毛。全身红棕色，白色斑点显著，在背脊两旁及体侧下缘的白斑排成两纵行，尾上面变成黑色。

马鹿 体形较大，体重200kg余，体长2m余，肩高约1m。肩部与臀部高度相同。耳大，圆锥形。颈较长，颈下被较长的毛。尾短，但显著。四肢长，蹄大，呈卵圆形。雄性有角，眉叉斜向前伸，与主干几成直角，主干长，稍向后倾斜，并略向内弯，第二叉起点紧靠眉叉，第三叉与第二叉的距离远，有时主干末端复有分叉。冬毛厚密，有绒毛，灰棕色，颈部与身体背面稍带黄褐色，由额部沿背中线到体后有一黑棕色条纹，嘴、下颏深棕，颊棕色，额部棕黑色。耳黄褐，耳内毛白色。臀部具有一黄赭色的大斑，四肢外侧棕色，内侧较淡。夏毛较短，一般为赤褐色。

【采收加工】 夏、秋二季锯取鹿茸，经加工后，阴干或烘干。一般分锯茸和砍茸两法。

锯茸：雄鹿从第三年开始锯茸，二杠茸每年可采收2次，第一次在清明节后45~50天，习称"头茬茸"，采后50~60天锯第二次，第二次约在立秋前后，习称"二茬茸"，三茬茸只采一次，约在6月下旬~7月下旬。锯时将鹿用绳子拖离地面，迅速将茸锯下，伤口敷"七厘散"或"玉真散"，贴上油纸，放回鹿舍。锯下鹿茸，须立即加工。先洗去茸毛上不洁物，并挤去一部分血液，将锯口部用线绷紧，缝成网状，在茸根钉上小钉，缠上麻绳。固定于架上，置沸水中反复烫3~4次，每次15~20秒钟，使茸内血液排出，至锯口处冒白沫，嗅之有蛋黄气味为止，晾干。次日再烫数次，风干或烤干。烤时悬在烘架上，以70~80℃的无烟炭火为宜，烤2~3小时后，取出晾干再烤，反复烤2~3次，至茸皮半干时，再行风干及修整。马鹿茸加工方法不同处是煮烫时不要求排血，煮烫和干燥时间比花鹿茸要长。鹿茸的干燥方法现有多种，如阴干、风干、烘干（用烤箱、电热干燥箱、远红外干燥箱、微波干燥箱等）、真空冷冻干燥等。

砍茸：此法现已少用，适用于生长6~10年的老鹿或病鹿、伤残鹿、死鹿。先将鹿头砍下，再将鹿茸连脑盖骨锯下，刮除残肉、筋膜。绷紧脑皮，然后将鹿茸固定于架上，如上法反复用沸水烫，烫后掀起脑皮，将脑骨浸煮一小时，挖净筋肉，再用沸水烧烫脑皮至7~8成熟，再阴干及修整。

【产地】 花鹿茸主产于吉林、辽宁、黑龙江，河北、四川等省。马鹿茸主产于黑龙江、吉林、内蒙古等省区，东北产者习称"东马鹿茸"；西北产者习称"西马鹿茸"。现均有人工饲养。

【性状鉴别】 花鹿茸：呈圆柱状分枝，具一个分枝者习称"二杠"，主枝习称"大挺"，长17~20cm，锯口直径4~5cm，离锯口约1cm处分出侧枝，习称"门庄"，长9~15cm，直径较大挺略细。外皮红棕色或棕色，多光润，表面密生红黄色或棕黄色细茸毛，上端较密，下端较疏；分岔间具 1 条灰黑色筋脉，皮茸紧贴。锯口黄白色，外围无骨质，中部密布细孔。具二个分枝者，习称"三岔"，大挺长23～33cm，直径较二杠细，略呈弓形，微扁，枝端略尖，下部多有纵棱筋及突起疙瘩；皮红黄色，茸毛较稀而粗。体轻。气微腥，味微咸。二茬茸与头茬茸相似，但挺长而不圆或下粗上细，下部有纵棱筋，皮灰黄色，茸毛较粗糙，锯口外围多已骨化。体重。无腥气。（图 16 - 24）

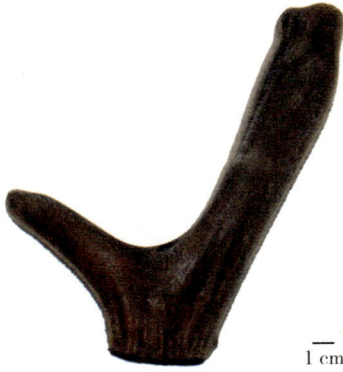

图 16 - 24　花鹿茸药材

砍茸：花鹿茸为带头骨的茸，茸形与锯茸相同，亦分二杠或三岔等规格。两茸相距约 7cm，脑骨前端平齐，后端有 1 对弧形骨，习称"虎牙"。脑骨白色，外附头皮，皮上密生茸毛。气微腥，味微咸。

马鹿茸：较花鹿茸粗大，分枝较多，侧枝一个者习称"单门"，二个者习称"莲花"，三个者习称"三岔"，四个者习称"四岔"或更多。东马鹿茸"单门"大挺长 25～27cm，直径约 3cm。外皮灰黑色，茸毛灰褐色或灰黄色，锯口面外皮较厚，灰黑色，中部密布细孔，质嫩；"莲花"大挺长可达 33cm，下部有棱筋，锯口面蜂窝状小孔稍大；"三岔"皮色深，质较老；"四岔"茸毛粗而稀，大挺下部具棱筋及疙瘩。西马鹿茸大挺多不圆，顶端圆扁不一，表面有棱，多抽缩干瘪，分枝较长且弯曲，茸毛粗长，灰色或黑灰色。锯口色较深，常见骨质。气腥臭，味咸。

饮片　花鹿茸片：花鹿茸尖部切片习称"蜡片"，为圆形薄片，表面浅棕色或浅黄白色，半透明，微显光泽；外皮无骨质，周边粗糙，红棕色或棕色；质坚韧；气微腥，味微咸。上部的切片习称"粉片"，切面黄白色或粉白色，中间有极小的蜂窝状细孔。中部切片习称"血片"，切面红棕色，中间有蜂窝状细孔。下部习称"老角片"，为圆形或类圆形厚片，表面粉白色或浅白色，中间有蜂窝状细孔，外皮无骨质或略具骨质，周边粗糙，红棕色或棕色，质坚脆。

马鹿茸片："蜡片"为圆形薄片，表面灰黑色，中央米黄色，半透明，微显光泽，外皮较厚无骨质，周边灰黑色，质坚韧，气微腥，味微咸。"粉片""血片"为圆形或类圆形厚片，表面灰黑色，中央米黄色或红棕色，有细蜂窝状小孔，外皮较厚，无骨质或略具骨质，周边灰黑色，质坚脆，气微腥，味微咸。"老角片"中间蜂窝状小孔少，边缘骨质厚。

【显微鉴别】粉末　淡黄棕色或黄棕色。①表皮角质层细胞淡黄色至黄棕色，表面颗粒状，凹凸不平。②毛茸多碎断，表面由薄而透明的扁平细胞（鳞片）作覆瓦状排列的毛小皮所包围，呈短刺状突起，隐约可见细纵直纹；皮质有棕色或灰棕色色素；毛根常与毛囊相连，基部膨大作撕裂状。③骨碎片呈不规则形，淡黄色或淡灰色，表面有细密的纵向纹理及点状孔隙；骨陷窝较多，类圆形或类棱形，边缘凹凸不平。④未骨化骨组织近无色，边缘不整齐，具多数不规则的块状突起物，其间隐约可见条纹。⑤角化棱形细胞多散在，呈类长圆形，略扁，侧面观棱形，无色或淡黄色，具折光性。（图 16 - 25）

【化学成分】主含神经酰胺（ceramide，约 1.2%）、溶血磷脂酰胆碱（LPC）、次黄嘌呤（hupoxanthine）等，其中次黄嘌呤具有抑制 MAO - B 活性的作用。含磷脂类物质；多胺类物质，其是刺激核酸和蛋白质合成的有效成分，鹿茸尖部多胺含量较高。还含少量雌酮、雌二醇、$PGE_2$ 等多种前列腺素。

【理化鉴别】薄层鉴别　与鹿茸对照药材色谱相应的位置上，显相同颜色的主斑点；与甘氨酸对照品色谱相应的位置上，显相同颜色的斑点。

【质量评价】经验鉴别　以茸形粗壮、饱满、皮毛完整、质嫩、油润、无骨棱者为佳。

【性味功效】性甘、咸，味温。壮肾阳，益精血，强筋骨，调冲任，托疮毒。

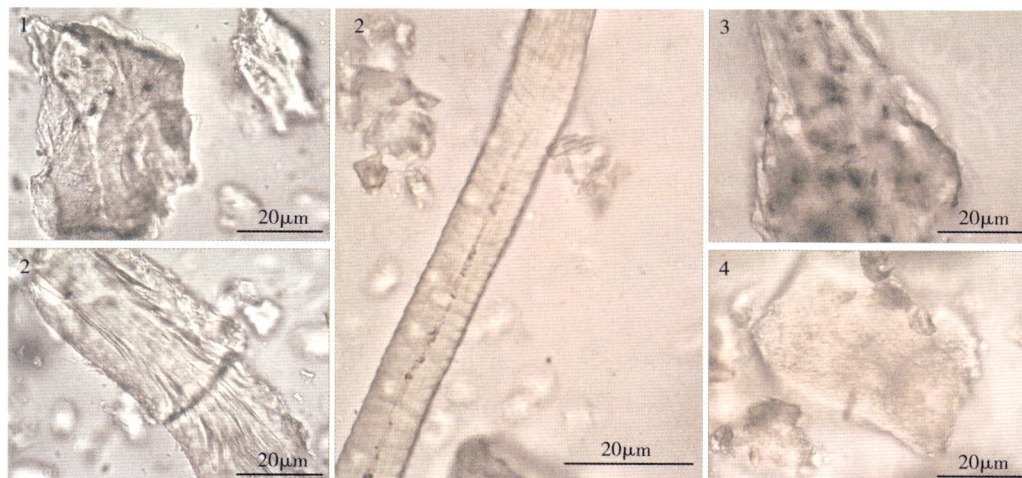

**图 16 - 25 鹿茸粉末**
1. 表皮角质层 2. 毛茸 3. 骨碎片 4. 未骨化组织

### 知识拓展

1. 鹿角霜 Cervi Cornu Degelatinatum 为鹿角去胶质的角块。春、秋二季生产，将骨化角熬去胶质，取出角块，干燥。呈长圆柱形或不规则的块状，大小不一。表面灰白色，显粉性，常具纵棱，偶见灰色或灰棕色斑点。体轻，质酥，断面外层较致密，白色或灰白色，内层有蜂窝状小孔，灰褐色或灰黄色。有吸湿性。气微，味淡，嚼之有粘牙感。性温，味咸、涩。能温肾助阳，收敛止血。

2. 鹿角胶 Cervi Cornus Colla 为鹿角经水煎煮、浓缩制成的固体胶。将鹿角锯段，漂泡洗净，分次水煎，滤过，合并滤液（或加入白矾细粉少量），静置，滤取胶液，浓缩（可加适量黄酒、冰糖和豆油）至稠膏状，冷凝，切块，晾干，即得。呈扁方形块或丁状。黄棕色或红棕色，半透明，有的上部有黄白色泡沫层。质脆，易碎，断面光亮。气微，味微甜。性温，味甘、咸。能温补肝肾，益精养血。

3. 地区习用药：分布于四川、青海、西藏、云南等省区的白鹿 *Cervus macneilli* Lydekker、白唇鹿 *C. albirostris* Przewalski 和水鹿 *Rusa unicolor* Kerr 的雄鹿未骨化的密生茸毛的幼角，分别依次习称"草鹿茸""岩鹿茸""春鹿茸"。市场上销售的混淆品常见的有驼鹿茸、驯鹿茸和狍茸。驼鹿茸为鹿科动物驼鹿 *Alces alces* Linnaeus 雄鹿的幼角，较粗大，分叉也较粗壮，长 15~30cm，直径约 4cm，且后叉扁宽，直径 6cm，皮灰黑色，毛长，较粗硬。驯鹿茸为鹿科动物驯鹿 *Rangifer tarandus* Linnaeus 的幼角。分枝上分叉较多，单枝长约 20cm，直径约 2cm，皮灰黑色，毛灰棕色，毛厚，质密，较长而软，断面外皮棕色或灰黑色，中央淡棕红色。狍茸为鹿科动物狍 *Capreolus capredus* L. 雄鹿的幼角，多见带头盖骨的双茸，分叉简单，通常 3 叉，全长约 20cm，毛长而密生，表面灰棕色或棕黄色，角干部用手触之有纵棱筋及明显的瘤状突起。

## 牛黄 Niuhuang
## Bovis Calculus

【**本草考证**】 始载于《神农本草经》，列为上品。《名医别录》载："牛黄生陇西及晋地，特牛胆中得之，即阴干百日使燥，无令见日月光。"《图经本草》谓："一子如鸡子黄大，重叠可揭折，轻虚而气香者佳。然人多伪之，试法但揩摩手甲上，透甲黄者为真。"由此可知，古代所用牛黄与现今相符。

【**来源**】 为牛科动物牛 *Bostaurus domesticus* Gmelin 的干燥胆结石。习称"天然牛黄"。在胆囊中产生的称"胆黄"，在胆管中产生的称"管黄"，在肝管中产生的称"肝黄"。

【动物形态】为饲养的大型家畜。体长 1.5～2m，体重 280kg 左右。头大额广、口大鼻圆。鼻孔间皮肤硬而光滑，称为鼻镜，眼、耳均较大。头上有角 1 对，左右分开。全身被短毛，毛色大部为黄色。四肢健壮，4 趾，均有蹄甲，其后方 2 趾不着地，称悬蹄。尾较长，尾端具丛毛。

【采收加工】宰杀牛时检查牛的胆囊、胆管及肝管，发现有硬块，即滤去胆汁，将牛黄取出，除净附着的薄膜，阴干。

【产地】主产于西北、东北、华北及西南等地区。进口牛黄主产印度、加拿大、阿根廷、美国、乌拉圭、智利及澳洲等国。

【性状鉴别】胆黄：多呈卵形、类球形、三角形或四方形，大小不一。直径 0.6～3（4.5）cm，表面红黄色或棕黄色，细腻而稍有光泽，有的表面挂有一层黑色光亮的薄膜，习称"乌金衣"，有的粗糙，具疣状突起，有的具龟裂纹。体轻，质酥脆，易分层剥离，断面金黄色，可见细密的同心层纹，色深浅相间，有的夹有白心。气清香，味苦而后甘，有清凉感，嚼之易碎，不粘牙，能将舌及唾液染成黄色。（图 16－26）

管黄：呈管状，表面不平或有横曲纹，或为破碎的小片，长约 3cm，直径 1～1.5cm。表面红棕色或棕褐色，有裂纹及小突起。断面层纹较少，有的中空，色较深。

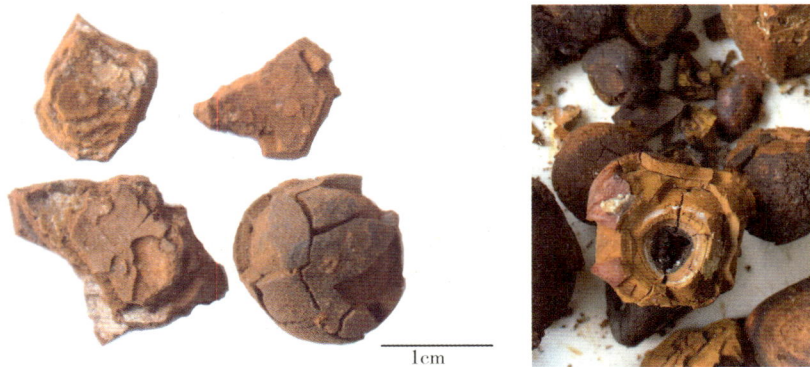

图 16－26　牛黄药材

【显微鉴别】取粉末少量，用水合氯醛试液装片，不加热，置显微镜下观察，由多数黄棕色或棕红色的小颗粒集成不规则团块，团块内有大小不等类方形晶体。稍放置，色素迅速溶解，并显鲜明金黄色，久置后变绿色。

【化学成分】主含 72%～76% 的胆色素，以胆红素（bilirubin）为主（10%～57%），以及胆红素钙、胆红素酯等结合型胆红素，胆绿素，7%～14.3% 的胆汁酸类，包括 0.7%～8.43% 的胆酸（cholic acid）、0.45% 的去氧胆酸（deoxycholic acid）、鹅去氧胆酸、胆石酸及牛磺胆酸、牛磺去氧胆酸、甘氨胆酸、甘氨去氧胆酸等；2 种酸性肽类成分，平滑肌收缩物质 SMC－S 和 SMC－F。尚含 2.5%～4.8% 的胆固醇、0.17%～0.2% 的卵磷脂、黏蛋白、类胡萝卜素、牛磺酸及丙氨酸、甘氨酸、天门冬氨酸、精氨酸、亮氨酸、蛋氨酸等多种氨基酸，以及 Ca、Zn、Cu、Fe、K、Mg、Na、P 等 24 种无机元素，为 3.5%～6.05%。

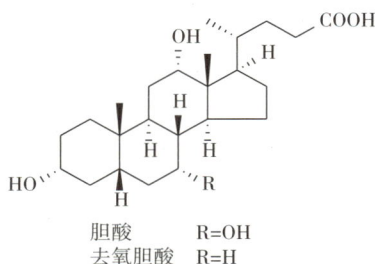

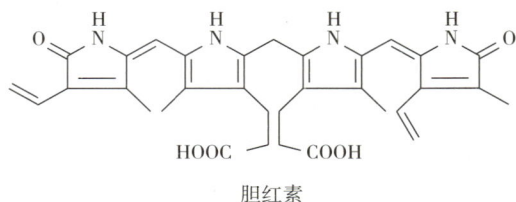

胆酸　　R＝OH
去氧胆酸　R＝H

胆红素

**【理化鉴别】**

**1. 水试**　取少许，加清水调和，涂于指甲上，能将指甲染成黄色，习称"挂甲"。

**2. 薄层鉴别**　与胆酸、去氧胆酸对照品色谱相应位置上，显相同颜色的荧光斑点；与胆红素对照品色谱相应的位置上，显相同颜色的斑点。

**【质量评价】**

**1. 经验鉴别**　以完整、表面金黄色或棕黄色、有光泽、质松脆、断面棕黄色或金黄色、有层纹、气清香、味微苦后甜者为佳。

**2. 检查**　游离胆红素　按高效液相色谱法测定，与 $6.87\mu g/ml$ 游离胆红素对照品色谱峰保留时间相对应位置上出现的色谱峰面积应小于对照品色谱峰面积或不出现色谱峰。

游离胆酸　按高效液相色谱法测定，含游离胆酸以胆酸（$C_{24}H_{40}O_5$）及去氧胆酸（$C_{24}H_{40}O_4$）的总量计，不得少于 8.0%。

**3. 含量测定**　按高效液相色谱法测定，含结合胆酸以牛磺胆酸（$C_{26}H_{45}NO_7S$）、牛磺去氧胆酸（$C_{26}H_{45}NO_6S$）、甘氨胆酸（$C_{26}H_{43}NO_6$）及甘氨去氧胆酸（$C_{26}H_{43}NO_5$）的总量计，不得少于 4.0%。含胆红素（$C_{33}H_{36}N_4O_6$）不得少于 25.0%。

**【性味功效】**　性凉，味甘。清心，豁痰，开窍，凉肝，息风，解毒。

### 知识拓展

1. 人工牛黄 Bovis Calculus Artifactus 是参照天然牛黄的已知成分配制而成：其中胆红素 0.7%、牛羊胆酸 12.5%、猪胆酸 15.0%、胆甾醇 2.0%、无机盐（包括硫酸镁、硫酸亚铁、磷酸三钙）5.0%、淀粉加至 100%。为土黄色粉末，也有呈不规则球形或块状，质轻；味微甜而苦；块状者断面无明显的层纹；气微清香，略有腥气，入口无清凉感。也能"挂甲"。人工牛黄的疗效与天然牛黄类同，经临床应用，有明显的解热，抗惊厥，祛痰和抑菌作用，尤以解热及祛痰作用比较肯定。

2. 体外培植牛黄 Bovis Calculus Sativus 为牛科动物牛的新鲜胆汁作母液，加入去氧胆酸、胆酸、复合胆红素钙等制成。呈球形或类球形，直径 0.5～3.0cm。表面光滑，呈黄红色至棕黄色。体轻，质松脆，断面有同心环纹。气微，味苦而后甘，有清凉感，嚼之易碎，不粘牙。功效与牛黄类似。也能"挂甲"。

3. 牛黄是由于胆囊感染炎症，胆汁淤滞及胆汁酸和胆红素代谢障碍等原因形成的。采用兽医外科手术在活牛体胆囊内植入牛黄床（由聚乙烯或聚丙烯制成）与致病菌种（大肠埃希菌），经过一段培植时间，在牛黄床上收集牛黄，习称"培育牛黄"。多为小块、碎片或粉末，层纹不明显。其颜色，成分及药理作用与天然牛黄基本相同。

4. 尚有牛科水牛、牦牛、犏牛的胆囊结石入药。

5. 进口牛黄色泽气味均不及国产牛黄，质粗，层纹厚，有白膜，味苦无清香气。均由广州进口。

6. 牛黄为贵重药材，商品中曾发现伪品牛黄，是用黄连、黄柏、小檗碱、大黄、姜黄、海金沙、石松子、黄泥土等粉末，加蛋清、蛋黄和牛胆汁等制成。显微镜下可见植物性粉末特征，常见玉米淀粉。亦有用骆驼黄、熊胆结石、猪胆结石、驼鸟黄、牛肠结石、人胆结石伪充牛黄出售，但均无天然牛黄的性状和显微特征。

### 羚羊角 Lingyangjiao
#### Saigae Tataricae Cornu

**【本草考证】**　始载于《神农本草经》，列为中品。明代以前为鹅喉羚、黄羊、小羚羊、斑羚等动物的角，明代以后逐渐使用赛加羚羊的角，《中国药典》以此为正品。

【来源】 为牛科动物赛加羚羊 *Saiga tatarica* Linnaeus 的角。

【动物形态】 体形中等，身长 1～1.4m，肩高雄性为 63～83cm，雌性为 63～74cm。头大，雄性具角 1 对，不分叉，略呈弓形弯曲的长圆锥形，雌性无角，仅有短的突起；耳廓短小；眼眶突出；鼻部延长并呈肿胀状鼓起，有"高鼻羚羊"之称，鼻孔亦大，且能灵活伸缩和左右摆动。额前部分较隆起。眼大，耳短。四肢细小，蹄低而长。尾细短，下垂。夏毛短而密，紧贴皮肤。全身呈棕黄色或栗色，脸面部较淡，背脊中央有狭长的一条带，呈肉桂色；颈下方、胸腹部、四肢内侧及臀部为黄白色。冬毛粗而厚，色较淡，为沙黄色或淡灰黄色。

【采收加工】 全年均可猎，捕后将角锯下。春季猎者色青微黄，秋季猎者色荧白，严冬猎者表面出现裂纹，品质较次。

【产地】 主产于俄罗斯，我国新疆西北部亦产少量。

【性状鉴别】 羚羊角：呈长圆锥形，略呈弓形弯曲，长 15～33cm。表面类白色或黄白色，基部稍呈青灰色，嫩者角尖多为黑棕色。嫩枝对光透视可见"血丝"或紫黑色斑纹，光润如玉，无裂纹；老枝有细纵裂纹。除顶端光滑部分外，有 10～16 个隆起的环脊，习称"水波纹"，间距约 2cm，用手握之，四指刚好嵌入凹处，习称"握之合把"。角基部横截面类圆形，直径 3～4cm，内有坚硬质重的角柱，习称"骨塞"。骨塞长约占全角的 1/2 或 1/3，表面有突起的纵棱与其外面的角鞘内的凹沟紧密嵌合。横断面观，其结合部呈锯齿状。除去"骨塞"后，角的下半段成空洞，全角呈半透明，对光透视，上半段中央有一条隐约可辨的细孔直通角尖，习称"通天眼"。质坚硬。气微，味淡。（图16－27）

羚羊角片：菲薄，长方形，多屈曲不平，白色透明，有丝状波曲的细纹。质坚韧，有弹性；具角质香气，热水浸泡后香气较浓，味淡。（图 16－28）

羚羊角粉：为类白色的粉末。气微，味淡。

【显微鉴别】 横切面 ①可见组织构造多少呈波浪状起伏。角顶部组织波浪状起伏最为明显，在峰部往往有束存在，束多呈三角形；角中部稍呈波浪状，束多呈双凸透镜形；角基部波浪形不明显，束呈椭圆形至类圆形。②髓腔的大小不一，长径 10～50（80）μm，以角基部的髓腔最大。③束的皮层细胞扁梭形，3～5 层。束间距较宽广，充满着近等径的多边形、长菱形或狭长形的基本角质细胞。皮层细胞或基本角质细胞均显无色透明，其中不含或仅含少量细小浅灰色色素颗粒，细胞中央往往可见一个折光性强的圆粒或线状物。

纵切面 ①髓呈长管状，内有类球形髓细胞，疏松或阶梯状排列。②皮层细胞 3～5 层，细长的窄梭形，覆瓦状紧密围于髓周围。③束间的基本角质细胞呈长菱形。

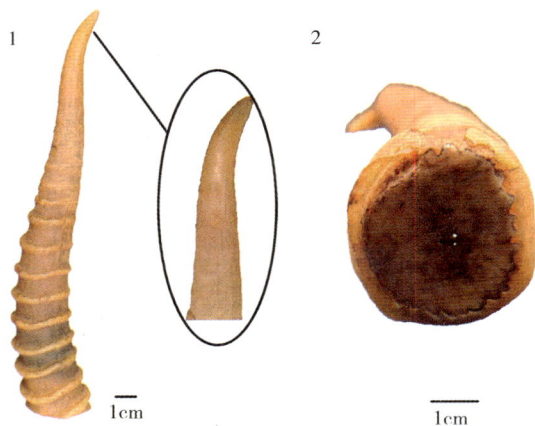

图 16－27　羚羊角药材
1. 药材　2. 骨塞

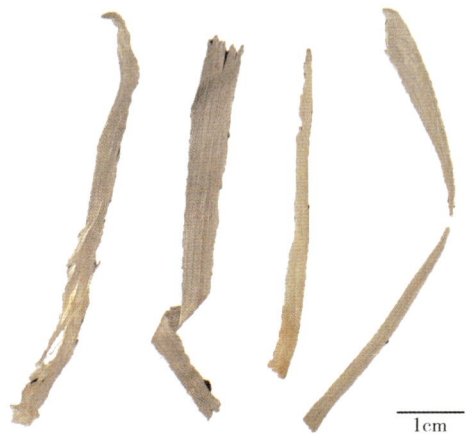

图 16－28　羚羊角饮片

粉末　类白色。①不规则碎片，近无色，微透明，稍有光泽，小碎片显颗粒性。②纵向碎片髓呈长管形，基本角质细胞呈长棱、长条形或裂缝状。③横断面碎片少见，髓呈双凸透镜形、椭圆形、类圆形或类三角形，周围有同心性排列的皮层细胞，外侧基本角质细胞呈菱形、长方形或多角形；二类细胞均不含或仅含少数灰色色素颗粒，细胞中央常有一发亮的圆粒或线状物。角塞碎片多呈不规则形，无色，骨空洞呈类圆形、椭圆形，周围骨板环纹清晰可见，间有骨陷窝，骨板间可见放射状骨小管。骨膜碎片少见，淡黄色或棕黄色，胶质纤维束状。

**【化学成分】**　含角蛋白（Keratin）、甾醇类、磷酸钙及不溶性无机盐等。羚羊角经酸水解后含异白氨酸、白氨酸、苯丙氨酸、酪氨酸、丙氨酸等17种氨基酸及多肽。此外，尚含卵磷脂、脑磷脂、神经鞘磷脂、磷脂酰丝氨酸及磷脂酰肌醇等5种磷脂类成分。

**【含量测定】**　总氮量　饮片照氮测定法测定，含总氮（N）不得少于9.0%。

**【质量评价】**　以质嫩，色白，光润，内含红色血丝、血斑，无裂纹者为佳。

**【性味功效】**　性寒，味咸。平肝息风，清肝明目，散血解毒。

### 知识拓展

1. 常见混淆品：牛科动物黄羊 *Procapara gutturosa* Pallas、鹅喉羚羊（长尾黄羊）*Gazella subgutturosa* Guldenstaedt和藏羚羊 *Pantholops hodgsoni* Abel 的角，所含成分和功效与羚羊角类似。但用量酌加，10～15g。①黄羊角呈长圆锥形，而侧扁，略成"S"形，长10～27cm。表面黑色，不透明，有多数纵纹理及17～20个环脊，环脊密集，斜向，弯曲，间距约5mm。无通天眼。②鹅喉羚羊角长圆锥形而稍侧扁，角尖显著向内弯，长14～30cm，表面灰黑色，不透明，粗糙，多纵裂纹。环脊8～10个，间距约15mm。无"通天眼"。③藏羚羊角呈长圆锥形，侧扁，较直，全长50～70cm。表面深棕色，光滑，不透明。环脊约16个，间距约2cm，无"通天眼"，骨塞白色，不呈齿状，与外面角鞘脱离。含氨基酸、多肽、蛋白质、脂类、甾类化合物，药理作用与羚羊角相似。

2. 常见伪品：①山羊角为牛科动物山羊 *Capra hircus* L. 的角。呈扁长圆锥形，侧扁，长10～20cm，一侧呈纵沟状，黄色，不透明，有多个不规则隆起的环脊，间距5～10mm，无"骨塞"及"通天眼"。②进口羚羊角曾发现内灌有铅粒，以增加重量，可检查骨塞是否松动，或用X光仪检查。③有以羊角或其他骨头雕刻而成，轮环两面呈凸起，不光滑自然，"羚羊塞"的纵棱不能与角鞘内凹沟密接，"通天眼"为一圆形小孔。

## 思考题

答案解析

1. 部分动物药资源存在严重不足，以羚羊角为例，谈谈寻找和扩大新药源的途径有哪些？

2. 人工牛黄、体外培植牛黄及天然牛黄在性状特征、显微特征及化学成分方面有何区别？

3. 《中国药典》（2025年版）中，哪些动物类药材需测定重金属及有害物质含量？列举三味以上，说明其含量测定限度范围。

书网融合……

本章小结　　　　　　习题

# 第十七章　矿物类中药概述

PPT

　　1. 通过本章学习，掌握矿物类中药的基本性质，包括结晶、条痕、颜色、透明度、硬度、比重等特征对矿物药材鉴别的意义；熟悉矿物类药材的分类方法；了解矿物类药材的发展史。

　　2. 具备对矿物类中药进行真伪优劣鉴别的能力。

　　3. 挖掘矿物类药材的本草文献，深入了解矿物类的应用历史及功效特征，加强矿物药临床用药的有效性和安全性用药意识。

　　矿物是地质作用形成的天然单质或化合物。矿物类中药是指可供药用的天然矿物、矿物的加工品及动植物的化石，其中以原矿物经过炮制后直接入药的有朱砂、石膏、炉甘石、赭石等，以矿物为主要原料的加工品如轻粉及芒硝等，以及动植物化石或动物骨骼化石如龙骨、琥珀等。

## 第一节　矿物类中药应用及研究概况

　　中医对矿物药的利用已经有二千多年的历史，历代本草均有矿物药记载。《神农本草经》为我国已知最早的药物学专著，收载有玉石类药物 41 种，如水银、云母、朴硝、滑石、雄黄、磁石、赭石、石膏等均有记载。秦汉之际，方士盛行，炼丹术的发展也促进了矿物类药材的发展。《名医别录》增加矿物药 32 种，并将"玉石"类药单独成卷，放在首位。《新修本草》增加矿物药 14 种，《本草拾遗》又增加矿物约 17 种，宋代《证类本草》等书中的矿物药已达 139 种。《本草纲目》中金石部载有 161 种，矿物药占总药数的 8.5%，并将矿物药分别记述在土部和金石部中。清代《本草纲目拾遗》又增加矿物药 38 种。目前，《中国药典》（2025 年版）收载了矿物药 25 种，占总药材数量的 4.06%。矿物药的数量虽较植物、动物类药要少，但是在临床上有多方面的医疗作用。如朱砂可清心镇惊、安神解毒；石膏为清解气分实热之要药，适用于外感热病、高热烦渴等症；炉甘石眼科用于明目退翳，外科收湿止痒；芒硝泻热通便、润燥软坚；自然铜具有散瘀止痛、续筋接骨之功，历代为中医伤科要药。随着近代药理学的发展，矿物药的作用机制也取得了进展，如用含 Fe、Ca、Mn 等元素的矿物药作为滋养性和兴奋性药物；用含 Mg、K、Na 等成分的矿物药作为泻下、利尿药物；用含 S、As、Hg 等成分的矿物药作为治疗梅毒和疥癣的药物等均符合现代医学治病原理。因此，对矿物药的研究与利用必将更加深入和广泛。

## 第二节　矿物类中药的基本性质

　　矿物是由地质作用形成的天然单体（元素）或化合物。矿物除少数是自然元素以外，绝大多数是自然化合物，其中大部分是固体，也有些是液体（如水银）或气体（如硫化氢）。每一种固体矿物都具有一定的物理和化学性质，这些性质取决于各自的化学成分及其结晶构造。人们常常利用不同的性质，来认识和鉴别不同种类的矿物。

## 一、结晶习性

多数固体矿物为结晶体。其中有些为含水矿物。水在矿物中存在的形式直接影响到矿物的性质。水在矿物中的存在形式可分为两大类：一是不加入晶格的吸附水或自由水；二是加入晶格组成，包括以水分子（$H_2O$）形式存在的结晶水［如胆矾（$CuSO_4 \cdot 5H_2O$）、石膏（$CaSO_4 \cdot 2H_2O$）］和以 $H^+$、$OH^-$ 等离子形式存在的结晶水［如滑石 $Mg_3(Si_4O_{10})(OH)_2$］。各种含水矿物的失水温度，因水的存在形式不同而不同，这种性质常常用来鉴定矿物。

## 二、结晶形状

矿物药多数是以晶体形态存在的。晶体（结晶质）和非晶体（非晶质）本质上的区别，在于组成物质的质点是否作有规律的排列；凡是质点呈规律排列者为晶体，反之为非晶体。晶体矿物都具有固定的结晶形状，且在同一温度时，同一物质晶体三维空间的晶面夹角都是相同的。通过观察矿物的结晶形状及利用 X 射线衍射手段，可以准确地鉴别不同的结晶形矿物。晶体的质点呈规律排列，这种排列规律表现为空间格子，组成空间格子的最小单位成为晶胞，不同晶体晶胞大小和形态不同，主要表现在晶胞的棱长（a，b，c）和棱间夹角（α，β，γ）不同，各晶系的特点如下。

### （一）高级晶族

等轴晶系：$a = b = c$，$\alpha = \beta = \gamma = 90°$

### （二）中级晶族

四方晶系：$a = b \neq c$，$\alpha = \beta = \gamma = 90°$

三方晶系：$a = b \neq c$，$\alpha = \beta = \beta' = 90°$，$\gamma = \gamma' = 60°$

六方晶系：$a = b = d \neq c$，$\alpha = \beta = \beta' = 90°$，$\gamma = \gamma' = 120°$

### （三）低级晶族

斜方晶系：$a \neq b \neq c$，$\alpha = \beta = \gamma = 90°$

三斜晶系：$a \neq b \neq c$，$\alpha \neq \beta \neq \gamma \neq 90°$

单斜晶系：$a \neq b \neq c$，$\alpha = \gamma = 90°$，$\beta \neq 90°$

除了等轴晶系外，其他六个晶系的晶体或长方形，或柱状或板片状。矿物除了单体的形状外，常常是以单体聚集在一起而出现的，这种聚集的整体就称为集合体。

## 三、透明度

矿物透光能力的大小称为透明度。透明度是鉴定矿物的主要特征之一。按矿物磨至 0.03mm 标准厚度时的透明度，一般分为三类：①透明体能允许绝大部分光线通过，隔着它可清晰地透视另一物体，如无色水晶、云母等。②半透明体能允许通过一部分光线，隔着它不能看清另一物体，如辰砂、雄黄等。③不透明体光线几乎完全不能通过，如代赭石、滑石等。在显微鉴定时，透明矿物常利用偏光显微镜鉴定，不透明矿物利用反射偏光镜鉴定。

## 四、颜色

矿物的颜色，主要是矿物对光线中不同波长的光波均匀吸收或选择吸收所表现的性质。一般分为三类：①本色系由矿物的成分和内部构造所决定的颜色，如辰砂的朱红色。②外色是由混入带色杂质或气泡等包裹体所致的颜色。外色的深浅，除与带色杂质的量相关外，还与分散的程度相关，如紫石英、大青盐等。③假色是某些矿物，有时可见变彩现象，系因投射光受晶体内部裂缝面、解理面及表面的氧化膜的反射所引起的光波干涉作用而产生的颜色，如云母等。

矿物粉末的颜色，在矿物学中称为"条痕"，即将矿物在白色的毛瓷板划过后留下的有颜色的线条。条痕比矿物表面的颜色更为固定，具有重要的鉴定意义。有的条痕与矿物本身颜色相同，如辰砂；有的则不同，如自然铜本身为亮黄色而条痕则为黑色。磁石和赭石两者表面均为灰黑色，不易区分，但磁石条痕为黑色，而赭石条痕为桃红色，很容易区分。

观察矿物的颜色应以矿物的新鲜面为准，尽量排除外来的带色物质的干扰。

## 五、光泽

矿物表面对投射光线的反射能力称为光泽。反射能力的强弱也就是光泽的强度。矿物的光泽由强至弱分为金属光泽（如自然铜）、半金属光泽（如磁石）、金刚光泽（如朱砂）和玻璃光泽（如硼砂）。如果矿物的断口或集合体表面不平滑，并有细微的裂缝，使一部分反射光发生散射或相互干扰，则可形成一些特殊的光泽。如油脂光泽（硫黄）、绢丝光泽（石膏）、珍珠光泽（云母）、土状光泽（高岭石）。

## 六、硬度

硬度即矿物抵抗外来机械作用（如刻划、研磨、挤压）的能力。不同矿物有不同的硬度，可作为鉴定矿物的依据之一。通常采用摩氏硬度计来确定矿物的相对硬度。摩氏硬度计是由十种不同硬度的矿物作为标准，按其硬度由大到小分为十级，居前的矿物可以被后面的矿物刻划，但等级是不均衡的，不成倍数和比例的关系，只是比较矿物硬度相对高低的一种方法。矿物的十个硬度等级排序如表 17-1。

表 17-1 矿物硬度等级

| 硬度 | 1 | 2 | 3 | 4 | 5 | 6 | 7 | 8 | 9 | 10 |
|---|---|---|---|---|---|---|---|---|---|---|
| 矿物 | 滑石 | 石膏 | 方解石 | 氟石 | 磷灰石 | 正长石 | 石英 | 黄玉石 | 刚玉石 | 金刚石 |
| 绝对硬度 | 2.4 | 36 | 109 | 189 | 536 | 759 | 1120 | 1427 | 2060 | 10060 |

确定硬度时，可将样品矿石与上述标准矿石互相刻划，使样品受损的最低硬度等级为该矿物的硬度。实际工作中，常用四级法来代替摩氏硬度计，一般用手指甲（约为 2）、铜币（约为 5.5）、小刀（约为 5.5）、石英或钢锉（7）等刻划矿石，粗略求得矿石硬度。测定硬度时，须在矿物单体和新解理面上进行，可用硬度测定仪或显微硬度计来精密测定矿物的硬度。

## 七、比重

系指在 4℃时，矿物与同体积的水的重量比，用 $g/cm^3$ 或者 $kg/m^3$ 表示，是鉴定矿物的重要物理常数。如水银为 13.6、辰砂为 8.0~8.20、石膏为 2.3。

## 八、矿物的力学性质

矿物受外力作用时呈现的力学性质主要有以下几种。

**1. 脆性** 指矿物容易被击破或压碎的性质，如自然铜、方解石等。

**2. 延展性** 指矿物能被压成薄片或抽成细丝的性质，如金、铜、铝等。

**3. 弹性** 指矿物在外力作用下变形，外力取消后，在弹性限度内，能恢复原状的性质，如云母等。

**4. 挠性** 指矿物在外力作用下发生一定程度的弯曲，但不发生折断，当除去外力后，不能恢复原状的性质，如滑石等。

**5. 柔性**　指矿物易受外力切割并不发生破碎的性质，如石膏。

## 九、磁性

磁性系指矿物可以被磁铁或电磁铁吸引，或其本身吸引铁物体的性质，如磁石（磁铁矿）等。矿物的磁性与本身化学成分中含有 Fe、Co、Ni、Mn、Cr 等磁性元素有关。

## 十、解理、断口

矿物受力后沿一定结晶方向裂开成光滑平面的性质称为解理，该平面称为解理面。解理是结晶物质特有的性质，其形成与晶体构造的类型有关，因此是矿物鉴定的重要特征之一。如云母、方解石可完全解理，石英没有解理。矿物受力后不是沿一定结晶方向断裂所形成的不规则的断裂面称为断口。断口面的形态有：平坦状（如高岭石）、贝壳状（如胆矾）、参差状（如青礞石）和锯齿状（如铜）。

## 十一、吸湿性

有的矿物具有吸着水分的能力，可表现出黏舌或湿润双唇的现象，如龙骨、龙齿、高岭石。

## 十二、气味

有些矿物具特殊的气味，尤其是受锤击、加热或湿润时较为明显，如雄黄灼烧时有蒜臭气味，胆矾具涩味，食盐具咸味等。

# 第三节　矿物及矿物类中药的分类

矿物类中药的分类方式有三种，即阴离子分类法、阳离子分类法和以中医药功效为基础的分类方法。《中国药典》对矿物药采用的分类方法是根据其所含主要成分的阴离子种类分为"类"，再将化学组成类似，结晶体结构类型相同的种类分为"族"，族以下是"种"。种是矿物分类的基本单元，也是对矿物进行具体阐述的基本单位。

以阴离子为依据进行分类通常为矿物学中对矿物的分类方法，主要有氧化物类磁石、赭石、信石等；硫化物类雄黄、辰砂、自然铜等；卤化物类大青盐等；硫酸盐类石膏、明矾、芒硝等；碳酸盐类炉甘石、钟乳石等；硅酸盐类滑石、赤石脂、白石脂等。

以矿物药中所含阳离子为依据进行分类，对矿物药的研究和应用有诸多方便。阳离子对矿物药的药效起着重要作用，按阳离子分类法按照含汞化合物，含钙化合物、含铁化合物等进行分类。含汞化合物的矿物药包括朱砂（$HgS$）、轻粉（$Hg_2Cl_2$）、红粉（$HgO$）等；含铁化合物的矿物药包含赭石（$Fe_2O_3$）、磁石（$Fe_3O_4$）、自然铜（$FeS_2$）、禹余粮等；含钙化合物的矿物药包含石膏（$CaSO_4 \cdot 2H_2O$）、寒水石（$CaCO_3$）、龙骨［$CaCO_3$、$Ca_3(PO_4)_2$］等、紫石英（$CaF_2$）等；含砷化合物的矿物药包含雄黄（$As_2S_2$）、雌黄（$As_2S_3$）、信石（$As_2O_3$）等；含铝化合物的矿物药包含白矾［$KAl(SO_4)_2 \cdot 12H_2O$］、赤石脂［$Al_4(Si_4O_{10})(OH)_8 \cdot 4H_2O$］等；含铜化合物的矿物药包含胆矾（$CuSO_4 \cdot 5H_2O$）、铜绿等；含铅化合物的矿物药包含铅丹（$Pb_3O_4$）、密陀僧（$PbO$）等；含钠化合物的的矿物药包含芒硝（$Na_2SO_4 \cdot 10H_2O$）、玄明粉（$Na_2SO_4$）、硼砂（$Na_2[B_4O_5(OH)_4] \cdot 8H_2O$）、大青盐（$NaCl$）等；含镁化合物的矿物药包含滑石［$Mg_3(Si_4O_{10})(OH)_2$］等；含锌化合物的矿物药包含炉甘石（$ZnCO_3$）。

以中医临床功效为基础的分类方法为安神药例如朱砂、琥珀、磁石、龙骨等；涌吐药胆矾、石盐；

清热药石膏、寒水石等；泻下药芒硝等。

## 思考题

答案解析

1. 根据矿物药中所含主成分的阳离子种类，如何对矿物药进行分类？
2. 《中国药典》对矿物类中药的质量评价主要采用哪种方法？
3. 列举三部以上矿物类药材发展过程中重要的本草学专著。

**书网融合**……

本章小结　　习题

# 第十八章　矿物类中药的鉴定

PPT

### 学习目标

　　1. 通过本章学习，掌握重点药材朱砂、雄黄、石膏、芒硝等药材的来源、性状、显微、理化等鉴别特征、主要化学成分及功效；熟悉自然铜、赭石、龙骨、炉甘石等药材的来源、性状、主要化学成分等特征；了解磁石、信石、滑石、胆矾、硫磺等药材的来源及性状鉴别特征。

　　2. 具备对矿物类中药的安全性和有效性进行评价的能力。

　　3. 通过对雄黄、朱砂等有毒矿物药的临床应用及有效性的学习，提升用药安全意识，培养严谨细致、精益求精的工作态度。

## 第一节　概　　述

　　由于每一种矿物结构构造和化学组成不同，因此也就表现出各自不同的形态和物理化学性质，根据其外观形态及理化性质的不同，可对矿物类药材进行鉴别，一般包括性状鉴定、显微鉴定及理化鉴定。

### 一、性状鉴定

　　矿物药是一类特殊的生药，一般依据矿物的性质进行鉴定。根据矿物的一般性质进行鉴定，除外形、颜色、质地、气味等检查项外，还应检测其硬度、条痕、透明度、解理、断口、磁性及比重。

### 二、显微鉴定

　　粉末状的矿物药可借助显微镜，观察其形状、透明度和颜色等。在矿物药的研究中，使用偏光显微镜研究透明的非金属矿物的晶形、解理和化学性质，如折射率、双折射率；用反光显微镜对不透明与半透明的矿物进行物理、化学性质的检测。但这两种显微镜均要求矿物经磨片后才可进行观察。

### 三、理化鉴定

　　利用物理和化学方法，对矿物药所含主要化学成分进行定性和定量的分析，能鉴定矿物药的真伪和质量的优劣。在传统的性状鉴定、显微鉴定的基础上，发展到用红外光谱法、近红外光谱法、热分析法、X射线衍射法、差示扫描量热法、光谱半量分析法及多种联用技术等新技术手段来对矿物药进行理化鉴定，其鉴定手段也越来越丰富。利用X射线衍射法，可对矿物药进行定性定量分析。热分析法可通过已知的矿物热分析曲线图，对比判断矿物药中矿物组分的种类和量比。发射光谱分析可对矿物药中所含元素进行定性和半定量分析等。对外形和粉末无明显特征或剧毒的矿物药，如信石、玄明粉等进行理化分析鉴定尤为重要。

# 第二节　常用矿物类中药的鉴定

## 朱砂 Zhusha
## Cinnabaris

【本草考证】始载于《神农本草经》，列为上品。苏颂谓："今出辰州、宜州、阶州，而辰砂为最。……砂生石上，其大块者如鸡子，小者如石榴子，状若芙蓉头箭镞，连床者紫黯若铁色，而光明莹澈，碎之崭岩作墙壁，又似云母片可拆者，真辰砂也，无石者弥佳。"以上所述古代的丹砂、辰砂和现代的朱砂即是辰砂族辰砂。

【来源】为硫化物类矿物辰砂族辰砂。

【采收加工】采挖后，选取纯净者，用磁铁吸尽含铁的杂质，再用水淘出杂石和泥沙。

【产地】主产于湖南、贵州、四川等省。以湖南辰州（今沅陵）产的为好，故得"辰砂"之名。

【性状鉴别】为粒状或块状集合体，呈颗粒状或块片状。鲜红色或暗红色，条痕红色至褐红色，具光泽。体重，质脆，片状者易破碎，粉末状者有闪烁的光泽。气微，味淡。其中呈细小颗粒或粉末状，色红明亮，触之不染手者，习称"朱宝砂"；呈不规则板块状、斜方形或长条形，大小厚薄不一，边缘不整齐，色红而鲜艳，光亮如镜面，微透明，质较脆者，习称"镜面砂"；呈粒状，方圆形或多角形，色暗红或呈灰褐色，质坚，不易碎者，习称"豆瓣砂"（图 18-1）。

饮片　朱砂粉：呈朱红色极细粉末，以手指撮之无粒状物，以磁铁吸之，无铁末。气微，味淡。

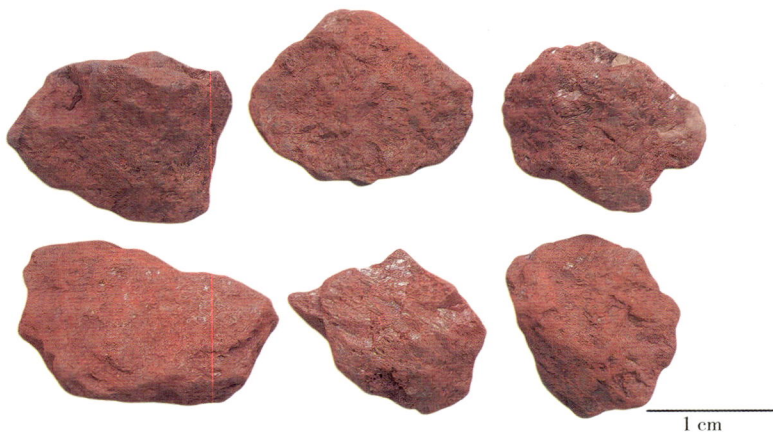

图 18-1　朱砂药材

【化学成分】主含硫化汞（HgS）。

【理化鉴别】

1. 取细粉末，用盐酸湿润后，置光洁的铜片上摩擦，铜片表面呈现银白色光泽，加热烘烤后，银白色即消失。

2. 取粉末 2g，加盐酸－硝酸（3∶1）的混合溶液 2ml 使溶解，蒸干，加水 2ml 使溶解，滤过，滤液显汞盐与硫酸盐的鉴别反应。

【质量评价】

1. **经验鉴别**　以色鲜红、有光泽、质脆者为佳。

2. **检查**　铁盐　按铁盐检查法检查，铁不得过 0.1%。

二价汞　按汞、砷元素形态及价态测定法中汞元素形态及其价态测定法测定，二价汞以汞（Hg）计，不得过 0.10%。

**3. 含量测定**　按滴定法测定，朱砂含硫化汞（HgS）不得少于 96.0%，朱砂粉含硫化汞（HgS）不得少于 98.0%。

【**性味功效**】　性微寒，味甘；有毒。清心镇惊，安神，明目，解毒。

### 🔗 知识拓展

1. 朱砂有毒，不宜大量服用，亦不宜少量久服，孕妇及肝肾功能不全者禁用。

2. 人工朱砂又称"灵砂"，是以水银、硫黄为原料，经加热升炼而成。含硫化汞在 99% 以上。目前贵阳、哈尔滨、广州、重庆等地均有生产，方法不尽相同。完整者呈盆状，商品多为大小不等的碎块，全体暗红色，断面呈纤维柱状，习称"马牙柱"，具有宝石样或金属光泽，质松脆，易破碎。气微，味淡。X 射线衍射分析表明，人工朱砂与朱砂的特征衍射线在峰位和强度上均相同，都是由较纯的三方晶系 HgS 组成。

3. 银朱也是由水银、硫黄升炼而成。与人工朱砂是同原料、同方法、在同一罐内制成。只是结晶的部位不同。X 射线衍射分析检查发现，二者物相成分是相同的，只是微量成分有一定差异。

## 雄黄 Xionghuang
### Realgar

【**本草考证**】　始载于《神农本草经》，列为中品。吴普谓："雄黄生山之阳，是丹之雄，所以名雄黄也"。苏恭谓："宕昌、武都者为佳，块方数寸，明澈如鸡冠，或以为枕，服之辟恶。其青黑坚者，不入药用。"苏颂谓："形块如丹砂，明澈不夹石，其色如鸡冠者真。"李时珍谓："武昌水窟雄黄，北人以充丹砂，但研细色带黄耳。"

【**来源**】　为硫化物类矿物雄黄族雄黄。

【**采收加工**】　全年均可采挖，除去杂质。

【**产地**】　主产于湖南、贵州、云南等省。

【**性状鉴别**】　为块状或粒状集合体，呈不规则块状。深红色或橙红色，条痕淡橘红色，晶面有金刚石样光泽。质脆，易碎，断面具树脂样光泽。微有特异的臭气，味淡。精矿粉为粉末状或粉末集合体，质松脆，手捏即成粉，橙黄色，无光泽。（图 18-2）

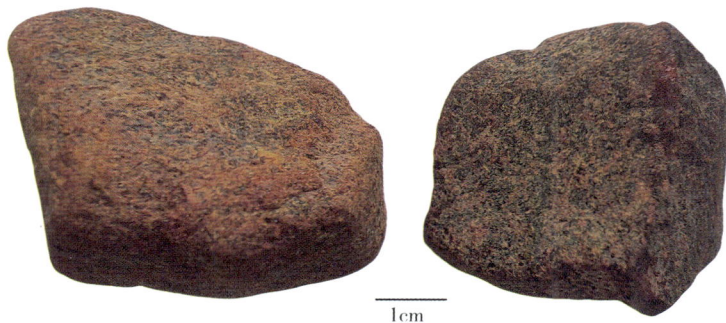

1cm

**图 18-2　雄黄药材**

【**化学成分**】　主含二硫化二砷（$As_2S_2$）。

【**理化鉴别**】

1. 取粉末 10mg，加水湿润后，加氯酸钾饱和的硝酸溶液 2ml，溶解后，加入氯化钡试液，产生大量的白色沉淀。放置后，倾出上层酸液，再加水 2ml，振摇，沉淀不溶解。

2. 取粉末 0.2g，置坩埚内，加热熔融，产生白色或黄白色火焰，并伴有白色浓烟。取玻片覆盖后，有白色冷凝物，刮取少量，置试管内加水煮沸使溶解，必要时滤过，滤液加硫化氢试液数滴，即显黄色，加稀盐酸后产生黄色絮状沉淀，再加碳酸铵试液后，沉淀复溶解。

【质量评价】

1. 经验鉴别    以色红、块大、质松脆、有光泽者为佳。

2. 检查    三价砷和五价砷    按汞、砷元素形态及价态测定法中砷形态及其价态测定法测定，含三价砷和五价砷的总量以砷（As）计，不得过 7.0%。

3. 含量测定    按滴定法测定，含砷量以二硫化二砷（$As_2S_2$）计，不得少于 90.0%。

【性味功效】性温，味辛；有毒。解毒杀虫，燥湿祛痰，截疟。

#### 知识拓展

1. 雄黄有毒，内服宜慎；不可久用；孕妇禁用。

2. 雄黄中有时含砷的氧化物，服用后易引起中毒，故须先经检验，然后应用。

3. 雄黄遇热易分解产生剧毒的三氧化二砷，所以忌用火煅。$2As_2S_2 + 7O_2 \rightarrow 2As_2O_3 + 4SO_2$。

4. 雌黄常与雄黄共生，主含三硫化二砷（$As_2S_3$）。性状与雄黄相似，不同点是雌黄全体呈黄色，条痕鲜黄色。功效同雄黄。

---

### 自然铜 Zirantong

#### Pyritum

【来源】为硫化物类矿物黄铁矿族黄铁矿。全年可采。拣取黄铁矿石，去净杂石、砂土以及黑锈后，敲成小块即可。

【产地】主产于四川、广东、江苏、云南等省。

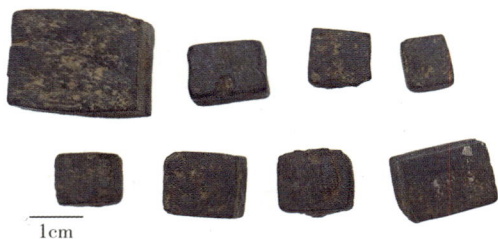

1cm

图 18-3    自然铜药材

【性状鉴别】晶型多为立方体，集合体呈致密块状。表面亮淡黄色，有金属光泽；有的表面由于氧化成氧化铁而呈黄棕色或棕褐色，无金属光泽；具棕黑色或墨绿色细条纹及砂眼。立方体相邻晶面上的条纹相互垂直，是其重要特征。条痕色绿黑色或棕红色。体重，质坚硬或稍脆，易砸碎，断面黄白色，有金属光泽；或断面棕褐色，可见银白色亮星。无臭，无味。（图 18-3）

【化学成分】含二硫化铁（$FeS_2$），常含镍、砷、锑、铜、钴等杂质。

【质量评价】

1. 经验鉴别    以块整齐，色黄而光亮，断面有金属光泽且不含岩石杂质者为佳。

2. 含量测定    按重铬钾法测定，含铁（Fe）应为 40.0%～55.0%。

【性味功效】性平、味辛。散瘀止痛，续筋接骨。

### 磁石 Cishi

#### Magnetitum

为氧化物类矿物尖晶石族磁铁矿。主产于河北、山东、辽宁等省。采挖后，除去杂石及有铁锈的矿石。为块状集合体，呈不规则块状或略带方形，多具棱角，大小不一。表面灰黑色或棕褐色，条痕黑色，具金属光泽，或覆有少许棕色粉末而无光泽。体重，质坚硬，难破碎，断面不整齐，具磁性，日久磁性渐弱。有土腥气，味淡。以色黑、断面致密有光泽、吸铁能力强者为佳。现商品将吸铁能力强者称"活磁石"或"灵磁石"，品质较好；无吸铁能力的称"死磁石"或"呆磁石"，质量次之。主要含四氧化三铁（$Fe_3O_4$），此外还有少数尚含 MgO 和 $Al_2O_3$。含铁（Fe）不得少于 50.0%。性寒，味咸。镇静安神，平肝潜阳，聪耳明目，纳气平喘。

## 赭石 Zheshi
### Haematitum

【来源】　为氧化物类矿物刚玉族赤铁矿。

【产地】　主产于河北、山西、广东等省。

【性状鉴别】　为鲕状、豆状、肾状集合体，多呈不规则扁平块状。暗棕红色或灰黑色，条痕樱红色或红棕色，有的具金属光泽。一面多有圆形的突起，习称"钉头"，另一面与突起的相对应处有同样大小的凹窝。体重，质硬，砸碎后断面显层叠状。气微，味淡。（图 18 – 4）

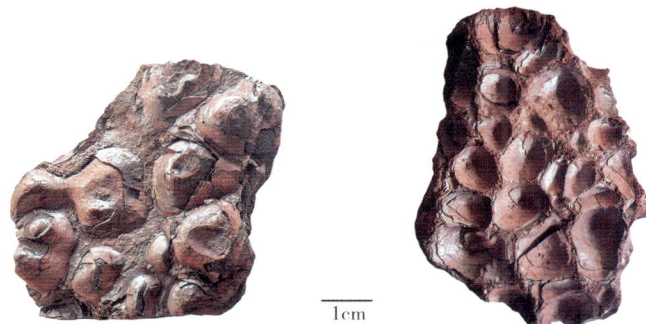

图 18 – 4　赭石药材

【化学成分】　主含三氧化二铁（$Fe_2O_3$），其次为中等量的硅酸、铝化物及少量的镁、锰、碳酸钙及黏土等。含铁量一般为 40% ~ 60%。

【质量评价】

**1. 经验鉴别**　以色棕红、断面层次明显、有"钉头"、无杂石者为佳（有钉头的煅后乌黑色，层层脱落，无钉者则为灰黑色）。

**2. 含量测定**　按滴定法进行测定，含铁（Fe）不得少于 45.0%。

【性味功效】　性寒，味苦。平肝潜阳，重镇降逆，凉血止血。

## 信石 Xinshi
### Arsenicum Sublimatum

【来源】　为天然的砷华矿石、或由毒砂（硫砷铁矿，FeAsS）、雄黄加工制造而成。

【产地】　主产于江西、湖南、广东等省。

【采收加工】　少数为选取天然的砷华矿石，多数为加工制成。加工方法很多，目前较新的方法是：取纯净雄黄，砸成 10cm 上下的块，燃之，使雄黄燃烧，生成气态的三氧化二砷及二氧化硫，通过冷凝管道，使三氧化二砷得到充分冷凝，即得信石。二氧化硫另从烟道排出。

【性状鉴别】　商品分红信石及白信石两种，但白信石极为少见，药用以红信石为主。

红信石（红砒）　呈不规则的块状，大小不一。粉红色，具黄色与红色彩晕，略透明或不透明，具玻璃样光泽或无光泽。质脆，易砸碎，断面凹凸不平或呈层状纤维样的结构。无臭。极毒，不能口尝。

白信石（白砒） 为无色或白色，其余特征同上。

【理化鉴别】 闭口管中加热、产生白色升华物（纯品 137℃升华）。

水溶性为弱酸性，通硫化氢后产生三硫化二砷黄色沉淀。

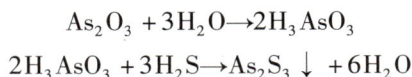

$$As_2O_3 + 3H_2O \rightarrow 2H_3AsO_3$$
$$2H_3AsO_3 + 3H_2S \rightarrow As_2S_3 \downarrow + 6H_2O$$

【成分】 主含三氧化二砷（$As_2O_3$）。常含 S、Fe 等杂质，故呈红色。

【性味功效】 性热，味辛；有大毒。蚀疮去腐，平喘化痰，截疟。

**知识拓展**

砒霜系信石升华精制的三氧化二砷（$As_2O_3$）。为白色粉末，微溶于热水，其毒性较信石剧，功效与信石同。

## 炉甘石 Luganshi
### Calamina

【来源】 为碳酸盐类矿物方解石族菱锌矿。

【产地】 主产于湖南、广西、四川等省区。

【性状鉴别】 为块状集合体，呈不规则的块状。灰白色或淡红色，表面粉性，无光泽，凹凸不平，多孔，似蜂窝状。体轻，易碎。气微，味微涩。（图 18 - 5）

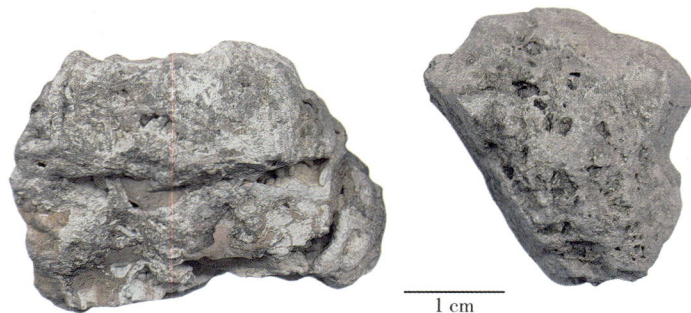

1 cm

图 18 - 5 炉甘石药材

【化学成分】 主含碳酸锌（$ZnCO_3$），并含少量铁、钴、锰等碳酸盐及微量镉、铟等离子。

【质量评价】

**1. 经验鉴别** 以体轻、质松、色白者为佳。

**2. 含量测定** 按配位滴定法测定，炉甘石含氧化锌（ZnO）不得少于 40.0%；煅炉甘石含 ZnO 不得少于 56.0%。

【性味功效】 性平，味甘。解毒明目去翳，收湿止痒敛疮。

## 滑石 Huashi
### Talcum

为硅酸盐类矿物滑石族滑石。采挖后，除去泥沙及杂石。主产于广西、湖南、广东等省。多为块状集合体，呈不规则块状。白色、黄白色或淡蓝灰色，有蜡样光泽。质软，细腻，手摸有滑润感，无吸湿性，置水中不崩散。气微，味淡。一般以整洁、色白、滑润、无杂石者为佳，习惯认为江西的产品为最优。滑石主含含水硅酸镁 [$Mg_3(Si_4O_{10})(OH)_2$ 或（$3MgO \cdot 4SiO_2 \cdot H_2O$）]，通常一部分 $MgO$ 被 $FeO$ 所替换，并常含有 $Al_2O_3$ 等杂质。性寒，味甘、淡。能利尿通淋，清热解暑，祛湿敛疮。

## 石膏 Shigao
### Gypsum Fibrosum

【本草考证】　始载于《本经》，列为中品。《本草纲目》曰："石膏有软、硬二种，软石膏，大块生于石中，作层如压扁米糕形，每层厚数寸，有红白二色，红者不可服，白者洁净、细纹短密如束针，正如凝如白蜡状，松软易碎，烧之即白烂如粉。"本草记载特征与现今所用石膏相符。

【来源】　为硫酸盐类矿物石膏族石膏。主要由化学沉积作用形成，常产生于海湾盐湖和内陆湖泊的沉积岩中，多与石灰岩、黏土和岩盐伴生。

【原矿物】　晶体结构属于单斜晶系。晶体呈板块状、柱状，并常呈燕尾状双晶。集合体呈块状、片状、纤维状或粉末状。无色透明或白色半透明，或因含杂质而成灰白、浅红、浅黄等不同颜色。具玻璃样光泽，解理面具珍珠样光泽，纤维状集合体呈绢丝光泽。硬度 1.5~2，用指甲能刻划。相对密度 2.3~2.37。解理薄片具挠性。纤维状集合体称纤维石膏，目前多药用。无色透明的晶体习称透明石膏，雪白色细晶粒状和块体者习称雪花石膏。

石膏主要是由化学沉积作用而形成。在气候干燥的内海或湖盆地，由于水分大量蒸发，卤水浓度逐渐升高，最先从溶液中析出硬石膏，随着卤水浓度继续增加（或超过42℃），石膏析出，最后沉淀盐岩等，因此三种矿物常共生。

石膏也可由硬石膏水化而成。此外，硬石膏层位于近地表部分，外部压力低，受地表水作用明显，常可转变为石膏。

【采收加工】　全年可采。采挖后，除去杂石及泥沙。

【产地】　全国多数地区都有石膏矿分布，甘肃、湖北、四川、安徽和山西等省有大型石膏矿床，湖北应城、河南新安、西藏昌都和安徽凤阳产者最为有名。

【性状鉴别】　为纤维状的集合体，呈长块状、板块状或不规则块状，大小不一。全体白色、灰白色或淡黄色，条痕白色，有的半透明；常有夹层，内藏有青灰色或灰黄色片状杂质。体重，质软，纵断面具纤维状纹理，并显绢丝样光泽。气微，味淡。（图18-6）

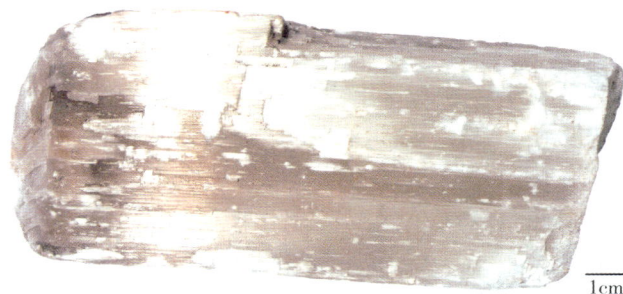

图 18-6　石膏药材

【化学成分】　以含水硫酸钙（$CaSO_4 \cdot 2H_2O$）为主。此外，其中常夹有砂粒、黏土、有机物和硫化物等。

【理化鉴别】

**1. 灼烧**　取一小块置具有小孔软木塞的试管内，灼烧，管壁有水生成，小块变为不透明体。

**2. 沉淀反应**　粉末加稀盐酸加热溶解，溶液显钙盐与硫酸盐的鉴别反应。

**3. 红外鉴别**　本品粉末溴化钾压片，照红外光谱法试验，与二水硫酸钙对照品（$CaSO_4 \cdot 2H_2O$）具有相同的特征吸收峰。

【质量评价】

**1. 经验鉴别**　以色白、块大、纵断面纤维状、具光泽、半透明、无杂石者为佳。

**2. 检查**　重金属及有害元素　含重金属不得过 10mg/kg；砷不得过 2mg/kg。

**3. 含量测定**　含含水硫酸钙（$CaSO_4 \cdot 2H_2O$）不得少于 95.0%。

【性味功效】性大寒，味甘、辛。清热泻火，除烦止渴。

## 芒硝 Mangxiao
## Natrii Sulfas

【本草考证】朴硝载于《神农本草经》，列为上品。芒硝之名首载于《名医别录》，曰："芒硝，生于朴硝。"李时珍谓："生于盐卤质地，状似末盐，煎炼入盆，凝结在下粗朴者为朴消，在上有芒者为芒消，有牙者为马牙消。"又谓："以朴消、芒消、英消同甘草煎过，鼎罐升煅，则为玄明粉。"

【来源】为硫酸盐类矿物芒硝族芒硝，经加工精制而成的结晶体。

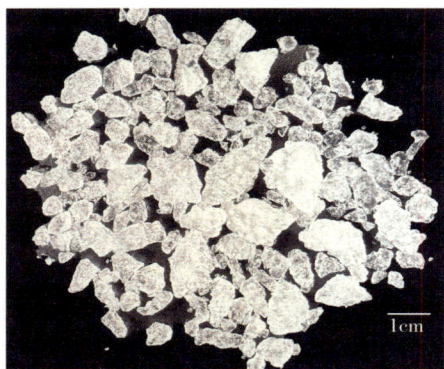

图 18－7　芒硝药材

【产地】全国大部分地区均有生产。多产于海边碱土地区，矿泉、盐场附近及潮湿的山洞中。

【采收加工】取天然产的芒硝（俗称"土硝"），加水溶解，放置，沉淀，过滤，滤液加热浓缩，放冷即析出结晶，习称"朴硝"或"皮硝"。再将朴硝重结晶即为芒硝。

【性状】为棱柱状、长方形或不规则块状及粒状。无色透明或类白色半透明。质脆，易碎，断面呈玻璃样光泽。气微，味咸。（图 18－7）

【化学成分】主含含水硫酸钠（$Na_2SO_4 \cdot 10H_2O$），常夹杂氯化钠、硫酸钙、硫酸镁等。

【理化鉴别】本品的水溶液显钠盐与硫酸盐的鉴别反应。

【质量评价】

**1. 经验鉴别**　以无色、透明、呈长条棱柱结晶者为佳。

**2. 检查**　铁盐与锌盐　加水溶解，加硝酸，煮沸，滴加氢氧化钠试液中和，加稀盐酸、亚铁氰化钾试液与适量水，摇匀，放置 10 分钟，不得发生浑浊或显蓝色。

镁盐　加水溶解，加氨试液与磷酸氢二钠试液，5 分钟内不得发生浑浊。

氯化物　不得过 0.035%。

干燥失重　减失重量应为 51.0%～57.0%。

重金属　不得过 10mg/kg。

砷盐　含砷量不得过 10mg/kg。

酸碱度　加水溶解，加甲基红指示剂不得显红色；加溴麝香草酚蓝指示剂不得显蓝色。

**3. 含量测定**　按沉淀法测定　含硫酸钠（$Na_2SO_4$）不得少于 99.0%。

【功效】性寒，味咸、苦。泻下通便，润燥软坚，清火消肿。

> **知识拓展**
> 
> 玄明粉 Natrii Sulfas Exsiccatus 为芒硝经风化干燥制得。呈白色粉末状，气微、味咸，具有吸湿性。

主含硫酸钠（$Na_2SO_4$）。性寒，味咸、苦。泻热通便，润燥软坚，清火消肿。

## 胆矾 Danfan
### Chalcanthitum

为天然的胆矾矿石或为人工制成的含水硫酸铜。全年可采制，天然者可在开采铜、铅、锌矿时选取蓝色半透明的结晶；或用硫酸作用于铜片、氧化铜而人工制得。目前的商品多为人工制品。药材呈不规则的块状结晶体，大小不一。深蓝色或淡蓝色，微带浅绿。晶体具玻璃光泽，半透明至透明，置干燥空气中易缓缓风化，而使表面略带白色粉霜。质脆，易碎，碎块呈棱柱状。断面光亮，条痕无色或带浅蓝色，断口贝壳状。无臭，味酸涩。主含硫酸铜（$CuSO_4 \cdot 5H_2O$）。性寒，味酸、辛；有毒。内服涌吐风痰，外用燥湿收敛。

## 硫黄 Liuhuang
### Sulfur

为自然元素类矿物硫族自然硫或含硫矿物加工而制得。主产于山西、河南、山东等省。呈不规则块状。黄色或略呈绿黄色。表面不平坦，呈脂肪光泽，常有多数小孔。用手握紧置于耳旁，可闻轻微的爆裂声。体轻，质松，易碎，断面常呈针状结晶形。具特异的臭气，主含硫（S）。性温，味酸；有毒。外用解毒杀虫疗疮；内服补火助阳通便。

## 龙骨 Longgu
### Fossilia Ossis Mastodi

【来源】　为古代哺乳动物如三趾马、象类、犀类、牛类、鹿类等的骨骼化石或象类门齿的化石。前者习称"龙骨"，后者习称"五花龙骨"。

【产地】　主产于山西、内蒙古、陕西、甘肃等省区。

【性状特征】　龙骨　呈骨骼状或已破碎呈不规则的块状，大小不一。表面白色、灰白色或浅棕色，多较平滑，有的具纹理或裂隙或具棕色条纹和斑点。质硬，不易破碎，断面不平坦，有的中空。吸湿性强。无臭，无味。

五花龙骨　呈不规则块状，大小不一。全体呈淡灰白色或淡黄棕色，常夹有蓝灰色及红棕色深浅粗细不同的纹理。表面平滑，略有光泽，时有小裂隙。质硬、较酥脆，易片状剥落，吸湿性强。无臭，无味。（图18-8）

【化学成分】　主含碳酸钙（$CaCO_3$）和磷酸钙$[Ca_3(PO_4)_2]$。

【质量评价】　经验鉴别　以体轻，质脆，分层，有蓝灰、红、棕等色的花纹，吸湿性强者为佳，一般认为以五花龙骨为优。

【功效】　性平，味甘、涩。内服镇静安神，收敛涩精。外用生肌敛疮。

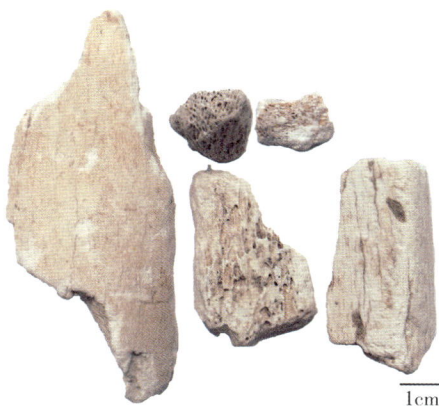

图18-8　龙骨药材

**知识拓展**

龙齿 Dens Draconis 为古代哺乳动物象、犀牛、三趾马等牙齿的化石。呈较完整的齿状或破碎的块状，分为犬齿及臼齿。犬齿呈圆锥状，略弯曲，直径0.5～3.5cm，近尖端处中空。臼齿呈圆柱形或方柱形，略弯曲，一端较细，一般长2～20cm，直径1～9cm。多有深浅不同的棱。其中呈青灰色或暗棕色者，习称"青龙齿"，呈黄白色者，习称"白龙齿"，有的表面具光泽的珐琅质，质坚硬，断面粗糙，凹凸不平或有不规则的突起棱线。有吸湿性。无臭，无味。以吸湿性强者为佳。无吸湿性、烧之发烟有臭气者，不可入药。主含磷灰石（磷酸钙）。性寒，味甘、涩。具镇惊安神、除烦热等功效。

## 思考题

答案解析

1. 简述含有硫酸盐的矿物类中药及其功效。
2. 磁石与赭石化学成分及临床功效有何区别？
3. 某未知白色结晶，怀疑是石膏或者芒硝，应如何鉴别？

书网融合……

本章小结　　　　习题

# 中药及植（动、矿）物中文名索引

（按拼音排序）

# 参考文献

［1］吴啟南，吕光华，朱华．中药鉴定学［M］．3 版．北京：中国医药科技出版社，2024.

［2］李峰．中药鉴定学［M］．4 版．北京：中国医药科技出版社，2020.

［3］康廷国，闫永红．中药鉴定学［M］．5 版．北京：中国中医药出版社，2021.

［4］黄璐琦．新编中国药材学［M］．北京：中国医药科技出版社，2020.

［5］黄璐琦，刘昌孝．分子生药学［M］．3 版．北京：科学出版社，2015

［6］黄璐琦，郭兰萍，张小波，等．基于第四次全国中药资源普查的中国中药资源种类研究［J］．中国中药杂志，2024，49（13）：3409－3413.

［7］李浩，申明睿，张鹏，等．2025 年版《中国药典》一部主要增修订内容介绍［J］．中国药品标准，2025，26（1）：17－22

［8］李静，何牟，李玲，等．白术挥发油化学成分及药理作用研究进展［J］．中成药，2024，46（3）：881－889.

［9］陈谢华．贝母类药材研究进展［J］．甘肃医药，2021，40（9）：3.

［10］尚志钧．《五十二病方》制剂概况［J］．中成药研究，1981，（1）：20.